国学经典文库　图文珍藏版

中华食疗大全

闫松⊙主编

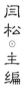

线装書局

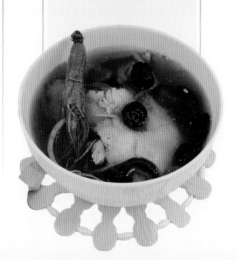

图书在版编目（CIP）数据

中华食疗大全：全4册/闫松主编.--北京：线
装书局，2012.10
ISBN 978-7-5120-0619-5

I.①中… Ⅱ.①闫… Ⅲ.①食物疗法－中国 Ⅳ.
①R247.1

中国版本图书馆CIP数据核字（2012）第211119号

中华食疗大全

主　　编：闫　松
责任编辑：高晓彬
封面设计：博雅圣轩藏书馆
　　　　　Boyashengxuan Cangshuguan
出版发行：线装书局
地　　址：北京市西城区鼓楼西大街41号（100009）
　　　　　电话：010-64045283
　　　　　网址：www.xzhbc.com
印　　刷：北京彩虹伟业印刷有限公司
字　　数：1360千字
开　　本：710×1040毫米　1/16
印　　张：112
彩　　插：8
版　　次：2012年10月第1版第1次印刷
印　　数：1-3000套
书　　号：ISBN 978-7-5120-0619-5

ISBN 978-7-5120-0619-5
9 787512 006195 >

定　　价：598.00元（全四卷）

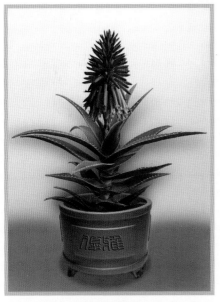

芦 荟

芦荟味极苦,性大寒,功能泻下、杀虫、清热。有促进血液循环和细胞再生之功效,全面调节人体免疫力。

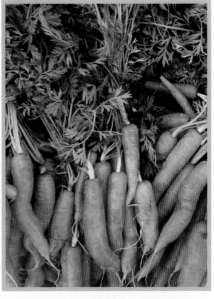

胡萝卜

味甘,性凉,有养血排毒、健脾和胃的功效,能有效降低血液中汞离子的浓度,加速体内汞离子的排出。

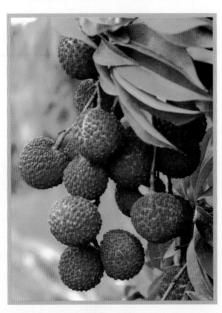

荔 枝

味甘、酸,性温,有补脾益肝、生津止渴、解毒止泻等功效,促进细胞生成,是排毒养颜的理想水果。

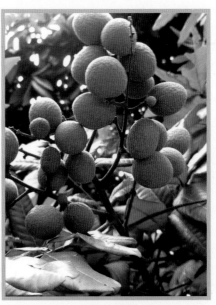

桂 圆

桂圆含有多种营养物质,有补血安神,健脑益智,补养心脾的功效,对体质虚弱的人有辅助调养作用。

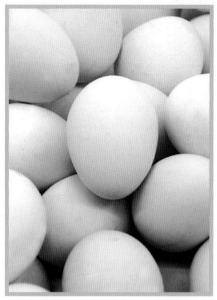

吃错鸡蛋可能会威胁生命

　　鸡蛋不能和什么一起吃?鸡蛋或许是你每天都要吃到的,但是吃鸡蛋的一些禁忌你又了解多少呢?

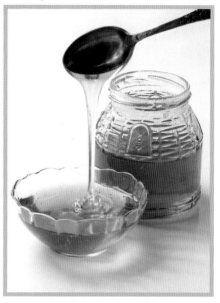

感冒药与蜂蜜不可同服

　　蜂蜜具有润肺止咳的作用,适用于肺燥咳嗽,在服用退烧药或含退烧成分的感冒药期间,不宜同时服用蜂蜜。

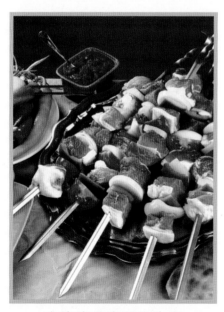

吃烧烤喝啤酒易致癌

　　食物经过烧烤会损失脂肪和蛋白质,酒精会破坏消化道黏膜,被人体吸收后容易产生致癌物。

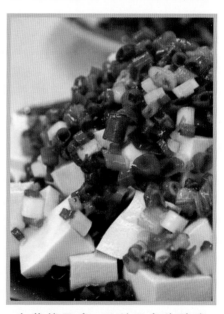

小葱拌豆腐　不利于身体健康

　　豆腐中的钙与葱中的草酸发生化学反应,因此,小葱拌豆腐这种吃法既不科学,又不利于身体健康。

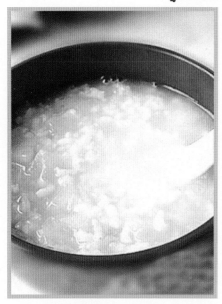

银耳大米粥

银耳, 富含丰富的碳水化合物、脂肪、蛋白质以及硫、钙、铁、镁等, 是一味滋阴、润肺、生津的滋补佳品。

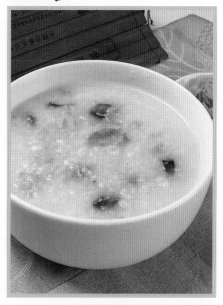

栗子粥

栗子粥具有养胃补肾、状腰膝、强筋骨的作用, 适用于肾虚腰酸、腿足无力, 以及中老年多尿者服食。

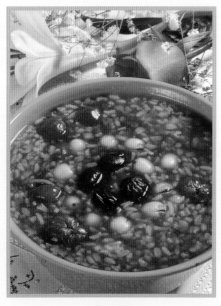

鸡汁粥

鸡汁粥具有滋补气养五脏的作用, 适合用于虚劳诸证, 经血亏损、肾气不足、产妇营养不足等病症。

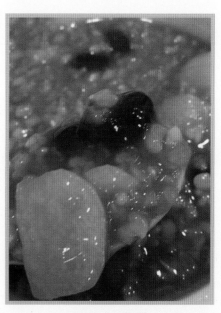

糙米山药粥

具有健脾、补肺、固肾、益精等多种功效, 还可预防心血管脂肪沉积, 有助于胃肠的消化吸收。

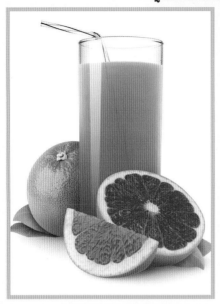

西柚汁——消耗脂肪

西柚是最佳的健康减肥食品，还可以增强皮肤及毛孔的功能，有利于皮肤美容，也是孕期妇女首选的水果。

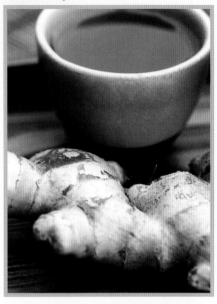

姜茶——调理肠胃

生姜有助于解决胃反酸，缓解恶心的症状。在茶水中添加生姜并煮沸，冷却五分钟后再喝可以调理肠胃。

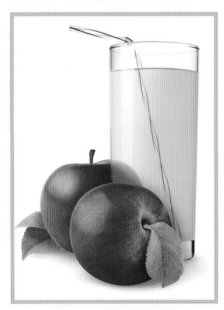

苹果汁——缓解头痛

苹果汁或苹果酒能显著减轻你的头疼程度，其治疗时间甚至与一片阿司匹林一样持久。

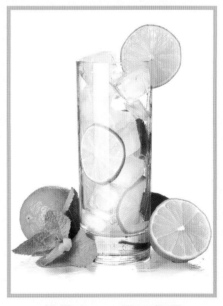

柠檬水——增强能量

柠檬的味道可通过刺激鼻子的神经起到抗疲劳的作用，反过来能"唤醒"大脑中的传感系统。

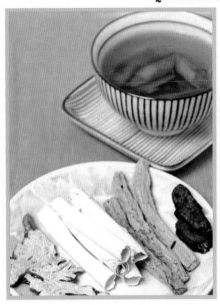

四君子汤

　　具有调节胃肠运动的作用，有利于胃肠溃疡的愈合，此外还具有增强免疫功能、促进代谢等作用。

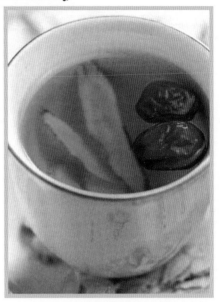

参芪枣茶

　　健脾开胃，补气养血，用于脾胃虚弱引起的食欲不佳，消化吸收不良等症。

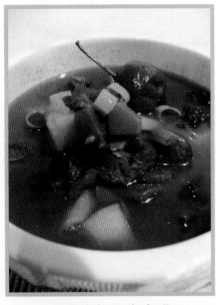

灵芝枸杞子牛肉汤

　　补益肝肾，健脾养胃，补血，补中益气。用于脾胃虚弱之食少，消化不良者。本方对肠癌有辅助治疗之功效。

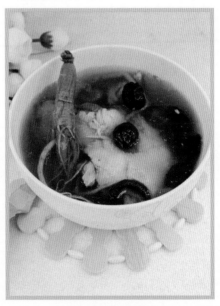

人参黄芪香菇鸡

　　具有活血化淤、补气血、健脾、安神、强筋壮骨之功效。特别适合老人、妇女、大病初愈者食用。

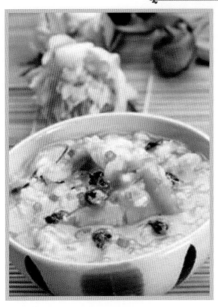

苁蓉羊肉粥

补肾益精作用很强,适用于冬季服食,夏季不宜服食,凡大便溏薄,性机能亢进的人,也不宜选用。

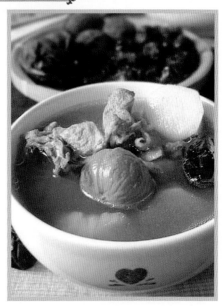

海马虾仁童子鸡

对于肾虚、阳痿患者、体力明显衰退、性欲减低者来说,可常食多食,可以促进精子的生成与活力。

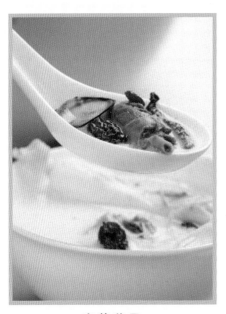

鹿茸蒸蛋

本方以鹿茸补肾壮阳、益精血,鸡蛋补血,用于体弱阳虚,精血不足,阳痿,夜尿多,手足欠温,或血压偏低。

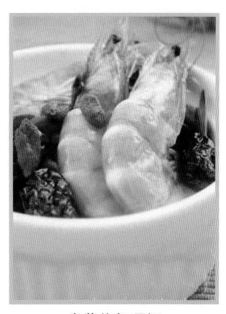

鹿茸枸杞酒虾

带有淡淡酒香的滋阴补阳的菜肴,有暖身、明目、治疗性冷淡等多种好处,烹煮的时间应以虾的大小确定。

前　言

养生是一门保养生命的学问，是我国人民几千年来对防病保健、增强体质、延缓衰老的经验总结。

在众多养生方法之中，食疗又被誉为"养生之首务"。自古医食同源，食药同用。懂得养生保健的老祖宗在没有药片、针剂，衣食不保的年代里活到了天年人瑞，靠什么？靠的就是"药食同源"，用食物疗养身体，用药物佐膳驱疾。中医学历来强调"药补不如食补，食补不如汤补"。如医家张锡纯在《医学衷中参西录》中曾指出：食物"病人服之，不但疗病，并可充饥；不但充饥，更可适口，用之对症，病自渐愈，即不对症，亦无他患"。可见，食物本身就具有"养"和"疗"两方面的作用。

"药食同源"采用天然的动、植物及矿物质能够养生保健、防治疾病。历代医家的实践证明，中医食疗药膳具有防病祛病、延年益寿、养生保健、营养滋补等功效，深受人民的喜爱。近年，中医食疗药膳又广泛地传到世界许多国家，受到那里人民的欢迎。

中医食疗药膳是我国传统医学宝库中颇具特色的重要组成部分，具有十分卓著的疗效和极为丰富的内容。我国历代流传下来的食物疗法专著就有300多部。然而，这些书由于年代久远，一些方子中的材料已经消失难觅，已不具备可操作性。本着继承传统中医食疗药膳治病健身的精髓，发扬发展中医食疗药膳的新方剂、新功效的目的，笔者结合多年的行医经验，联手中医界知名同仁，精心编写了这套《中华食疗大全》。

本书主要针对人们生活中的常见病、多发病及人们保健、养生的需要介绍了中医食疗常识，并且详细罗列了针对各种疾病的食物疗法，让您在日常生活中轻轻松松摆脱病痛，另外，我们还特别介绍了一些常见食物药性大观，让您重新认识、并且学会利用身边的食物，在生活中预防与治疗疾病。全书内容全面系统，是人们居家保健必不可少的工具书。

目 录

国学经典文库

中华食疗大全

·目录·

图文珍藏版

国学经典文库

中华食疗大全

·目录·

图文珍藏版

第一章　中华食疗学概论

一、中华食疗学的形成

　　中华食疗学是在中医理论指导下,研究我国传统食疗、食养经验的一门科学,是在不断吸取新知识和不断进行临床实践的基础上逐步形成的。

　　中医认为"医食同源","药食同源"。据《淮南子·修务训》记载:"古者之民,茹毛饮血,采树木之实,食赢蛖之余,时多疾病痛伤之害,于是神农乃教民播种五

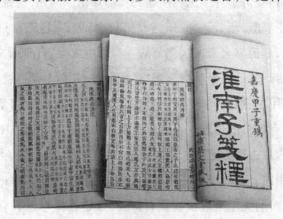

《淮南子》书影

谷,相土地之宜,燥湿、肥沃、高下,尝百草之滋味,水泉之甘苦,令民知所避就。当此之时,一日而遇七十毒。"近如陆贾新曰:"民之食肉、饮血、衣皮毛,至神农时以爬虫、走兽难以养民,以求可食之物,尝百草之性,察酸苦之味,教民食五谷。"这都生动地描述了我国古代原始人群在共同狩猎、共同采集食物的过程中,往往遇毒而发生疾病。在经历了漫长、痛苦的历程之后,积累了千百万人丰富的感性认识,他们逐步选择了那些最为安全、有用的"百草",作为维持日常生活所必需的食物;而另一些具有清热、止吐、止泻、祛痰等作用的"百草",则被当成药物,用于治病;同时,也有不少"百草",既可为食,又能疗病,这就成为食疗科学发展的物质基础。

　　由原始社会进入奴隶社会的过程中,社会生产力有了发展。甲骨文记载了禾、

麦、黍、稻等农作物,促使谷物酿酒的形成和发展,在龙山文化遗址发掘的陶器中,在商代遗址发掘出来的青铜器中,有不少是酒器,证明商代就已有大规模的酿造业了。据《战国策》记载,夏禹时仪狄开始做酒。商代人祭祀用酒,治病也用酒,认为酒有"邪气时至,服之万全"之功效。后世还有"酒为百药之长"的说法;此外,从繁体的"醫"字从酉来看,也说明酒与医药的密切关系。可见,酒的出现是医药史上的重要发明,用酒治病是古代医疗上的一个进步。

农业的发达,火的应用,人们由吃生食进步到吃熟食,脱离了"茹毛饮血"的时期。利用火来烧煮食物,促进了烹调技术的发展,也使熟食品种日益增多,进一步丰富了古代人们的生活,也形成了食疗事业的开端。相传商汤时的宰相伊尹精于烹调,汤液就是他创始的。把治病的药物或食物煎熬成汤液,不仅服用方便,易于发挥治疗效果,还可减低和减少对机体的副作用。《吕氏春秋·本味篇》中,引伊尹和商汤的谈话时,就讲了许多烹调问题和食物知识。例如,他说:大凡味的根本,水是第一位的。依靠酸、甜、苦、辣、咸这五味和水、木、火这三材进行烹调,鼎中多次沸腾,多次变化,是依靠火来控制调节的。有时用武火、有时用文火。消减腥味,去掉臊味,除却膻味,关键在于掌握火候,转臭为香,务必不要违背用火的规律。调味这件事,一定要用甘、酸、苦、辛、咸,但放调料的先后次序和用量的多寡,它的组合是很微妙的,都有各自的道理。有人认为东汉名医张仲景所拟的"桂枝汤"就是从烹调里分出来的最古处方之一,方中的桂枝、芍药、甘草、生姜、大枣五味药中,有四味是烹饪时常用的。我们至今还在应用的汤药,就是在这个基础上发展起来的。

到了周代,当时的统治阶级重视饮食保健,开始设置食医和食官以专司其事。《周礼·天官》记有:"食医掌和王之六食、六饮、六膳、百羞、百酱、八珍之齐。凡食齐视春时,羹齐视夏时,酱齐视秋时,饮齐视冬时。凡和,春多酸,夏多苦,秋多辛,冬多咸,调以滑甘。"意思是说:食医掌管调配君王的六种饭食、六种饮料、六种肉食、百多种美味的食品,百多种精制的酱品和八种经过特别配制烹调的珍贵食物等等。大凡食(饭)宜温,所以食(饭)剂比照春天季节一样温;羹宜热,所以羹剂比照夏天季节一样热;酱宜凉,所以酱剂比照秋天季节一样凉;饮宜寒,所以饮剂比照冬天季节一样寒。大凡调味,春季多用一点酸味,夏季多用一点苦味,秋季多用一点辛味,冬季多用一点咸味;还要用点性滑的、味甘的食物来调和它们。王昭禹说:"齐者调和其味,使多寡厚薄,各适其节也。"当时在宫廷中设有食医、疾医、疡医、兽医四种医生。食医专管调和食味,注意营养,防止疾病,确定四时的饮食,提出饮食之宜忌,具有很高的地位。

商代到周代,酿造业进一步发展,除了酿酒外,已有醋、酱、饴、豆豉、酱油等制品,公元前2世纪,刘安所著的《淮南子》中就有豆腐的记载。说明当时人们已经从简单直接食用动植物食品,发展到制成多种经过化学处理的食品,这是我国营养学上一个很大的发展。

在"诸子蜂起,百家争鸣"的春秋战国时期,医学也比较发达,人们已重视饮食调养与饮食卫生。《周礼·天官·疾医》载:"以五味、五谷、五药养其病。"在当时成书的《山海经》中,就记载药品110余种,其中不少是食物。在论述孔子学术思想的《论语》一书中,也谈及营养卫生,如"食不厌精,脍不厌细。食饐(音衣)而餲(音遏),鱼馁而肉败不食,色恶不食,失饪不食,不时不食,割不正不食,不得其酱不食。肉虽多,不使胜食气。惟酒无量不及乱。沽酒市脯不食,不撤姜食不多食。"

在当时盛行的"阴阳五行"学说影响下,对以前的医学做了系统的总结,初步形成了中医学理论体系,出现了许多医学著作。《内经》就是一部反映这段时期医学理论和丰富经验的医学巨著,它在食疗和食养方面同样也提出了一些有益的理论。

秦时问世的《吕氏春秋·季春纪》中说:"凡食无强厚味,无以烈味、重酒——是以谓之疾首。食能以时,身必无灾。凡食之道,无饥无饱——是之谓五藏之葆。口必甘味,和精端容,将之以神气。百节虞欢,咸进受气。饮必小咽,端直无戾。"意思是:关于饮食这个问题,务必不要勉强吃那些味道很浓厚的食物;不要勉强饮用那些过于猛烈的酒类。如果经常饮食这些东西,那就是害病的开始。若能够在规定的时间和适当的时候吃饭用膳,身体就不会有祸害。进食的奥妙道理,最好是吃到不饥也不饱的程度,这样就能够保护好五脏。进食的时候,口里必须感到味道的甘美,必须调和好自己的精神仪态,专心致志,以良好的心情来帮助食物的运转和消化,以便让体内的每个组织、每个细胞都感到振奋而活跃起来,前来接受水谷的精气(营养物质)。在下咽饮料的时候,一定要一点点地吞下去,坐着的姿势要保持顺直,不偏斜、不歪曲。

在湖南马王堆三号汉墓出土的帛医书《五十二病方》,其中食物药约占书中全部药品的四分之一,如食盐、乳汁、蜜、猪脂、牛脂等。书中所载50余种病,半数左右疾病可以食治或食养。

公元122年前后,西汉时张骞出使西域,带回石榴、胡桃、胡瓜、苜蓿、蒜葫、葫

国学经典文库

中华食疗大全

·中华食疗学概论·

图文珍藏版

荽、西瓜、无花果等多种种子,这些食物亦先后入药使用。

成书于东汉的《神农本草经》记:"上品120种为君,主养命以应天,无毒,多服久服不伤人,欲轻身益气不老延年者,本上经。中品125种为臣,主养性以应人,无毒有毒,斟酌其宜,欲遏病补虚羸者,本中经。下品125种,为佐使,主治病以应地,多毒不可久服,欲除寒热邪气,破积聚愈积者,本下经。"在上品中就有酸枣、橘柚、葡萄、瓜子、大枣、海蛤等22种食品;中品内就有干姜、海藻、酸酱、赤小豆、黍米、粟米、龙眼、蟹等19种食品;下品中也有9种食物。东汉时杰出的医学家张仲景也曾应用不少食物来治病,如《伤寒论》和《金匮要略》书中记载的"猪肤汤"和"当归生姜羊肉汤"都是目前还在应用的食治专方。在"饮食禁忌"方面,也叙述颇详,如说:"凡肉及肝,落地不着尘土者,不可食之。猪肉落水浮者,不可食","肉中有朱点者,不可食之","秽饭、馁肉、臭鱼,食之皆伤人"等,均有道理。三国时期魏武帝曹操也曾亲自撰写了《四时御食制》,可惜已失传。当时的司马懿已能从孔明的饮食情况来判断孔明谢世之日已不远了。司马懿问孔明寝食之事烦简若何?使者曰:"丞相夙兴夜寝,罚二十以上皆亲览也,所啖之食,日不过升。"懿顾谓诸将曰:"孔明食少事烦,岂能久乎。"使者回到五丈原将对话告之诸葛亮,孔明叹曰:"彼深知我也。"

在《隋书·经籍志》上记载的与饮食养生有关的书名不下40余种,现全部佚失。东晋医学家葛洪在《肘后方》中首先记录用海藻酒治瘿病(甲状腺肿)、用猪胰治消渴(糖尿病)。葛洪还提出:"脚气之病,先起岭南,稍来江东,得之无渐或微觉痛痹,或两胫小满,或行起忽弱,或小腹不仁,或时冷时热,皆其候也。"而东晋医学家支法存对脚气病很有研究,所拟医方中的药物,据现在分析多含维生素 B_1,确有治疗作用。晋人嵇康是著名的养生家,他亦有一些精辟见解,他在《嵇康集》中说过,大意是只知道不加节制的饮食,又成天沉溺在声色之中;花花世界使人眼花缭乱,颓废淫荡的音乐不绝于耳;膏粱厚味煎熬其脏腑,醨醴酒浆败坏其肠胃,香燥之品使其骨髓腐朽,狂喜暴怒使其正气悖乱,过度思虑损耗其精神,哀乐不节殃害平和纯真的思想情绪。以这样渺小单薄的躯体,却要受到来自各个方面的伤残;十分容易衰竭的身体,却要遭到内外夹攻。人的身体又不是树木石头,能忍受得了多久呢?这其中的道理,说得多好!

到唐代,食疗经过前代的发展,受到医家充分重视,已出现了食疗专著,主要有《食疗本草》和《千金方》。据《中国医籍考》记:"食疗本草,唐同州刺史孟诜撰,张鼎又补其不足者,八十九种,并归为二百二十七条,皆说食疗治病之效,凡三卷。"是我国第一本食疗专著。原书久佚,现存的是敦煌石室的残卷以及以后各医家引用《食疗本草》中资料的纂辑本。残卷本于1907年为英人斯坦因所窃取,藏于伦敦大英博物馆。本书的特点是不但重视食物的营养价值,而且特别重视食物的治疗疾病作用,对食物的加工、烹调皆有阐明。同代咎殷著《食医心鉴》,约成书于853年,今已佚失。现本为日本人从《高丽医方类聚》中采辑而成。1901年罗振玉从东京卷崦有青山求精堂藏书中得之携归。本书以食治为主,共列有15类食方。唐大中十年杨晔撰《膳夫经手录》,载有植物18种,鱼2种,兽2种,禽5种,除记其性味食法外,如记刺结绞汁饮治鼻衄,灌萋蒿汁治疗鹕鹕鱼中毒,以干鱼汁、梨汁饮服治食菌中毒等,特别对茶的不同产地、品种、特色描述甚详。还有《食性本草》十卷,由当时剑州医学助教陈士良撰。

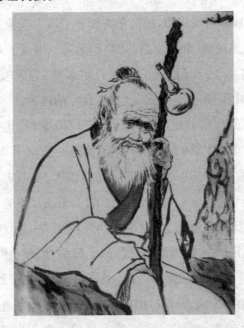

孙思邈

唐代名医孙思邈著《千金要方》,其中已有"食治"专篇。在序论中,孙思邈明确提出:"夫为医者,当须先洞晓病源,知其所犯,以食治之,食疗不愈,然后命药",他还说:"食能排邪而安藏府,悦神爽志以资血气,若能用食平疴、释情遣疾者,可谓良工。"本篇除集中记载了果、肉、谷、菜各类食物的性味、功效、主治外,还有不少关于营养学方面的内容,像以多种动物肝脏(牛肝、羊肝、猪肝、鸡肝等)治疗雀盲(即夜盲);用母猪蹄、鲤鱼、鲫鱼疗妇人"乳无汁";在治疗妇人产后虚羸的方药中,多

·中华食疗学概论·

图文珍藏版

备有食物，如羊肉汤方、猪肾汤方、羊肉黄芪汤方、鹿肉汤、杏仁汤方、乳蜜汤方等。

唐代另一名医王焘著《外台秘要》一书，共40卷，分列1104门，收载医方6000余首。本书对于每一种病，在方药之后不少都谈到食禁，极为讲究，如卷九在若干治疗新久咳嗽或咳唾脓血方中，提出了忌生葱、生蒜或海藻、菘菜、咸物的食禁问题；另外在治疗痔疮时提到忌鱼、鸡、猪、饮酒及生冷。该书还记录不少行之有效的食疗验方，如疗气嗽用杏仁煎；治寒痢用生姜汁合白蜜；治赤痢用雀氏黄连丸；谷皮煮粥防脚气病等。这些都是宝贵经验，有些已为现代科学所证实。

公元960年，经过五代十国割据的局面之后，由赵匡胤以武力夺取政权，建立了高度集权的北宋王朝。后又有南宋以及女贞统治的北方地区金国。一度北方金国与南宋形成南北对峙之势，至1217年，由北方蒙古族征伐各地，改建王朝，国号为元，于1279年灭南宋。宋时由于经济的发展，科学文化水平的提高，加上自赵匡胤开始的几个皇帝对医学有所提倡，故医学方面有了较大进步。成立了"校正医书局"及相当于诊所的"惠民局"和负责制药的"和剂局"，编著了大型方书《太平圣惠方》《证类本草》《圣济总录》和《饮膳正要》《日用本草》等医书。而金元四大家的学说又进一步丰富了中医理论和实践以及中医食疗的内容。

由蜀中名医唐慎微所做的《证类本草》，收药1740余种，其中包括谷、肉、果、菜各类食物，并记录了《食疗本草》《食性本草》《食医心镜》《孙贞人食忌》等食疗专著的内容。《太平圣惠方》由宋医官王怀隐等集体编著，全书共100卷，列1670门，载方16834首，在九十六、九十七两卷专设食治门，载方160首，治28种病症。如"食治中风诸方；食治风邪癫痫诸方；食治风热烦闷诸方；食治咳嗽诸方……"等。其中有治疗中风的豉粥方；治疗消渴小便数的羊肺羹；治疗水肿病的鲤鱼粥、黑豆粥；治疗咳嗽的杏仁粥、粳米桃仁粥等。在《圣济总录》内也提到可治29个病症的285个食疗验方。如治疗中风、背强口噤以乌鸡酒；治吐血以白蜜饮；治消渴、小便如常以绿豆汁方、胡豆汁方、青粱米粥方、麦豆饮等。陈达叟著《本心斋蔬食谱》，载蔬食20谱；林洪的《山家清供》载各种食品102种，有荤有素，有茶点饮料、糕饼果品、粥饭羹菜等。《梦粱录·茶肆》中记有："四时卖奇茶异汤，……暑天添卖雪泡梅花酒，或缩脾饮暑药之属。"缩脾饮由草果、乌梅、甘草、扁豆等组成，有抑杀胃肠道病菌、健脾胃、助消化的作用。1085年宋仁宗时陈直撰《养老奉亲书》，其言老人食治之方，医药之法，摄养之道，靡所不载。强调"以食治疾，胜于用药。凡老人有患，宜先以食治；食治未愈，然后命药。此养老人之大法也。"列"食治眼目方，食治耳聋耳鸣诸方，食治老人泻痢诸方，食治喘咳诸方，食治诸淋方"等等，食疗方剂共 162 首，对老人食治贡献甚大。

金元时的李杲，主张补养脾胃，培养元气，提倡营养疗法。另一医家张从正也认为："养生当论食补"，"精血不足当补之以食"。元代饮膳太医忽思慧于天历三年(1331 年)著《饮膳正要》一书，开始从健康人的饮食方面立论。全书共 3 卷，它继承了食、养、医结合的传统，对每一种食品都同时注意它的养生和医疗效果，所载的基本上都是保健食品，是我国第一部有名的营养学专著。该书第一、二卷，记载了各种汤、羹、浆、膏、煎、油、茶，以及各种烧饼、包子、馒头、粥、面等膳食的作用与制作，在"诸般汤煎"，"食疗诸病"中的木瓜煎、香圆煎、金橘煎、樱桃煎、桃煎、枸杞茶、荔枝膏等均有较好的食疗和营养价值。多数食品都属于普通膳食。第三卷按米谷品、兽品、禽品、鱼品、果品、菜品以及料物 7 类，收常用食物计 203 种。该书重视饮食营养与健康的关系，如书中说："饮食百味要其精粹，审其有补益助养之宜，新陈之宜，温凉寒热之性，五味偏走之病。若滋味偏嗜，新陈不择，制造失度，俱皆致疾"，"可者行之，不可者忌之，如妊妇不慎行，乳母不忌口，则子受患；若贪爽口而忘避忌，则疾病潜生而中，不悟百年之身，而忘于一时之味，其可惜哉。"《饮膳正要》中还阐述了若干关于"养生避忌""妊娠食忌""乳母食忌""饮酒避忌""四时所宜""五味偏走"等专题。又提到"夜不可多食""凡食讫温水漱口，令无齿疾口臭""凡清旦盐刷牙，平日无齿疾"，"醉饮过度丧生之源"等饮食卫生知识。

《日用本草》是元代天历年间，由海宁医士吴瑞所著，李汛在序文上说："夫本草曰日用者，摘其切于饮食者耳"。本书列食 540 余种，可惜该书已亡失。

公元 1368 年，朱元璋借助于农民起义军，推翻元朝，建立明朝。当时著名医家李时珍在亲身进行大量医疗、采药等实践活动的基础上，又参阅了近 800 余种经史、方书、药书，历时 30 年，前后三易其稿而写成《本草纲目》这本巨著。全书 52 卷，收载药物 1892 种，附药图 1000 余幅。其中包括大量食物，仅谷、菜、果三部就有 300 余种，虫、介、禽、兽有 400 余种。另外，在卷三、卷四"百病主治药"部分，又记有许多食疗方法。有些药还是经过生物变化才制成的，如酥、乳腐等，丰富了营养食品。本书还引用了很多食疗专著的宝贵资料。研究中医食疗，本书是不可缺少的。1525 年朱橚所撰的《救荒本草》，所录大多为前人未经记载的可食植物，开拓了人类利用食物的范围。

由明代名医徐春甫编纂，成书于公元 1556 年的《古今医统大全》，全书 100 卷，

·中华食疗学概论·

图文珍藏版

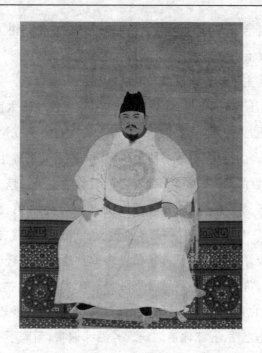

朱元璋

书中也有食疗部分，特别是饮食烹调制作方法，所述甚详。在明代嘉靖年间由吴禄所辑《食品集》，共两卷，上卷列谷、果、菜、兽诸部，下卷列禽、虫、鱼、水诸部，附录中专述饮食宜忌。内容精练，较为实用。另有汪颖《食物本草》、宁源《食鉴本草》、钟惺《饮馔服食谱》、周履清《茹草编》、鲍山《野菜博录》四卷等，对食疗资料的积累均做出了贡献。吴有性《温疫论》有"节食"一节，论述了热性病的食疗食养，如曰："时疫有首尾能食者，此邪不传胃，切不可绝其饮食，但不宜过食耳。有愈后数日微热不思食者，此微邪在胃，正气衰弱，强与之，即为食复。有下后一日，便思食，食之有味，当与之，先与米饮一小杯，加至茶瓯，渐进稀粥，不可尽意，饥则再与。"

清代的食疗著作很多，食疗受到医学家们的普遍重视。康熙时（1691年）杭州人沈李龙所编的《食物本草会纂》，"广辑群书""博求往古"，凡12卷，且有附图，内容也较丰富。清代温病学派形成，对于饮食宜忌更加重视。温病学家王士雄著《随息居饮食谱》一书，专论食治。士雄先生深知饮食对人生的重要，擅长于饮食调养，他说："国以民为本，而民失其教，或以乱天下。人以食为养，而饮食失宜，或以害身命。卫国、卫生，理无二致"，而书中所载"每物求其实验，不为前人臆说所惑"。其在序言中强调："颐生无元妙，节其饮食而已，食而不知其味，已为素餐；若饱食无教，则近于禽兽"。"人以食为养，而饮食失宜或以害身命"。书中提及：白扁豆治赤白带下;菠菜润肠通便;冬瓜行水消肿;丝瓜止嗽化痰;胡桃治淋排石等行之有效的方法。

　　清代的另一食疗名著为《费氏食养》3种,即《食鉴本草》、《本草饮食谱》、《食养疗法》。同时还有袁子才《随园食单》、张英《饮食十二合论》、章杏云《调疾饮食辨录》,陈修园《食物秘书》等书对食疗都做出了贡献。黄鹄所辑《粥谱·附广粥谱》共载粥方二百多个,成为现存的第一本论粥专著。赵学敏的《串雅内编》及《本草纲目拾遗》也有很多食疗记载。许克昌在他的《外科证治全书》亦介绍了食疗验例,如"误吞铜钱,多食荸荠,即可化坚为软,从大便出","多食胡桃自化而出","误食银,用韭菜一把,入滚水略煮,不切断淡食之,少顷,菜抱银呕出,或从大便排出"。

　　清代著名医家叶天士亦重视食养,在医疗中提出"胃喜为补"之论点,著名的"五汁饮"就是由甘蔗、梨、鲜芦根、生荸荠、生藕汁调和而成,是养胃阴生津的有效食方。由清代顾仲编著的《养小录》,共3卷,记载了饮料、调料、蔬菜、糕点等190余种,内容丰富,制法简明,既讲究肴馔的实用性,又注意清洁卫生。又如《餐芳谱》内列有牡丹花瓣、兰花、玉兰花瓣、迎春花、萱花等,从食疗的角度也是有待进一步发掘、研究的。生活在道光与光绪年间的女士曾懿,书写了以食品加工方法为主的《中馈录》,简便易行。薛宝辰所著《素食说略》,内容也很丰富多样,对蕈类叙述亦详。而在清末主张中西医汇通的张锡纯,在他所著的《医学衷中参西录》中,则食治验例更多,如以生山药、生苡仁、柿饼煮成不用米的糊粥,具有补肺、健脾、养胃之功用。张锡纯还举了一个病例:"二少年,因感冒懒于进食,犹勤稼穑(音色 sè),枵(音肖 xiao,空的意思)腹力作,遂成劳嗽。过午发热,彻夜咳吐痰涎,医者因其年少,多用滋阴补肾之药。间有少加参芪者,调治两月不效,饮食减少,痰涎转增,渐至不起;脉虚数,兼有弦象,知其肺脾皆有伤损也。授以此方,俾一日两次服之,半月痊愈。"并认为:"病人服之,不但疗病,并可充饥,更可适口,用之对症,病自渐愈,即不对症,亦无他患。"

　　历代重视食疗的医家还有不少,有些观点也很有道理。如严用和说:"善摄生者,谨于和调,使一饮一食,入于胃中,随消随化,则无滞留之患。若禀受怯弱,饥饱失时,或过餐五味、鱼腥、乳酪,强食生冷、果菜,停蓄胃脘,遂成宿滞,轻则吞酸、呕恶、胸满、噫噎,或泄,或痢;久则积结为癥瘕,面黄羸瘦,此皆宿滞不消而生病焉。"提醒人们饮食有节,免生疾患。张景岳说:"素喜冷食者,内必多热;素喜热食者,内必多寒,故内寒者不喜寒,内热者不喜热。然热者嗜寒,多生中寒;寒者嗜热,多生

·中华食疗学概论·

图文珍藏版

内热。"指出嗜好偏胜之弊。又如郑樵说:食品不在于混杂错乱,其要领是专一简略;食味不在于浓郁厚味,其要领是质朴平和;食料不在于丰盈有余,其要领是顺从俭省;食物不在于罕见奇特,其要领是日常用品;食物制备不在于烤肉鲜鱼,其要领是烹饪得法;食用时不在于贪纵口福,塞饱肚子,其要领是饥饱适中,恰到好处。细读历代医书,真知灼见,比比皆是,这也是食疗科学中宝贵的财富。

到了辛亥革命之后,医家丁福保译述了日本的《食物新本草》;1932 年张拯滋著《食物治病新书》;1937 年杨志一等编《食物疗病常识》,《补品研究》等书。杨志一还主编了《食物疗病月刊》,提倡我国传统食疗甚力。朱仁康著《家庭食物疗法》;1938 年程国树编《疾病饮食指南》,他们继承前人经验,各有阐发。

新中国成立后(1949 年),南京中医学院附院著有《中医食疗养法》;广西南宁郑启明著《常见疾病民间饮食疗法》。1973 年,江苏名老中医叶桔泉编著《食物中药与便方》,书中收载食物中药 183 种,便方 90 条。叶氏以其数十年丰富的临证经验,博采广集,编辑成书,对食疗的普及影响甚大。1981 年江苏科学技术出版社出版笔者编著的《饮食治疗指南》,该书介绍了有关的中西医食疗知识,并总结了祖辈经营百年的广春堂中药店的食疗经验,列有食物八大类 269 种,有效验方 1244 条,食治病症 441 种,全书 48 万字,是一本较为全面的食疗工具书。1982 年后,翁维健的《药膳食谱集锦》,王水等的《长寿药粥谱》,乐依士等的《中国药粥谱》,彭铭泉的《中国药膳》,梁剑辉的《饮食疗法》,王桢的《食物疗法精萃》,张然等的《患者保健食谱》等相继出版。1986 年上海科学技术出版社出版了钱伯文、孟仲法主编的《中国食疗学》,上海较多医家均参加了编写,收录了不少宝贵的临床经验,也是值得一读的。这些著作对普及食疗知识,推动食疗科学发展,均起了很好作用,在国外也有一定影响。如《饮食治疗指南》一书,参加了法兰克福市举办的国际书展,并由日本雄浑社选取一些内容,编入《汉方健康料理》一书出版。当代名医蒲辅周、岳美中等,他们不但精于医道,也善用食疗。可以这样说,新中国成立后,由于党和政府的关心,人民生活水平的逐步提高,食疗知识的传播和食疗工作的开展均有很大的发展,药膳与疗效食品日益增多,部分已进入世界市场。可以相信,我国的食疗事业,一定会进一步发扬光大,并为增进人民健康、改善人民生活做出更大的贡献。

二、中华食疗学主要理论

经过历代医家不断实践和精心研究所形成而发展起来的食疗学,具有众多的特点。了解和发扬这些特点,并进行充实和革新,就可以使我国的食疗科学在新的历史条件下得到进一步的发展。

(一)精气学说

《素问·六节藏象论》曰:"天食人以五气,地食人以五味……五味入口,藏于肠胃,味有所藏,以养五气,气和而生,津液相成,神乃自生。"意思是说,人体五藏之气,气血津液的生成,神气的健旺,全赖天地间五气、五味之供奉,而五味的来源就是广泛存在于自然界的食物中。

中医把每一种食物中所含的营养称之为"精微"物质,即"水谷之精","后天之精"。

人体吸收"精微"物质后,主要化生为"气"。气,在古代是人们对自然现象的一种朴素的认识,认为气是构成世界的最基本物质,宇宙间的一切事物,都是气的运动变化而产生的。这种观点用之于医学领域,即认为气是构成人体的基本物质,并以气的运动变化来说明人的生命活动。如《素问·宝命全形论》说:"人以天地之气生,天地合气,命之曰人"。指出了人是物质的,是靠天地之气而生养的。中医学里所谈气的含义:一是指构成人体和维持人体生命活动的精微物质,如水谷之气,呼吸之气等;二是指脏腑组织的各种不同功能活动,如脏腑之气,经络之气等。而两者又是相互联系的。

人体气的生成来源,总的说来不外乎三个方面:藏于肾中来自父母的精气;饮食物中经脾胃吸收的水谷精微之气和经肺吸入的自然界清气。因此,气的生成多少,与先天之精气是否充足,饮食营养是否丰富,肺脾肾三脏的功能是否正常有密切关系。其中尤以脾胃的受纳与运化功能最为重要,所以称脾胃为"气血生化之源""后天之本"。

先天之精气,后天水谷之气,被吸收的自然界清气,三者共同构成人体的真气,真气则为诸气之本。《灵枢·刺节真邪篇》说:"真气者,所受于天,与谷气并而充身者也。"它具有充养周身,维持人体正常生理活动的作用。因为气在人体分布的部位不同,又有不同的名称和功能特点。如:元气是禀受于父母,藏于肾中的精气,具有激发和推动人体各脏腑组织功能活动的作用,也是维持人体正常生长发育的原动力,脏腑之气的产生也要根源于元气的资助。宗气是由肺吸入的清气和脾胃运化而来的水谷精气组合而成,而积聚胸中,主要功能是推动肺的呼吸和心血的运动。营气主要由脾胃中的水谷精微所化生,分布于脉管之中,其主要功能是化生血液,与血共行于脉中,发挥其营养全身的作用。卫气亦主要由水谷之气所化生,是人体阳气的一部分,故又有"卫阳"之称,主要功能是:护卫肌肤,抗御外邪;开合汗孔,调节体温;温煦脏腑,润泽皮毛等。

人的生命活动处在一个能量不断消耗,又不断得到补充的过程之中,应该保持着动态的平衡。饮食物是"气"所发挥作用的物质基础,一旦饮食物供应不足,"气"就要耗散、消弱。正如《灵枢·五味篇》中所记述的:"天地之精气,其大数常出三入一,故谷不入半日则气衰,一日则气少矣"。天之精气指自然界之大气,地之精气指的就是水谷之精气,天地之气不断供养人体,决定着人身之"气"的盛衰,可见食物与人的生命活动的密切关系。

中医还认为,物质与功能之间有着密切的联系,物质与功能之间保持着动态的平衡状态,并以此来维持生命活动。

(二)阴阳学说

阴阳学说是中医学的基本理论之一。《内经·阴阳应象大论》说:"阴阳者,天地之道也,万物之纲纪,变化之父母,生杀之本始,神明之府也。治病必求其本。"这意思是:阴阳是什么呢?它是自然界发展变化的一般规律。因而是一切事物的纲领系统,变化的由来,生长消亡的根本,也是一切事物变化的根源。所以治疗疾病必须探求阴阳这个根本。

阴阳学说认为阴阳代表着一切事物中的矛盾双方,从人体物质结构来说,则阴成形,阳化气,形为阴,用为阳,血为阴,气为阳;以脏腑形态而言,则脏为阴,腑为阳,里为阴,表为阳等;从物质与功能的关系来看,则阴是代表物质的,它主静、主沉降;阳是代表功能的,主动,主升发。阴阳完全处于一个既对立又统一的状态。《内经·阴阳应象大论》又说:"阴在内,阳之守也;阳在外,阴之使也"。"无阴则阳无以生,无阳则阴无以化"。根据阴阳学说,人体必须保持阴阳动态的相对平衡,才能维持正常的生理状态,否则就会引起病变,甚至死亡。正如《素问·生气通天论》所述:"阴平阳秘,精神乃治;阴阳离决,精气乃绝。"意即:阴精充沛,阳气固密,两

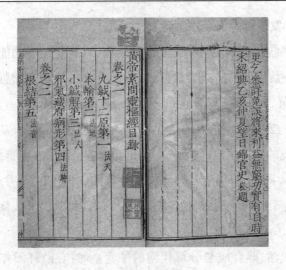

《素问》书影

者互相调节而维持其相对平衡,是进行正常生命活动的基本条件;若由于阴阳失调,此消彼长,发展到一方消灭另一方,或一方损耗过度而致另一方失去依存,无法再保持阴阳两者能动的相互关系,就会造成阴阳关系的分离决裂,死亡到来。

中医营养学就是立足于整个人体的阴阳平衡这一点上的,主要在于物质与功能间的动态平衡。也可以认为人体对营养物质的吸收与对营养物质的消耗之间保持动态平衡。在这个理论指导下,像中医治疗疾病一样,食疗的根本原则也是运用食物来调整机体阴阳,使受到干扰或破坏的阴阳两方恢复其平衡状态。就像《素问·至真要大论》提出的:"谨察阴阳所在而调之,以平为期"的原则。并为此列出了一系列治则,如"寒者热之,热者寒之,微者逆之,甚者从之,坚者削之,客者除之,劳者温之,结者散之,留者攻之,燥者濡之,急者缓之,散者收之,损者益之,逸者行之,惊者平之,上之下之,摩之浴之,薄之劫之,开之发之,适事为故"。意思是:寒病用热性的药物、食物来治疗;热病用寒性的药物、食物来治疗;病轻微的,可用逆治的方法,如寒证用热药,热证用寒药,实证用攻法,虚症用补法等;病重而复杂的,如热极似寒或寒极似热,应顺从假寒假热的假象,用从治的方法;凡有坚癖瘕块的,当用推荡消块的方法;外来的客邪用祛除的方法;劳伤成病的,必须温养;情绪郁结的,适宜舒散;积滞留聚的,予以攻泻;干燥时要滋润,拘急的要缓和;有耗散时宜收敛;有亏损不足时,要用补养方法;因安逸太过而致病的,要多加活动;受惊而起病的,要使其安定等等。

中医治疗中调整阴阳以维持机体阴阳平衡稳态的方法,也适合于食疗。从近

代研究和观察中,发现可能涉及以下各种情况:

1.促进免疫系统与抑制免疫系统功能的平衡,以避免免疫功能低下或亢进(如变态反应)。有补益作用的血肉类食品、乳蛋类食品一般均有增强免疫功能作用;属凉性的新鲜蔬菜,如菊花脑、枸杞头、马兰头、荠菜等可能伴随有清热解毒作用而能抑制免疫功能的亢进。但从总的情况看,还是以起到调节免疫功能的作用为主。

2.调整内环境的相对恒定,体温、渗透压、酸碱度、离子浓度是维持机体内环境恒定的重要因素。汗法、清热法对体温有调整作用(如用芫荽、香葱、生姜等发汗;芹菜、菊花脑清热等);淡渗利尿食物冬瓜、葫芦等有调节水液代谢;温下、润下、泻下药有通便作用,食品有芝麻、核桃仁等。

3.调整物质代谢,即合成与分解代谢的平衡。如:有助肾阳作用的食品羊肉、狗肉、雀肉、鹿肉等可能使低下的脱氧核糖核酸(DNA)合成率增加;龟、鳖等滋补肾阴的食品则可使亢进的 DNA 合成率下降。又如:银耳、黑木耳能降低血液粘稠度,有利于冠心病及血管硬化的防治;而茶叶具有的抗凝血与使纤维蛋白溶解的作用,不但对动脉粥样硬化、高脂血症、高纤维蛋白元血症有明显治疗作用,而且对肾炎病人的高凝状态及纤维蛋白的沉积均有良好的治疗作用。

(三)辨证论治

辨证论治是中医认识疾病和治疗疾病的基本原则,是中医学对疾病的一种特殊的研究和处理方法,也是中医学的基本特点之一。

证,是机体在疾病发展过程中的某一阶段的病理概括。由于它包括了病变的部位、原因、性质,以及邪正关系,反映出疾病发展过程中某一阶段的病理变化的本质,因而它能比症状更全面、深刻、准确地揭示出疾病的本质。

所谓辨证,就是将四诊(望、闻、问、切)所收集的资料、症状和体征,通过分析、综合,辨清疾病的原因、性质、部位以及邪正之间的关系,概括、判断为某种性质的证。论治,又称施治,则是根据辨证的结果,确定相应的治疗方法。辨证是决定治疗的前提和依据,论治是治疗疾病的手段和方法。辨证论治的过程,就是认识疾病和解决疾病的过程。辨证和论治,是诊治疾病过程中相互联系、不可分割的两个方面,是理论和实践相结合的体现,是理法方药在临床上的具体运用,是指导中医临床工作的基本原则。

辨证首先着眼于证的分辨,然后才能正确的施治。例如感冒,见发热、恶寒、头身疼痛等症状,病属在表,但由于致病因素和机体反应性的不同,又常表现为风寒感冒和风热感冒两种不同的证。只有辨别清楚感冒所表现的"证"是属于风寒还是风热,才能确定用辛温解表或辛凉解表方法,给以适当的治疗。由此可见,辨证论治既区别于见痰治痰,见血治血,见热退热,头痛医头,脚痛医脚的局部对症疗法,又区别于那种不分主次,不分阶段,一方一药对一病的治病方法。

由于辨证论治能辨证地看待病和证的关系,既可看到一种病可以包括几种不同的证,又看到不同的病在其发展过程中可以出现同一种证,因此在临床治疗时,还可以在辨证论治的原则指导下,采取"同病异治"或"异病同治"的方法来处理。

再以感冒为例:风寒感冒表现为恶寒,发热,头痛,身痛,无汗,鼻塞,流清涕,喷嚏,咽痒或咳嗽,痰多稀薄,舌苔薄白,脉浮或浮紧。治则:辛温解表,祛风散寒。饮食治疗方面可选用生姜红糖茶、葱白粥、生姜粥、紫苏粥、姜糖苏叶饮、葱豉黄酒汤、芫荽饴糖饮等治疗。风热感冒表现为发热,微恶风寒或有汗出,头痛,口微干渴,咳嗽,痰黄稠,咽喉红肿疼痛,苔薄黄,脉浮数。治则:辛凉解表,疏风清热。饮食治疗可选用菊花茶、桑菊豆豉饮、薄荷芦根饮、白菜绿豆饮、葱豉粥、荷叶粥、薄荷粥、菊苗粥、银花饮等验方。这是"同病异治"的实例。

又如肾阴不足、肝阳上亢的高血压病人,久痨阴虚的肺结核病人,肾阴不足、虚热内生的慢性尿路感染病人,由于均具有头晕、耳鸣、腰酸、低热、手足心热、失眠、盗汗、心悸、舌红、少苔、脉数等症状,同样可以用雪羹汤、冰糖清炖银耳、梨浆粥等来治疗。这是"异病同治"的实例。

由此可见,中医治病主要的不是着眼于"病"的异同,而是着眼于病机的区别。相同的病机,可用基本相同的治法;不同的病机,就必须用不同的治法。所谓"证同治亦同,证异治亦异"。实质上是由于"证"的概念中包含着病机在内的缘故。这种针对疾病发展过程中不同质的矛盾用不同的方法去解决的法则,就是辨证论治的精神实质。食物治疗也遵循辨证论治(也可称为辨证施治)的原则。

(四)脏器互补学说

在我国第一部药物学专著《神农本草经》中就记载了白马茎、狗阴茎、鲤鱼胆、狗胆、牛髓、熊脂、雁肪、羚羊角等数十种动物脏器药物。

汉代名医张仲景,在其所著的《伤寒杂病论》一书中应用獭肝、羊胆等治疗急性热病,猪肤汤治下痢,猪胆汁导法治热病津液内竭,白通加猪胆汁汤急救下痢脉

·中华食疗学概论·

图文珍藏版

微等。

唐代医家孙思邈,他发现动物内脏和人类的内脏无论是组织、形态还是功能都十分相似。在长期临床实践过程中,积累了丰富的食疗经验,提出了"以脏治脏"和"以脏补脏"的学术观点,奠定了脏器疗法的理论基础。在当时,他就应用羊骨粥治疗肾脏虚冷,猪肾汤治疗产后虚羸,羊肝治疗雀盲,鹿肾治疗阳痿,羊靥治疗粗脖子病(即单纯性甲状腺肿)。均为世界医学史上的先例。

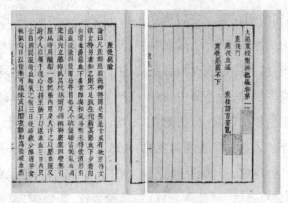

《圣济总录》书影

宋代后,一些重要的医学著作中都介绍过行之有效的脏器疗法。如宋代《太平圣惠方》介绍,治消渴病用羊肺羹;治久咳用鹿髓煎;治下痢脓血用炙肝散;治赤白下痢用羊脂粥。《圣济总录》中用猪胰酒治咳嗽上气;鹿肉臛方治产妇乳汁不下;羊脊羹治下元虚冷;牛齿散治诸恶疮口不愈合。元代《饮膳正要》以羊蜜膏治久咳、肺痿骨蒸;牛肉脯治脾胃久冷、不思饮食。明代医药学家李时珍在谈到朱丹溪创大补阴丸治虚损病而用猪脊髓时,强调这是"以骨入骨,以髓补髓"的具体应用。他收集了很多动物脏器食疗方剂。清代温病学家王士雄所著《随息居饮食谱》,介绍了母猪蹄煨通草治乳汁不足;猪大肠和槐花治痔疮;猪肚煨蒜疗中虚久泻;羊胆汁点眼疗目赤等。近代医家张锡纯在《医学衷中参西录》中首先使用了"脏器疗法"一词。

目前,脏器疗法更为人们重视,脏药也越来越多,如由猪胆汁干粉制成的肝平胶囊,治疗急性无黄疸或黄疸型病毒性肝炎;取新鲜或冷冻的健康牛羊肝脏加工制成的肝浸膏,治疗肝病及各类贫血;猪胃粘膜加工制成的胃膜素,能保护胃粘膜,治疗胃或十二指肠球部溃疡;猪牛羊的胎盘粉制成的胚宝片,神经衰弱,发育不良,哺乳妇女均宜服用;猪四肢骨中提制成的骨宁注射液,能抗炎镇痛,治骨关节疾病;哺乳类动物的健康脾脏所制成的脾脏片,用治贫血、营养不良等症;由动物睾丸制成的睾丸片,可治发育迟缓,性功能减退,更年期障碍等症;由动物内脏提取的多酶片,含淀粉酶、胰酶、胃蛋白酶等,可治疗因消化酶缺乏引起的消化不良等症;还有众多的激素类制剂,大多从动物内分泌腺中提取,如促性腺素、促皮质素、皮质激素、雌激素、雄激素、甲状腺素、胰岛素等。随着科学的发达,脏药的应用必将会有更进一步的发展。

现代医学对脏器疗法做了大量科学研究,证明脏药有以下的作用:

首先是营养作用。古代医家曾用动物的脑治疗风眩头晕、偏正头痛等症,现代医学证实,动物脑中含有多种氨基酸和蛋白质,如狗脑中就含谷氨酸、精氨酸、门冬氨酸及γ-氨基丁酸以及蛋白质和肽,四种氨基酸均参与神经介质的活动,特别是γ-氨基丁酸对中枢神经有强烈的直接抑制作用。又如猪脑中赖氨酸含量很高,能提高血脑屏障的通透性,有助于药物进入脑部,因而,提出"以脑补脑"是有一定科学根据的。由于肝内含有丰富的维生素 A,所以可用治夜盲症。

其次是激素、酶等的作用。如胎盘,含有促性腺素、催乳素、促甲状腺素及多种酶,故能促进乳腺、女性生殖器、卵巢的发育,对子宫发育不全、功能性无月经、子宫萎缩、子宫肌炎、子宫出血、乳汁不足、产后垂体机能减退、贫血等均有治疗作用。宋代药学家唐慎微所创之催生丹,是以鲜兔脑为主要原料制成,经分析证明,它含有脑垂体后叶催产素。

三是某些脏药还有抗菌消炎作用。如胆汁,具有清利肝胆,泻热解毒作用,可防治白喉、急性胃肠炎、菌痢、百日咳、病毒性肝炎及痈肿疔疮等病症。以胆汁与小米配制成的黑虎丹,对痢疾杆菌、金黄色葡萄球菌、沙门氏杆菌、大肠杆菌等均有抑制作用。

脏器疗法取材方便,使用有效,防治疾病,养身保健。它的发展前途,十分广阔。

(五)四气五味学说

黄宫绣《本草求真》中说:"食物虽为养人之具,然亦于人脏腑有宜、不宜","食物入口,等于药之治病同为一理,合则于人脏腑有宜,而可却病卫生,不合则于人脏腑有损,而即增病促死",《太平圣惠方·食治》中也提道:"夫食能排邪,而安脏腑,精神爽志,以资气血,若能用食平疴,适情遣病者,可谓上工矣。"可见,选择食物,必须是"于人脏腑有宜","用食平疴"则须"适情遣病"。要达到这个目的,就必须认真运用中医中药理论,特别是中药学的四气、五味、升降浮沉以及药物归经等学说来分析食物的作用,这又是中医营养学的另一特点。

四气,即指食物所具有的寒、热、温、凉四种不同的性质,又称四性。其中寒与凉,热与温有其共性,但在程度上有所不同,温次于热,凉次于寒。寒、热、温、凉四性,是与病性的寒、热相对而言的。凡属寒性或凉性的食物,同具有寒、凉性质的药物一样,食后能起到清热、泻火甚至解毒的作用,遇到热证或在炎暑、温热疫毒盛行的季节,就可选用。例如:粮食中的陈仓米、小米、高粱米、大麦、薏仁米、赤小豆、绿豆等都具有微寒、寒或凉的偏性,都能起到清热或消暑的作用。

凡属热性或温性的食物,也同具有温、热性质的药物一样,食后起到温中、补虚、除寒的作用,遇到寒证、虚证可选用。肉食中的羊肉、黄牛肉、狗肉、鸡肉等,作为冬季御寒的保健食品,也是这个道理。

凡属性质比较平和,寒凉、温热不甚明显的食物,则另列为平性食物。日常食养为主,如人乳、籼米、粳米、大豆、麻油、香葱、苔菜、冬瓜、橘子等,具有健脾、开胃、强肾、补益身体等作用。

除注意食物四气外,还要重视食物的味道,中医称为五味,指的就是酸、苦、甘、辛、咸五种不同的味道。实际上还有淡味、涩味,习惯把"淡附于甘味","涩附于酸味"。食物中五味的不同,大致与药物的五味不同一样,具有不同的作用,故也可按食物味道不同来考察其功效。《素问·至真要大论》指出:"辛甘发散为阳,酸苦涌泄为阴,咸味涌泄为阴,淡味渗泄为阳。"这是将具有不同功效的五味,按阴、阳不同属性归纳为两大类,即辛、甘、淡味属阳,酸、苦、咸味属阴。《素问·藏气法时论》也指出:"辛、酸、甘、苦、咸,各有所利,或散、或收、或缓、或急、或坚、或软,四时五藏,病随五味所宜也。"对五味的不同作用,比较一致的认识是这样的:

辛味:能宣、能散、能行气血、能润,对于表证以及气血的阻滞等病症,均可选择带有辛味的食物。如用葱、姜、大蒜、萝卜等配合其他药物或食物,制成饮料;有时用其鲜汁,像姜糖饮、姜糖苏叶饮、萝卜青橄榄饮、鲜姜汁、鲜萝卜汁等来治疗风寒感冒、感冒咽痛、胃寒呕吐、胃痛等症,皆取其辛味宣散之效。又如,用白胡椒、绿豆等分共研细末,温黄酒送服,以疗心腹冷痛;用花椒、生姜合大枣,水煎服汁,以疗因寒凝气滞所致痛经等。各种酒剂,也具辛散、行气、通血脉的作用,如用枸杞子酒治疗肝肾亏虚,枸杞子补肾助阳,酒则温行药性。山楂酒能散瘀血,治血瘀痛经,产后瘀血痛或产妇恶露不尽、腹中疼痛。虎骨酒疗筋骨寒痛等。以酒剂治病,可借助酒之辛散而发挥所服药物性能或加强所服药物之药力,以增加疗效。

甘味:能起到补益、和中、缓急的作用,多用来滋补强壮以治疗人身五脏、气、血、阴、阳任何一方之虚证,同时也可用来缓和拘急疼痛等症状。例如:糯米红枣粥可治疗脾胃气虚或胃阳不足;糯米酒合鸡蛋,煮熟后食用以供产妇之补益,此皆取其糯米、红枣之甘味,再合其温性,而求其补气、温阳、散寒的功效。又如:羊肝、羊胫骨或脊骨、牛肝、牛筋、鸡肝等,其味皆甘,其性或温、或苦温、或平,它们都具有养肝、养血、补血、或滋补肝肾的补益作用,可治疗青盲、夜盲、目昏花等多种因肝血不足而导致的眼病及因肝肾亏损导致的腰膝酸软、腰脊痛、筋骨挛痛等症。

酸味及涩味:主要有收敛、固涩作用,遇到气虚、阳虚不摄而致的多汗症以及泄泻不止、尿频、遗精、滑精等,皆应注意配合酸味之食物,作为辅助治疗。另外,"甘酸化阴",酸味与甘味结合可起滋阴润燥作用,如以五味子炖蜂蜜来治疗肺虚不敛,虚寒所致的久咳,即以五味子之酸温配蜂蜜之甘平。又如乌梅酸涩,能涩肠止泻、安蛔止痛,合白糖后增强甘酸化阴、生津止渴的功效,又成为清热解暑之佳品。作者遇胆囊疾病患者急性发作,右上腹疼痛(胆绞痛也包括在内),胆道蛔虫症时,往往嘱其饮服浓酸梅汤,可缓解疼痛发作。

苦味:能清泄、燥湿、降逆,多用来治疗热证、湿证、气逆等证。例如:苦瓜味苦性寒,用苦瓜炒菜,佐餐食用,即取其苦能清泄之用,达到清热、明目、解毒的目的。常吃苦瓜,对于热病烦渴、中暑、目赤、疮疡肿毒等症有治疗作用。但苦瓜有一定毒性,灌服苦瓜浆液(约10毫升/千克),对大多数动物均表现毒性。故食用苦瓜时要注意掌握。又如茶叶,性味也是苦甘而凉,具有清泄的功效,是我国居民常用的一种饮料,服用后确能清利头目、除烦止渴、消食化痰、利尿解毒。陈藏器说:"止渴除疫,贵哉茶也。"

咸味:能软坚、散结,也能润下,多用来治疗热结、痰核、瘰疬、二便不利等症。具有咸味的食物,多为海产及一些肉类。例如:猪肾味咸性平,能治肾虚的腰酸遗精、小便不利、水肿等;鸽肉性味甘咸,有补肝肾、益精血之功用;海参甘咸性温,用于补肾,养血润燥。用海参配羊肉可治阳痿、肾虚尿频;配大枣后可疗血虚;配木耳可治阴虚肠燥之便秘。海带、紫菜咸寒,能软坚散结、消痰利水,治疗瘰疬、瘿瘤、痰火结核等症。

最后,还要介绍一下淡味的功效:它主要是能渗湿利水,主治湿满或水气为患的病症。粳米粥就是气薄味淡,能下行利尿。韩矛《韩氏医通》曾记:"一人病淋,素不服药,令服米粥,旬余减,月余痊。"具有平性味淡的食物很多,如白扁豆、冬瓜、花生、豌豆、白菜、芹菜、藕及藕粉、鸡蛋、鲤鱼、鲫鱼、黄花鱼、青鱼等。白扁豆同淮山药、白糖或红糖同煮食用,有健脾利湿之功,可治妇女白带过多。性味甘淡的冬瓜与鲤鱼、葱白佐膳,对利尿消肿的效果也很显著。

由上述所知,每种食物都具有气和味的偏性,气味不同,作用各异。当然,在实际生活中可能更复杂些,有的不仅呈现单一的味道,就要看哪种味道为主了。同时,食物之性与味也是不可分割的,要结合性味知识,全面掌握,才能比较正确地分析出食物的作用来。

在中药学方面,有归经的学说,对食物来说,五味与五脏的联系上也有一定的规律性。《素问·宣明五气篇》说:"五味所入,酸入肝,辛入肺,苦入心,咸入肾,甘入脾,是谓五入"。这说明:酸、苦、甘、辛、咸五味分别对五脏产生特定的联系和亲

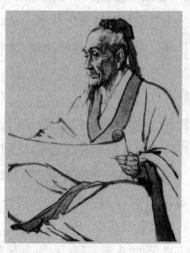

张景岳

和作用,它们进入那一脏,就对那一脏发挥有益的养生作用。五味对五脏的不同功效,一方面与食物本身所具味道有关,另一方面,各脏腑具有不同生理功能,有不同的需要。从食疗角度说,这就是"五味各归所喜"的理论。张景岳对此也有议论:"五脏嗜欲不同,各有所喜,故五味之运亦各有所先。"既有所先,必有所后。如果深入一步看,即使性味相同的食物,对脏腑的作用也有所区别。例如:清热泻火的食物,一般都具有寒凉的偏性,但不同食物其作用则有偏于清肺的,有偏于清心的,有偏于清胃的。像梨、香蕉、桑椹、柿子、猕猴桃等水果,它们的性味都是甘寒的,但

梨偏于清肺热、香蕉偏于清大肠热、桑椹清肝之虚热、猕猴桃偏于清膀胱热。又如：有益气作用的食物中，也有对五脏"所入先后"的不同，像栗子其味甘且咸，它既入脾胃两经，又入肾经，不但能益脾胃、止泄泻，而且能发挥补肾气、强筋骨的作用，如果用栗子同大米煮粥，经常食用，对因肾虚所致腰酸腿软是有利的；莲子甘、微苦、涩，既入脾经，又入心、肾两经，具有明显的养心安神、益肾涩精的效用，若以莲子同龙眼肉、五味子等掺和，水煎后服食，对心气、心阴不足而造成的心悸、失眠则大为有益。

对"五味各归所喜"理论大多是指在正常的生理情况下而言，如果在病理变化的范畴内去考虑，还应该了解其补泄的原则。一般认为，所选食物性、味，顺其五脏所欲则为补，逆其性则为泄。五脏"所苦、所欲"不同，选择食物亦当有别。例如：甘味虽先入脾，为脾所喜，但因其具备缓解作用的特点，因此又有缓肝之"急"的效用，像大枣、山药、糖类食物，都是健脾益气良品，在肝病时，特别是胁肋痛重，呕呃厌食明显时，更宜服食甘味，以缓肝之急。又如：酸味虽先入肝，肝病亦喜酸，但因酸还具备酸收的特点，与"肝欲散"的特性不符合，所以又说："肝欲散，急食辛以散之，用辛补之，酸泄之。"这意思就是说，当肝病时，发生气郁不达，失于疏泄情况时，当以辛味行气活血，不宜多食酸味，否则与肝性喜条达、主疏泄的特点是不相宜的。一般情况下，肝病多宜忌食辛辣厚味，以免动火生痰，但若遇上述失于疏泄，饮食不化，脘闷胁胀，且无明显肝热现象时，适当选择葱、蒜、生姜、萝卜、胡椒、山楂酒等具有辛味的食物作为佐餐或调料，对肝还是有益的，这就是"用辛补之"。

最后还要提及的是，食物与药物一样，它的气味厚薄，和它的升、降、浮、沉的作用特点也是密切相关的。一般说：凡属辛、甘味，其性温热一类的阳性药物，大多能升、能浮，即有升阳、益气、发表、散寒等效能；凡属酸、苦、咸等其性寒凉的阴性药物，大多能沉、能降，即有滋阴、潜阳、清热、降逆、收敛、渗湿、泻下等效能。食物也是一样，在选食时，宜加注意。阴虚证，宜经常饮食一些具有滋阴作用的食物，但老少是不同的，像龟肉、鳖肉、蛤蜊肉等厚味的血肉有情之物，只宜老年人服食，对小儿则失宜，因年长者阴虚，多虚在精血不足，以肝肾为主；小儿多虚在肺胃，只需轻微滋阴之物即可，宜用牛乳、蜂乳、豆浆、蜂蜜、白木耳等等。再如阳气虚等情况，多发生于老年人或成人，经常吃些益气助阳的食物是有益的，像羊肉、狗肉、鹿肉、麻雀肉、麻雀卵、大虾、驴肉等，这些都是甘温、温热之物，只适宜于成人；幼儿即使体弱，也应忌食或少食，不然，恐对"稚阳之体"有损无益。

由上可见,中药的四气、五味、归经等理论,也是中医食疗的重要依据。中医认识食物的营养作用,绝非专指珍奇美味,也不只是讲"营养素"一个方面,而是根据病证、病位、病性、病人年龄、素体强弱,以天时、地理诸因素,结合食物性味、归经的理论来选食,使能有目的地起到宣、通、补、泄、轻、重、滑、涩、燥、湿等作用中的一个或几个。这种特点,在西医饮食治疗中是没有的。

三、中西医结合食疗新理论

时代在前进,科学技术在不断发展,给传统的中医学带来了发展的良好时机,中医食疗学也不例外。中医食疗学,将从现代科学中的营养学、生物化学、生理学、病理学、药理学、免疫学、烹饪学、临床医学等各个学科中,不断吸取新的知识和研究成果,以此来充实、完善、提高和发展自己,从而使这门至少已有五千多年历史的古老学科获得新的活力,开拓出更广阔的发展前景。

如何创立和发展中西医结合食疗学的新理论、新实践,主要从以下几方面去做:

(一)中医传统食疗理论与现代营养学结合

营养学是研究食物与人体健康关系的一门综合性学科。而中医营养食疗学是以中医理论为指导,临床经验为基础,根据食物的性味、功效,通过合理调配、烹制,以膳食方式来防治疾病和养生保健。二者存在着不可分割的内在联系。

营养学研究食物中各种营养素及其他成分,研究人体食入、消化、吸收、利用和排泄食物中这些物质的各种过程,以及最终它们与人体健康和疾病的关系。研究营养学的目的是通过合理膳食来增强人民体质,提高对各种疾病和内外有害因素的抵抗力,以保障人体健康和延长人类寿命。这与中医食养、食疗学的目的是完全一致的。

营养学研究的主要内容有:

(1)食物化学:主要研究食物中各种营养成分的含量及其分析方法,探讨食品在加工与烹调过程中的物质变化。

(2)基础营养学:主要研究各种营养素的生理功能,阐明人体营养需要,探讨营养与特殊生理功能(如免疫功能)和智力发育的关系,作为临床营养学的理论依据。

（3）实用营养学：研究各种生理状态下（如孕妇、乳母、婴幼儿、青少年、老年人）及不同劳动情况下的营养需要与合理膳食，阐明营养因素与退行性疾病发生的关系，研究各种营养缺乏病的发病机制与预防措施。

（4）医院饮食学：研究各种疾病的饮食支持及特殊营养供给手段，以促进病人机体的康复；探讨医院各种膳食管理制度，为住院病人提供相应的治疗、保健饮食。

（5）公共营养学：进行区域性或全国性营养调查，了解人民的膳食结构与营养状况；进行营养监测，提出改善措施；研究各种营养政策与立法，使营养工作纳入国民经济发展规划。

以上这些内容，也正是中医营养食疗学发展所必须研究的内容。

（二）精气学说与营养素结合

营养素是指能维护机体健康，提供生长发育和各种劳动与生理活动所需的、各种饮食物中所含的营养成分。食物中所含人体必需营养素迄今已发现50种左右，主要包括蛋白质、碳水化合物、脂肪、维生素、无机盐（矿物质）、膳食纤维和水七大类。营养素的不足或过多，都会给人体造成危害？合理地摄入各种营养素可以预防和治疗某些疾病。例如：坏血病、脚气病、缺铁性贫血、营养不良性水肿、营养缺乏性肝硬化等病症，是由于缺乏相应的维生素 C、维生素 B_1、铁、铜、蛋白质所引起。相反，某种营养素的过多摄入同样可以引起疾病，如大量服用维生素 C 可能引起生殖衰竭；口服大量维生素 E 可引起恶心和胃肠不适；大量服用维生素 A 会引起头痛、恶心、呕吐；大量饮用含铁量多的啤酒会发生组织损害、肝和胰的机能障碍、皮肤色素沉着等等。掌握这些知识，有益于提高中医食疗的效果。例如，知道了贫血病人缺乏铁或铜，那么，除了服用有益气补血作用的食物（如蜂乳、蛤士蟆、海参、鱼肚、乌骨鸡、荔枝、蜂蜜、莲子、白扁豆、黑木耳、大枣、山药、芡实和猪血、鸭血、香血糯、龙眼肉、枸杞子、阿胶、桑椹果等）外，还可选服含铁量丰富的食物（如动物肝类、肉类、豆类、麦类、西红柿、水果及黑色食品），和含铜量丰富的食物（如坚果类、豆类、谷类、鱼、肉、肝类、蛤蜊、芝麻酱、虾、茶叶等）。

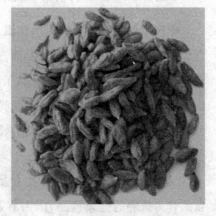

枸杞子

又如缺乏维生素 B_2，可引起口腔炎、舌炎、脂溢性皮炎、阴囊湿疹、角膜炎等，则可多吃含维生素 B_2 多的动物内脏、豆类、蔬菜、花生、葵花子、蛋类、乳类等。有些人的性发育障碍，性功能不全，婚后多年无生育，男性精液异常，女子月经不调，除了服用具有补肾生精作用的食物（如补肾阴的银耳、燕窝、乌龟、鳖、百合、黑芝麻、黑木耳、大白菜、葡萄、桑椹果、牛奶、鸡蛋黄、猪皮，和补肾阳的枸杞菜、枸杞子、核桃仁、豇豆、韭菜、刀豆、羊乳、羊肉、狗肉、鹿肉、鸽蛋、雀肉、鳝鱼、海虾、淡菜等）外，考虑到可能与锌的缺乏有关，同时可以多吃含锌食物，如谷类、豆类、麸皮、肝、胰、鱼、肉、蛤、蚌、牡蛎等。

（三）与生物化学理论结合

食物进入人体后，会起哪些生化反应？会起到何种保健或治疗作用？这对食疗也很重要。例如：由于牛奶中含有 3-羟-3 甲基戊二酸、乳清酸、钙质，均有抑制胆固醇的生物合成和减少胆固醇的吸收作用，所以喝牛奶不会使胆固醇增高，反而有降低胆固醇的作用，这样，也就消除了高胆固醇血症病人对喝牛奶的顾虑。又如，常吃含食物纤维丰富的食品（如麦麸饼等），可以增加粪便中类固醇的排出，使血内胆固醇浓度下降，可减慢动脉硬化的形成。晋朝葛洪在其所著《肘后方》中，首先记载用海藻酒治瘿病（甲状腺肿）以及用猪胰治消渴病（糖尿病），结合生化学知识，进一步了解因海藻含碘丰富故可治疗地方性甲状腺肿，猪胰含有胰岛素等物质，故用治糖尿病有效。

（四）与药理学、免疫学的结合

中医早就对心脏疾病有所认识，认为心血瘀阻可引起胸闷、心痛，或胸痛彻背，背痛彻心，手足青紫，唇色发绀，而常用有活血化瘀作用的山楂、桃仁、油菜等治疗。山楂为何能用治心痛病人呢？除了活血化瘀作用外，还有其他作用机理吗？原来山楂内含有大量的维生素 C、多种黄酮甙及复杂的多聚黄烷和二聚黄烷类，这些成分有扩张动脉血管，改善心脏活力，降低血压和血脂的作用。并能防止由于电解质不平衡引起的心律紊乱。

又如，古代中医往往用蕈类食品治疗肿块类疾病，而现代医学也将蘑菇等蕈类食品誉为抗癌的健康食品，因为蘑菇除了营养十分丰富外，还含有类多糖化合物（由 10 种以上的不同生物糖构成的多变化合物），定名为 PS-K，具有抗癌作用，而且没有毒性。进一步研究又发现，蘑菇还是一种免疫型抗癌食物，通过增强机体免疫功能,依靠 T 淋巴细胞,特别是杀伤性 T 细胞的作用来监视和杀伤癌细胞的。在临床应用的 200 个病例中,至少 70 个例子是成功的。

古代也用苦瓜治病,随着科学的发展,苦瓜治疗疾病的范围越来越广阔,由于苦瓜中含有类胰岛素的物质,降糖的有效率达 86%,可用于治疗糖尿病。这与《泉州本草》所载,"主治烦热消渴引饮"的说法不谋而合。我国武汉职工医学院副教授李湘云等新近又发现苦瓜中有一些成分可治艾滋病,这种提取物对 HIV-1 型病毒具有灭活作用,并能增强巨噬细胞和 T 淋巴细胞功能,这两种细胞都是人体自身免疫系统的"卫士"。

(五)食物性味功效与临床实践及科学研究密切结合

这里以蚕豆为例来说明这个问题。清代吴其浚在《植物名实图考》中记述:蚕豆"植根冬雪,落实春风;点靥为花,刻翠作荚。与麦争场,高岂藏雉;同莛并熟,候恰登蚕。嫩者供烹,老者杂饭;干之为粉,炒之为果。《农书》云,'接新充饱,和麦为资',尚未尽其功用也。"明代《救荒本草》和《本草纲目》均认为,蚕豆具有快胃,和脏腑,补中益气,涩精,实肠,健脾,止血,利尿等作用。《慈航活人书》说:小便久闭,难忍欲死,鲜蚕豆壳三两煎汤服。《指南方》还治膈食,以蚕豆磨粉,红糖调食。应用蚕豆治疗水肿的验方更不胜枚举:如《江苏中医秘方验方汇编》(第一集)记:陈蚕豆(至少三年)煎汤喝水;中医研究院《中医验方汇编》(第一辑)记,陈蚕豆(数年者最好)120 克,红糖 90 克,将蚕豆带壳和红糖放砂锅中添清水 5 茶杯,以文火熬煮至 1 茶杯服;云南《中医验方》则以虫蛀蚕豆 160 克,炖猪肉吃;《民间常用草药汇编》用虫胡豆(即虫蛀蚕豆)1~8 两,炖黄牛肉服;《湖南药物志》则介绍用蚕豆 2 两,冬瓜皮 2 两,水煎服。等等。

我们吸取食疗验方作临床验证,由 1972 年前后即开始用蚕豆治疗慢性肾炎,现举验案说明:张某,男,54 岁,住院号 11373。因全身水肿明显加重半月,于 1972 年 3 月 7 日入院。伴有心慌、腰痛、尿少、口干、纳差、头痛。血压:150/80 毫米汞柱。脉弦滑数,舌苔薄少津。尿常规检查:尿蛋白(卅),脓细胞 0~1/高倍视野,红细胞 0~1 倍倍视野。诊断为慢性肾炎肾病型。中医辨证:脾肾阳虚,肾阳虚为主。服中药真武汤、六味地黄、六君子汤等加减先后治疗,历时 2 个多月,无效。由 5 月 10 日起服用红糖煮蚕豆,方法:老蚕豆 4 两(折合 120 克),红糖 2 两,煎成 500 毫升,每天早晨空腹服 100 毫升,5 天服完。连服 3 个月,尿蛋白明显减少,24 小时尿蛋白定量由 6.6

克减少到 0.15 克;血红蛋白由 8.5 克%增到 13 克%;血清总蛋白由 3.8 克%增到 6.0 克%,白蛋白由 1.6 克%增到 3.8 克%。症状明显好转,水肿消退,自我感觉良好,8 月 7 日出院。平时坚持常吃蚕豆,追访 10 年,情况良好。此后,曾用本法治疗慢性肾炎 20 余例,均有良效。经分析,蚕豆之药效成分主要含在蚕豆衣,有多巴和 L-酪氨酸等,具有降压作用而不降低肾血流量和肾小球滤过率,特别适用于有肾动脉硬化或肾性高血压者,可改善肾小球缺血性损害。在这基础上,南京铁道医学院中药厂制作了"蚕豆衣糖浆",用治慢性肾炎患者 36 例,临床治愈率达 33.3%(12/36),有效率 77.8%(28/36),在治疗肾性贫血、肾性高血压,消除尿管型、尿红细胞方面均有明显效果。对尿蛋白"+"左右,而经久不消者,疗效更明显。

1995 年起,我们进行了实验研究,发现蚕豆衣在抑制肾小球基底膜细胞分泌白介素-8 方面,其作用超过了临床上应用的雷公藤及强的松类制剂,而且没有副作用。

我们深刻体会到,要提高中西医食疗学水平,必须将历代的中医食疗验方,有选择地应用到临床上,对有好苗头的验方,需要进行实验研究,以作为进一步推广应用的科学依据。

古老的中医营养食疗学,是在数千年的医疗实践中发展起来的,有其实用性。若能逐步阐明其科学道理,并指导和运用于实践,必将产生新的飞跃。只要同道们共同努力,具有中华民族特色的新食疗学终将诞生,也必将更好地造福于中国人民和世界人民。

四、食疗膳食烹制

食疗膳食烹制主要有炖、焖、煨、蒸、煮、熬、炒、卤、烧、煮粥、蒸馏、药膏熬制等方法。

(一)炖

炖是将食物或食物加药物同时下锅,加水适量,置于武火上烧沸,去浮沫,再置文火上烧至酥烂的烹制方法。如十全大补汤,是将药物党参、白术、茯苓、甘草、当归、白芍、熟地、川芎、黄芪、肉桂等以洁净之纱布袋装好,与猪肉、墨鱼、猪肚、猪杂骨等一起放入砂锅

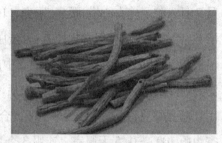

党参

内,加水适量,再放入生姜、料酒、盐,置武火上烧沸后用文火煨炖,待肉熟烂时,捞起,切条,再放入汤中(捞出药袋不用)。服时在汤内加少量味精即可。

(二)焖

焖是在锅内加菜油适量,将食物或食物加药物同时放入,炒成半成品后,再加入姜、葱、花椒、盐等调味品和少量汤汁,盖紧锅盖,用文火焖熟的烹制方法。如玉参焖鸭:将玉竹、沙参切片后在油锅内先煸炒,老鸭斩成肉块后放入热油锅内煸炒至皮色变黄,随后加入黄酒、姜丝、白糖、酱油等,烧至上色。再把鸭块与玉竹、沙参同放入砂锅内,加水适量,先用武火烧沸,再用文火焖煮1小时以上,使鸭肉炽烂,即可食用。

(三)煨

煨是将食物或食物加药物,用文火或有余热的柴草灰煨至熟透的烹制方法。如子午乌鱼:把乌鱼与茴香用草纸裹成圆筒,两端封口,再以黄泥浆均匀地涂于包有乌鱼的草纸外层,放入具有余热的柴草灰内,煨到熟透。煨制时,可在4小时内添加新的余热柴火灰,以保持一定的温度,约经12小时,即可煨熟。最后去泥及纸,把乌鱼切成约3厘米长的条,浇上味精、酱油、葱花、醋等调料即成。

(四)蒸

蒸是将食物或食物加药物以调料拌好,装入碗中,置蒸笼内,用蒸气蒸熟的烹制方法。可详分为以下几种:

1.粉蒸:粉蒸是用食物或食物加药物拌好调料后,再裹米粉装入碗中,置蒸笼内,用蒸气蒸熟。如粉蒸丁香牛肉。做法是:把米与丁香炒香后磨成米粉备用;牛肉切片,放酱油、食盐、生姜、葱花,加入米粉拌匀,装入盆内。放入蒸笼,蒸1小时以上。食用时加调料即可。

2.包蒸:包蒸是将食物或食物加药物拌好调料后,用菜叶或荷叶包牢放在碗中,置蒸笼内用蒸气蒸制的方法。如荷叶凤脯。做法是把荷叶切成三角形片状,把鸡肉块、口蘑、火腿、姜、葱等加工好,再加入盐、味精、白糖、胡椒面、料酒、香油、鸡油等搅拌上味。以荷叶包好鸡肉等,呈长方形,装在盘内,上蒸笼约2小时。出笼后即可拆包食用。

3.封蒸:封蒸是将食物或食物加药物拌好调料后,装在容器中,用湿棉纸封好容器的口,置蒸笼内用蒸气蒸制的方法。如虫草鸭。做法是把鸭加工好,鸭头顺颈劈开,取虫草8~10枚,装入鸭头内,用棉线缠紧,再把生姜、葱白一起装入鸭腹,然后放入盆内,注入清汤,用食盐、胡椒面、料酒调好味,用湿棉纸密封盆口,上笼蒸约2小时,出笼后去棉纸,拣去葱、姜,加味精即成。

4.扣蒸:扣蒸是将食物或食物加药物整齐地排放进特制的容器,置蒸笼内用蒸气蒸熟的烹调方法。如天麻鱼头。做法是把天麻在米饭面上蒸透,趁热切成薄片。鲜鲤鱼头切开,放入天麻,再加入料酒、姜、葱,兑上适当的清汤,上蒸笼蒸30分钟。鱼蒸好后,拣去葱、姜块,把鱼连天麻扣入碗中,原汤也倒在里面,另调白糖、盐、味精、胡椒面、香油、水豆粉、清汤,烧开撇去浮沫,浇在各份鱼的面上即成。

5.清蒸:清蒸是将食物或食物加药物放在盒或碗中,加入调料和少许白汤,置蒸笼内用蒸气蒸熟的烹调方法。如田七蒸鸡。做法是鸡肉块与三七片放入碗内,上加姜、葱、清汤、料酒、盐,上蒸笼蒸约2小时。出笼后,将姜、葱拣去,调入味精,再把剩下的三七粉调入汤中即可。

(五)煮烧

煮烧是将食物或食物加药物放在锅内,加汤汁或清水适量,并用武火煮沸,再用文火烧熟的烹调方法。如石斛花生。做法是锅内加清水、盐、大香,盐化后再放入花生米与石斛,置武火上烧沸,再用文火烧至汁稠味浓,花生米炽烂时即可。

(六)熬

熬是将食物或食物加药物初步加工后,倒入锅内,加入水和调料,置武火上烧沸,再用文火烧至汁稠味浓、食物烂熟的烹调方法。如银耳羹。做法是将银耳用水浸发,放入锅内,加水置武火上烧沸后,移文火上继续熬2~3小时,待银耳炽烂为止。食时以冰糖汁调味。

(七)炒

炒是将食物或食物加药物准备好,将锅烧热,再下菜油,一般先用武火滑锅,并依次下药物与食物,用手勺或锅铲翻拌(动作要敏捷),断生即成的烹调方法。如枸杞桃仁鸡丁。做法是先在热锅中放入猪油,五成熟时投入鸡丁,快速滑炒后倒入漏勺内沥油。再加油入锅烧热,把姜、葱、蒜片放入煸炒,随后再放入鸡丁,倒入稠汁速炒,最后加桃仁、枸杞,炒匀即成。

（八）卤

卤是先将食物或食物加药物初加工,按一定的方式配合后放入卤汁中,用中火逐步加热烹制,使其渗透卤汁直至成熟的烹调方法。其特点是味厚,香郁。如丁香鸭。做法是先以丁香、肉桂、草蔻加水熬成浓汁3000毫升,放入姜、葱,去药渣,再加入鸭子,使其全部没入汁内,在文火上煮熟,将鸭子放入有卤水的锅中卤熟后捞出。再取卤汁放入锅内,加盐、冰糖屑、味精拌匀,调好色味放入鸭子,在文火上边滚边浇卤汁,直到卤汁均匀的粘在鸭子上,至色红发光亮时捞出,再均匀地涂上香油即成。又如玉竹心子。做法是将玉竹先煎取药液约1500毫升。猪心剖开、洗净后与药液、葱、姜、花椒同入锅内,在文火上煮至六成熟时,捞出晾凉。将猪心放入卤汁锅,用文火煮熟捞起,揩净浮沫。在锅内加卤汁适量,放入食盐、白糖、味精和香油适量,加热成浓汁,将其均匀地涂在猪心外即成。可安神宁,养阴生津。

（九）炸

炸是将食物或食物加药物准备好,先在锅内放大量菜油(比原料多几倍),待油熟后,将原料入锅内进行油炸,用武火烹制(有爆炸声,应注意掌握好火候,防止过热烧焦),炸熟即起锅的烹调方法。炸法可分清炸、干炸、软炸、酥炸、纸包炸等。

1.清炸:如山楂肉干。做法是将瘦猪肉、山楂、姜、葱均按常法洗净,先以山楂50克,加水约2000毫升,在火上烧沸,放入猪肉同煮至六成熟即捞出,稍晾后切成长约5厘米长的粗条,用豆油、姜、葱、料酒、花椒将肉条拌匀腌约1小时,沥去水分。在铁锅内加菜油,用文火炼熟,投入肉条炸干水分,待色微黄即用漏勺捞起沥去油,将锅内油倒出后,留点余油,再置火上,投放山楂,略炸,将肉干再倒入锅中,反复翻炒,微火焙干起锅,加入调料。

2.干炸:如解暑酱包兔。先将兔肉切片,用佩兰水调豆粉搅拌,再加鸡蛋清上浆,放入苏打粉拌匀。在炒锅内加猪油300克,烧至五成熟,放入浆好的兔片,边拌边撒,断红时倒入漏勺沥去油。再在炒锅内加猪油适量,烧至半熟,放入甜酱、葱、姜米,拌调至酱细腻无颗粒。再放入黄酒拌开,加入糖、味精、酱油、白汤,拌至浆糊状,放入兔肉片翻炒至酱包牢兔肉即成。

3.软炸:如软炸白花鸽。先将鸽肉切块,用料酒、酱油、味精腌好,再以蛋清、淮山药粉、豆粉拌匀。油锅烧热后,逐个放入浆好的鸽块,用漏勺翻着炸,待糊凝后起锅,掰去叉角。整形后,将油锅再加热,倒入鸽肉复炸,见金黄色即可。

·中华食疗学概论·

图文珍藏版

4.酥炸:如淮药芝麻肉丸。将猪肉切碎做成小肉丸或切成2厘米左右的肉丁。淮山药粉、豆粉与蛋清、蛋黄调匀为稠浆。肉丸上浆后逐个放入油锅内炸,待蛋糊凝固时捞出,稍停重入油锅复炸一次捞出。再在锅内放白糖,少量清水,边烧边炒,待糖炒至金黄色时加入炸好之肉丸,不时铲动并加入芝麻。芝麻粘在肉丸上即成。

5.纸包炸:如龙眼纸包鸡。将加工洗净的鸡片,用盐、白糖、味精、胡椒面、香油、葱末、核桃仁、龙眼肉、蛋清糊调均匀。取玻璃纸一张放在案上,先放一点香菜叶及一片火腿,再把鸡片放上,然后折成长方形纸包。油锅内加花生油烧至五成熟,把包好的鸡片下锅炸熟即成。

(十)烧

烧是食物经煸、煎等处理后,进行调味、调色,然后加入药物和汤或清水,用武火滚、文火焖,烧至卤汁稠浓即成的烹调方法。如参芪红烧熊掌。做法是先把熊掌加水用武火煮1小时半,捞出后,去净茧巴,镊净茸毛,洗刷干净。切好鸡肉块。把人参研粉、黄芪切片。将锅置武火上烧烫,倒入猪油,再放入姜、葱,稍炒后随即加入鸡汤汁、料酒和熊掌。煮10分钟捞出熊掌,倒去锅中调料。按上法反复煮3次,捞出熊掌,把骨剔净。最后,再将锅置火上,加猪油烊化,放入黄芪片、猪肉块、鸡块煸炒,再加入酱油、姜、盐、鸡汤、胡椒面、味精、料酒、葱白、熊掌等,用文火烧透,然后取大圆盘一个,先将锅中葱白拣入,再将熊掌掌心向上,盖在葱白上。锅中的黄芪、鸡肉等物捞去不用。用武火将原汁熬浓,加入人参粉搅匀,淋在熊掌面上即成。

(十一)煮粥

煮粥是将大米与药物(一般均为既可单独食用、又可当作药物配方的食物药)放入锅内,加汤或清水适量,先用武火煮沸,再移到文火上熬至浓稠即成的烹调方法;也可先将药物(一般均为临床医疗工作中常用的中草药)加水煎取药汁,另外把大米加水如常法煮粥,将熟时,把药汁调入再煮至熟,如百合粥。做法是大米、百合,加水适量放入锅内,置锅于武火上烧沸,再改用文火煮熬,待百合与米熟烂时,加入白糖拌匀即成。又如荷叶粥:先将新鲜荷叶1张(若无新鲜荷叶时,也可以用干荷叶),洗净切片,加水煎取荷叶汁,再用荷叶汁加入大米同煮粥,粥稍稠后加冰糖或白糖拌匀即成。如用冰糖,宜先加入,便于烊化;如用白糖,则粥熟后加亦可。

（十二）浸泡

（1）以酒中加入药物浸泡：将药物加工好后，直接放入酒内，浸泡一定时间即成。如三蛇酒：将乌梢蛇、大白花蛇、脆蛇均剁去头，用酒洗润，切成短节，干燥；生地洗净切碎备用；冰糖烊化备用。将白酒装入适宜的酒坛中，将炮制好的三种蛇和生地倒入酒中，加盖密闭，每天搅拌一次，浸泡 10~15 天，到期后开坛过滤澄清，加入冰糖汁，充分拌匀，过滤一遍即成。

（2）将食物或药物之鲜汁加入酒内制成：如桑椹酒：鲜桑椹捣汁，兑入白酒内和匀封固，三天后即可饮用。

（3）将药物与米、曲等直接酿酒：如虎骨酒：虎胫骨一具，将骨炙酥捶碎，和曲、米，酿酒如常法。又如茵陈蒿酒：先将茵陈蒿炙黄，和曲、米如常法酿酒。

（4）先将药物煎取药汁后与白酒兑和，或和米、曲如常法制酒：如黄精酒：以黄精、苍术、枸杞根、柏叶、天门冬等煮汁，和曲、糯米如常法酿酒。

（十三）文火煎

凡添加中药原料或不添中药原料者，具有扶正固本、清热解毒功效而无副作用，且能达到食品卫生要求的饮料，均属保健饮料。制作方法是：先将作饮料的药物进行炮制加工，放入锅内，加清水用文火煮沸，取汁，然后倒入一定比例的溶剂中，冷却即成。如双花饮：把银花、山楂（切碎）、菊花放锅内加清水用文火熬取汤汁。再把蜂蜜在锅内用文火加热，微沸，炼至色微黄、粘手成丝。最后将炼制过的蜂蜜缓缓倒入上述熬成汤的汁内，搅拌均匀，待蜂蜜全部溶化后，用一层纱布过滤去渣，冷却后即成。

（十四）蒸馏

把食物或食物加药物适当粉碎后，置蒸馏器中，加适量的蒸馏水进行蒸馏或通入蒸汽蒸馏，至蒸馏液达到一定量（一般约为药料重量的 6~10 倍）。必要时可用润湿的滤纸过滤，使成澄明溶液即得。如金银花露：用金银花 500 克，加水 1000 毫升，浸泡 2 小时，放入蒸馏锅内，同时加适量水进行蒸馏，收集初蒸馏液 1600 毫升，再继续将初蒸馏液重蒸馏一次，同时收集重蒸馏液 800 毫升，过滤分装，灭菌即可服用。又如金橘露：金橘 500 克，取形大而圆、皮肉皆甘而少核者。切碎，加水浸 2 小时，放入蒸馏器内蒸 2 次，收集蒸馏液即可。

(十五)炼

炼即是以文火慢慢将药物或食物熬去水分,浓缩成膏。先将准备熬膏之食物加药物,用水浸泡,再加热煎熬,先用文火,待药料充分膨胀,即加大火力煮沸。水量蒸发减少时,可适当加水。取煎液置锅内,先以武火加热煮沸,捞去表面浮沫,待汁转浓时降低火力,改用文火徐徐蒸发浓缩,同时不断搅动,防止焦化,炼成稠膏,即为清膏。然后再加入蜜和糖,边搅拌边炒,最后成为膏滋。如人参膏:取人参250克,以水煎3次,分次过滤去渣,滤液合并,用文火煎熬,浓缩至膏状,以不渗纸为度,兑炼蜜250克成膏。

第二章 健康饮食排毒养生

一、百病由毒发

(一)毒素——影响人体健康的元凶

毒素是所有对身体造成危害的物质。人们随时都能接触到潜在的毒素。比如喝的水、吃的饭菜以及呼吸的空气中,都有毒素。此外,人体内也产生一些代谢废物和垃圾。我国传统医学经典著作《黄帝内经》中指出,人体内生的代谢废物和垃圾若不及时清除,将影响身体健康甚至引发疾病。因此《黄帝内经》提出了"清调养互行养生"观,其中"清"就是清除体内毒素,以维护人体健康。

1.人体的内生毒素和垃圾

人体的内生毒素是指人体在新陈代谢过程中产生的废物不能及时排泄而导致的毒素。我们都知道,只要我们的生命存在,新陈代谢就时时刻刻在进行,新陈代谢是人与环境和平共处的方式;但我们在新陈代谢的过程中,如果不注意生理与饮食的关系,就会慢慢地中毒。如果人们在饮食过程中摄取过多油腻、油炸类高脂肪食物,会使得脾胃运作失调,肠蠕动降低,从而影响毒素排出,形成人体的内在毒素。

人体垃圾是指人从外界摄入食物、空气和水之后,在新陈代谢过程中及生命过程中未被排出体外的、残存并积滞在体内的各种废物。这类废物会导致人体慢性中毒,也称自体中毒。人体垃圾主要是由于人类在饮食上不科学、一味放纵自己的结果。

只要人活着,人体就会连绵不断地产生毒素和垃圾。事实上,人体产生垃圾是正常的,因为它们是新陈代谢的产物,也是保持身体健康平衡的关键。人的身体有能力排泄掉适当的垃圾,这些垃圾被称之为"正常的垃圾"。当然,即使是"正常的垃圾",人们也希望它越少越好。正常的垃圾包括:身体正常死亡的细胞;摄入过多的食物或饮料;生病或受伤后,人体更新受损的组织。

但是,生活中人们无时无刻不在吸收着本该避免的各种各样的"毒",使得身体内慢慢积存了过多不应有的毒素。这些应当远离的毒素有:香烟、酒精、咖啡因;药品中含有的对身体有害的物质;高糖、高脂肪的食品;快餐食品或便利食品中的防腐剂、香精、色素;环境中的毒素,如辐射、噪声、杀虫剂、室内装修材料散发的有害气体等。

当我们身体内的毒素严重"超载"时,就会产生经常性的头痛、慢性疲劳、肠胃功能失调、便秘、肌肤粗糙、容易过敏、肥胖等种种情况。

当我们去医院看病时,却发现不了自己身上究竟得了什么病,但是总感觉不舒服:失眠、长粉刺、无精打采、容易感冒、容易发火、体重超重、早衰等等,很简单,这就是身体毒素在作祟。

健康专家通过对人体毒素的检测后发现,在使人致病和衰老的种种后天因素中,综合比较其害,危害最大的莫过于人体垃圾。人体垃圾是危害人类健康的罪魁祸首。

为了健康,人类正在加紧开发功能性食品和保健品。但是,绝大多数功能性食品和保健品的使用都忽略了这样一点:在人体内部大量垃圾没有得到清理的情况下,任何补品包括药品都不会发挥很好的作用。

2.毒素的种类

根据医学理论,毒素可以分为以下几种:

(1)湿毒

水湿是机体水液代谢发生障碍所形成的病理产物,若不及时排出体外,也可能成为对人体有害的湿毒。湿毒能阻碍血行,且湿毒性重浊黏滞,一旦为病,病势缠绵难愈。常见的口渴不欲饮、小便不畅、大便泻而不爽、痤疮、湿疹、身体倦怠无力、头昏、无精打采等症,都与湿毒密切相关。

(2)热毒

各种因素导致机体阴虚阳亢,就会产生热毒。平时我们常提到的肝火旺、胃热等,都是受热毒影响的结果。热毒症状多表现为:口苦口臭、咽喉疼痛、面部如蒙油垢、易生痤疮、易流鼻血、手足汗多、大便干燥、痔疮甚至便血等。

(3)寒毒

各种因素导致机体阴盛阳虚,都会产生寒毒。人体内的血液,得温则流通,遇寒则凝滞。当体内有寒毒时,会造成人体血管中的血液流通不畅,甚至引起淤血阻滞或血管梗死等疾病。

（4）食积之毒

中医认为，脾胃共同完成食物的消化、吸收与输送。脾胃功能失调，食物就不易被人体消化利用。食积酝酿成毒，会进一步损伤脾胃，导致食欲不振、胸闷、嗳气、泛酸、大便不畅、面生痤疮等。

（5）淤血之毒

各种因素引起血液积滞，不能正常循环，都会形成淤血。由于淤血而使血液失去正常的功能，就会对人体产生毒害。

（6）药毒

药物本身虽然是治病的，但是多数药物都有一定的毒性，如果药物使用不恰当，不仅治不好病，反而会变成毒素。"是药三分毒"，说的就是这个道理。如长期服用某些药物，会给肝脏带来一定的压力，使肝脏受到损害。许多药物还会使人上瘾，这意味着要维持同样的功效需要不断增加剂量，停药时会出现脱瘾症状。

（7）虫毒

体内若有寄生虫，可能会出现面色萎黄、睡时磨牙、消化功能紊乱等症状。

3.人体内毒素的存在方式

人体内的毒素都要借助于某种方式而存在，主要方式有：

（1）自由基

人体通过氧化反应产生的活性氧称为自由基。正常的时候自由基在身体中处于动态平衡，适量的自由基有好处，可保护身体免受化学物质等外来物的侵害。但由于污染、紫外线、压力等原因，自由基就会泛滥。过多的自由基会产生很强的氧化作用，通过血液循环，破坏人体正常细胞和组织来毒害我们的身体健康，造成器官功能紊乱，从而引起多种疾病。如心血管疾病、老年痴呆症、帕金森病和肿瘤等。此外，自由基是造成人体衰老的最大因素。

（2）宿便

大肠是一根与身高几乎同长，里面充满皱褶的管道。大肠长年累月地运输废物残渣，却得不到清洗，久而久之，大肠壁内就形成了"宿便"：一般3~5日不解大便而停留于肠管内的食物废物叫宿便。据统计，人体内的"垃圾"有2~4千克，大多滞留于肠道内及血液和腺体中。如果宿便无法及时排出。就会在肠道内腐化分解，毒素将被重新吸收，毒害我们的身体，从而导致有害细菌滋长，诱发各种疾病，如痔疮、头痛、口腔溃疡、肤色不好、皮肤黑斑、痤疮（青春痘）、肝病、高血压、糖尿病、肥胖病、肠胃不佳以及风湿性关节炎、肾功能障碍、肺病、精神异常、各种妇科病等。

（3）胆固醇

胆固醇是人体不可缺少的一种营养物质。人体内的胆固醇绝大部分由肝脏制造，它不仅作为身体的结构部分，还可以帮助合成胆汁和维生素 D，是生成细胞膜及体内激素的重要原料。但是胆固醇过多，在血液运输中就会给血管增加压力。一旦运输胆固醇的高密度脂蛋白减少，低密度脂蛋白增多，就会导致胆固醇在血管壁上堆积，致使血管逐渐变窄，从而引发高血压和心脑血管疾病。因此，胆固醇被认为是成人疾病的元凶。

（4）尿酸

尿酸是人体新陈代谢的一种产物。我们的细胞夜以继日地进行替旧换新，我们所吃的食物需要进行消化和代谢，而淘汰下来的陈旧细胞和含嘌呤成分的食物分解后就会形成尿酸。

如果尿酸产生过多，或者排出不畅，就会沉积在人体软组织或者关节中，容易引起关节处红肿、酸痛、发热，关节变形等。

要调节身体中的尿酸含量，应当多喝水，少饮酒，不要摄入过多脂肪和蛋白质。肥胖的人血液中所含的尿酸要高于普通人，可以用减肥的方法调节，但不要减得过快。每月减 1~2 千克较为适宜，否则脂肪分解时尿酸的排泄量也会减少。

要降低尿酸，可以采用减少嘌呤摄入量的办法。嘌呤含量较低的食物有蔬菜、瓜果、蛋、奶、米、麦等；而含量较高的则有动物内脏、鱼类、虾类、香菇、黄豆、酵母粉等。

（5）乳酸

人体在长时间运动或者奔波中容易产生乳酸，它和焦化葡萄糖酸在体内不断积累，会导致血液呈酸性。乳酸积累后，人体会处于一种疲劳状态，通常会感到腰酸背痛，浑身乏力，动作迟钝笨拙。

（6）水毒和淤血

水毒是人体体液分布不均匀时发生的状态，也就是体内发生水代谢异常的状态。淤血是人体内的老、旧、残、污血液，是气、血、水不流畅的病态和末梢循环不畅的产物。水毒会引起病理的渗出液及异常分泌等，也会出现发汗、排尿的异常和水肿。淤血会引起对细胞、肌肉的养分供应不足,引发腰酸背痛,同时身体表面温度降低,有寒冷感。

对于这两种毒素,可以采用中药进行调理。

（7）脂肪沉积

现代人由于经常摄入的食物营养过高,也由于缺乏运动,水分补充不足,就很容易导致细胞的各类功能障碍、各器官供氧不足,从而出现头晕目眩、疲惫、记忆力衰退等症状。同时,平时沉积的脂质块与衰老脱落的细胞、细胞碎屑聚积在一起,容易形成血栓,阻碍血管,最终导致脑栓塞、栓塞性脉管炎、心肌梗死等病发生。

尤其是人到中年,脂肪和毒素越来越多,很容易造成相关的并发症,如呼吸系统疾病、中风、心脏病、脂肪肝等。由此可见,过多的脂肪会严重毒害人体健康。

4.毒素对人体健康的影响

俗话说:"百病由毒发。"不管是哪一类的毒素。也不管毒素是由外侵入,还是由内而生,都会对人体健康造成损害。毒素对人体健康的影响,主要表现在以下几个方面:

（1）影响精神状态

现代医学认为,某些毒素作用于人的中枢神经系统和内分泌系统,会严重影响人的精神状态,引起失眠、精神萎靡、思维迟钝。还可能导致情志改变,如神情淡漠、郁郁寡欢、忧虑烦躁、脾气变差、易怒等状态。

（2）影响脏腑功能

毒素能破坏人体脏腑的正常功能以及脏腑间协调统一的关系,从而引发一系列全身或局部的病理变化及临床表现。例如,正常健康人群的肾中精气有调节全身阴阳的能力,然而,一旦被毒素侵蚀造成肾亏,就会造成体内的阴阳失调,表现为阴阳偏盛或偏衰。阴虚则火旺,就会出现失眠多梦、口干咽痛、皮肤干燥、大便干结等症状;阳虚则生寒,就会出现面色暗淡无光、精神不振、大便溏泄、形寒肢冷等症状。另外,毒素还会加重脏器负担引起脏器衰竭。

（3）影响养颜美容

毒素侵袭会导致人体的内分泌失调、血液循环不畅,会影响人体的正常新陈代谢活动,从而导致皮肤色素沉着、粗糙。由于各种毒素作用于下丘脑、垂体、肾上腺轴,导致促皮质激素增多,会产生老年斑、黄褐斑等。毒素还可以促使自由基的产生,它是皮肤衰老的主要原因之一。在皮肤细胞中产生的这些不配对电子,可改变胶原分子结构,使胶原酶激活、透明质酸分解,其后果为皮肤衰老、面部皱纹过多,因此毒素的入侵会严重影响美容。

（4）影响气血运行

毒素会使血液受到污染,从而使血液变得黏稠,流动不顺畅。毒素不仅阻滞气的运行,还会妨碍血液的流通,致使人体内血液运行滞缓,从而形成淤血。生活中有些人面色发黄、唇色青紫,都是体内有淤血的表现。毒素过多,轻则使人出现疲劳乏力、胸闷气短等现象,重则导致血管硬化,引起高脂血症、高血压、冠心病、高黏血症、脑溢血等多种心脑血管病变。可见毒素对人体的危害有多大。

（5）影响代谢平衡

毒素还可能导致机体能量的代谢平衡失调,产热过多。由于产热过多就会生火,从而导致消灼损耗阴津。人们表现出的皮肤瘙痒、干燥及大便干结、面生痤疮等症状就是因为代谢失衡引起的。

（6）导致身体免疫力下降

毒素可破坏人体免疫系统,使人体出现过敏反应,导致免疫力下降。毒素进入神经突触和神经、肌肉交接处,直接损坏神经元,造成中枢神经受损,身体呼吸器官免疫力降低。这样会出现如经常性感冒、头晕、心悸、盗汗、失眠、健忘、四肢麻木、身体疲劳等现象,还会导致血压、血糖变高等。

（7）加速人体老化

体内毒素的积聚会严重毒害机体组织和器官,损害各部位的功能,天长日久,会导致内分泌、新陈代谢、自主神经、心脑血管功能失常,从而加速人体衰老。

加速人体衰老的原因无非就是气血失调、阴阳失调、脏腑功能失调等。然而,人体协调阴阳平衡和脏腑功能会随着年龄的增长而逐渐减弱,若长期受到外毒、内毒等毒素的侵害,使毒素留存体内,就会导致阴阳失衡,从而影响营养物质的摄入、转化、运送及毒素的排出,因此毒素会导致人体气血正常运行流通受阻,脏腑也得不到正常营养,造成脏腑功能失调,这样更加重了毒素在体内的存留。毒素与身体的伤害互为因果,在各种毒素排出受阻时,毒素便会随着血液循环至全身,使全身各器官的功能衰退,人体衰老更加快速。

（二）人体排毒卫生

人体排出毒素的器官主要是皮肤、肝脏、肾脏、肠道、肺脏、淋巴系统。排出毒素的器官是一个完善的防御系统,这些器官协调工作,使人体处于一种平衡和谐的状态。

1.大脑

大脑虽不是直接的排毒器官,但精神因素明显影响着排毒器官的功能,尤其压力和紧张会制约排毒系统运作,降低毒素排出的效率。因此,对于每个人来说,保证充足的睡眠,放松心情,给大脑减压是非常必要的。

2.皮肤

皮肤受"内毒"影响最明显。但也是排毒见效最明显的地方。皮肤是人体最大的排毒器官,皮肤上的汗腺和皮脂腺,能够通过出汗等方式排出其他器官很难排出的毒素。

3.肝脏

肝脏是人体内重要的解毒器官,各种毒素经过肝脏的一系列化学反应后,会转变成无毒或低毒物质。正常的肝脏运作,能保持健康及防止毒素影响身体。所以,保持肝脏的正常功能,对保持健康是至关重要的。

肝脏的另一个主要功能就是提供胆汁。胆汁含有盐分,用以消化血脂及脂肪,胆汁从肝脏输送到胆囊,再运行到小肠。肝脏能帮助清除血液中的有毒物质,例如药物及酒精,这些有害物质被肝脏吸收后,胆汁便会及时地排出毒素。

4.肾脏

肾脏是人体血液的过滤网,不仅能过滤掉血液中的毒素,使其通过尿液排出体外,还担负着保持人体水分和钾、钠平衡的作用,控制着和许多排毒过程相关的体液循环。

尿液中毒素很多,若不及时排出,就会被重新吸收入血液中,危害人体健康。

如果血液中含有过多的垃圾或毒素,肾脏的工作负担就会加重。如果不加以关注,它就有可能变得迟缓,运转不灵,使人们感到疲倦、懒散,甚至导致疾病的产生。

5.肠道

肠道是废物垃圾的代谢通道。在正常生活中,人们所吃的食物经过食道、胃、十二指肠、小肠、大肠,部分养分被肠黏膜吸收,其余的在细菌的发酵和腐败作用下形成粪便,最后通过肛门排出体外。整个过程一般都可在 12 ~ 24 小时内完成,这样可确保废物不在大肠中过久停留,避免体内中毒。此过程会产生吲哚等有毒物质,再加上随食物或空气进入人体的有毒物质,粪便中会含有大量毒素。和尿液一

·健康饮食排毒养生·

图文珍藏版

样,粪便若不及时排出体外,毒素也会被身体重新吸收,危害全身健康。

但是,劳累、紧张或其他生理原因一旦导致人体出现代谢功能失调、内分泌紊乱等症状,人体的废物便会长期留在体内。这些残余的废物滞留在结肠内开始腐坏,就会产生毒素。这些毒素经过结肠再吸收,又经血液循环进入不同的器官。

人体内的毒素无法排出体外,会导致人体内多个系统的疾病:如记忆力减退、疲劳、面色灰黄、便秘、痔疮和内分泌失调等。一般来说,如果毒素被大量迅速排出,又有很高的清除率,便不会产生慢性中毒。如果毒素清除率很低,7天内只排出50%,大部分毒素将滞留在体内,毒素与脂质、蛋白质发生可逆性结合后,存在肠肝循环,长期下去可能会产生慢性中毒或致癌。

6.淋巴系统

淋巴系统是人体垃圾输出网,它能收集、筛检全身毒素,运送到淋巴结,再通过血液经由某一排毒器官排出体外。淋巴液将死去的细胞及代谢产生的毒素,送到淋巴结,毒素经淋巴结过滤到血液,再经皮肤、肝脏或肾脏,通过出汗、排便、排尿排出体外。

7.肺脏

肺脏主要是体内与外界气体交流的场所,呼吸要靠肺脏吸入氧气,呼出二氧化碳等代谢废物。

肺脏是人体中最易积存毒素的器官之一。因为人每天的呼吸,将大约1 000升空气送入肺中,空气中飘浮的许多细菌、病毒、粉尘等有害物质也随之进入到肺脏。当然,肺脏也能通过呼气排出部分有害的入侵者和体内代谢的废气。

8.眼睛

对于女人,尤其是爱哭的女人,眼睛的排毒作用发挥得淋漓尽致。医学专家证实,流出的泪水中确实含有大量对健康不利的有毒物质。

很少流泪的人不妨每月借助感人电视连续剧或切洋葱让你的泪腺运动一次。不过哭完后别忘了补充水分。

上面这些排毒卫士的每天工作时间是这样的:

1:00~3:00胆的排毒时间:需要在熟睡状态下进行。

3:00~5:00肺的排毒时间:咳嗽的人在这段时间会咳得最剧烈,不过不用担心。此时最好不要服用止咳药,以免抑制体内废物的排出。

5:00~7:00大肠的排毒时间:最好养成在这段时间排便的习惯。

21:00~23:00 免疫系统排毒时间:这段时间应保持安静,适宜听一些柔和的音乐,将喜欢做的事安排在此时,而不应该在 23 点以后。

23:00~1:00 肝脏的排毒时间:熬夜对肝脏排毒百害而无一利。

(三)"毒"无处不在

我们生活在充满毒物的世界之中。臭氧层的破坏使紫外线伤害指数大幅增加,空气中充满各种烟雾和废气;山川海洋及地下水受到严重污染.自来水没有人敢直接生饮;土壤受到工业和农牧业的严重污染;食物中含有农药残毒及各种化学添加药剂;清洗身体的各种清洁用品以及化妆品可能含有有毒物质;家庭及办公室的家具及用品都可能隐含剧毒物质;各种电器用品,特别是微波炉、电视、电脑、手机等所产生的大量电磁波与辐射波,更是看不见的隐形

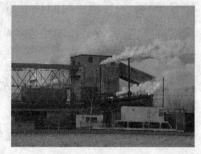

废气

杀手。可见,现实生活中,"毒"无处不在,而且越来越严重。现在就让我们了解一下,我们的身边都有哪些"毒"。

1.环境中的毒

21 世纪的今天,在人们生活水平不断提高的同时,我们生存环境中的有害物质也在不断增加。有害物质的产生与危害涉及生产和生活的各个环节,时刻影响着人们的健康。

环境中的毒素是指环境中产生的对人体有害的物质。维持我们生命的环境中的三大元素——阳光、空气和水,都会受到无情的污染,并影响我们的身体健康。

(1)阳光中的毒

我们知道,阳光是孕育万物的生命之源,如果没有阳光,就不会有生命的存在。但是,我们在了解了阳光对于我们必不可少的重要性的同时,更要知道,地球的臭氧层正日益被人类的行为所破坏,阳光中的紫外线辐射正不断增强,阳光已经在不知不觉中成了我们身体毒素的来源。如果我们过度地暴晒在阳光下,阳光就会对人体造成极大的伤害。

紫外线的过强照射能造成人体内分泌失调,致使免疫系统出现紊乱,并能损害细胞 DNA(脱氧核糖核酸),使细胞发生基因突变,产生致癌物质。此外,紫外线能够促使某些疾病(如红斑性狼疮)的进一步恶化,甚至还会使眼睛中的脂质发生过

氧化作用而造成白内障。

长期的紫外线照射还会使人体内产生大量黑色素，使皮肤出现黑斑、雀斑。并且它还可穿透皮肤，破坏体内蛋白质结构，使真皮的弹性纤维和胶原纤维萎缩、断裂。特别是对胶原蛋白的伤害，会促使皮肤过快地衰老，产生皱纹。因此，长时间暴露于阳光下的人们和高原地区的居民与同年龄的其他人相比，面容明显苍老、色斑多、黝黑、皱纹粗。时间长了，就可能会产生慢性光化性皮炎、日光角化病、光敏性皮炎、皮肤癌等一些皮肤性疾病，可见紫外线的毒，是我们完美肌肤的天敌。

（2）空气中的毒

我们所呼吸的空气也含有大量的毒，几乎是每时每刻在侵害着我们的身体健康。

①废气　空气中悬浮着各式各样的废气，这些废气的来源包括机动车以及工厂排放的二氧化硫、一氧化碳、烟尘微粒（某些重金属化合物、铅化合物、黑烟、油雾）等有害物质，我们居家的厨房，也是重要的废气来源。这些废气通过呼吸侵入人体，对人体产生极大的伤害。如污染空气中的一氧化碳会降低红细胞的输氧能力，造成血液缺氧、呼吸受阻，破坏神经系统的正常功能，并对视觉、听觉、味觉产生伤害。由此可见，废气正无孔不入地损害着我们的健康。

②有毒的气体　有毒的气体对人体的危害最大，因为气体属于单一的分子，更容易通过人体的过滤系统，穿越鼻毛、进入支气管，并深入肺部深处的肺泡，穿透肺泡薄膜。随着气体交换进入血液，然后循环到全身各处，形成内脏机能障碍，引发各种疑难杂症。这些有毒气体常来自地板蜡、家具及办公用品的漆料、家具的清洁亮光剂、粉刷的墙壁、装饰的材料、燃烧不全的瓦斯，甚至是干洗的衣服。

衣服送去洗衣店干洗，取回家时会有一股化学气味，这是因为干洗常会用到诸如四氯乙烯之类的溶剂，刚洗完后会大量残留在衣服上。较安全的做法是先将套在衣服上的塑料袋拿掉，然后将衣服晾在通风的地方，让化学气味完全消失，再拿回来挂在衣橱里。否则这种化学气味吸多了，会令人头昏眼花、精神错乱、恶心、丧失食欲，甚至还会伤害肝脏。

所以，平日居家时，大家要保持警觉，只要闻到不对劲的味道，就立刻开窗通风，让怪味赶快消失，然后要去查怪味的来源，并想出对策，不要让它再发生。否则，全家人的健康迟早会出问题。

③垃圾的燃烧　在日常生活中，如果见到燃烧垃圾，就要赶快离开，因为这些

垃圾中很可能会有废五金、旧电线、废弃轮胎、废弃塑料或柏油块等,这些物质一经燃烧会产生一种多氯环氧多苯剧毒化合物,对人体危害巨大。若是大量吸入体内,便会恶心呕吐、丧失食欲、全身乏力,严重者会导致生殖机能异常。甚至诱发癌症。所以,垃圾不要随便燃烧。

④颗粒物质 颗粒物质(总悬浮微粒及可吸入微粒)包括灰尘、尘埃、煤烟、烟尘和液体等,有些微粒可直接逸散到空气中。这些微粒产生的源头众多,包括汽车、货车、工厂、建筑工地、田地、未铺设公路等。

⑤臭氧 这是一种对人身体危害极大的气体,它是一氧化碳及一氧化氮受热后产生的,最难以防范。臭氧经由呼吸进入人体,并直接进入血液,经由血液运送到身体各器官组织。这样一来,就会引起人体代谢异常、降低大脑的酵素活性、造成神经机能障碍。最可怕的是,它们具有强烈的致癌性,是威胁人类生命健康的可怕物质。

⑥尘埃 空气中的尘埃污染对人体也有极大的伤害。像有害气体微粒、二手烟、粉尘、尘土等各种污染物,如果停滞在肌肤表面,一些毒性物质就会侵蚀皮肤,破坏表皮层,使水分很容易流失,并加速自由基的产生,从而引起老化现象。一旦表皮层被破坏,就无法有效地抵抗有害细菌和可疑物质的入侵,致使身体更容易遭受刺激与感染,并逐渐演变成不适、发炎、敏感,从而严重毒害到我们的身体。

(3)水中的毒

美国环保署曾经针对水源做出检测,总结出700多种水污染物,其中至少有22种是致癌物质。这些水污染有从耕地而来的农药、化学肥料,有从工厂排放出来的化学毒素及重金属,有从家庭、商店排放出来的油污、清洁剂等。这些污染物在人们使用后会回归到大地和河流湖泊,也会渗入地下进入地下水循环,因而不可避免地将进入到我们的生活饮水中,直接影响人体的健康。

研究证实,水中的毒素,可能是导致膀胱癌、卵巢癌、前列腺癌、直肠癌、血癌的元凶,也可能是导致中枢神经障碍、心脏病、肝功能受损、肾功能受损、妇女流产、婴儿先天性异常、儿童脑部发育受损等大大小小疾病的危险因素。可见,"水毒"是非常可怕的。

2.食物中的毒

俗话说:"病从口入。"其实。是毒从口入。人们在吃进食物进行充饥、享受美味佳肴的同时,也把一些有毒物质摄入了腹内。

·健康饮食排毒养生·

图文珍藏版

首先,食物的生长会被大量的有毒物品侵袭。如人们所吃的蔬菜、粮食,在生产过程中,会被大量的农药化肥所污染。这些农作物所施用的含氮化学肥料虽然可以使农作物生长迅速,但是却让大量残余化肥进入了食品中。而肉食动物虽没有被农药毒害,但是,为了让猪肉中瘦肉更多,鸡长得更快,一些激素的应用也在所难免,这些含激素的肉食如果吃多了的话,则会出现肌肉震颤、心慌、战栗、头痛、恶心、呕吐等不良反应,尤其对那些高血压、心脏病、甲亢、前列腺肥大等患者来说,危险更大。

其次,食物在加工的过程中,人们会加入色素、香料、味精、糖精、防腐剂等各种添加剂,以追求色、香、味一应俱全。如某些特殊加工手段如腌、熏、腊、烤等常会导致食品中有毒物质如亚硝胺、苯并芘等的增加.这些物质均有致癌作用。

再次。食物在储存、运输的过程中,也同样会受到一些有毒物质的侵害。最常见的是发霉变质,食物发霉变质后产生的黄曲霉素是致肝癌、胃癌的元凶已是人所共知的了。

另外,像一些腐烂变质、高温油炸及各种高糖、高脂肪饮食都会导致心血管疾病,严重地危害人们的健康。

这样,外侵和内在之毒就会沉积在肠道、血液和身体的其他组织器官中,进而引发多种健康问题。所以,要排毒,就要从规范的饮食做起。

如今,琳琅满目的食物中,毒素无处不在。

(1)烟草

烟草中含有 20 多种有毒物质,如尼古丁、烟焦油、一氧化碳等,以及烟草燃烧时释放出的强致癌物质——烷化四芳烃和五环芳烃。由于烟草的毒素是由呼吸道进入的,因此,无论对直接吸烟者,还是对吸入吸烟者呼出的烟草味的间接吸烟者都能造成健康威胁。

(2)咖啡和浓茶

忙碌的现代人常会借助咖啡和茶来提神、消除疲劳,休闲时喝咖啡也被冠以"优雅小资"的文化概念,深受都市中的年轻人所推崇。但长期饮用这些饮料只会加重细胞损伤,对身体有害无益。因为咖啡和浓茶中的咖啡因要经过 12 个小时才

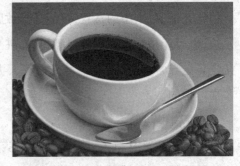

咖啡

能排出体外,大量的咖啡因会对人体钙质的新陈代谢产生负面影响,它在使你亢奋的同时也妨碍血液运行,随后会出现疲劳感甚至更严重的状况。适量地饮用,对身体无妨,过量地饮用,肯定会有副作用。

(3)酒精

酒精会降低人体从血液中清除脂类的代谢能力,增加高密度脂蛋白数量。因此,长期食用会导致脂肪堆积在腹部和肝脏,形成肚腩;而且,血液中酒精含量过高,还容易引起中毒、中风、偏瘫。酒精对人体来讲就是毒物,对人体健康百害而无一利。希望大家牢记尽量不要饮酒,不要相信少量饮酒对人体健康有益之谈。

(4)脂肪和糖

脂肪和糖都是身体能量的来源,在每日摄入的总热量中,脂肪占 1/3 才是健康的标准,否则就容易热量过剩,造成脂肪堆积。糖的营养成分很低,而且要劳师动众以人体内的其他营养成分去分解、代谢它,所以肥胖、糖尿病等现代高发疾病都与糖分摄入过量有着千丝万缕的联系。

(5)激素

近几十年以来,人们在养殖禽畜类动物时,为了缩短其生长周期以增加利润,使用了大量的激素。过去一只鸡要 1 年以上才能长大,而现在只需 2~3 个月就可以出笼了。大量使用的激素,最终都会被人们食人体内,这种激素对人体的危害是可想而知的。

(6)抗生素

人们不仅经常滥用抗生素来伤害自己。而且为了防止家禽家畜在养殖中生病,抗生素也被大量地使用在动物的身上。抗生素的滥用已给人类敲响了警钟,全国每年因滥用抗生素而导致儿童致残已达 12 万名以上。可见抗生素使用不当,就会成为对身体危害极大的有毒物质。

(7)瘦肉精

瘦肉精可使蛋白质合成增加,脂肪合成减少,使猪的瘦肉含量明显提高。人如果食用了含有瘦肉精的食物,可能会出现头晕、恶心、手脚颤抖、心跳过速等症状。甚至心脏骤停、昏迷、死亡,尤其是对于患有心脏病、高血压的人来说危险性更大。

2006 年 9 月,上海陆续出现了 300 人以上的瘦肉精中毒事件,给国内的食品安全问题敲响了警钟。

(8)食物添加剂

加工食品中的有害添加剂是近年来最令消费者担忧的问题。那些香喷喷的香肠可能添加了苏丹红,传统的松花皮蛋可能含铅超标,香辣火锅里很可能放入了石蜡,方便食品中多数都含有防腐剂。更有许多不法商家用一堆吓人的化学添加剂为食品"化妆打扮",变成一批批看上去诱人的美食进入市场。如果你想免受毒素打扰的话,唯一的选择就是:选购新鲜食物,自己做饭。

(9)过氧化脂质

高温油炸的食品,会因氧化而产生过氧脂质,特别是饼干、方便面、薯条、炸鸡翅等食品。这些食品中的过氧化脂质对人体有严重危害的有毒物质,进入体内会破坏人体的酸碱平衡,损害机体的抗氧化物质,明显加速人体的衰老,甚至会诱发癌症。

(10)化肥

化肥作为植物生长的供给元素,可以促进农作物的快速生长,使其外观肥美。但是,如果化肥(尤其是氮肥)的施用量过大,会造成蔬菜、水果的硝酸盐污染过重。硝酸盐本身对人毒性并不大,但如果随着我们使用的蔬菜水果进入人体会被还原成亚硝酸,从而产生一种强致癌物质——亚硝胺,它是诱发肝癌、食道癌、胃癌、鼻咽癌等多种癌症的主要有毒物质。

(11)农药残留

现在真正意义上的有机农产品已经很少,并且价格昂贵。大多数消费者日常吃到的蔬菜和粮食都是用过农药的。这些农药所含的化工毒素光用水清洗是洗不干净的,当这些经过污染的食品过量地进入体内,就会出现乏力、呕吐、腹泻等症状,抵抗力较低的婴幼儿对这些症状表现得更明显。所以,吃带皮的蔬菜、水果时,最好先将其皮削去后再吃,带叶的蔬菜应浸泡在盐水中十几分钟,在滚烫的水中焯过后再烹饪。

3.生活方式中的毒

健康的生活方式是指衣、食、住、行、学习、工作都应严格按照科学的要求,做出合理的安排。当今影响人们健康寿命的主要因素中,不良的生活方式及行为已占主导地位(占50%~60%)。例如,饮食不节、吸烟过多、缺少运动、长期熬夜等不健康的生活方式都会进一步影响人体的新陈代谢,从而加速体内毒素的积聚,严重损害身体健康,诱发各种疾病,最终导致机体的早老和早衰。

造成体内毒素滋生的生活方式,主要包括以下几个方面:

（1）饮食不节制

正常的饮食是人体摄取营养成分、维持生命活动的最基本条件。但饮食不当或不能节制又常常会转化为毒，对身体造成不良的影响。诸如食品结构不合理：摄取高脂肪、高糖、高盐、高热量、高胆固醇过多，食用植物食品和生鲜有活性的食品过少；违背文明的饮食原则，如狼吞虎咽、暴饮暴食，在情绪和情感处于应激状态下进食，用餐时间同时喝水或饮料，吃过热或过冷食物，饭后立即吃水果，进餐不定时；吃得偏多，过饱；"垃圾食品"和"死亡食品"在餐桌上唱主角。所谓"垃圾食品"是指天然食品经过精细加工和高温加工，使90%以上营养成分遭到破坏的食品；所谓"死亡食品"，是指经过上述两道加工，使天然食品内的酶和其他活性物质及能量均被消灭的食品。饮食超过了人体脾胃的消化吸收功能，可以导致饮食积滞、脾胃损伤，出现脘腹胀满、暖气、反酸、厌食、腹泻、面色晦暗、易发痤疮。又如长期过量吃肉、饮酒、吃海味等，使营养过剩，脂肪在体内堆积，血管硬化、脂肪肝、高脂血症就接踵而来。

（2）大量吸烟

吸烟成瘾者常常表现为面色发黑，嘴唇紫暗，面部皱纹过早地出现，这是香烟中的尼古丁等有害物质对人体产生的影响。尼古丁对皮肤毛细血管的破坏作用很大，影响皮肤的血液循环，导致营养吸收障碍。另外，香烟中的一氧化碳与血红蛋白结合，降低了血红蛋白的携氧能力，导致机体缺氧。

（3）长期熬夜

充足的睡眠是人体健康的必要保证。若长期熬夜或睡眠严重不足，可引起中枢神经系统、内分泌系统、免疫系统功能紊乱，激素分泌失调，机体代谢障碍而产生各种毒素，从而出现神疲乏力、气短、面色无光、食欲不振、口臭、腹痛、腹胀、便秘、皮肤色素沉着、皮肤干燥、脱发等过早衰老的症状。

（4）机体代谢紊乱

体质较弱的人机体代谢很容易发生紊乱，使正常的生理性物质转化为对机体不利的因素而成为毒素。如葡萄糖是人体主要热能来源之一，但糖代谢紊乱导致血糖过高，则对人体产生危害；脂肪为人体所必需.一旦脂肪代谢紊乱，血脂过高，就会有害健康。另外，代谢产物不能及时排出体外，也会成为毒素，最常见的便是便秘。代谢产生的毒素不能及时排出体外，被机体过度吸收，形成新的毒素，可引发多种疾病。

（5）缺乏运动

8 小时坐办公室，在家看电视、上网，出门以车代步，连上楼都是电梯直达，越来越多的都市人成为缺乏运动的久坐一族。长期坐着不动，会使腰、臀部的血液循环和肠胃的蠕动受到障碍，影响食物的正常消化吸收，从而造成热量过剩、排便不畅。新陈代谢速度放慢，脂肪和体内毒素却堆积起来，局部肥胖、便秘、消化不良、肝火旺盛、内分泌失调等等都是办公室一族最常见的症候。

4.精神上的毒

饮食需要排毒，人体需要排毒。然而，人们更需要将精神之毒从体内驱出。

精神之毒是指心理上的障碍及各种不正常的表现，诸如许多人有严重的焦虑、紧张现象而不自知，或陷入极大的压力之中而未察觉。如果不能好好处理，适当排除这些心理毒素，不但会使我们的心理、精神出现问题，就连身体健康也跟着受到影响。这些问题在短时间之内可能不会出现任何症状，但时间一久，它就像未曾整理擦拭的房间一般，慢慢地出现许多尘埃，越积越多，终至无法收拾的地步。

常见的精神毒素主要有以下几种：

（1）压力

适度的压力可以使人在事业上进步，然而，过度的压力会对身体造成很大伤害。据美国哈里斯调查中心公布的数字，60%～90%的疾病与压力有关。

如果人的压力很大，会产生两种激素，一种叫作"可的松"，另一种叫作"皮质醇"。可的松会压抑人体的免疫力，降低人体对毒素的排除效率，甚至产生癌细胞。皮质醇则会在很短的时间内使血糖升高、心跳加速，做出"战斗"或"逃脱"的反应以对抗压力。尤其是人们长期、持续地分泌皮质醇时，会使免疫系统失调，使人体抵抗细菌、病毒、癌细胞及修复受损细胞的能力大大降低。

过度的压力还会使体内蛋白质发生物理及化学性质的变化，干扰正常的新陈代谢及所有的生理机制，并在体内产生大量的自由基。"压力催人老"，不仅许多疾病与压力有关，连老化也和压力脱不了干系。

（2）焦虑

焦虑已成为现代人普遍的心病。有人甚至说，现今就是一个"焦虑的时代"。

人人都有焦虑情绪，有的不十分严重，通过自我调节和与人沟通就可以恢复正常。但是，如果焦虑情绪持续 3 个月以上，并伴随着失眠、心慌、头痛、困倦、食欲不振、精神萎靡、坐立不安、记忆力减退、自主神经紊乱等症状，就是患有焦虑症。

（3）抑郁

心理抑郁往往会造成人体的许多功能失调，其外在症状表现为失眠、疲劳、无精打采、冷漠和性欲丧失，严重者甚至会出现自杀的念头。患上抑郁症后，人体免疫功能减退，容易罹患疾病。

（4）疲劳

疲劳是机体生理过程不能将其机能持续在一特定水平或各器官不能维持其预定的运动强度所产生的感觉。

疲劳是潜伏在人们身边的一个"隐形杀手"，它不会立刻置人于死地，而是在一点点地侵入人们的身体之内，使人就像慢性中毒一样，到了一定的时间，引发慢性疲劳综合征。慢性疲劳综合征是一种虚劳症，是由于脏腑功能紊乱。精、气、血耗损所引起的。

疲劳使工作效率降低，也会毒害心理健康。长期的疲劳，会毒害人们的情绪，使人情绪低落、心烦意乱、记忆力减低、注意力涣散、缺乏旺盛精力、做事力不从心。甚至会出现头晕、头痛、失眠、食欲不佳等症状，进而引起心因性疾病，导致消化道溃疡、月经失调、糖尿病、心血管病、癌症、性欲减退等。

5.家居中的毒

刚装修好的新房，入住后主人可能会出现头痛、恶心等症状，孩子还不断咳嗽。我们温馨的家何时成了"毒气室"？家装产生的有害气体都来源于哪里呢？

（1）石棉制品

新屋若装有石棉天花板或管线，便要预防石棉纤维暴露出来；在装潢时尽量不要去刮、磨、踩踏这些含有石棉的物品，否则石棉纤维会经由空气被吸入体内。由于石棉纤维实在太细小，肉眼看不到，吸尘器也吸不到，很容易被吸入肺部组织里，诱发肺癌，十分可怕。

（2）油漆

新屋的油漆味很重，感觉刺鼻，可能含有甲醛、亚甲基氯化物、二甲苯、甲苯、聚苯乙烯、苯、乙基苯等化学物质。若大量吸入体内或透过皮肤接触，将会伤害神经系统，引发高血压、头痛，并造成皮肤过敏，甚至全身长满红疹，痒得受不了。尤其用砂布或刮刀去除墙壁上旧漆的动作，最是可怕！因为油漆剥落或磨碎的粉末中含有高量的铅，若大量吸入这种含铅尘埃，不仅会伤及神经系统与肾脏，严重者还会导致血友病，诱发癌症，不可不慎。

因此,新屋落成或新刷油漆时,一定要将窗门打开,让油漆味完全消失,人再住进去;或者选用比较安全的水性涂料,而且在调和油漆时,一定要戴上不会渗透的橡皮手套,并戴上口罩,才能确保身体不受毒害。

(3)胶合板建材

有许多建材,特别是胶合板,含有较多的甲醛,因为要将碎料黏合成木板,常用尿素甲醛树脂作为黏着剂,难怪打开用胶合板所做的橱柜,就会有一股非常难闻的味道迎面扑来。这种甲醛气味强烈,会诱发气喘、晕眩、头疼、眼睛难受等症状。最好能采用原木来装潢,就不会有甲醛的污染;要不然,就要让这些怪味散尽,闻不到气味时再搬进去。

(4)新地毯

新地毯会有浓浓的怪味。一方面可能是为了驱虫而浸泡过杀虫剂;另一方面,制造地毯的背胶也常用到一些化学黏合剂,诸如四苯环己烷、聚苯乙烯、甲苯、二甲苯等。这些不断散发出来的有毒气体,若大量吸入体内,便会使人视力模糊、皮肤过敏,甚至呼吸困难。所以,购买新地毯时,要选择无化学添加物与合成背胶的天然毛棉地毯,才比较安全。而且铺地毯时,不要使用工业用黏胶,应使用无毒白胶;在新地毯铺好后。至少要打开所有窗户,让空气流通一段时间,人才可以住进去。

使用吸尘器一定要戴口罩。因为当吸尘器吸起地面灰尘时,也会将一些能通过滤网的微细尘埃,从吸尘器的许多缝隙中吹出,飞扬在空气中。这些微细尘埃非常小,很容易通过鼻孔进入肺部,日积月累,便会引发肺部疾病。

(5)地板

由于近年来个性地板拼装盛行,为了以低价吸引消费者,地板材质除了完全实木的选择之外,也增加了类似夹板的材质,是由多种材质高压紧密黏合构成,黏合过程中所使用的黏合剂,时间一久,经过刮伤、潮湿、膨胀所散发出的化学元素,对人体健康也是一大威胁。

(6)家用电器

许多电器,如电视、计算机和电热毯,通常含有溴耐燃剂。溴耐燃剂释放到空气里,有可能被人体吸入,而且不易排出体外。目前,溴耐燃剂已经被证实能导致实验动物流产,在瑞典等欧洲国家被禁用。所以,应把电器搬出卧室,避免在睡觉时吸入溴耐燃剂。

(7)清洁用品

厕所清洁剂里通常含有萘,这种有毒物质会刺激皮肤、眼睛和呼吸道,大量吸入后,人的肝脏和肾会遭到损害。鞋油中含有硝基苯,对中枢神经系统有损害,可引起头痛和嗜睡。像所有的清洁产品一样,洗手液含有一种叫表面活性剂的化学物质,这种物质能产生泡沫,也能导致皮肤水分丢失,使之变得干燥粗糙。

(8)美容用品

指甲油清洗剂通常含有丙酮溶剂,长时间使用,能导致头痛和精神错乱;化妆品通常含有一些有毒的化学物质,如护肤乳液中的二甲苯是导致流产的高危因素;去头屑洗发水通常含抗真菌成分,其中最常用的就是吡啶硫铜锌,它可能会引起皮肤过敏。

6.药物中的毒

一直以来,人们太过相信打针吃药,一般家庭都常备有家庭药箱,放着大大小小的药瓶子和药盒子,认为生了病就该吃药,吃了药病就能好。殊不知,药物都有副作用。药物可以影响人体对营养成分的吸收、合成、代谢和排泄等过程。药物是用来治病的,可是如果不恰当地使用药物,不仅治不好病,反而会产生不少毒素。

长期服用药物及用药不当导致中毒,能引起营养不良,医学上将之称为药物性营养不良。有些药物可影响人体对某些营养成分的吸收、合成、代谢和排泄等过程。如长期服用磺胺类药及某些广谱抗生素而引发的继发性感染,就是因为抑制了肠道内正常菌群的生长,而使其他一些致病菌繁殖生长。

有些止痛药、安眠药等久服可以成瘾。这些药物的毒性可影响神经系统功能;药物在肝脏解毒,久而久之,肝功能也会遭受其破坏。

所以,在平时的生活当中,要懂得一些药物知识,尽量少服药或不服药。多从积极方面调动和加强自身免疫力来抵抗疾病。但也不能因噎废食,为了治病,药还是要用的,但最好不要随意用药,对药物要慎重选择。

(四)身体发出的"中毒"预警信号

在日常生活中,毒素在体内积累过多时,机体就会发出各种预警信号,告诉你身体中毒了。通常身体中毒会发出如下一些预警信号。

1.头痛

人体出现急性感染,急、慢性中毒等,都会出现剧烈的头痛症状,一般是由病毒等侵犯神经引起的。另外,高血压也会导致头痛,这主要与血液内的二氧化碳积累有关;脑炎、脑膜炎等感染,侵害颅内,使颅压升高,也会引起头痛。

2.肥胖

肥胖是脂肪在体内累积过多所致。当进入人体的食物热量超过身体的消耗量时,多余的热量就会在体内转化成脂肪,储存在组织下,导致肥胖。另外,体内毒素过多,影响正常的排泄功能,也是肥胖的原因之一。

3.便秘

在正常的生理状态下,食物残渣一般在肠内停留 10 个小时以上,在此过程中形成粪便排出体外。至少两天排便一次才能保持消化系统良好的生理环境。

中医说,排便只要不畅,就称之为"秘"。西医也说,不管大便是干还是稀,只要超过三天不排,就算便秘。短期便秘是肠道健康亮起红灯的警讯,长期便秘则是肠道健康的无形杀手。长期的便秘(即习惯性便秘),会因体内产生的有害物质不能排出,从而引起腹胀、口臭、食欲减退和易怒等身体中毒症状。久而久之还会使身体发胖,皮肤老化,引起贫血、肛裂、痔疮等诸多疾病。

4.眼睛内出现小黑点

眼睛的变化也可以预见疾病的信息。例如:眼白上方若有小黑点,表示鼻窦中有累积钙化物质、脂肪、黏液等,易形成鼻子过敏等问题;眼白下方若有小黑点,表示可能有肾结石或卵巢囊肿方面的问题;眼球下方有泛黄现象,表示女性则可能生殖器官已累积很多脂肪、黏液等物质,易造成妇科疾病;眼睛虹膜附近若有增厚泛黄或褐色物质,表示肝胆脾胰等器官可能已累积相当多的脂肪及黏液,易形成疾病。

长期出现黑眼圈,就不仅仅是熬夜的原因了,可能是肾虚的表现。

5.嘴部下唇红肿

这个很可能说明你消化不良甚至便秘。在平时的生活中应注意多喝蔬菜汤和水,多食用含膳食纤维和具有润肠功能的食物。

6.臭屁

一般吃得越香(肉类、油炸食品)放屁也越臭。如果吃粗米淡饭臭味就小些。如果屁多,且经常有臭味,则说明蛋白质饮食吃得过多了,肠胃负担太重了,应减少进食大鱼大肉或立即改为素食,以防止发生肠胃疾病。

7.烦躁、昏迷

体内毒素过多,器官压力过大或者体内循环不畅,都会导致供血不足,影响大脑的正常工作,引发情绪和精神问题。另外,像各种脑炎、脑膜炎、脑脓肿以及各种严重感染、败血症、中毒性细菌性痢疾、巴比妥中毒、乙醇中毒、颠茄类药物中毒等，也都会出现此类现象，轻则烦躁，重则昏迷。

8.皮肤翔题

皮肤是人体最大的器官，也是排除体内毒素的重要途径。有人称它是身体的一面镜子。所以，如果皮肤出现问题，就说明肝脏、肾脏在超负荷工作。

常见的皮肤问题有以下几种：

（1）皮肤粗糙

主要是由于血液酸性增高而造成。在我们的日常饮食中，鱼、肉、禽、蛋等均为酸性食物，都容易导致体内和血液中的乳酸、尿酸含量增高，侵蚀敏感的表皮细胞，使皮肤失去原有的细腻和弹性。

（2）黄褐斑、雀斑

黄褐斑、雀斑多与日光或紫外线照射有关，在春夏加重，与热毒伤害有关。

（3）痤疮

痤疮的出现，主要是由于皮脂增多、排脂受阻及细菌感染引起。吃过多的脂肪、糖及辛辣刺激食物，都会导致皮脂腺分泌异常，促进发病，加重病症。

（4）酒糟鼻

酒糟鼻的发病，主要是由于寄生螨虫引起。此外，与胃肠功能紊乱、情绪不稳定、压力过大、内分泌失调、嗜酒以及进食辛辣刺激食物等也有关。

（5）白癜风

白癜风与机体代谢过程中的硫醇、酚化合物、儿茶酚、硫基氨及某些抑制酪氨酸酶对黑色素细胞直接产生毒性作用，阻止黑色素形成有关。

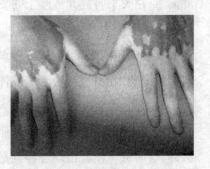

白癜风患者

9.抑郁、神经衰弱

压力和紧张会制约人体排毒系统的正常运作，降低毒素排出的效率。这样，毒素就会随着血液进入大脑，使神经系统遭受损害。这就是长期生活在压力下的人容易患上抑郁症、失眠症、神经衰弱的原因。神经系统的紊乱又将进一步加剧毒素在体内的存积。

10.口臭

·健康饮食排毒养生·

图文珍藏版

如果你并没有吃过洋葱和大蒜,也有天天刷牙的习惯,但仍然一张口就让人避而远之。那么多半是体内毒素在作怪。因为,口臭多是由肺、脾、胃积热或消化不良引起的。

11.指甲异常

指甲是由蛋白质、角质素和硫组成的。指甲会发生变化,通常与缺乏营养素有关,例如,缺乏维生素 A 和钙时,指甲容易干燥断裂;缺乏维生素 B,指甲比较脆弱,会出现纵向及横向突脊;缺乏维生素 B_{12} 指甲会变黑;缺乏蛋白质、叶酸、维生素 C,指甲会长肉刺或出现白条纹;缺乏盐酸,指甲会分叉等。

12.舌头感觉异常

健康的舌头应该柔软、湿润,整体呈淡红色并且有一层薄薄的白苔;而不健康的人,通常出现舌头侧牙印、舌头红或紫、舌苔变厚等几种异常。

13.抵抗力下降

人体抵抗力下降时,经常会感到疲倦、精力不足;经常会感冒或身体发热,容易出汗,手脚心潮湿。

当体内的毒素积累到一定程度时,人体就会感到乏力。"乏力"一词来自"精力"。精力是一切生命之本,人的生命取决于在任何时候可以拿出多少精力来完成体内各种生理活动。乏力是人体缺乏能量或是人体所要完成的任务超过了通常的能量供给限度。由于精力是在睡眠期恢复的,因此乏力时的最初征兆是感觉劳累和懒意,白天想打盹儿或晚上需要多睡觉。这时人体就变得虚弱,能够产生的能量就更少了。乏力是人体内毒素过多造成的。我们知道,体内存在一定数量的毒素是很正常的。但是,当生成的毒素多于消除的毒素时,身体就要出问题了。这种情况不仅影响人的精神,还会造成体力下降,免疫力降低。

14.消化系统紊乱

人体内积累过多的毒素,会使人体内器官遭受长期的折磨,许多细胞和组织被破坏,这时身体便会出现各种问题。例如溃疡,溃疡可以是体内的,也可以是体外的。体内溃疡一个典型例子是胃溃疡——实际上就是胃里破了一个洞。得过胃溃疡的人深知其中的痛苦。体外溃疡的例子有口腔溃疡,或是胳膊或腿上出现溃烂。人体通过溃疡来排除毒素,并在毒素降至允许范围内后自动愈合。

在一系列能够表明人体已出现不适并在尽力自我调整的征兆中,有一种是最常见的:食欲不振,没有什么比这更能说明问题的了。当人体需要能量来自我治愈时,聪明的人体本能地明白应该减少食欲,这样就可以把本该用于消化的能量转移到最需要它的地方。这也就是为什么人类很多疾病的症状都有食欲不振这一条。

总之,要解决日常健康问题,预防疾病,最根本的方法就是注意上述身体发出的中毒预警信号,及时排毒,最大限度地抵制毒素的生成和在体内的堆积,减少疾病侵害的机会,才能保证身体从内到外的健康。

二、科学饮食

(一)合理膳食,营养平衡

健康取决于很多因素,膳食营养是一个关键因素。营养平衡是健康的物质基础,而合理膳食又是营养平衡的根本途径。

合理膳食,贵在坚持。膳食对健康的影响是长期的,只要坚持不懈地采用合理膳食,形成习惯,就能充分体现其对健康的重大促进作用。

1.合理膳食是健康的第一大基石

食物所含营养素各不相同,任何一种食物都不能在质和量上满足人类营养的全部需要,必须通过各种食物相互搭配方能达到合理营养的要求。通常将这种全面达到营养要求的膳食称为合理膳食或平衡膳食。

1992年5月,在加拿大维多利亚召开了国际心脏健康大会,会上发表了《维多利亚宣言》,提出了维护心脏健康的六项原则,在第二项原则中提出了四个基石,即:促进健康的饮食习惯;远离烟草的生活方式,有规律的体育运动;支持性的心理——社会环境。

在我国,这四个基石的说法文字上有所发展,被演变为"四大基石",并产生了较大影响。其内容为合理膳食、适量运动、戒烟限酒、心理平衡。其中,合理膳食是健康的第一大基石。

(1)合理膳食保证均衡营养,维持生命和健康

营养是生命体从外界摄取食物以维持生命活动的过程。人类为了维持生命与健康,保证正常的生活与劳动。几乎每日都必须摄取一定数量的食物,并利用这些食物,获取各种营养素。食物中具有营养功能的物质称为营养素。

营养平衡才能满足机体对热能和各种营养素的需要,促进机体的抗病能力,提高工作效率,而且还能预防和治疗某些疾病;当饮食中的营养结构不合理,导致某

个或某些营养素摄入不足,不能满足机体的需要时,久而久之就会出现相应的病理改变,最后导致相应的营养缺乏病症;若摄入的营养素过多,则会在体内大量蓄积,最终导致肥胖、高血压、高脂血症或肿瘤等疾病的发生,损害健康,影响生活质量。所以说,营养平衡是人们健康的前提条件。

（2）合理膳食的基本要求

人类的食物是多种多样的,各种各样的食物所含的营养成分不尽相同,每种食物至少可以提供一种以上的营养物质。食物没有好坏之分,关键在于食物种类和数量的合理搭配。只有合理地搭配食物,才能获得人体所需的各种营养素。没有不好的食物,只有不合理的膳食。

为了保证人体健康,膳食中应含有人体所需要的数量充足的营养素,但又不能过剩。营养合理的膳食是精心搭配多种食物的膳食,其基本要求如下:

一是膳食提供的能量能满足生命活动的需要,且不过剩。三种供能营养素(蛋白质、脂肪和碳水化合物)的构成比例适当:蛋白质占 12%～15%,脂肪占 20%～30%(其中饱和脂肪酸不宜超过总能量的 10%),碳水化合物占 55%～65%。

二是膳食提供足量的优质蛋白质,蛋白质所含有的氨基酸构成平衡,能满足生长发育和机体更新修复的需要。

三是膳食提供充足的各种维生素,以满足正常代谢的需要,各种维生素之间保持平衡。

四是膳食能提供比例合适的矿物质,以构建身体组织和保证正常生理功能。

五是膳食能提供适量的膳食纤维,以维护肠道功能的正常,预防慢性病。

2.一般人群的膳食指南

对于一般人群而言,如何才能做到合理膳食呢？卫生部发布的《中国居民膳食指南(2007)》,为合理膳食提出了 10 条指导性意见,适合于 6 岁以上的正常人群。

（1）食物多样,谷类为主,粗细搭配

人类的食物是多种多样的。各种食物所含的营养成分不完全相同。除母乳对 0～6 月龄婴儿外,任何一种天然食物都不能提供人体所需的全部营养素。平衡膳食必须由多种食物组成,才能满足人体各种营养需求,达到合理营养、促进健康的目的。

食物包括谷类和薯类(米、面、杂粮和薯类等)、动物性食物(肉、禽、鱼、奶、蛋等)、豆类及其制品(大豆及其他豆类)、蔬菜水果类和纯热能食物(植物油、糖、酒等)。

平衡膳食应以谷类为主,注意吃一些粗粮、杂粮和薯类等。谷类食物是中国传统膳食的主体,其中含有丰富的维生素、矿物质和膳食纤维等,是人体能量的主要来源,也是最经济的能源食物。随着经济的发展和生活的改善,人们倾向于食用更多的动物性食物和油脂。根据 2002 年中国居民营养与健康状况调查的结果,在一些比较富裕的家庭中,动物性食物的消费量已超过了谷类的消费量。这类膳食提供的能量和脂肪过高,而膳食纤维过低,对一些慢性病的预防不利。坚持谷类为主,就是为了保持我国膳食的良好传统,避免高能量、高脂肪和低碳水化合物膳食的弊端。人们应保持每天适量的谷类食物摄入,一般成年人每天摄入 250~400 克为宜。另外,要注意粗细搭配。经常吃一些粗粮、杂粮和全谷类食物,每天最好能吃 50~100 克。

(2)多吃蔬菜、水果和薯类

新鲜蔬菜、水果是人类平衡膳食的重要组成部分,也是我国传统膳食重要特点之一。新鲜蔬菜、水果含丰富的维生素、矿物质和膳食纤维。不同品种所含的营养成分不尽相同,甚至悬殊很大。

新鲜蔬菜、水果是人类的重要食品,对保持心血管健康、增强抗病能力、减少儿童维生素缺乏及预防癌症等,起着十分重要的作用。富含蔬菜、水果和薯类的膳食,对保持身体健康,保持肠道正常功能,提高免疫力,降低患肥胖、糖尿病、高血压等慢性疾病风险具有重要作用。

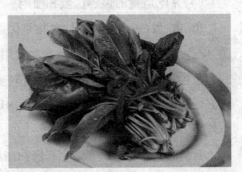

蔬菜

近年来,各国的膳食指南都强调增加蔬菜和水果的摄入种类和数量。中国营养学会推荐我国成年人每天吃蔬菜 300~500 克,最好深色蔬菜约占一半,水果 200~400 克,并注意增加薯类的摄入。薯类含有丰富的淀粉、膳食纤维以及多种维生素和矿物质。

深色蔬菜,如深红色的辣椒、深绿色的菠菜,或者是紫色的紫甘蓝,它们的 β-胡萝卜素含量要比浅色蔬菜高很多。按照全国营养调查的数据,前 15 位的深色蔬菜和前 15 位消费量最多的浅色蔬菜相比,其维生素 C 含量明显高 1 倍。我国居民摄入的 β-胡萝卜素是维生素 A 的主要来源,所以强调吃蔬菜主要是为了保证维生素、膳食纤维,特别是水溶性纤维的摄入。

(3)经常食用奶类、大豆或其制品

奶类除含丰富的优质蛋白质和维生素外,含钙量及利用率均高,是天然钙质的极好来源。大量研究表明,儿童、青少年饮奶补钙,有利于生长发育、提高骨密度;中老年人饮奶补钙可减缓骨质丢失速度。奶类还有降低代谢综合征的发生率、预防心血管疾病以及控制体重等多种健康效应。因此,应提高奶类的摄入量。建议每人每天饮奶 300 克或相当量的奶制品。乳糖不耐受者也可以饮牛奶,少量多次饮用、采用酸奶、添加乳糖酶等措施可大大缓解乳糖不耐受症状。鉴于奶类中饱和脂肪酸含量较高,建议中老年人选择低脂或脱脂奶或奶制品。

大豆是重要的优质蛋白质来源。大豆含丰富的优质蛋白质、必需脂肪酸、B 族维生素、维生素 E 和膳食纤维等营养素,且含有磷脂、低聚糖,以及异黄酮、植物固醇等多种植物化学物质。为提高农村居民的蛋白质摄入量及防止城市居民过多消费肉类带来的不利影响,应适当多吃大豆及豆制品。中国营养学会建议每人每天摄入 30~50 克大豆或相当量的豆制品。

(4)常吃适量的鱼、禽、蛋和瘦肉

鱼、禽、蛋、瘦肉等动物性食物是优质蛋白质、脂溶性维生素和矿物质的良好来源,应适量多吃;但如果动物性食物食用过多,吃谷类和蔬菜不足,则对健康不利。

鱼类脂肪含量一般较低,且含有较多的不饱和脂肪酸,有些海产鱼类富含二十碳五烯酸(EPA)和二十二碳六烯酸(DHA),对预防血脂异常和心脑血管病等有一定作用。

禽类脂肪含量也较低,且不饱和脂肪酸含量较高,其脂肪酸组成也优于畜类脂肪。

蛋类富含优质蛋白质,各种营养成分比较齐全,是很经济的优质蛋白质来源。

畜肉类一般含脂肪较多,能量高,但瘦肉脂肪含量较低,铁含量高且利用率好。

目前,我国部分城市居民食入的猪肉过多,应调整肉食结构,适当多吃鱼肉、禽肉、减少猪肉摄入。中国营养学会推荐成人每日摄入量:鱼虾类 50~100 克,畜禽肉类 50~75 克,蛋类 25~50 克。

(5)减少烹调油用量,吃清淡少盐膳食

吃清淡少盐的膳食有利于健康,即不要太油腻,不要太咸,不要过多的动物性食物和少吃油炸、烟熏食物。

烹调油为高能量和高脂肪的食物,摄入过多往往会引起肥胖,是某些慢性病的危险因素。应选择少油的烹调方式,减少食用油的摄入。

膳食盐的摄入量过高与高血压的患病率密切相关。因为人体摄入过多的盐后,就会造成体内水与钠潴留,加重心脏和肾脏的负担,进一步引起排钠障碍,从而使血压升高。

食用油和食盐摄入过多是我国城乡居民共同存在的营养问题。2002年中国居民营养与健康状况调查结果显示,我国城乡居民平均每天摄入烹调油42克,已远高于1997年《中国居民膳食指南》的推荐量25克。每天食盐平均摄入量为12克,是世界卫生组织建议值的2.4倍。同时相关慢性非传染性疾病的患病率迅速增加。与1992年相比,成年人超重上升了39%,肥胖上升了97%,高血压患病率增加了31%。为此,中国营养学会建议我国居民应养成吃清淡少盐膳食的习惯。

建议每人每天烹调油用量不超过25克;食盐摄入量不超过6克,也就是一个啤酒瓶盖子可盛装的盐(包括酱油、酱菜、酱中的食盐量)。

应从幼年就养成吃少盐膳食的习惯。低盐饮食或习惯高咸味食物者,为解决口欲,可适当在烹制菜肴时放少许醋,以提高菜肴的咸香味道,帮助适应少盐食物。

(6)食不过量,天天运动,保持健康体重

进食量和运动是保持健康体重的两个主要因素。如果进食量过大而运动量不足,多余的能量就会在体内以脂肪的形式积存下来,增加体重,造成超重或肥胖;相反若食量不足,可由于能量不足引起体重过低或消瘦。

体重过高和过低都是不健康的表现,易患多种疾病,缩短寿命。所以,应保持进食量和运动量的平衡,使摄入的各种食物所提供的能量能满足机体需要,而又不造成体内能量过剩,使体重维持在适宜范围。

由于生活方式的改变,人们的身体活动减少,目前我国大多数成年人体力活动不足或缺乏体育锻炼,应改变久坐少动的不良生活习惯。要保持健康体重,应养成天天运动的习惯。坚持每天多做一些消耗能量的活动。建议成年人每天进行累计相当于步行6000步以上的身体活动(或者按"健康一二一"活动的要求,每天步行10000步),如果身体条件允许,最好进行30分钟中等强度的运动。

(7)三餐分配要合理,零食要适当

合理安排一日三餐的时间及食量,进餐定时定量。早餐提供的能量应占全天总能量的30%,午餐应占40%、晚餐应占30%,可根据职业、劳动强度和生活习惯

·健康饮食排毒养生·

图文珍藏版

进行适当调整。

一般情况下,早餐安排在 6:30~8:30,午餐在 11:30~1 3:30,晚餐在 18:00~20:00 进行为宜。要天天吃早餐并保证其营养充足,午餐要吃好,晚餐要适量。零食作为一日三餐之外的营养补充,可以合理选用,但来自零食的能量应计入全天能量摄入之中。

(8)每天定量饮水,合理选择饮料

水是膳食的重要组成部分,是一切生命必需的物质,在生命活动中发挥着重要功能。

体内水的来源有饮水、食物中含的水和体内代谢产生的水。水的排出主要通过肾脏,以尿液的形式排出;其次是经肺呼出、经皮肤和随粪便排出。进入体内的水和排出来的水基本相等,处于动态平衡。

水的需要量主要受年龄、环境温度、身体活动等因素的影响。一般来说,健康成人每天需要水 2500 毫升左右。在温和气候条件下生活的轻体力活动成年人。每日最少饮水 1200 毫升(约 6 杯水,每杯 200 毫升)。在高温或强体力劳动的条件下,应适当增加。

饮水不足或过多,都会对人体健康带来危害。饮水应少量多次,要主动,不要感到口渴时再喝水。

饮水最好选择白开水。有些人,尤其是青少年儿童,每天喝大量含糖的饮料代替喝水,是一种不健康的习惯,应当改正。饮料多种多样,需要合理选择,如乳饮料和纯果汁饮料含有一定量的营养素和有益膳食成分,适量饮用可以作为膳食的补充。有些饮料添加了一定的矿物质和维生素,适合热天户外活动和运动后饮用。有些饮料只含糖和香精香料,营养价值不高。多数饮料都含有一定量的糖,大量饮用会在不经意间摄入过多能量,造成体内能量过剩。另外,饮后如不及时漱口刷牙,残留在口腔内的糖会在细菌作用下产生酸性物质,损害牙齿。

(9)饮酒应限量

白酒基本上是纯能量物质,不含其他营养素。无节制地饮酒,会使食欲下降,食物摄入量减少,以致发生多种营养素缺乏、急慢性酒精中毒、酒精性脂肪肝,严重时还会造成酒精性肝硬化。

过量饮酒还会增加患高血压、脑卒中等疾病的危险,并可导致事故及暴力的增加,对个人健康和社会安定都是有害的,应该严禁酗酒。

另外,长期大量饮酒还会增加患某些癌症的危险。若饮酒尽可能饮用低度酒,并控制在适当的限量以下,中国营养学会建议成年男性一天饮用酒的酒精量不超过25克,大约相当于不超过一瓶啤酒的量,成年女性一天饮用酒的酒精量不超过15克。孕妇和青少年儿童应忌酒。

(10)吃新鲜卫生的食物

食物放置时间过长就会引起变质,可能产生对人体有毒有害的物质。另外,食物中还可能含有或混入各种有害因素,如致病微生物、寄生虫和有毒化学物等。吃新鲜卫生的食物是防止食源性疾病、实现食品安全的根本措施。

(二)注意饮食安全,杜绝食物中毒

微生物引起的食源性疾病是影响食品安全的主要因素。在我国食品卫生危害中,食物中毒仍是最普遍、最主要的危害。据世界卫生组织公布的调查显示,全世界每年有数亿人因食物污染而感染食源性疾病,每年约有200万儿童因食物和水污染而丧生。即使在发达的工业化国家,每年约有30%的人口感染食源性疾病。在发展中国家,每年约有170万名0~15岁儿童因食源性疾病而死亡。食品安全已成为世界性的公共卫生问题。因此,每一个人都应该提高食品安全意识,阻绝毒素上身,预防食物中毒事件的发生。

1.选购新鲜卫生食物

(1)不要购买、进食受到污染的食品

细菌和霉菌污染食物是食品常见的污染形式,腐烂、发霉、变质的食品含有大量致病菌和霉菌。近年来,病毒经污染食物引起中毒的情况不断出现,如毛蚶传播甲肝病毒、疯牛病传染人类新型克雅氏病等。食品受到化学性污染情况日见增多,农药污染食物可引起机体的急、慢性中毒;蔬菜水果和肉类在储藏加工或腌制、烘烤过程中,可产生较多的亚硝胺和胺类化合物,食品包装材料和食品容器中的挥发性亚硝胺等,这些物质是致癌物质。因此,千万不要购买、进食受到污染的食品。

为了确保购买到质量合格的食品,选购时要认准商场和品牌。一般来说,大型商场和连锁超市为了长久发展而比较重视自身的声誉,将食品质量和卫生要求放到重要的位置,相对于菜市场、小摊贩而言,他们在食品卫生方面具有较好的安全性。

随着食品生产企业的竞争和发展,在各种食品的生产领域形成了一些有名的品牌,这些企业比较注重而且有条件控制产品的质量。同时,名牌企业还更多地接

·健康饮食排毒养生·

图文珍藏版

受着政府和消费者的监督。因此,购买品牌食品,卫生质量较有保障。

(2)尽量不到流动摊贩那里购买食品

食品摊贩给人们购买食品提供了很大方便,选购食品摊贩经营的食品应注意食品卫生。

一般来说,固定食品摊贩是经过卫生行政部门许可的,环境卫生、从业人员个人健康状况经过卫生部门审查,经营者接受过食品卫生知识培训。消费者还可以通过初步的大体观察,判断食品摊位的卫生状况,比如,经营者工作服干净整齐,有相应的卫生设施,给顾客取直接入口的食品时使用工具取货等。购买散装熟肉、豆制品,应该看一看经营者有无营业执照,有没有有效的保质措施,如是否有冷藏柜(箱),有没有防止食品被污染的措施,如玻璃罩等。因此,消费者应该到有卫生许可证的固定摊位处购买食品。

建议消费者不要从流动摊贩那里购买散装熟肉、豆制品等食品。这些食品可能掺杂了大量细菌性、化学性或物理性污染物,食用后极易造成食物中毒和对身体的长久伤害。此外,由于他们的原料来源、加工制作情况可能都不清楚,一旦食用后发生食物中毒,卫生行政部门也无法查找处理。

(3)不购买、进食超过保质期的食品

选购的食物应外观好,没有泥污、杂质,没有变色、变味,并符合卫生标准的食物,严把食品采购关。

采购预包装食品时,切不可为贪便宜而购买过期或变色、变味等变质的食品。按照国家要求,预包装食品必须在包装标识或者产品说明书上标出品名、配料、产地、厂名、生产日期、规格、保质期限、食用方法等内容。消费者购买时需要留心查看上述内容,特别应注意有无保质期和生产单位,不要选购所谓的"三无"产品及超过保质期的食品。超过保质期的食品以及"三无"产品是不能食用的,因为这些食品不安全,有可能引起食物中毒。

散装食品容易受到污染,采购时需要更多地注意卫生问题。

(4)慎重选购含有食品添加剂的食物

按照国家标准合理使用食品添加剂,对于防止微生物污染、延缓食品变质以及改善食品的感官性状具有重要意义。所以,不应该简单排斥一切食品添加剂。需要警惕的是有些企业违反国家规定,过量或滥用食品添加剂,误导消费者。还有一些不法分子,在食品中加入有毒有害的非法添加物,危害消费者身体健康。因此,在采购食物时应注意色香味的鉴别。例如,看起来特别白净鲜亮的鱼虾、毛肚、鱿鱼等产品或许用甲醛浸泡过;烧、烤、酱等肉类制品若有诱人的鲜红色,要提防使用了过量的亚硝酸盐;过于鲜艳的辣椒红色或蛋黄红色可能加入了苏丹红;颜色很白或口感过分筋道的面食,则可能添加了过量的增白剂或增筋剂。

(5)正确对待和选购转基因食品

转基因食品就是利用现代分子生物技术,将某些生物的基因转移到其他物种中去,改造生物的遗传物质,使其在性状、营养品质、消费品质等方面向人们所需要的目标转变。

转基因生物直接食用,或者作为加工原料生产的食品,统称为"转基因食品"。也就是说,通过基因工程手段将一种或几种外源性基因转移至某种生物体(动、植物和微生物等),并使其具有高效的相应的产物(多肽或蛋白质),这样的生物体作为食品或以其为原料加工生产的食品。

转基因食品对人体健康可能的危害是过敏和毒性,但有人对这种认识提出质疑。转基因食品的安全性,目前尚无肯定的结论,短期内可能也不会有结论。如同DDT、六六六农药一样,两者对人体、对环境的影响,是在几十年后发现的。转基因食品的安全性结论可能也要在几十年或更长的时间后才能做出。

在转基因食品的安全性没有定论之前,应该采取"预防的原则"。对消费者来说,就是应该充分享有对转基因食品的知情权、选择权。也就是说,在没有定论的情况下,消费者应该能够了解食品的情况,由消费者自己去选择,决定是否食用转基因食品。实现这一原则的重要条件是在食品包装上标注该食品是否含有转基因成分以及转基因成分的含量。2002 年 4 月 8 日,卫生部发布了《转基因食品卫生管理办法》,该《办法》要求从 2002 年 7 月 1 日起,对所有转基因食品都要求标识。在购买食品时,消费者应该根据自己的认识,加以选择。有些生产厂商为了回避产品中含有转基因成分,故意将有关转基因的标识印得很小,因此,在选购食品时要仔细观察。

2.烹调加工要卫生

烹调加工过程是保证食物卫生安全的一个重要环节,需从以下几方面严格要求:

(1)保持良好的个人卫生

烹调食物人员应经常洗澡更衣,专业厨师上班时应穿干净的工作服。在烹调

·健康饮食排毒养生·

图文珍藏版

食物前要注意洗手,接触生鱼、生肉和生禽后必须再次洗手。手部患局部化脓性感染的人,不应该直接加工食品,防止对食物的污染。患有传染病或皮肤病者不能继续从事饮食服务工作。

(2)保持洁净的环境和用具

厨房和食品库房周围不应当存在鼠、蝇及其他有害动物或昆虫生长繁殖的场所,地面、墙壁和顶面应采用无毒无害建筑材料,并配置有防蝇防鼠设备。应经常保持厨房和食品库房的整洁卫生。餐具、炊具和盛放直接入口食品的容器,使用前必须洗净、消毒;炊具使用后应立即洗净,保持清洁;加工冷荤凉菜的用具容器应当事先消毒并保持专用。擦拭餐具的抹布使用时间不应超过一天,下次使用前应蒸煮消毒。

(3)生、熟食品要分开存放和加工

生食品是指制作食品的原料,如鱼、肉、蛋、禽、菜、粮等。熟食品是指能直接供人食用的食品,如熟肉、火腿肠、烧鸡、素什锦等。

生食品中常带有许多细菌、寄生虫卵等,而经过加工制作后的熟食品中应该没有细菌和寄生虫卵。但是,如果在加工、储存过程中不注意将它们分开,比如用切过生食品的刀再切熟食品;用盛过生食品的容器未经洗净消毒再盛放熟食品等,就会将生食品上的细菌、寄生虫卵再次污染到熟食品上,并且在熟食品上大量繁殖,危害人体健康。因此,生熟食品要分开放置和加工,这能有效预防食物中毒事件的发生。

(4)慎重处理动物性食物

肉类食物生吃不但营养成分不容易吸收,也十分危险。比如,未煮熟的畜肉可能带有旋毛虫、囊虫或绦虫,淡水鱼未煮熟可能带有肺吸虫、肝吸虫等。在对卫生状况没有确切把握的情况下,肉、禽、鱼、奶等动物性食物必须加热熟透再吃。

所谓加热熟透,就是要使食物的温度达到100℃并保持一定时间。特别是加热食物的体积较大时,一定要注意延长时间,保证熟透,以免外熟里生。

有些人认为生鸡蛋和刚挤出的牛奶含有更多的营养成分,因此不加热而直接食用。这种习惯对健康有很大的危险性,很可能因为细菌的污染而引起食源性疾病。

(5)防止腌制食物变质

食物经过高浓度的食盐腌制,可以阻止微生物生长,延长保存期。但是,如果腌制方法不当,反而容易产生危害。例如,食盐浓度不够高,容易导致蔬菜或肉类发霉变质。腌菜时放盐过少、腌制时间过短都有可能产生亚硝酸盐。食入过多亚硝酸盐时会发生一种急性食物中毒——肠原性青紫症;长期少量摄入亚硝酸盐也会对人体产生慢性毒性作用,甚至有致癌作用。因此,腌制食物时应注意加足食盐,并低温储存;大量腌制蔬菜至少要腌制20天以上再食用;肉制品中加入的硝酸盐和亚硝酸盐应严格按国家卫生标准的规定,不可过量使用。

3.生吃蔬菜、水果要洗净

蔬菜、水果是人们膳食的重要组成部分,特别是蔬菜,在膳食中所占比例更大。但是,食用蔬菜、水果要注意一些卫生问题。诸如致病菌和寄生虫卵的污染,生活污水、工业废水中的有毒物质的污染、农药的污染等。蔬菜、水果的农药污染问题一直是常见的卫生问题,由农药污染食品引起的中毒事件在我国也频频发生。据权威部门统计,现在我国蔬菜、水果农药残留量超过国家卫生标准的比例为22.15%,部分地区蔬菜、水果农药超标比例达到80%。因此,吃蔬菜、水果,尤其是生吃,要注意清除其表面上残余的农药,方法如下:

(1)浸泡水洗法

蔬菜污染的农药品种主要为有机磷类杀虫剂。有机磷杀虫剂难溶于水,此种方法仅能除去部分污染的农药。但水洗是清除蔬菜水果上其他污物和除去残留农药的基本方法。主要用于叶类蔬菜,如菠菜、金针菜、韭菜花、生菜和小白菜等。一般先用水冲洗掉表面污物,然后用清水浸泡,浸泡不少于10分钟。果蔬清洗剂可增加农药的溶出,所以浸泡时间可加入少量果蔬清洗剂。浸泡后要用流水冲洗2~3遍。

(2)碱水浸泡法

有机磷杀虫剂在碱性环境下分解迅速,所以此方法是有效地去除农药污染的措施。可用于各类蔬菜瓜果。方法是先将表面污物冲洗干净,浸泡到碱水中(一般500毫升水中加入碱面5~10克)5~15分钟,然后用清水冲洗3~5遍。

(3)去皮法

蔬菜、瓜果农药量相对较多,所以削去皮是一种较好的祛除残留农药的方法。可用于苹果、梨、猕猴桃、黄瓜、胡萝卜、冬瓜、南瓜、西葫芦、茄子和萝卜等。处理时要防止与未去过皮的蔬菜瓜果混放,再次被污染。

(4)储存法

农药在环境中随时间能够缓慢地分解对人体无害的物质。所以,对易于保存的瓜果、蔬菜可通过一定时间的存放,减少农药残留量。适用于苹果、猕猴桃和冬瓜等不易腐烂的种类,一般存放15天以上。同时,建议不要立即食用新采摘的未削皮的水果。

(5)加热法

氨基甲酸酯类杀虫剂随着温度升高,分解加快。所以,对一些其他方法难以处理的蔬菜瓜果可通过加热去除部分农药。常用于芹菜、菠菜、小白菜、圆白菜、青椒、菜花和豆角等。先用清水将表面污物洗净,放沸水中2~5分钟捞出,然后用清水冲洗1~2遍。

(6)综合处理

可根据实际情况,以上几种方法联合使用会起到更好的效果。

4.不食用病死禽畜

若干种动物源性传染病(动物作为传染源的疾病),如鼠疫、森林脑炎、钩端螺旋体病、乙型脑炎、炭疽、狂犬病、布鲁氏菌病、SARS、禽流感等,经常存在于某地区,是由于该地区具有该病的动物传染源、传播媒介及病原体在动物间传播的自然条件,当人类进入这种地区时可以被感染得病,这些地区称为自然疫源地,这些疾病称为自然疫源性疾病。这类疾病的病原体能在自然界动物中生存繁殖,在一定条件下,可传播给人。

自然疫源性疾病本来存在于动物中,引起动物发病或不发病。人类一般对这些疾病缺乏特异性免疫力,通常感染后难以控制,容易蔓延,尤其新出现的传染病。由于这些病原体的抗原对于人类都是新的,感染后一旦启动了机体的免疫反应,免疫反应就可能带给机体严重的病理损伤。近30年出现的新传染病多数是自然疫源性疾病,人类过去没有很多的认识,无论在治疗和预防上都相对较空白。加上如以上所述容易蔓延、临床表现凶险,这些自然疫源性疾病给人类社会带来极大的恐慌。如埃博拉出血热、禽流感病、疯牛病、SARS等。

因自然疫源性疾病的发生和流行与环境有密切关系,因此还要从环境保护人手预防自然疫源性疾病。病原变异与自然环境的变化,特别是与环境污染有密切关系。病原的传播很可能是由于人与动物密切接触造成的。为了抵御将来可能发生的类似灾害,倡导每个公民都应反思自己的行为方式,切实提高环境意识,尊重自然,珍爱生命,遵纪守法,移风易俗,弃绝随地吐痰等陋习,不污染环境,不破坏生态,不危害野生动物,倡导生态文明,倡导科学、健康、环保的行为方式和消费方式。

预防自然疫源性疾病,我们应做到:发现病死禽畜要向畜牧部门报告,病死禽畜要妥善处理,不能加工、食用。避免与野生禽畜接触,接触禽畜后要洗手。

5.讲究饮水卫生与安全

生活饮用水与人类的生活和健康息息相关。清洁而充足的饮用水能维持和促进健康,提高人们的生活卫生水平。且人们的经济和文化生活水平越高,每人每日的用水量也往往越多。但是,当生活饮用水受到污染时,则可能含有病原微生物、无机化学或有机化学毒物等。人们饮用或接触了未经净化与消毒处理的污染水,就会影响和危害健康,引起疾病,因此,保证生活饮用水的质量,对保障人民健康具有重要意义。我们所饮用的水是否合格,目前我国有相关的检测机构可以进行检测,并有国家标准作为判断依据。

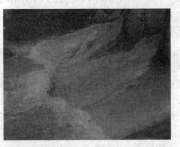

工业废水

工业废水、生活污水和农业污水中往往含有大量的各种有毒、有害化学物质和细菌、病毒、寄生虫。如果不进行有效的处理就将其排放到江河、湖泊、水库或渗入地下,就会使我们作为生活饮用水的水源受到严重污染。饮水受到污染后,不仅可以引起人群的急性肠道传染病暴发和急性化学性污染物中毒,也可能引起慢性中毒,甚至癌症。

我国有些地区由于饮水卫生状况不良,通过饮水发生的疾病,尤其是肠道传染病的流行仍较严重。因此,提倡不要喝生水、蒸锅水。

生水是指未经消毒过滤处理过的水,如河水、溪水、井水、库水等。这些水体中都不同程度地含有各种各样对人体有害的微生物及人畜共患的寄生虫,直接饮用可能会引发急性胃肠炎、伤寒、痢疾及寄生虫感染等疾病。

蒸锅水即蒸饭、蒸馒头的剩锅水,特别是经过多次反复使用的蒸锅水,其中原有的重金属和亚硝酸盐会浓缩,含量增高。重金属摄入过多可造成相应危害;亚硝酸盐能使血液中正常携氧的低铁血红蛋白氧化成高血红蛋白,而失去携氧能力。此外。摄入的亚硝酸盐进入胃中,在胃酸作用下与蛋白质分解的产物二级胺反应生成亚硝胺,亚硝胺是一种致癌物质。

(三)合理烹调,美味又营养

1.合理烹调的基本要求

合理烹调是为了将原料食物变成美味可口的饭菜的手段,使人获得营养,增加生活的乐趣。合理烹调的基本要求有以下几点:

一是有良好的感官性状。经过烹调,应能去除食物原有的腥膻味等令人感到不愉快的气味,使感官性状得到改善,做到色、香、味俱全,有利于增进食欲。

二是有利于消化吸收。食物在烹调过程中,会发生许多物理、化学变化。如水解作用可使糖类中的淀粉变为糊精,部分蛋白质也裂解为氨基酸及其他含氮小分子化合物;充分加热可使食物软化,并改变食物的原有结构,释放出营养成分,因而有利于消化、吸收。烹调方法要适应不同食物的需要。

三是符合安全、卫生要求。经烹调后,应清除或杀灭食物中可能存在的致病微生物、寄生虫以及生物毒素等有害物质,保证安全食用。

四是保持食物的营养价值。根据食物的特点,选择合适的烹调方法,以减少营养素的损失。如烹调蔬菜时"急火快炒";熬粥时不加碱;做米饭用煮(焖)的方法,而不用捞的方法,以免米中的营养素在汤中丢失。

2.主食的合理制作

主食制作方式中,保留营养素较好的方式是蒸和煮。

在制作主食品时不宜加碱。碱不仅会破坏粮食中的 B 族维生素,还会中和胃酸,降低胃酸的杀菌力。

制作面食最好用酵母发酵。

蒸煮米饭比捞饭可保留更多的营养素。

蒸煮米饭时,在米的淘洗过程即可发生营养素的损失,特别是 B 族维生素和矿物质。研究表明,淘米时,可损失维生素 B_1 30%~60%,维生素 B_2 和烟酸 20%~25%;矿物质 70%,蛋白质 15%,糖类 2%。各种营养素的损失程度,与淘洗次数、浸泡时间、淘米水温密切相关。淘洗次数越多、浸泡时间越长、淘米水温越高,营养素损失越严重。因此,淘米时要轻洗,不宜次数太多、不宜用力搓、浸泡时间不宜太长、淘米水温不宜太高,以减少营养素的损失。

3.蔬菜的合理烹调

蔬菜的营养价值除了受品种、部位、产地、季节等因素的影响外,还受烹调加工方法的影响。蔬菜在烹调过程中,除脂溶性维生素外,矿物质和水溶性维生素因能溶于水而易受到影响。维生素 C 的化学性质极不稳定,许多外界因素都可以使其遭到破坏。烹调过程中,食物切碎程度、切碎后清洗、烹调方式、用水量及酸碱度、加热温度及加热时间、烹调中配用其他原料的性质以及烹调用具的材料等，都可以明显影响维生素C损失程度。

因此，烹调蔬菜时宜采用以下方法：

（1）先洗后切

正确的方法是流水冲洗，先洗后切，不要将切后的蔬菜在水中浸泡，否则会使蔬菜中的水溶性维生素和无机盐流失。

（2）急火快炒

蔬菜在油的高温条件下，加热在10~15分钟以内，维生素C保存率为50%~70%；熬煮菜时，由于用水量多，加热时间长，维生素C的保存率比急火快炒方法大大降低。因此，胡萝卜素含量较高的深色蔬菜，如菠菜、胡萝卜等应采用急火快炒，这样不仅可以减少维生素的损失，炒菜用油还可促进胡萝卜素的吸收。此外，维生素C含量高、适合生吃的蔬菜，如甜椒、西红柿、生菜等应尽可能在确保卫生的条件下凉拌生吃，或在沸水中焯1~2分钟后调拌食用。这样，可明显提高维生素C的保存率。

（3）开汤下菜

蔬菜中含有大量的维生素C。与维生素C同时存在的还有一种物质，就是维生素C氧化酶，这种酶在50℃左右时活性最强，它可将维生素C破坏。如在凉水中加菜煮汤，烧煮的过程中维生素C氧化酶会将维生素C逐渐破坏。而将水烧开后再加蔬菜时，维生素C氧化酶就会在沸水中立即失去活性，不会使菜中的维生素C受任何损失。这样做还可保护蔬菜色泽。此外，用沸水煮根类蔬菜，可以软化膳食纤维，改善蔬菜的口感。

（4）先焯再炒

有些蔬菜，如菠菜、竹笋、青蒜、洋葱、茭白、毛豆等含有较多的草酸，它可与食物中的钙离子结合，形成不溶性的草酸钙，使食物中的钙不能被人体吸收利用。同时，草酸盐还阻碍食物中铁的吸收，长期吃含草酸高的蔬菜，除引起缺钙、贫血外，还可能产生肾结石。若这些蔬菜与豆腐、鸡蛋、动物肝脏等同煮，会使这些食物中的钙和铁形成不溶

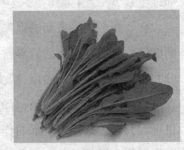

菠菜

性的钙和铁盐而不能被人体吸收。所以，这些蔬菜最好在烹调前先在沸水中焯1~

2分钟后再炒,这样就可除去大部分草酸。

(5)炒好即食

已经烹调好的蔬菜应尽快食用,连汤带菜吃;蔬菜要现做现吃,不要反复加热。否则,随着放置时间的延长,营养素将大量损失,而对人体有害的细菌和亚硝酸盐含量却会增加。

4.鱼、禽、蛋和瘦肉的合理烹调

动物性食物在烹调过程中,水溶性维生素(主要是B族维生素)易受到影响,其他营养素含量变化较小。

鱼类和其他水产动物常采用的烹调方法有:煮、蒸、烧、炒、熘等。煮对蛋白质起部分水解作用,对脂肪影响不大,但会使水溶性维生素和矿物质溶于水中,因此汤汁不宜丢弃。蒸时食物与水接触比煮要少,所以可溶性营养素的损失也比较少。烧有红烧、白烧、干烧之分,对营养素的影响与水煮相似。

蛋类经常采用的烹调方法有煮、炒、蒸等,在加工过程中营养素损失得不多,维生素 B_2 损失均小于10%,维生素 B_1 损失接近25%。但是蛋类不宜过度加热,否则会使蛋白质过分凝固,甚至变硬变韧,影响口感及消化吸收。

畜、禽肉的烹调方法较多,如炒、烧、爆、炖、蒸、熘、焖、炸、熏、煨等。炒的方法在我国使用最为广泛,其中滑炒和爆炒在炒前一般要挂糊上浆,对营养素有保护作用。炖是对某些老、韧、硬的原料用慢火长时间进行加热,使食物酥烂脱骨、醇浓肥香的一种烹调方法。焖也是采用小火长时间加热使原料成熟的方法。在炖和焖的加工过程中,可使蛋白质轻微变性,纤维软化,胶原蛋白变为可溶性白明胶,使人体更易消化吸收,但由于加工过程中加热时间较长,也可使一些对热不稳定的维生素如维生素 B_1、维生素 B_2 等破坏增多。

食物在烹调时遭到的损失是不可能完全避免的,但如果采取一些保护性措施,则能使菜肴保存更多的营养素。如用淀粉或鸡蛋上浆挂糊,不但可使原料中的水分和营养素不致大量溢出,减少损失,而且不会因高温使蛋白质过度变性、维生素大量分解破坏。又如加醋,有的维生素有耐酸不耐碱的特性,因此在菜肴中放些醋也可起到保护这些维生素的作用。醋还能使原料中的钙溶出,增加钙的吸收。在食物制作中尽量避免油炸和烟熏。

5.合理烹调九不宜

(1)调味品不宜过量

在烹调过程中应少放调味品,做到适时适量,尽可能保持食物的原汁原味。

食盐不仅要适量,还要注意别早放。盐放得早了,不仅会使食物中的蛋白质凝固,食物变硬变老,食盐中强化的碘也会损失一部分。临出锅时放盐较为合适。

味精是增加鲜味的调味品,其主要成分谷氨酸钠在高温下会发生对健康不利的变化,因此应该在关火后再放味精。

(2)炒菜时油温不宜太高

炒菜时油温一旦超过180℃,油脂就会发生分解或聚合反应。植物油的溶点都低于37℃,动物油的溶点一般在45℃~50℃。当油温高达200℃以上时,其中的甘油就会分解,产生出一种叫"丙烯醛"的气体——油烟的主要成分。丙烯醛是一种对人体呼吸道、消化道和眼睛有害的刺激性物质,能引起流泪、呛咳、厌食、头晕等症状。另外,由于丙烯醛的生成,还会使油产生大量的过氧化物,是一种致癌的有害物质。

(3)肉、骨烧煮不宜加冷水

肉、骨中含有大量的蛋白质和脂肪,烧煮中突然加冷水,汤汁温度骤然下降,蛋白质与脂肪即会迅速凝固,肉、骨的空隙也会骤然收缩而不会变烂,而且肉、骨本身的鲜味也会受到影响。

(4)炒鸡蛋不宜放味精

鸡蛋本身含有与味精相同的成分谷氨酸。因此,炒鸡蛋时没有必要再放味精,味精会破坏鸡蛋的天然鲜味,当然更是一种浪费。

(5)不宜用热水浸泡鲜猪肉

猪肉的肌肉组织中含有大量蛋白质,极易溶于热水中,如用热水浸泡,许多蛋白质就会丢失。同时,蛋白质里含有的多种鲜味成分,也一起被浸出丢失,从而影响猪肉鲜美的风味。因此,买回来的鲜猪肉不宜用热水洗泡,而应用冷水清洗。

(6)冻肉不宜在高温下解冻

将冻肉放在火炉旁、沸水中解冻,由于肉组织中的水分不能迅速被细胞吸收而流出,就不能恢复其原来的质量,遇高温,冻猪肉的表面还会结成硬膜,影响了肉内部温度的扩散,给细菌造成了繁殖的机会,肉也容易变坏。因此,冻肉最好在常温下自然解冻。

(7)不宜用铁锅煮酸性食品

用铁锅炒菜,可使菜肴中的含铁量大大增加,以补充人体内的铁元素。因此,世界卫生组织建议推广使用铁锅。但熬煮杨梅、山楂、海棠等酸性果品时不能用铁锅。因为这些果品中含有果酸,遇铁会产生低铁化合物。人们吃了这种含低铁化合物的食物,短时间(一般约1小时)内就会出现恶心、呕吐、腹痛、腹胀、腹泻等症状,还有可能出现凝血、缺氧等严重症状,甚至会危及生命。此外,煮绿豆时也不应使用铁锅,因为绿豆皮中所含的单宁遇铁后会发生化学反应,生成黑色的单宁铁,使绿豆汤变成黑色,并影响人体的消化和吸收。

(8)铝铁炊具不宜混合用

铝制品比铁制品软,如炒菜的锅是铁的,铲子是铝的,较软的铝铲就会很快被磨损而进入炒菜中,人食下过多的铝对身体是很不利的。

(9)不宜用塑料菜板切菜

有人做过木制菜板和塑料菜板的防污技术的对比实验,发现接种在木质切菜板上的沙门氏病菌等细菌在3分钟内死亡率达99.9%,而在同样条件下,接种在塑料菜板上的细菌却无一死亡。研究人员将已接种细菌的两种切菜板放到高温及室温条件下过夜,第二天发现,塑料板上细菌明显增多,而木板上则没有细菌成活。鉴于上述研究,科学家们建议不要使用塑料菜板切菜,而应使用硬木做切菜板。

三、提高警惕

(一)提高警惕,预防食物中毒

一些动物或植物性食物中含有天然毒素,由于误食这些食物导致的食物中毒事件经常会发生。因此,应引起人们足够的重视,避免意外事故的发生。

1.毒蘑菇中毒

有毒的蘑菇在我国有100余种,其中常见的、可以致人死亡的就有10余种之多。由于毒蘑菇与可食用的蘑菇都生长在树林、草地等地方,辨别起来有一定的困难,所以误食毒蘑菇的中毒事件时有发生。每年夏秋阴雨时节,是蘑菇生长最快的时节,也是毒蘑菇中毒的多发时节。为了预防毒蘑菇中毒,不要轻易品尝不认识的蘑菇,必须请教有实践经验者分辨清楚之后,证明确实无毒方可食用。

2.未熟的四季豆中毒

四季豆又称为菜豆、豆角、梅豆角等,是人们普遍食用的一种蔬菜。生的四季豆中含皂甙和血球凝集素,对人体消化道具有强烈的刺激性,并对红细胞有溶解或凝集作用。如果烹调时加热不彻底。其中的毒素未被破坏，食用后就会引起中毒。预防四季豆中毒的方法非常简单，只要在烹调时把全部四季豆充分加热、彻底炒熟，使其外观失去原有的绿色，就可以破坏其中含有的皂甙和血球凝集素。

3.未成熟和发芽马铃薯中毒

马铃薯又称土豆或洋山芋，是我国居民经常食用的一种薯类食物。马铃薯中含有一种毒性成分龙葵素，可引起溶血，并对运动中枢及呼吸中枢有麻痹作用。但是成熟的马铃薯含龙葵素很少，每100克仅含5~10毫克毒素。未成熟或发芽的马铃薯含这种毒素明显增多，每100克可达30~60毫克，甚至高达400毫克以上。所以，

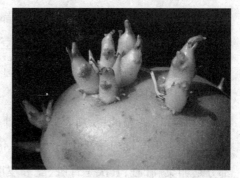

发芽马铃薯

大量食用未成熟或发芽马铃薯可引起急性中毒。

预防马铃薯中毒的措施主要是避免食用未成熟（青紫皮）以及发芽的马铃薯。发芽马铃薯引起中毒的龙葵素可溶于水，遇醋酸易分解。少量发芽马铃薯应深挖去发芽部分，切片后浸泡半小时以上，冲洗后再加工烹调。另外，在烹调马铃薯时可加些米醋，促其毒素分解。

4.含氰甙类植物中毒

氰甙类化合物存在于多种植物中，特别是木薯的块根、苦杏仁、苦桃仁等果仁中含量比较高。由于这种化合物可水解产生剧毒的氢氰酸，对健康具有较大的危害性。

预防中毒措施主要是加强宣传教育，不生吃各种苦味果仁和木薯。若食用上述果仁，必须用清水充分浸泡，再敞锅蒸煮，使氢氰酸挥发掉。食用木薯前必须将木薯去皮，加水浸泡3天以上，再敞锅蒸煮，熟后再置清水中浸泡40小时。

5.鲜黄花菜中毒

鲜黄花菜中含有秋水仙碱，经肠道吸收后可在体内转变成有毒的二秋水仙碱，引起食物中毒。秋水仙碱可溶解于水，因而通过水焯、泡煮等过程会减少其在蔬菜中的含量，减少对人体的毒性。所以，为了避免鲜黄花菜中毒，食用前应用水浸泡或用开水浸烫后弃水炒煮食用。

6.生豆浆中毒

大豆中含有一些抗营养因子,如胰蛋白酶抑制因子、红细胞凝集素等,这些抗营养因子可以使人中毒,出现恶心、呕吐、腹痛、腹胀和腹泻等胃肠炎症状。通常在喝生豆浆或未煮开的豆浆后数分钟至 1 小时就可以发生食物中毒。通常,患者休息后,中毒症状可自然缓解;若病情较为严重,应及时送医院接受对症治疗。

由于生大豆中的这些抗营养因子都是不耐热的,通过彻底加热就能将其彻底破坏。所以,为了预防生豆浆中毒,生豆浆必须先用大火煮沸,再改用文火煮 5 分钟以上,使有害物质被彻底破坏后才能饮用。

7.河豚鱼中毒

河豚鱼肉鲜美,但是河豚含有一种能致人死命的神经性毒素——河豚毒素。其毒性相当于剧毒药品氰化钠的 1250 倍,不足 1 毫克就能致人死命。河豚最毒的部分是卵巢、肝脏,其次是肾脏、鳃和皮肤。这种毒素能使人神经麻痹、呕吐、四肢发冷,进而心跳和呼吸停止。我国《水产品卫生管理办法》明确规定不得将河豚鱼流入市场,以免因误食而发生意外。

为了预防误食河豚中毒,需要学会认识和鉴别这种鱼。河豚鱼体形长、圆;头比较方、扁;鱼体光滑无鳞,可有美丽的斑纹,或呈黑黄色;鳃小不明显;肚腹为黄白色,背腹有小白刺。

8.有毒贝类中毒

贝类味道鲜美,是人们喜爱的海鲜食物,但是织纹螺、紫饴贝等含有毒性物质,容易引发食物中毒。贝类食物中毒的发生与水域中藻类大量繁殖有关。有毒藻类产生的毒素被贝类富集,当人食用贝肉后,毒素迅速释放并产生毒性作用。

为了防止贝类食物中毒,在海藻大量繁殖期及出现所谓"赤潮"时,应禁止采集、出售和食用贝类。另外,贝类的毒素主要积聚于内脏,食用时注意去除,可减少中毒的可能性。

9.冷荤熟食引的细菌性食物中毒

冷荤熟食引起的食物中毒最多见的是细菌性食物中毒,其原因是食用了被有害细菌污染的食品。细菌容易污染动物性食物,肉、蛋、奶都可能被污染,以冷荤熟肉最常见。细菌性食物中毒一年四季都有发生,天气炎热时最多。

细菌性食物中毒常在食用被污染食品后的 24 小时内发病,主要症状是呕吐、恶心、头晕、头痛、腹痛、腹泻和发热,严重的可引起脱水、休克。病程多为 3~4 天。

为了预防细菌性食物中毒,应注意以下几点:①千万不要吃病死或死因不明的畜禽肉;②烹调时加热必须彻底,尤其是动物性食物制作的冷荤熟肉,在烹调时肉块不要太大,因为大块肉的中心难以热透,千万不要贪图鲜、嫩生吃或者吃半生不熟的海鲜等动物性食品;③切记生熟分开,不论是盛放食品的容器(锅、盆等)、加工食品的工具(刀、案板),还是餐具(碗、盘等),都要做到生熟分开,避免交叉污染;④冰箱保存的肉制品食用前应回锅彻底加热;⑤避免和防范苍蝇、蚊子等叮咬食物。一旦发生细菌性食物中毒,要马上将患者送医院救治。

10.亚硝酸盐中毒

亚硝酸盐是工业用品,家庭中怎么会发生亚硝酸盐食物中毒呢? 原来,在正常食物中含有很多硝酸盐,硝酸盐对人体并无毒害作用。但在一定条件下,在多种还原菌的作用下,硝酸盐可转化成亚硝酸盐。

下列情况会导致亚硝酸盐含量增高:

一是腐烂变质的蔬菜,硝酸盐还原菌大量繁殖,亚硝酸盐迅速增加。

二是腌制时间不长的菜,腌制 7~8 天时亚硝酸盐的生成量最多,一般气温越高、食盐的浓度越低(12%以下),越容易形成亚硝酸盐,腌制 15 天后亚硝酸盐含量会逐渐下降。

三是熟菜在高温下存放,其中的硝酸盐也可转变成亚硝酸盐。

四是某些地区的水中含硝酸盐较多,用这种水煮粥,在较高的温度下过夜,亚硝酸盐含量也会增加。

亚硝酸盐中毒是因为亚硝酸盐使正常血红蛋白转变为高铁血红蛋白,高铁血红蛋白无携氧功能,血液运输氧的能力下降。因此,中毒的特点是组织缺氧,表现为口唇、指甲及全身出现青紫,并有头昏、头痛、无力、嗜睡或烦躁不安、呼吸困难。严重者可发生心率减慢、昏迷、惊厥,甚至呼吸衰竭而死亡。亚硝酸盐中毒潜伏期短,一般为 1~3 小时。

儿童对亚硝酸盐中毒敏感度较成人高,病情较重,发病较快,危害较大,更需及早处理。

预防措施应针对产生亚硝酸盐的条件:①不吃腐烂变质的蔬菜;②腌的菜要在半个月以后腌透才能食用;③饭菜要现做现吃,常温下放置时间超过 2 个小时的一定要加热后再吃。

11."瘦肉精"中毒

近年来,国内外食用含"瘦肉精"的肉制品中毒事件时有发生。"瘦肉精"原是

·健康饮食排毒养生·

图文珍藏版

用于治疗人和家畜的支气管哮喘及用作家畜的保胎药,1984年首次发现其可促进家畜肌肉组织生长,分解脂肪组织,具有"营养再分配效应",可以提高家畜的瘦肉率。饲养者将其作为饲料添加剂,可提高家畜瘦肉产量,因此被称为"瘦肉精"。

"瘦肉精"中毒潜伏期一般为10分钟到6小时,临床症状持续时间从90分钟至6天,这与其在体内吸收速率和半衰期有关。"瘦肉精"中毒主要引起肌肉尤其是四肢及面颈部肌肉震颤,并可诱发窦性心动过速(120~150次/分),严重时会出现室性心律失常及低钾血症、高血糖症、低磷酸盐血症、低镁血症、血中游离脂肪酸增加,症状有头痛、眩晕、恶心、呕吐等。因此,广大居民应从正规渠道购买猪肉,不要买颜色太鲜红的肉。

(二)有些食物不宜常吃、多吃

选择吃什么样的食物,不仅要知道什么食物对自己的身体有益,还应该知道哪些食物对身体有害。对于有害的食物应该做到少吃或不吃,只有预防毒从口入,这样才能使身体达到一个健康的状态。

1.不宜吃的食物

(1)含有天然毒性成分的食物

在日常生活中,有一些食物中含有天然的毒性成分,如果不加注意,就可能在体内造成毒素堆积。

①鸡臀尖。鸡臀尖俗称鸡屁股,是鸡身上毒素最集中的部位。这块肥肉是一定不能吃的。因为这里淋巴集中,而淋巴中的巨噬细胞有很强的吞噬细菌、病毒和致癌能力。但是淋巴吞噬这些毒物之后却无法消除,因此鸡臀尖就成了储藏细菌、病毒和某些致癌物质的部位。

②猪肉枣。猪肉枣是猪的淋巴结,外形是暗红色和灰黄色的肉疙瘩。猪的淋巴功能与人体相似,淋巴结内积聚了大量的病原菌和病毒,食用后对人体健康相当不利。

③鱼腹黑膜。鱼腹黑膜指鱼腹中紧紧黏附在腹腔内壁的一层黑色薄膜。这层膜可保护鱼的腹腔内壁不受内脏器官的磨损,同时也是内脏器官内各种有害物质渗透到肌肉中的屏障。这层薄膜中含有大量的细菌和农药等,食用后会出现反胃、呕吐、腹泻等症状。因此,为防止中毒,在吃鱼时,一定要除去这层薄膜。

④牲畜甲状腺。牲畜甲状腺位于牲畜咽喉的后部和气管附近,一般有两个侧叶。甲状腺中含有大量的甲状腺激素。人误食之后,会使体内甲状腺激素浓度剧

增,引起类似甲状腺功能亢进的中毒症状。所以,在食用牲畜的肉时,一定要仔细剔除这一部位。

⑤鱼胆。草鱼、鲤鱼、鲢鱼等的鱼胆中含有胆汁毒素,一定要弃去鱼胆不食。

(2)隔夜菜不宜吃

①隔夜的炒韭菜。韭菜是我国人民喜欢食用的蔬菜,可以单炒,也可做馅。其种植及食用面积非常广。有人认为,韭菜没有多大营养,这种看法是很片面的。韭菜中含有挥发性精油和硫化物、蛋白质、脂肪、糖类、胡萝卜素、B族维生素及维生素C等多种营养成分,对人体健康大有益处,而且有增进食欲和促进新陈代谢的作用,益于有机体排毒。但是,韭菜有大量的硝酸盐,炒熟后放置时间过久,硝酸盐可能转化为亚硝酸盐,人吃多了就可能发生中毒,出现头晕、恶心、呕吐、腹胀、腹痛和腹泻等症状,个别人可能还有出汗和全身不适的情况。因此,炒熟的韭菜应及时食用,切莫放存过夜。同样,生韭菜存放过久也会使其中的亚硝酸盐含量增加。

②隔夜熟白菜。白菜里含有大量的硝酸盐,吃剩的白菜经过一夜后,由于细菌作用,无毒的硝酸盐会转化为有剧毒的亚硝酸盐。亚硝酸盐可使人体血液里的低铁血红蛋白氧化成高铁血红蛋白,引起头痛、恶心、心慌等中毒症状。亚硝酸盐是公认的致癌物质,因此不要吃隔夜的剩白菜。

③隔夜菜水。营养学家提倡让婴幼儿喝一些煮菜水,但绝不能给孩子喝剩余的隔夜煮菜水。因为许多绿叶蔬菜如小白菜、菠菜、卷心菜中都含有较多的硝酸盐,在煮菜时,菜中的硝酸盐就会溶解到菜水中。菜水中的硝酸盐如放置时间过久,会在细菌作用下形成亚硝酸盐,亚硝酸盐进入人体后,会影响红血球的带氧能力,使机体缺氧而危害健康。婴幼儿喝了隔夜的煮菜水后,可能会出现口唇青紫等症状,重者呼吸困难、昏迷,甚至可能因大脑缺氧发生惊厥而死亡。

④剩蔬菜。一般说蔬菜最好不要打包,有时候不可避免地打包了一些回家,其实,这对人体健康是不利的。因为,各种绿叶蔬菜都含不同量的硝酸盐,在采摘、运输、存放、烹饪过程中,其所含的硝酸盐会被细菌还原成有毒的亚硝酸盐。尤其是隔夜的蔬菜,亚硝酸盐的含量会更高,加热后毒性增强。所以,忌蔬菜打包回家。

⑤隔夜银耳汤。银耳汤是一种高级营养补品,同时清凉解热。但一隔夜,其营养成分就会减少并产生有害成分。因为不论是室内栽培的银耳,还是野外栽培的银耳都含有较多的硝酸盐类,经煮熟后如放的时间比较久,在细菌的分解作用下,硝酸盐会还原成亚硝酸盐。人喝了这种汤,亚硝酸就自然会进入血液循环,血液中

的红细胞里有血红蛋白,能携带大量的氧气供机体需要,但是亚硝酸起反作用,使人体中正常的血红蛋白氧化成高铁血红蛋白,丧失携带氧气的能力,造成人体缺乏正常的造血功能,严重者会发生泻吐,昏迷不醒,甚至死亡。

（3）腐烂变质食物千万别吃

①变馊的米饭。夏天炎热,特别容易使米饭变馊,这是由于金黄色葡萄球菌在剩米饭里大量生长繁殖造成的。金黄色葡萄球菌在37℃左右的温度时,繁殖最快,而且还会产生一种或多种肠毒素。这种肠毒素耐热性很强。一旦米饭中产生了肠毒素,就很不容易破坏掉,即使在100℃的高温下煮30分钟,也不能把毒素完全去掉。故被金黄色葡萄球菌污染的变馊剩米饭是不能吃的,即便是重新加热做成稀粥,也是不能吃的,以免发生食物中毒。

②霉变的凉粉。凉粉是一种爽口且容易消化的食物。新鲜凉粉呈白色或青白色,较透明,用筷子夹有弹性,鼻嗅无任何异味。但若将制成的凉粉块,置于室内数日,不及时晒晾通风,粉块上就会出现红、黄、绿等杂色霉斑或霉点。筷夹之软而糟,嗅之有程度不同的酸或臭味,这样的粉块就已霉变了。霉变的粉块中含有毒性很强的紫青霉毒素。人吃了这种霉变的凉粉,就会引起严重的食物中毒,出现恶心、呕吐、腹胀、腹痛、抽搐及呼吸困难等症状,重者昏迷休克,如抢救不及时则会死亡。这不是一般的细菌性食物中毒,而是霉变性食物中毒,是一种特殊类型的中毒。所以,千万不要食用霉变的凉粉。

③变质银耳。在炎炎的夏日,用银耳来煲甜汤,能清热、润肺、去燥,能有效排出身体的毒素,但是银耳一旦发生霉变,它的这种功效就会完全消失。腐烂变质的银耳会产生大量的酵米黄杆菌,食用后,酵米黄杆菌积在胃部,会使胃部不适,严重者甚至会出现中毒性休克。

（4）异样食物最好不吃

①有不规则绿斑的西红柿。西红柿,也叫番茄,是夏季常食用的果蔬,也是排毒美容的佳品。但是,我们在购买番茄的时候,要注意不能选购带不规则绿斑及绿斑下有网状黑线的番茄,不能食用这种番茄。因为番茄的这种绿斑极有可能是种植番茄的土壤中亚硝酸盐超标,从而引起果实亚硝酸盐超标所致的,而亚硝酸盐是一种致癌物质,能引起中毒。

②变成红黄色的苦瓜。苦瓜为葫芦科植物苦瓜属的果实,含有苦瓜苷、苦味素,是蔬菜中唯一以"苦"而独具特色的瓜果。苦瓜虽苦,却能博得许多人的喜爱,

主要是因为它有良好的排毒功效。在选择苦瓜时,以表面有棱和瘤状突起、颜色白绿色或青绿色、有光泽的为佳。苦瓜一旦老熟,表皮就变成黄色或红色,失去光泽,种子变红发硬,其味道和口感均不如嫩瓜,营养价值也大大降低。所以,夏季忌食用变成红黄色的苦瓜。

2.应少吃的食品

(1)腌制食品

腌制食品一般在腌制过程中,常常需要放大量的盐,这样容易导致此类食物钠盐含量超标,造成经常食用腌制食品的人肾脏负担加重,增大发生高血压的风险。并且食品在腌制过程中还可能生成大量的致癌物质亚硝胺,它可能导致鼻咽癌等恶性肿瘤的发病风险增大。此外,由于高浓度的盐分可能严重损害胃肠道黏膜,因此常进食腌制食品者,胃肠炎症和溃疡的发病率也会增高。

(2)方便类食品

糕点、方便面、油茶面等方便食品,所含的维生素等营养素都较低,如果把它们当作主食长期食用,人体将极易缺乏维生素。而且又因它们属于高盐、高脂、低维生素、低矿物质一类食物,所以盐分含量较高,从而会增加肾负荷,导致高血压。此外,它们都含有一定的人造脂肪,对心血管有相当大的不利影响,加之含有防腐剂和香精,对肝脏等也有潜在危险。

(3)油炸类食品

油炸类食品热量极高,并含有大量的油脂和氧化物质,若一次食入较多的高脂肪食物,会使胃肠道难以承受,从而导致消化不良。若经常进食还易导致肥胖,是造成高脂血症和冠心病的最危险食品。并且在油炸过程中,经常会产生大量的致癌物质。有研究表明,常吃油炸食物的人,其部分癌症的发病率远远高于不吃或极少进食油炸食物的人群。此外,对于胆、胰疾病患者,容易诱发旧病或加重病情。

(4)加工的肉食品

肉松、肉干等加工类肉食品都含有一定量的亚硝酸盐,因此可能存在导致癌症的潜在风险。并且,由于防腐剂、增色剂和保色剂等的添加,会加重人体肝脏负担。此外,火腿等制品大多属于高钠食品,进食过量可能导致盐分摄入过多,从而造成血压的波动以及肾功能的损害。

(5)果脯、话梅和蜜饯类食品

这类食品中也含有亚硝酸盐,它在人体内可与胺相结合,从而形成潜在的致癌物质亚硝胺。此外,这类食品还含有香精等添加剂,有可能对肝胆等脏器造成损害,并且其中所含盐分较高,可能引起血压升高。

(6)奶油制品

经常食用奶油类制品可能会造成体重增加,出现血糖和血脂的升高。如果饭前食用奶油蛋糕等食品,还会导致食欲下降。另外,高脂肪和高糖成分常常会影响胃肠排空从而导致胃食管的反流。因此,很多人在空腹进食奶油制品后出现反酸、胃痛、烧心等症状。

(7)冷冻甜点

冷冻甜点包括冰激凌、雪糕、冷饮等。它们对人体有三大危害:首先,因含有较高的奶油,容易导致肥胖;其次,因含糖量高,可使食欲降低,从而影响正餐的摄入;最后,还可能因此类食物温度较低,从而刺激胃肠道,引起不适。

(8)罐头类食品

如鱼肉类和水果类等罐头类食品,其中的营养素都已经遭到大量的破坏,尤其是各类维生素几乎被破坏殆尽。还有,罐头制品中的蛋白质常常会出现变性。从而导致其消化吸收率大大降低,营养价值大幅度"缩水"。此外,很多水果类罐头里都含有较高的糖分,如以液体的形式被摄入人体,其糖分的吸收率会大幅增高,因此在进食后短时间内会导致血糖大幅攀升,胰腺

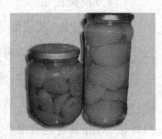

罐头类食品

负荷加重。同时,由于热量过多,营养成分低的缘故,有导致肥胖的嫌疑。

(9)熏烤类食品

烤羊肉串等烧烤类食品,在熏烤的过程中,会产生含有强致癌物质的三苯四丙吡(三大致癌物质之首),而人到老年抵抗力会下降,假若经常食用熏烤类的食品,便会增加患癌的可能性,尤其是增加患胃癌的危险性。

以上9类食品都是对人体健康有严重毒害的,为了健康平时要少食。

3.吃什么都不要过量

饮食贵在有节制。人体的营养需求是有限的。再好吃、营养再丰富的食物,如果吃多了都会走向反面。尤其是下述食物,吃多了还容易中毒。

(1)香菜

香菜又叫芫荽,学名胡荽。香菜含有丰富的营养,据测定,每100克中含有蛋

白质 2.0 克、碳水化合物 6.9 克、脂肪 0.3 克、钙 170 毫克、磷 49 毫克、铁 5.6 毫克、胡萝卜素 3.77 毫克、维生素 C41 毫克，还含有硫胺素、维生素 B_2、尼克酸及右旋甘露糖醇、黄酮苷等。香菜有独特的香味，是制汤、做馅不可缺少的调料，也是凉拌菜中很好的配料。香菜不但风味独特，而且芳香健脾、祛风解毒。有防止感冒之功效。但是，香菜却是不可过量食用的。这是因为有的人吃多了香菜，会使皮肤上起小红疙瘩，瘙痒不已，还会鼻干舌燥。患口臭、狐臭、牙龈肿痛及生疮的人，更忌多吃香菜。否则，只会妨碍皮肤排毒，使病情加重。另外，根据明代医药学家李时珍在《本草纲目》中的记载："凡服一切补药及中药中有白术、牡丹者，不可食用香菜。"

（2）辣椒

辣椒具有温中散寒、开胃消食的功能。但如果吃得太多，会引起辣椒中毒。一次吃大量的辣椒后，会使消化液分泌过多，使胃肠黏膜充血、水肿，胃肠蠕动剧增，严重影响胃肠排毒，出现腹胀、腹痛、恶心、呕吐、头晕，甚至呕血、便血、血压升高或下降等。患有痔疮、高血压、热性病、肺结核、慢性胃肠炎等症的病人，过食辣椒会使病情复发或加重。因此，这些人忌多吃辣椒。即使正常人，吃辣椒也以适量为佳。

（3）莴苣

由于莴苣中的莴苣生化物对视神经有刺激作用，所以如果过多地或是经常食用莴苣，就会发生头昏、嗜睡等反应，导致夜盲症或诱发其他眼疾，故不宜多食。而多食莴苣引起的夜盲和眼疾只需停食莴苣，几天后就会好转。

（4）生姜

生姜不仅是最佳的调味品，还对一些疾病有防治作用。生姜含有一种类似水杨酸的有机化合物，对降血脂、降血压、预防心肌梗死有特殊的作用。但是，生姜中同时含有大量的姜辣素，如果空腹食用，或者一次性食用过量，容易刺激肾脏，不利于排毒，还会引起口干、喉痛、便秘、虚火上升等诸多症状。所以，忌吃生姜过量。

（5）午餐肉

午餐肉是方便食品，味道也不错，很多人喜欢吃，但多吃就对身体不好，容易形成毒素。这是因为，午餐肉在腌制过程中，加入了一定的硝酸钠、亚硝酸钠等化学药品，其目的在于防腐。但亚硝酸钠在酸性条件下会还原为亚硝酸。亚硝酸钠与肉中的血红素、肌红素直接产生化学反应，可以使肉变成玫瑰色，颜色虽然美观，但

·健康饮食排毒养生·

图文珍藏版

硝酸钠、亚硝酸钠是一种对身体有害的化学物质,不但会破坏肉的营养价值,而且能使人体血液中的低铁血红蛋白氧化成高铁血红蛋白而失去输氧能力,从而导致人体出现头晕、嗜睡、头疼、呕吐、恶心、发烧等症状,而这也是由于造成的毒素沉淀,不易排出体外引起的。

4.有些食物不宜同时吃

（1）鸡蛋与豆浆

早上喝豆浆的时候吃个鸡蛋,或把鸡蛋打在豆浆里煮,是许多人的饮食习惯。其实,这是不对的。豆浆性味甘平,含脂肪、矿物质、维生素、植物蛋白、碳水化合物等多种营养成分,单独饮用有很强的滋补作用。但其中有一种特殊物质叫胰蛋白酶,与蛋清中的卵松蛋白相结合,不但会造成营养成分的损失,降低二者的营养价值,还会产生有毒物质,对人体造成危害。

（2）豆腐与菠菜

豆腐是在豆浆中加入盐卤或石膏制作而成的。盐卤中含有氯化镁,石膏中含有硫酸钙。而菠菜则含有很多草酸。草酸不但对人体没有益处,而且能够与氯化镁、硫酸钙发生化学反应,生成不溶于水的草酸镁、草酸钙等白色沉淀物。钙质是人体非常需要的营养成分,一旦变成不溶于水的沉淀物后,人体就不能吸收了。而生成的沉淀物则会给身体增加毒素。

（3）海鲜与水果

鱼、虾、蟹等海产品含有丰富的蛋白质和钙等营养素,而水果中含有较多的鞣酸。如果吃完海鲜产品后,马上吃水果,不但影响人体对蛋白质的吸收,海鲜中的钙还会与水果中的鞣酸结合,形成难溶的钙化合物,会对胃肠道产生刺激,不利于胃肠的蠕动,对人体正常排毒有一定的影响,甚至引起腹痛、恶心、呕吐等症状。保健学家认为,分开进食,即吃海鲜与吃水果间隔 2 个小时,才能不影响身体健康。

（4）鸡蛋与兔肉

鸡蛋不能与兔肉同吃。《本草纲目》中说:"鸡蛋同兔肉食成泻痢。"兔肉性味甘寒酸冷。鸡蛋甘平微寒,二者都含有一些生物活性物质,共食会发生反应,刺激肠胃,导致排毒功能紊乱,引起腹泻。

（5）萝卜和水果

萝卜能润肺去痰,能有效帮助肺部毒素的排出,但是近年来科学家们发现,萝卜等十字花科蔬菜进入人体后,经代谢很快就会产生一种抗甲状腺的物质——硫氰酸。该物质产生的多少与摄入量成正比。所以,如果在食用萝卜的同时摄入含大量植物色素的水果如橘子、梨、苹果、葡萄等,这些水果中的类黄酮物质在肠道被细菌分解,转化成羟苯甲酸及阿魏酸,就会加强硫氰酸抑制甲状腺的作用,从而产生毒素,诱发或导致甲状腺肿等疾病的发生。

5.有食物不宜生吃

(1)生豆类

有些天然食物如豆类含有蛋白酶抑制剂,能抑制胃蛋白酶、胰蛋白酶、糜蛋白酶等多种蛋白酶对食物蛋白质的分解作用,使蛋白质不能被人体完全吸收,从而造成蛋白质这种构造修补机体组织、参与调节多种代谢活动的重要营养素的缺乏,进而导致身体器官排毒功能衰竭。所有生豆类都含有胰蛋白酶抑制剂,只有经过烹调,让其中的胰蛋白酶抑制剂高温分解,才能成为美味健康的食品。所以,忌吃生豆类。

(2)生鲜藕

"秋季好食藕。"藕主要含碳水化合物、矿物质、维生素等营养成分。生藕虽然鲜嫩可口,但有些藕寄生着姜片虫,很容易引起姜片虫病。姜片虫寄生在人体小肠中,其卵落入水中就会发育成毛蚴,并在螺蛳体内发育成尾蚴,尾蚴钻出螺壳附在生藕上,形成囊蚴。人吃了带囊蚴的生藕,囊蚴就会在小肠内发育为成虫。成虫附在肠黏膜上,会造成肠损伤和溃疡,使人腹痛、腹泻、消化不良,儿童还会出现面部浮肿、发育迟缓、智力减退等症状,严重者还会发生虚脱而死亡。所以,秋季忌生吃鲜藕。

(3)生鸡蛋

生鸡蛋中的蛋白质不易被消化吸收,而且由于含有抗胰蛋白酶,蛋中绝大部分蛋白质不能被吸收,其他营养也只能吸收一半左右。鸡蛋生下后,常有病原体侵入,加热后可以杀灭这些病原菌,而生吃则可能引起疾病。吃生鸡蛋也会增加肝脏的负担,因大量没被吸收的蛋白质在大肠内腐败后产生的有毒物质要经肝脏解毒,对肝功能不好者,则可能发生氨中毒,出现肝昏迷。可见生吃鸡蛋是十分有害的。

(4)生海鲜

海鲜容易引起食源性的寄生虫病,潜伏在鱼、虾、蟹等水产品体内的"副溶血性弧菌"的繁殖力十分惊人,只要十几分钟就能繁殖一代。人们生食海鲜较易造成急性食物中毒,但是,这种细菌怕热、怕醋。我们可以用烧热、烧透的办法来杀菌。

（5）生鱼粥、生鱼片

生鱼粥，就是把生鱼切成薄片，加入作料，再浇上滚开的米粥。生鱼片，就是把生鱼切成薄片，再拌上调料。这两种食品的滋味都很鲜美，但生鱼体内存有许多种寄生虫，其中最常见的是中华支睾吸虫的幼虫。如果人吃了带有这种幼虫的生鱼粥或生鱼片，幼虫就会跟着进入人体，由肠道逆行而上至胆管，然后寄生在胆管中，从而使胆囊发炎，严重的还会导致肝硬化，严重妨碍肝脏排毒。

（6）生花生

秋季是花生成熟的季节。有人喜欢吃生花生，说它又甜又脆，营养丰富。其实，这种吃法很不科学。这是因为：一方面。花生含有大量脂肪，如过多生吃，可导致消化不良或腹泻；另一方面，花生长在地里，表皮易被寄生虫卵污染，生吃易感染寄生虫病。此外，鼠类最喜欢吃花生，如生吃被鼠类污染过的花生，易患流行性出血热。所以，秋季花生忌生吃。

（三）特殊人群不宜多吃的食物

1.儿童不宜多吃的食物

（1）味精

科学研究证明：婴儿食品中如使用味精，谷氨酸会和血液中的锌发生特异性结合，生成不被吸收的谷氨酸锌而排出体外，导致婴儿缺锌，造成智力减退、生长发育迟缓等不良后果，对婴儿各大生理系统的正常清理毒素的运作无益。所以，哺乳期妇女忌食用味精，3个月以内的婴儿禁止食用味精，1周岁以内的孩子最好也不要食用味精。

（2）皮蛋

儿童阶段是人身体、智力发展最快的阶段，对营养的需求也特别的旺盛。但儿童却忌多吃皮蛋，这主要是因为皮蛋中含有微量的氧化铅。如果食用过多，容易使身体吸收过多的铅，会引起铅中毒，轻者影响儿童的智力发展，重者会危及生命。

（3）爆米花

爆米花是一种常见的零食，它味美香醇，深受儿童的喜爱。但是爆米花含铅量很高，铅进入人体后会产生毒素，而损害人体的神经、消化系统和造血功能。相对于成年人来讲，儿童对铅的解毒功能弱，常吃或多吃爆米花极易发生慢性铅中毒，影响儿童的健康成长。

（4）黑枣和柿饼

外科常见有些小儿因食过量黑枣或柿饼后,约半天时间,即发生恶心、呕吐、上腹部持续疼痛、进食时则更痛、食欲逐渐减退等症状。医生检查时,可于其上腹部触到活动而坚硬的肿物,压之会有轻度痛感。经 X 线钡餐检查,明显可见形状不规整、可随体位改变、上下移动之硬块。这在临床上就称为胃结块症,又称胃结石。如果块小,可用中药治疗;如块大发病时间长,则需手术治疗。其形成的原因,是空腹吃了大量的黑枣或柿饼后,较多的鞣酸和果胶与胃液凝固,沉淀而结成的。也有人认为是吃了毛发、生鸡蛋、红豆皮等物后,在胃内凝结而成的。因此,不要让小儿空腹吃过量的黑枣和柿饼,更不要把毛发等异物吃入胃中。

(5)生枣

我国传统医学向来重视"食贵有时,食贵有节"。小儿的某些疾病往往是由饮食所致的,这就要求父母要高度重视孩子的饮食,不要投其所好,任孩子恣意贪食,即便是水果,也是如此。大枣本为甘温补益之品,但生吃便可造成腹胀、腹泻,影响肠胃的正常排毒。唐代名医孙思邈说过:"多食(生枣)乏人热渴膨胀,动脏腑,损脾气,助湿热。"《随息居饮食谱》也讲:"多食(生枣)患胀泄热渴,最不益人,凡小儿、产后及温热、暑湿诸疾前后,黄疸、肿胀,并忌之。"大枣每至将熟未熟之际,小儿多贪食,常易引起消化不良。另外,干枣多晒于地上,皮褶皱处藏匿虫卵,故李时珍引《大明本草》强调说:"(生枣)有齿病、疳病、虫病,人不宜啖食,小儿尤不宜食。"

(6)甘薯

秋季是甘薯的收获时节。甘薯含淀粉很多,生吃、熟吃均可。但是,甘薯中的植物细胞未被破坏,儿童吃后难以消化,极易引起腹胀不适、消化不良。而且,生甘薯容易被寄生虫和病菌污染,儿童食用后会得寄生虫病和患肠道感染,出现恶心、呕吐、腹泻等病症。所以,秋季儿童忌生吃甘薯。

(7)菠菜

菠菜味美价廉,为众多的人所喜爱。但是经常吃菠菜,特别是儿童多吃菠菜易引起佝偻病或其他疾病。这是因为草酸在菠菜中的含量相当高,草酸对人体没有什么好处,能和食物中的钙结合,发生化学反应,生成难以溶于水的草酸钙。这样人体就没法吸收利用钙,反而给机体带来负担,不益于人体正常排毒。

如果儿童经常吃菠菜,就难以得到机体生长发育所极为需要的钙质,而骨骼、牙齿的生长发育主要靠钙。钙供应不足,就可能发生佝偻病、手足抽搐及牙齿发育不全等钙缺乏症。除此之外,菠菜中的草酸也会影响锌的吸收,而致锌缺乏,出现食欲不振、味觉下降、发育不良等症状。可见吃菠菜过多会引起许多营养物质吸收障碍,应该限量食用为好。

2.孕妇不宜多吃的食物

(1)火锅

据有关部门检验测定,弓形虫的感染率羊为61.4%、猪为20.6%、牛为13.2%、鹅为35%,而狗尤为惊人,达70%以上。弓形虫的幼虫往往藏匿在这类受感染动物的肌肉细胞中,肉眼是无法看到的。冬季,人们在吃火锅时,习惯把鲜嫩的肉片放到煮开的汤料中,稍稍一烫即进食。其实这样短暂的加热并不能杀死寄生在肉片细胞内的弓形虫幼虫,进食后,幼虫可在肠道中穿过肠壁,随血液扩散至全身,形成对身体有害的物质。

临床实践证明,孕妇受感染时多无明显不适或仅有类似感冒的症状,但幼虫可通过胎盘传染给胎儿,情况严重者,可发生流产、死胎或影响胎儿脑的发育而发生小头、大头(脑积水)或无脑儿等畸形。为此,有关专家提醒,为了使胎儿健康发育,冬季孕妇忌吃火锅,偶尔食用时,一定要将肉片炖熟煮透。

(2)山楂

山楂味道较酸,因其果酸含量非常丰富,主要有山楂酸、绿原酸、苹果酸等,具有消食化积的作用,特别是还含有极丰富的维生素C(每100克含90毫克),营养较高。但并不是所有人都可以享受这美味食物的。多数妇女怀孕后有妊娠反应,爱吃酸甜食品,却忌过多食用山楂。

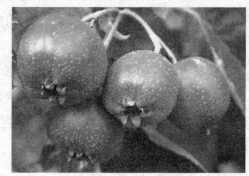

山楂

研究证明,山楂对孕妇的子宫有收缩的作用,如果孕妇食用过多的山楂,就可能会刺激子宫收缩,严重者甚至导致流产。因此,孕妇忌多吃山楂,但分娩后食用山楂可以治疗滞血痛胀和腹中疼痛,有助于产后子宫收缩和复位,是治疗产后恶露不下、促进子宫复原的首选食物。

(3)动物肝脏

我国传统的饮食习惯认为,肝脏营养丰富,特别含有丰富的维生素A,所以提倡孕妇多吃肝脏。但现代科学研究发现,孕妇吃肝脏易引起胎儿维生素A中毒,影响其健康发育,甚至致畸。所以,有专家倡议:孕妇食肝需慎重。英国学者通过调查发现,在外耳缺陷、头面形态异常、唇裂、腭裂、眼睛缺陷、神经系统缺陷、胸腺发育不良等先天性遗传儿中,有87%是因为其母在孕期经常食用肝脏。

维生素A过量的致畸作用在动物实验中也已得到证实,因此很多国家都有维生素A服用的安全量。我国规定孕妇服用的安全量是每日小于6000国际单位。食用肝脏很易超过这个剂量而引起胎儿维生素A急性中毒、慢性中毒或致胎儿畸形。

3.患者忌食的食物

(1)大便秘结患者忌食莲子

中医认为,大便秘结应润下通肠,忌收涩固肠。秋季的干果莲子,其收涩作用较强,如果大便秘结患者食用莲子,会让消化的废物囤积在肠胃,让身体吸收更多的毒素。所以,秋季大便秘结患者忌食莲子。

(2)秋季血压过低者忌食莲子

中医认为,秋季干果莲子,含有的生物碱具有明显的降压作用。如果血压过低的患者食用莲子,会使人体的血压系统紊乱,不利于血管排毒功能的正常运行。所以,秋季血压过低者忌食莲子。

(3)淋症患者忌食莲子

中医认为,淋症小便涩滞不畅,忌食收涩性的食物。秋季的干果莲子具有收敛固涩的作用。如果淋症患者食用莲子,会让小便更加涩滞不畅,让毒素都滞留在小便,引起排毒不顺畅。所以,淋症患者忌食莲子。

(4)急慢性肠炎患者忌食杏仁

秋季果品杏仁富含油脂,中医认为其可润肠导泻。如果急、慢性肠炎患者食用杏仁,则会加重病情。所以,秋季急、慢性肠炎患者忌食杏仁。

四、解毒食材

(一)五谷杂粮,每餐必备的解毒良药

五谷杂粮,可以说是日常生活中常见的食物,但人们由于它口味上粗糙,经常将其搁之一角。其实,这五谷杂粮可是解除身体内毒的必备良药。

◇玉米

排毒功效:具有利尿解毒的作用。

玉米又称苞谷、棒子等,是一种常见的谷类食物,营养丰富。主要成分有淀粉、蛋白质、胡萝卜素、维生素 B_6、维生素 B_2、烟酸等。

中医学认为,玉米性平,味甘,具有利尿、利胆、降压等功效。适用于肝炎、水肿、尿道感染等病症。

玉米须具有利水泄热、利胆退黄等功用。适用于高血压、糖尿病、胆结石、黄疸肝炎、肾炎水肿等病症。

玉米油中含有不饱和脂肪酸,可以促进脂类代谢,长期食用可降血脂,软化血管。是心血管疾病、肥胖者的理想食品。

◇芝麻

排毒功效:具有抗衰排毒的作用。

芝麻,又称胡麻,性平,味甘,具有补五脏、益气力、长肌肉、填脑髓、补中益气等功效,是抗衰益寿的滋补佳品。

芝麻富含不饱和脂肪酸,能软化血管、防治动脉血管硬化,延缓人体衰老,降低心脑血管疾病的患病率;含有维生素 E,是自由基净化剂,具有显著的抗衰老作用;含有微量元素,能加深毛发的黑色素,有防治白发的作用。

芝麻含有大量的脂肪,高脂血症、胆囊疾患及脾弱者,不宜多食。

◇扁豆

排毒功效:具有补脾解毒的作用。

扁豆性平,味甘,具有补脾和胃、消暑解毒、除湿止泻等功效。适用于脾胃虚热、呕吐泄泻、口渴烦躁、酒醉呕吐、糖尿病、酒精中毒等病症。

扁豆含钠量低,是心脏病、高血压、肾炎患者的保健食物。扁豆中含有胰蛋白酶和淀粉酶的抑制物,能减弱消化酶对食物的消化作用,所以食之过多可引起胃腹胀满,尤其脾胃虚寒者更应注意。

此外,烹制扁豆一定要熟透,以破坏扁豆中皂素和植物血凝素两种有毒物质,避免引起呕吐、恶心、腹痛、头晕等中毒性反应。

◇蚕豆

排毒功效:具有利湿解毒的作用。

蚕豆性平,味甘,具有清热利湿、健脾涩精、益脏腑、调中气、止血、解毒等功效。适用于倦怠少气、腹泻便溏、心脏病水肿肾脏病水肿、小便不通等病症。

蚕豆含有丰富的植物蛋白,可以延缓动脉硬化症的发生。同时,它富含粗纤维,可以降低血液中的胆固醇。所以,蚕豆可用以防治冠心病、动脉硬化等。

蚕豆含有磷脂,是神经组织及其他膜性组织的组成成分,所含的胆碱是神经细胞传递信息不可缺少的化学物质。因此,对维护神经组织正常结构、增强记忆力有较好的作用。

蚕豆一定要煮熟后才能食用,且不宜过多食用,尤其是脾胃虚弱者,以免损伤脾胃。

◇赤豆

排毒功效:具有利水解毒的作用。

赤豆性平,味甘,具有利水消肿、解毒排脓、清热去湿、健脾止泻等功效。适用于水肿、肝硬化腹水、乳汁不通、黄疸、肠痔卜血、疮疡肿毒等病症。

◇黑豆

排毒功效:具有祛风解毒的作用。

黑豆性平,味甘,具有祛风解毒、利尿消肿、滋阴补肾、活血、明目等功效。适用于肾虚腰痛、血虚目暗、腹胀水肿、脚气等病症。

黑豆煎汁饮,能解各种食物、药物中毒;研末调涂,可治疗小儿丹毒、痘疮、头癣;冲酒服用,能治破伤风、产后烦热口噤、胞衣不下、大便下血等病症。

黑豆中所含的皂甙,有抑制脂肪吸收及促进其分解的作用,对预防肥胖症和动脉粥样硬化有良好的作用。

◇黄豆

排毒功效:具有益气消毒的作用。

黄豆性平,味甘,具有清热解毒、利尿通便、益气养血、健脾润燥等功效。适用于咽炎、结膜炎、口腔炎、胃中积热、小便不利、便秘、肠炎、菌痢等病症。

黄豆中所含的不饱和脂肪酸和磷脂,能促进血脂的代谢,减轻动脉壁上胆固醇的沉积,具有防治冠心病、高血压、动脉硬化的作用;黄豆富含卵磷脂,它是大脑细胞的重要组成成分,能增进和改善大脑功能及健脑益智的作用。

◇绿豆

排毒功效:具有清热解毒的作用。

绿豆味甘,性凉,有清热解毒、止渴除烦、利水消肿之功效。适用于中暑、丹毒、痈肿、痘疮、各种内热腹泻或热毒泻痢等病症。

绿豆可解毒,能加速有毒物质的代谢转化及促进毒物的排出。据有关研究证实,绿豆可以降低胆固醇,防治动脉硬化,又有保肝和抗过敏的作用。

常饮绿豆汤能帮助排泄体内毒素,促进机体的正常代谢。

◇豌豆

排毒功效:具有和中解毒的作用。

豌豆性平,味甘,具有益气和中、利小便、止泻痢、解疮毒等功效。适用于呃逆呕吐、口渴泻痢、小便不利、糖尿病、霍乱吐泻、痈肿等病症。脾胃虚弱者不宜过多食用。

豌豆具有抗菌消炎及增强人体新陈代谢的功能,能加速体内毒素的排泄。新鲜豌豆中还含有能分解亚硝胺的酶,故其有防癌、抗癌的作用。

◇豇豆

排毒功效:具有健脾补肾排毒的作用。

豇豆,又名江豆、眉豆、甘豆、白豆等。豇豆营养价值较高。据现代检测分析,豇豆含蛋白质、脂肪、膳食纤维、钙、磷、铁,还含有一定量的维生素 B_1、维生素 B_2 和烟酸。

豇豆有理中益气、补肾健胃、和五脏、生精髓、止消渴等功用。豇豆的根、叶、荚壳均可入药,可健脾补肾,治脾胃虚弱等症。

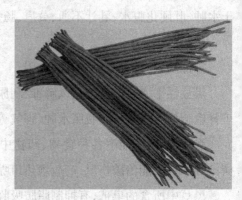

豇豆

◇刀豆

排毒功效:具有健脾解毒的作用

刀豆为豆科植物,刀豆的种子,又名刀豆子。其性味甘温,具有温中下气,益肾补元,健脾利肠,降气止呃之功,是一种清香淡雅的菜中佳品。

刀豆含蛋白质、脂肪、糖类、尿素酶、血球凝集素、刀豆氨酸,还含有多种维生素和多种矿物质等,其中钙、磷含量十分丰富。药理研究发现,刀豆具有维持人体正常代谢功能,促进人体内多种酶活性度增强,增强抗病能力的功用。刀豆中所含的赤霉素和刀豆血球凝集素具有抗肿瘤作用,可使部分肿瘤细胞重新恢复到正常细胞的生长状态。

◇毛豆

排毒功效:具有通气解毒的作用。

毛豆味甘,性平。可驱除邪气、止痛、消水肿、除胃热、通淤血、解药物之毒。对增强人体免疫力,防治血管硬化,促进骨骼发育,防止贫血,降脂,降糖,延缓衰老等也有功效。

毛豆每百克嫩豆粒中含水分 69.8 克、脂肪 7.1 克、蛋白质 19.6 克、胡萝卜素 28 毫克以及多种维生素和氨基酸等营养物质。

◇糙米

排毒功效:具有通便解毒的作用。

糙米对于神经系统和消化系统十分有益。糙米中米糠和胚芽部分均含有丰富的维生素 B 和维生素 E,能提高人体免疫功能,促进血液循环,还能帮助人们消除沮丧烦躁的情绪,使人充满活力。此外,糙米中钾、镁、锌、铁、锰等微量元素含量较高,有利于预防心血管疾病和贫血症。它还保留了大量膳食纤维,可促进肠道内有益菌增殖,加速肠道蠕动,预防便秘和肠癌;膳食纤维还能与胆汁中胆固醇结合,促进胆固醇的排出,从而帮助高血脂症患者降低血脂。

◇小米

排毒功效:具有清热健胃的作用。

小米又称粟米,古称粟,又叫粱,是古代的“五谷”之一,也是中国北方人最喜爱的主要粮食之一。

小米性味甘咸,微寒,具有滋养肾气、和胃安眠、清虚热之功效。小米中大量的碳水化合物,对缓解精神压力、紧张、乏力等有巨大功效。小米又因富含维生素 B₁、维生素 B₁₂等,具有防止消化不良及口角生疮的功效。

发芽的小米,含有大量酶,有健胃的作用。小米具有滋阴养血的功效,可以使产妇虚寒的体质得到调养,帮助她们恢复体力。小米还能够有效防止血管硬化。常食小米的人还不易患失眠症。

◇黑米

排毒功效:具有解毒的作用。

黑米为米中珍品,素有“贡米”“药米”“长寿米”之美誉,具有特殊的营养价值。

黑米蛋白质中赖氨酸的含量是大米的 3～5 倍,所含锰、锌、铜等无机盐大都较之高 1～3 倍,更含有大米所缺乏的维生素 C、叶绿素、花青素、胡萝卜素及强心甙等特殊成分,因此,黑米比普通大米更具营养。

此外,黑米中的钾、镁等矿物质还有利于控制血压,减少患心脑血管疾病的风险,所以,糖尿病人和心血管疾病患者,可以把食用黑米作为膳食调养的一部分。

◇燕麦

排毒功效:具有健胃消毒的作用。

燕麦又名雀麦、野麦。燕麦内含有一种燕麦精,具有谷类的特有香味。其性味甘温,具有补益脾胃、滑肠催产、止虚汗和止血等功效。燕麦面汤是产妇、婴幼儿、慢性疾病患者、病后体弱者的食疗补品。

据中国医学院卫生研究所综合分析的结果:优质燕麦粉蛋白质含量为15.6%,并富含幼儿生长发育的八种必需氨基酸、脂肪、铁、锌等。燕麦含有极其丰富的亚油酸,占全部不饱和脂肪酸的35%~52%。每100克燕麦中含钙50~100毫克;B族维生素的含量居各种谷类粮食之首,尤其富含维生素B_1,能够弥补精米精面在加工中丢失的大量B族维生素。

◇薏仁

排毒功效:具有排毒减肥的作用。

薏仁性寒,味甘、淡,含有丰富的蛋白质和维生素,可促进体内血液循环、水分代谢,发挥利尿消肿的效果,有助于改善水肿型肥胖。喝薏仁水是不错的排毒方法,直接将薏仁用开水煮烂后,根据个人口味添加少许的糖,是肌肤美白的天然保养品。

(二)蔬菜和薯类,肠胃清新的原动力

多吃蔬菜和薯类对人体有益,这是人所共知的。它能有效地促进肠胃的蠕动,具有排毒之功效。因此,只要你了解具有排毒功效的蔬菜和薯类,同时经常性地去食用,你身体中的毒素就会不知不觉地排出来。

◇白菜

排毒功效:具有通便消毒的作用。

白菜所含有的丰富的粗纤维能促进胃肠蠕动,减少粪便在体内的存留时间,从而减少大便中各种致癌物质与肠黏膜的接触时间。同时,还能稀释肠道中的各种毒素,减轻致癌物质的毒素对肠黏膜的刺激强度。所以,多食白菜既能预防和治疗便秘,又能预防痔疮及结肠癌。白菜含有丰富的维生素C,能促进细胞间质形成,维持牙齿、骨骼、血管、肌肉的正常生理功能,促进伤口愈合,促进抗体形成,提高白细胞吞噬能力,增强人体的抵抗力,并能促进人体对铁的吸收,有利于造血。

白菜含有抗活性氧的作用,活性氧能使身体细胞氧化,与癌化及老化有关。白菜含有与制造还原酶有关的物质。持续生成还原酶,可以遏制活性氧造成的癌化。

◇洋白菜

排毒功效:具有健脾益肾,阻止肠内吸收毒素,促进排便的作用。

洋白菜别名甘蓝、结球甘蓝、包心菜、包菜、圆白菜、卷心菜、莲花白、椰菜等。

洋白菜味甘,性平。可益肾、利脏腑、利关节、解菇毒等。洋白菜含有大量人体必需营养素,如多种氨基酸、胡萝卜素、维生素等,可提高人体免疫力。此外,洋白菜中含有较多的微量元素钼,能抑制亚硝胺的合成,具有一定的抗癌作用。而且,洋白菜中的果胶及大量粗纤维能够结合并阻止肠内吸收毒素,促进排便,达到排毒的目的。

洋白菜中含有丰富的维生素和磷,这些物质可促进骨骼发育,防止骨质疏松,常食洋白菜有利于儿童生长发育和老年人骨骼健壮,对促进血液循环也有很大的好处。

洋白菜中富含纤维素,可控制血糖浓度,而可溶性纤维素又能使胃部排空,延缓减缓小肠对葡萄糖的吸收。洋白菜中钙的含量与牛奶相当,多吃洋白菜可以预防成人的骨质疏松症。

◇茄子

排毒功效:具有活血消毒的作用。

茄子性寒,味甘,具有清热解毒、利尿消肿、活血散淤、祛风通络、止痛止血、宽肠利气等功用。适用于水肿、小便不利、乳腺炎、跌打肿痛、痔疮出血、口腔溃疡等病症。对高血压、动脉硬化、咯血、紫斑及坏血病、痛风等患者有辅助治疗的作用。

茄子可以降低血液中胆固醇的浓度,对预防冠心病等有很大的作用;茄子具有抑制异常细胞的作用,可以有效治疗病毒性疣,能抑制癌细胞增殖,尤其抑制卵巢癌的作用特别明显。

◇芹菜

排毒功效:具有降脂解毒的作用。

芹菜性寒凉,味甘微苦,具有清热解毒、化痰下气、利尿通淋、平肝降压、降脂等功效。适用于咳嗽多痰、病毒性肝炎、高血压、高脂血症、冠心病、血管硬化、尿路感染、疮痈肿毒、腮腺炎等病症。

芹菜中含有大量的纤维素,能刺激胃肠蠕动,促进大便排出和降低血中胆固醇,具有明显的降压降脂作用。

◇韭菜

排毒功效:具有散血解毒的作用。

韭菜味辣,性温,具有温中行气、散血解毒、温补肝肾,助阳固精等功效。适用于跌打损伤、噎嗝反胃、肠炎、吐血、尿血、胸疼、阳痿遗精、遗尿、白带白浊、腰膝酸软等症。

适量食用韭菜,能开通肠胃,促进食欲。但不宜过多食用,以免上火,尤其是阴虚内热及疮疡、目疾者应忌食。

◇生菜

排毒功效:具有通便排毒的作用。

生菜,又名叶用莴苣、千金菜等,属菊科,营养丰富。生菜味苦,性寒。有壮筋骨、利五脏、利胸膈、疏通经脉、益脾气的作用。生菜含有大量胡萝卜素和维生素B_2,可以补充人体所需的维生素。

生菜有利于人体内水电解质平衡,促进排尿和乳汁分泌,对高血压、水肿、心脏病患者有很好的食疗作用。生菜的提取物对癌细胞的抑制率达90%,故是极佳的防癌、抗癌食品。

生菜含有多种维生素和矿物质,具有调节神经系统功能的作用,其所含的有机化合物中富含人体可吸收的铁元素,适合缺铁性贫血患者食用。

◇西红柿

排毒功效:具有抗衰去毒的作用。

西红柿性微寒,味甘酸,具有清热解毒、凉血平肝、健胃消食、生津止渴、补肾利尿、降血压等功效。适用于高血压、眩晕、中暑、夜盲症、消化不良、齿龈出血等病症。

西红柿含有柠檬酸、苹果酸等有机酸,能分解脂肪,可促进消化;含有黄酮类等成分,具有显著的止血、降压、利尿作用;含有谷胱苷肽类物质,可延缓体内细胞衰老,并能降低癌症的发病率,因而具有抗衰老、抗癌的作用。

◇胡萝卜

排毒功效:具有和胃去毒的作用。

胡萝卜味甘,性凉,有下气补中、利胸膈、健脾和胃的功效。素有"小人参"之称。可用于健胃消食、治久痢食积、夜盲症、营养不良、小儿软骨病和食欲不振等症。

胡萝卜是有效的解毒食物,它含有大量的果胶,与体内的汞离子结合之后,能有效降低血液中汞离子的浓度,加速体内汞离子的排出。胡萝卜中的木质素可以提高机体的抗癌能力。

胡萝卜含有丰富的胡萝卜素,它能诱导癌细胞向正常细胞转化,并对体内正常细胞无任何不良反应,在体内转变成维生素 A 后,可维护眼睛和皮肤的健康。胡萝卜中还含有较多的叶酸,也有抗癌的效果。

◇白萝卜

排毒功效:具有通气解毒的作用。

白萝卜性凉,味甘辛,具有健胃消食、止咳化痰、通气生津功效。对痢疾、咳嗽失音、食积胀满、消渴口干等病症有辅助治疗作用。脾胃虚寒者不宜生食,气虚者勿食或慎服。

白萝卜中含有的木质素,能提高巨噬细胞吞噬癌细胞的能力;含有一种能分解致癌物质亚硝胺的酶,具有抗癌的作用;还含有干扰素诱生剂,可刺激机体产生干扰素,从而发挥抗病毒、抗癌的作用。

◇豆芽菜

排毒功效:具有清热解毒的作用。

黄豆芽有利湿清热的功效,可排除体内毒素;绿豆芽有清热毒、疗疮疡的作用,可解热毒、酒毒。

黄豆芽中含有一种叫硝基磷酸酶的物质,能补充癫痫病人大脑中所缺乏的这种酶,从而减少癫痫病人发作的次数,减轻发作症状,对癫痫有一定的辅助治疗作用。黄豆芽配甘草与化学抗癌药物同用,能提高抗癌药物疗效,减少药物不良反应。

黄豆芽所含的叶绿素,能有效地防治直肠癌和其他癌症。人体摄入像黄豆芽这类胡萝卜素、维生素 C 含量高的蔬菜,可抑制体内致癌物质,防止癌症发生,尤其长期吸烟者,常吃些黄豆芽,能显著减少肺癌发病率。绿豆芽含维生素丰富,尤其是维生素 C 更为丰富,所以绿豆芽可治坏血病、夜盲症、舌疮口炎等病。

◇香菜

排毒功效:具有消食排毒的作用。

香菜性微温,味辛、气香,具有祛风解毒、芳香健胃、消食下气、发汗透疹等功用。适用于食物积滞、风热头痛、麻疹透发不畅、鱼肉中毒等病症。

香菜含有沉香油酸、苹果酸钾等,能促进血液循环,改善心肌收缩能力及利尿作用。

◇葱

排毒功效:具有解毒御菌的作用。

葱性温、味辛,具有解毒消肿、通阳开窍、祛风活络、清肺健脾等功效。

葱含有的挥发油等有效成分,具有刺激身体汗腺、发汗散热的作用;还能刺激上呼吸道,使黏痰易于咯出;葱还有刺激机体消化液分泌的作用,能够健脾开胃、增进食欲。

葱中所含的蒜素,具有明显的抵御细菌、病毒的作用。尤其对疾杆菌和皮肤真菌抑制作用更强。香葱所含果胶,可明显地减少结肠癌的发生,有抗癌作用,葱内的蒜辣素也可以抑制癌细胞的生长。

◇洋葱

排毒功效:具有降压排毒的作用。

洋葱性平,味甘辛,具有解毒杀虫、平肝降压等功用。适用于高脂血症、动脉硬化症、维生素缺乏症、妇女滴虫性阴道炎等病症。

洋葱所含的二烯丙基二硫化物、硫氨基酸等物质,具有良好的降血脂作用;洋葱中含有的前列腺素 A,有降血压作用。洋葱头中还含有虫草素,是一种抗癌物质。

◇大蒜

排毒功效:具有温中杀毒、抗中毒的作用。

大蒜又名蒜,是生活中不可缺少的调味品。含有丰富的营养。大蒜的嫩叶、鳞茎、蒜薹都可食用,都是常用的调味品,大蒜具有温中消食、解毒杀虫、破淤除湿等功效。

大蒜中含有丰富的氨基酸,其中精氨酸和谷氨酸分别占氨基酸的20%。精氨酸和谷氨酸在人体新陈代谢中表现十分活跃,是合成蛋白质、完成组织生长发育及其修复更新的重要成分。大蒜挥发油所含大蒜辣素等具有明显的抗菌、灭菌作用,尤其对呼吸道和消化道感染、真菌性角膜炎、隐孢子菌感染有显著的功效。大蒜成分具有降血脂、抗动脉硬化的作用。大蒜素及其同系物能有效地抑制癌细胞活性,使癌细胞不能正常生长代谢,最终死亡;大蒜中的锗和硒等元素有良好的抑制癌瘤或抗癌作用;大蒜素还能激活巨噬细胞的吞噬能力,增强人体免疫功能,预防癌症的发生。

大蒜还有抗铅中毒作用,可作为铅生产厂工人的保健食品。

◇生姜

排毒功效:具有利尿解毒的作用。

生姜性温,味辛,具有祛病养生的保健功效。生姜中所含的姜醇,具有强心利尿解毒的功效。从生姜中提取的化学结构与水杨酸接近的特殊物质,经稀释可抗凝血,不仅效果理想,且无任何不良反应。对降低血脂、降低血液中胆固醇含量,维护血管的弹性,防止动脉硬化、血栓及抗心肌梗死都有特殊的效果。

生姜的提取物能刺激胃黏膜,引起血管运动中枢及交感神经的反射性兴奋,促进血液循环,增强胃功能,达到健胃、止痛、发汗、解热的作用。姜的挥发油能增强胃液的分泌和肠壁的蠕动,从而帮助消化;生姜中分离出来的姜烯、姜酮的混合物均有明显的止呕吐作用。生姜中还含有某些具有抗生素作用的物质,具有显著抑制皮肤真菌和杀灭阴道滴虫的功效,可治疗各种痈肿疮毒。生姜还有抑制癌细胞活性、降低癌的毒害作用。

◇辣椒

排毒功效:具有散寒解毒的作用。

辣椒性热,味辛,有温中散寒、开胃除湿、杀虫解毒的作用。适用于胃中冷痛、关节疼痛、食积腹泻、手足冻疮等病症。

辣椒含有辣椒碱、辣椒红素等,能促进唾液分泌及淀粉酶活性,增进食

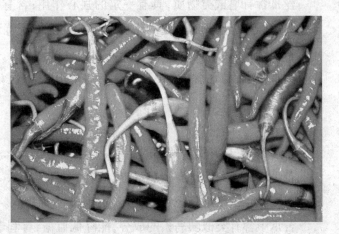

辣椒

欲;反射性扩张血管,促进血液循环,能强烈地刺激感觉神经末梢,引起温热感;能增强胃黏膜的血流量,刺激胃黏膜合成,达到保护胃的作用。

◇冬瓜

排毒功效:具有润肺解毒的作用。

冬瓜性温寒,味甘,具有清热解毒、润肺化痰、定喘止咳、利水消肿等功用。适用于咳喘、口疮、肾炎水肿、冠心病、高血压、糖尿病、肺脓肿、小便短赤等病症。

冬瓜含有丙醇二酸,能抑制糖类转化为脂肪,防止人体内脂肪的堆积,从而达到减肥效果。如果常用冬瓜瓤清洗面部,还可使皮肤滑净。

◇南瓜

排毒功效:具有止痛解毒的作用。

南瓜性温,味甘,具有解毒杀虫、补中益气、消炎止痛等功用。适用于糖尿病、

蛔虫症、哮喘、体虚乏力、肋间神经痛等病症。

南瓜能消除致癌物质亚硝胺所致的突变作用,还能刺激白细胞增生,防治各种原因(包括肿瘤化疗、放疗)引起的白细胞减少症;能促进人体胰岛素的分泌,有助于糖尿病的治疗。另外,南瓜中含有葫芦巴碱,对肝癌、子宫颈癌有一定的治疗作用。

◇丝瓜

排毒功效:具有通络解毒的作用。

丝瓜性凉,味苦,具有清热化痰、凉血解毒、通经络、行血脉、利水消肿等功效。适用于筋骨酸痛、肠风痔漏、疔疮痈肿、血经闭止、血崩不止、肝硬化腹水等病症。

丝瓜含有皂甙类物质,具有一定的强心作用;含有多量的黏液质、木胶、瓜氯酸、木聚糖等成分,具有一定的化痰排毒作用;含有干扰素诱导剂,能刺激机体产生干扰素,从而达到抗病毒、防癌抗癌的功效。

丝瓜性凉,易伤脾胃,慢性腹泻者应慎用。中医认为,多食丝瓜易致阳痿、滑精。

◇苦瓜

排毒功效:具有消暑解毒的作用。

苦瓜性寒,味甘,具有清热解毒、消暑、明目等功效。适用于痢疾、疖肿、丹毒、中暑、热病烦渴、眼结膜炎、痱子过多、小便短赤等病症。

苦瓜中含有类似胰岛素的成分,能降低血糖,有利于糖尿病的治疗;苦瓜能稀释毒素,加速毒素排泄,并且苦瓜中含有一种活性蛋白质,可提高机体免疫功能。故有较好的抗病毒、抗肿瘤效果。

◇葫芦瓜

排毒功效:具有利水解毒的作用。

葫芦瓜性偏凉,味甘淡,具有清热解毒、利水消肿、生津止渴、润肺止咳的功效,适用于肺炎、高血压、尿路结石、黄疸及各种原因引起的水肿、心烦口渴、小便短赤等病症。

葫芦瓜含有干扰素诱生剂,可刺激干扰素的产生,提高机体免疫能力,发挥抗病毒、抗肿瘤的作用。但是,这种干扰素诱生剂不耐高温,故不宜将葫芦瓜煮得太熟。

◇茭白

排毒功效:具有生津去毒的作用。

茭白是一种水生蔬菜。我国传统医学认为,茭白性寒,味甘,具有清热解毒、生津除湿、通利二便的功用。适用于目赤、黄疸、便秘、小便不利、酒精中毒等病症。

◇苦菜

排毒功效:具有止痢解毒的作用。

苦菜是一种野生佳蔬,性寒,味苦,具有清热解毒、消肿排脓、止痢等功用。适用于咽喉肿痛、腮腺炎、乳腺炎、肠痈(阑尾脓肿)、热毒内蕴所致赤白下痢等病症。

苦菜有促进肝细胞再生、改善肝功能、抗肿瘤等作用,可用于治疗病毒性黄疸肝炎等。

◇空心菜

排毒功效:具有解毒清热、凉血利尿的作用。

空心菜也叫蕹菜,茎、叶味甘,性平寒。主要用于治疗鼻出血、皮肤瘙痒和毒虫咬伤等。空心菜根,味淡,性平,主要用于治妇女白带异常。空心菜有清热、解毒、凉血、利尿的功效。中医主要用它治痢疾、疟疾、消渴和食物中毒等。此外,空心菜含胰岛素样物质,可用以治糖尿病。

◇茼蒿

排毒功效:具有清心养胃,解毒化痰,宽中理气等作用。

茼蒿又名蓬蒿、菊花菜、蒿菜等,各地叫法不一,有一种特殊气味;茼蒿中含有特殊香味的挥发油,有助于消食开胃,增加食欲,并且所含的粗纤维有助于肠道蠕动,促进排便,达到通腑利肠的目的。

茼蒿内含丰富的维生素、胡萝卜素及多种氨基酸,可以养心安神,润肺补肝,稳定情绪,防止记忆力减退;其气味芬芳,可以消痰开郁,避秽化浊。

茼蒿中含有多种氨基酸、脂肪、蛋白质及钠、钾等矿物质,能调节体内水钠代谢,通利小便,消除水肿;茼蒿含有一种挥发性的精油以及胆碱等物质,具有降压、补脑的作用。

◇蕨菜

排毒功效:具有滑肠排毒的作用。

蕨菜,又名龙头菜,是一种野生草本植物,性味甘寒,具有清热、滑肠、祛风、化痰、降压、安神等功效,为食疗菜品之一。

◇雪里蕻

排毒功效:具有解毒消肿、开胃消食、温中利气、明目利膈的作用。

雪里蕻又称雪菜、雪里红、春不老、霜不死,其营养丰富,是芥菜类蔬菜中叶用芥菜的一个变种。

雪里蕻中含有大量抗坏血酸,能参与机体重要的氧化还原过程,增加大脑中氧含量,激发大脑对氧的利用,有醒脑提神、解除疲劳的作用;还有解毒之功,能抗感染和预防疾病的发生,抑制细菌毒素的毒性,促进伤口愈合,可用来辅助治疗感染性疾病。

雪里蕻组织较粗硬,含有胡萝卜素和大量食用纤维素,故有明目与宽肠通便作用,可作为眼科患者的食疗佳品。还可防治便秘,尤其适宜老年人及习惯性便秘者食用。雪里蕻腌渍后有一种特殊的鲜味和香味,能促进胃、肠消化功能,增进食欲。

◇菱角

排毒功效:具有祛暑解毒的作用。

菱角性凉,味甘,具有祛暑生津、益气健胃、利尿通乳、解酒毒、抗癌等功效。适用于消化不良、暑热伤津、痢疾泻泄、痔疮便血、胃溃疡、月经过多、酒精中毒、癌症(如食道癌、肝癌、乳腺癌、子宫癌)等。

菱角肉质中含有一种物质,能有效治疗肝癌腹水,并对癌细胞有抑制作用,具有一定的抗癌效果。

◇芦笋

排毒功效:具有健脾排毒的作用。

我国传统医学认为,芦笋性微温、味甘苦,具有解毒抗癌、滋阴润燥、健脾益气、生津解渴等功用。适用于湿疹、神经痛、食欲不振、动脉硬化、急慢性肝炎、肝硬化、尼古丁中毒、癌症等。

芦笋是一种碱性食品,可中和体内的酸性物质,改变体内酸性环境,从而避免或减轻酸性产物对身体的危害。它还是一种有效的肾脏排毒清洁剂,能降低肾小管的重吸收,具有利尿排毒及清除肾脏结石的作用。

另外,芦笋还含有芦丁成分,可降低血压、软化血管,可用于冠心病、高血压病人的辅助治疗。

◇苜蓿

排毒功效:具有利肠消毒的作用。

苜蓿,又名草头,为豆科一年生或多年生草本植物。

苜蓿性平,味苦,有清热化痰、舒筋活络、利大小肠等作用。可辅助治疗湿热黄疸、尿路结石、目黄赤及夜盲症等。

◇莴菜

排毒功效:具有理气解毒的作用。

莴菜,又称莴苣、莴笋,性凉,味甘苦,有清热解毒、通利大小便、通乳、理气化痰的作用,有助于治疗小便赤热短少、尿血、乳汁少或乳汁不通、咳嗽脓痰等病症。

莴笋可增强胃液和消化酶的分泌,也可增加胆汁分泌,从而刺激消化道各器官的蠕动,促进消化。莴笋的茎叶中含有一种芳香烃羟化酯,能够分解食物中的致癌物质亚硝胺,防止癌细胞的形成,对于消化系统癌症有一定的预防作用。

由于莴菜含热量低,其维生素、矿物质含量较高,适宜于肥胖者、动脉硬化症、高脂血症、高血压等患者食用。

◇莲藕

排毒功效:具有滋阴去毒的作用。

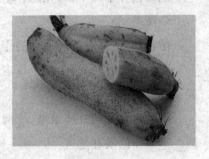

莲藕

莲藕,又名莲菜,为水生宿根植物,是我国水生蔬菜作物中经济价值最高的一种。生莲藕性寒,熟莲藕性温。

莲藕能清热、生津、止血。榨汁饮服,可用于治疗吐血、尿血、便血、子宫出血、发热烦渴、消渴等症;莲藕能益气健脾、开胃消食,可用于脾虚食少、病后体弱者。

◇荸荠

排毒功效:具有清热解毒、消痈化痰、化积利肠排毒、通淋利尿等作用。

荸荠又称地梨、地栗、马蹄等。

荸荠中所含的荸荠英对金黄色葡萄球菌、大肠杆菌及绿脓杆菌有抑制作用,对降压、防癌亦有效果,专家认为吃荸荠可以预防铅中毒。

近年研究发现,荸荠含有一种抗病毒物质,可抑制流脑、流感病原体,能用于预防流脑及流感的传播,其富含黏液质,有生津润肺化痰作用;荸荠含有蛋白质、淀粉,能促进大肠蠕动;所含的粗脂肪有滑畅通便作用。

中医认为,荸荠甘寒,能清肺热;质嫩多津,可疗热病、津伤、口渴之症。本品水煎汤汁能利尿排淋,对于小便淋漓涩痛者有一定的治疗作用,为尿路感染者的食疗佳品。

◇红薯

排毒功效:具有通便排毒的作用。

红薯又名白薯、甘薯、地瓜、番薯等,是极为常见的大众食品。红薯具有和血补中、通便排毒、益气生津之功效。相关研究表明,在具有抗癌作用的食品中,红薯的抗癌作用名列榜首。

红薯的蛋白质含量较低,但这些蛋白质的氨基酸组成很接近人体需要,有较高的利用价值。红薯的脂肪含量很低,但这些脂肪中含有大量胶原和黏多糖类物质,能保持人体动脉血管的弹性,防止人体心血管系统脂肪沉积、动脉粥样硬化的发生,还可使人体皮下脂肪减少,避免过度肥胖,并可以防止肝、肾结缔组织萎缩。此外,红薯中含有较多的纤维素,对促进胆固醇排泄,预防动脉硬化有一定作用,还可以促进肠蠕动,减少粪便在肠道中的停留时间,并能稀释毒素,减轻毒素对肠道的刺激,预防肠癌的发生。

红薯营养十分丰富,且能补中益气,对中焦脾胃亏虚、小儿疳积等病症有益。

◇魔芋

排毒功效:具有抗癌消毒的作用。

魔芋,属天南星科多年生草本植物的块茎,又名药葫,味辛,性温,具有扩张血管、降血压、抗癌等作用。

魔芋含有葡萄甘露聚糖,能抑制胆固醇吸收,预防心血管疾病,降低动脉硬化,减少高血压的潜在危害。

此外,葡萄甘露聚糖可抑制唾液淀粉酶活性,有助于降血糖;能促进肠道蠕动,消除肠壁堆积物,促进有毒物质排出,可防治便秘、结肠癌等。

◇山药

排毒功效:具有补中去毒的作用。

山药即薯蓣,又名白山药、长山药、佛堂薯等。肉质肥厚,富含淀粉,是一种较为珍贵的蔬菜。

山药性平,味甘,无毒,有补中益气、长肌肉、止泻泄、治消渴、益肺同精、滋养强壮等功效,是药、膳皆佳的蔬菜。另外,对糖尿病有辅助治疗作用。

(三)时令水果,排毒养颜魅力先锋

水果是人类不可缺少的食品,常吃能养颜护肤是大家所共知的,难道水果也能用来排毒吗?是的,苹果、猕猴桃、草莓、红枣、西瓜、樱桃、葡萄都有神奇的排毒效果。因此,常食水果将使你的身体重回健康轨道,并且不再为毒素烦恼。

◇菠萝

排毒功效:具有健胃排毒的作用。

菠萝,又称凤梨、天婆罗等。性平,味甘微涩,具有健脾解渴、利尿降压、祛湿消肿等功效。适用于虚热烦渴、食积不化、腹胀吐泻、中暑等症。

菠萝营养丰富,含有果糖、葡萄糖、柠檬酸、蛋白酶、多种维生素及矿物质,其中维生素C含量较高。菠萝中的蛋白酶,能促进蛋白质的消化和吸收。

◇李子

排毒功效:具有通便解毒的作用。

李子又称嘉应子,甜酸适度,汁多味美,富有营养。具有生津止渴、利水解毒、活血等功效。李子能促进胃酸和胃消化酶的分泌,有增加胃肠蠕动的作用,能促进消化、增加食欲。对胃酸缺乏、食后饱胀、大便秘结者尤宜。

新鲜李子肉中含有多种氨基酸,生食后对于治疗肝硬化腹水颇有裨益。

◇苹果

排毒功效:具有降胆固醇排毒的作用。

苹果味甘性凉。有生津、润肺、除烦、解暑、开胃、醒酒之功;苹果主要含碳水化合物,其中大部分为糖,蔗糖约 4%,还原糖 6%~9%。未成熟的果实含淀粉,随苹果的成熟而消失。含酸约 0.5%,主要为苹果酸,此外尚含奎宁酸、柠檬酸、酒石酸。芳香成分中醇类含 92%,碳类化合物 6%,此外还有脂肪酸。

实验证明,去果胶的苹果注射液有升高血糖、利尿和降压作用,有助于消化,促进大便排泄,从而达到身体排毒的功效。

◇梨

排毒功效:具有润肺消毒的作用。

梨有生津润肺滑肠,清热解毒化痰的作用。梨中含有丰富的维生素,其中维生素 B_1,能保护心脏,减轻疲劳;维生素 B_2、维生素 B_3 能增加心肌活力,降低血压。药理研究证明,梨还具有增加血管弹性的作用。

梨性凉并能清热镇静,常食之,对肝阳上亢或肝火上炎型高血压患者改善头晕目眩症状及恢复血压有益。

梨中含有苷及鞣酸等成分,能祛痰止咳,对肺结核咳嗽效果较好,并能养护咽喉。食梨可防止动脉粥样硬化,抑制致癌物质亚硝胺的形成,因而能防癌抗癌。

梨含有较多的糖类物质,糖类物质中果糖含量占大部分(即使糖尿病患者也能服食),易被人体吸收,促进食欲,对肝炎患者的肝脏有保护作用。梨中果胶含量很高,比苹果更有助于消化,能够促进大便排泄。消化不良及便秘者餐后食之有益。

◇杏

排毒功效:具有止咳排毒、润肠通便的作用。

杏具有润肺止咳、化痰定喘、生津止渴、润肠通便、排毒抗癌之功效。杏中含苦杏仁甙,有较强的镇咳化痰作用,可用于各种咳嗽;其所含的柠檬酸、苹果酸等,有生津止渴作用;其所含的杏仁油,可促进胃肠蠕动,润肠通便,治疗便秘;其所含的维生素、儿茶酚、黄酮类、苦杏仁甙等,对癌细胞有抑制作用,可防癌抗癌。

·健康饮食排毒养生·

图文珍藏版

杏含有多种营养物质,可补充人体营养,提高机体抗病能力,并且其维生素 A 含量丰富,具有保护视力、预防眼疾的作用。

◇柑

排毒功效:具有滑肠排毒的作用。

柑又称柑子,味道甘酸,性凉,营养丰富。柑有生津止渴、润燥滑肠排毒、和胃利尿、醒酒等作用。柑含有大量的维生素、有机酸等,能够清胃热,利咽喉,止干渴,对胸膈烦热、口干欲饮、咽喉疼痛者食之甚佳。

另外,柑皮与橘皮一样含有橙皮甙、川陈皮素和挥发油,具有祛痰平喘、消食顺气的作用。

◇橙

排毒功效:具有开胃排毒的作用。

橙别名黄果、金环。气味清香,酸甜味美,堪称佳果。甜橙具有开胃消食、生津止渴、理气化痰、解毒醒酒及排毒等功效。

橙对人体新陈代谢有明显的调节和抑制作用,可增强机体抵抗力,防止微血管出血。同时,甜橙还有通乳作用。

甜橙果皮煎剂具有抑制胃肠道及子宫平滑肌运动的作用,从而能止痛、止呕、止泻等;其果皮中所含的果胶具有促进肠道蠕动,加速粪便排泄,防止胃肠胀气及促进消化的作用;橙皮中所含的橙皮油有宽胸降气、止咳化痰的作用。

另外,甜橙果肉及皮均能解除鱼、蟹中毒。

◇橘子

排毒功效:具有润肺排毒的作用。

橘子性温,味甘平,具有润肺止咳、理气化痰、活血通络、和胃化浊、解酒毒等功效。适用于胸膈结气、咳嗽痰多、胸肋闷痛、消化不良、醉酒等病症。

橘核性温,味苦平,无毒,能理气止痛,适用于疝气、睾丸肿痛、乳痈、腰痛等病症。

◇柚子

排毒功效:具有解郁排毒的作用。

柚子性味酸寒,无毒,主治孕妇食少口淡,去胃中恶气,解酒毒,消食化痰,疏肝解郁。

新鲜柚子的果汁中,含有类胰岛素成分,有降低血糖的作用;柚子含有枸橼酸,具有消除疲劳的作用。

◇杨桃

排毒功效:具有生津解毒的作用。

杨桃性寒,味酸,具有清热解毒、生津利水等功效,适于烦渴、风热咳嗽、口腔溃疡、牙痛、尿路结石、酒精中毒、小便不利等病症。不宜多食,以免伤及脾胃。

◇山楂

排毒功效:具有消食解毒的作用。

山楂,又称红果、山里红,营养丰富,其维生素 C 含量仅次于猕猴桃及红枣,在果品中占第三位。

我国传统医学认为,山楂性温,味甘酸,具有消食化积、活血化瘀、杀虫解毒等功效。适用于食积、泻痢、高血压、冠心病、高脂血症、肥胖症、闭经、产后腹痛等病症。

山楂含有三萜类和黄酮类成分,能调节心肌功能,增大心室、心房运动幅度;扩张冠状动脉,增加冠状动脉血流量和心搏能力;降低血压、降低血脂和转氨酶及调节心律等。对防治冠心病、动脉硬化有显著疗效。

山楂还能扩张支气管,促进支气管纤毛运动,排痰平喘,可用于治疗支气管炎。另外,山楂所含的黄酮类成分中,有一种具有抗癌作用。

◇柿子

排毒功效:具有化痰排毒的作用。

柿子,又称猴枣,营养丰富,含有蛋白质、糖类、钙、铁、磷、多种维生素等成分,其中维生素和糖比一般水果高 1~2 倍。

我国传统医学认为,柿子性寒,味甘涩,具有清热除烦、生津止渴、润肺化痰、健脾开胃的功效。适用于咳嗽、吐血、咯血、热渴口疮、高血压、甲状腺肿大等症。

柿子不能食用过多,以免发生胃柿石症,严重者会危及生命。未熟的柿子也不能食用。

◇香蕉

排毒功效:具有润肠解毒的作用。

香蕉气味芳香,味道甜美,为果中佳品,在世界水果中列为“百果之冠”。

香蕉具有清热生津,润肠解毒,养胃抑菌,降压降糖等功效。香蕉性寒味甘,能清肠热、通大便、排毒素。热病烦渴、大便秘结者宜食之;其果糖与葡萄糖1:1的天然组成比例,使其可用于治疗脂肪痢;香蕉所含的大量糖类、粗纤维,能将体内致癌物质迅速排出体外,与其他作用联合而具有防癌、抗癌功效;香蕉对人体尚有消炎解毒、抑制血压升高等作用。

◇西瓜

排毒功效：具有除烦解毒的作用。

西瓜，民间又称寒瓜，中医称之"天然白虎汤"。具有清热解毒、消暑除烦、止渴和利小便等功效。西瓜含有大量水分、多种氨基酸和糖，可有效补充人体的水分，防止水分散失而中暑；同时，西瓜利小便可排出体内多余热量，可清热解暑。

西瓜不仅果汁丰富，且几乎包含了人体所需的各种营养成分，可补充营养，有益健康；西瓜汁能排除体内代谢产物，清洁肾脏及输尿管道，有美容及延缓衰老的作用；西瓜汁中的蛋白酶，可以促进人体对蛋白质的吸收。

西瓜所含的瓜氨酸、精氨酸、苷具有利尿降压作用，所含的少量盐类对肾炎有较好的治疗作用；以西瓜为原料制成的西瓜霜有消炎退肿之效。此外，西瓜皮营养也十分丰富，具有消炎降压，促进新陈代谢、减少胆固醇、软化及扩张血管、抗坏血病等作用。

◇猕猴桃

排毒功效：具有清热解毒、生津止渴、利水通淋的作用。

猕猴桃含有蛋白水解酶、纤维素和果酸，能帮助消化食物，尤其是消化肉类食物，促进肠蠕动，帮助排便；还可作为汞的解毒剂，解毒护肝，并可用于酒精中毒、坏血病、过敏性紫癜、感冒、脾大、骨节风、热毒、咽喉痛等病的辅助治疗。

猕猴桃果汁能阻断致癌物质 N-亚硝基吗啉在人体合成，预防多种癌症的发生并能提高人体的免疫功能；其鲜果及果汁制品可降低胆固醇及降低甘油三酯，对高血压、高脂血症、冠心病等均有良好的保健作用。

猕猴桃中含有营养头发的多种氨基酸、泛酸、叶酸、酪氨酸等物质，以及合成黑色颗粒的铜、铁和具有美容作用的镁，故有乌发美容的作用，被誉为"美容果"。

◇橄榄

排毒功效：具有消肿利咽、生津解毒之功效。

橄榄又名青果，甘酸微苦涩，久嚼则清甜生津，齿颊留香。橄榄中含有大量鞣酸、挥发油、香树脂醇等，具有滋润咽喉、抗炎消肿的作用；橄榄可解河豚、毒蕈之毒。

另外，橄榄中含大量糖类、维生素、鞣酸、挥发油及微量元素，有助于解除酒毒，安神定志。

◇荔枝

排毒功效:具有补肝排毒的作用。

荔枝性温,味甘酸。鲜品能生津止渴、和胃降逆,适用于胃燥气逆、津液不足、胃痛呃逆、咽喉肿痛等患者。

荔枝素有"果中之王"的美称,果肉中葡萄糖含量高达66%,并含有果糖、蔗糖、多种维生素、苹果酸及游离氨基酸等营养成分。荔枝还能改善肝功能,加速毒素排除,促进细胞生成。

◇葡萄

排毒功效:具有养胃解毒的作用。

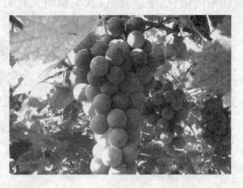

葡萄

葡萄又名蒲桃、草龙珠、山葫芦。葡萄品种极多,其成分主要有葡萄糖、果糖、蔗糖,易被人体直接吸收。

葡萄可以滋阴生津、补气利尿,还可解表透疹,除烦解渴、健胃、利筋骨。一般人均可食用,是果品中的佳品。尤其适于病后体弱、咽干烦渴、营养不良、水肿、小便短赤或涩痛、尿中有血、胎动不安者食用。另外,葡萄对神经衰弱、过度疲劳者也有益。

◇草莓

排毒功效:具有安神抗毒的作用。

草莓又称洋莓,不仅色泽美艳,而且味道甜酸,清香可口,营养丰富。草莓鲜果富含水分及诸多营养成分,其中维生素C含量最为丰富,是西瓜、苹果、葡萄的10倍左右。草莓含有脂肪、糖类、蛋白质、粗纤维、胡萝卜素、硫胺素、核黄素、烟酸、柠檬酸、苹果酸、多种氨基酸以及钙、磷等矿物质,其果糖、蔗糖、葡萄糖、有机酸、矿物质的含量不但丰富,而且比例适当。

草莓具有凉血解毒、润肺生津、健脾和胃、补气益血之功效。草莓有生津养胃、调和脾胃之功效,饭前食用,可刺激胃液大量分泌,帮助消化。

◇樱桃

排毒功效:具有调中排毒的作用。

樱桃,别名含桃、荆桃,朱樱、樱珠。味甘,微酸,性温,归脾、肝经。能益脾胃、滋肝肾、涩精。

对脾胃亏虚引起的食欲不振、倦怠乏力,佐餐食用效果不错。另可用于肝肾不足引起的腰膝酸软、神倦乏力，亦可用于卒中后遗症的肝肾不足患者。樱桃可直接食用，亦可研膏食用。樱桃汁外搽能治冻疮、汗斑、烧伤等症。

◇无花果

排毒功效：具有平喘解毒的作用。

无花果又名天生子、映日果、奶浆果等。味道甘淡稍甜，营养极其丰富。无花果具有健脾化食，润肠通便，利咽消肿，解毒抗癌等功效。无花果所含的多种酸、酶能帮助消化，促进食欲；酸类物质又具有抗菌消肿的作用；其所含的脂类丰富，故可润肠通便以排毒。

无花果所含的脂肪酶、水解酶等有降低血脂、分解血脂的作用，可起到降血压、预防冠心病的作用；其所含的一些活性成分及芳香物质"苯甲醛"具有防癌抗癌作用，可防肝癌、肺癌、胃癌的发生，还有延缓移植性腺癌、淋巴肉瘤的发展，促使退化的功效。同时，无花果因其营养成分极其丰富，可有效补充人体的营养成分，增强机体的抗病能力。

◇罗汉果

排毒功效：具有清热、凉血、解毒、止咳化痰、润肠通便的作用。

罗汉果别名种田泡、翁扭、牛奶母。含有人体所需要的多种营养成分，可补充人体营养，提高人体抗病能力，用于抗坏血病、抗癌、抗衰老，老年人宜常食。

罗汉果性凉味甘，含有多种不饱和脂肪酸，具有消炎清热、利咽润喉之功效；同时亚油酸、油酸等不饱和脂肪酸可降低血脂，减少脂肪在血管内的沉积，可防治高脂血症、动脉粥样硬化。罗汉果中的糖甙无一般食糖作用，却又可令人产生饱腹感，且含有大量粗纤维，可减轻饥饿感，因此可用于治疗糖尿病，是其食疗佳品。

◇红枣

排毒功效：具有安神排毒的作用。

红枣，又称大枣。性温，味甘，具有补虚益气、养血安神、健脾和胃的功效，适用于脾胃虚弱、气血不足、倦怠无力、失眠等病症。

红枣营养十分丰富，维生素 C 的含量在果品中名列前茅。红枣富含三磷酸腺苷，它能增强肌力，消除疲劳，扩张血管，增加心肌收缩力，改善心肌营养，对防治心血管疾病有良好的作用。

红枣含有山楂酸，具有显著的抗癌作用，能预防和治疗消化道及其他部位的肿瘤。另外，红枣还有抗衰益寿的作用，是中老年人最为理想的延年益寿食品。

◇核桃

排毒功效:具有抗衰排毒的作用。

核桃,又称胡桃、羌桃。性温,味甘,具有补肾助阳、温肺定喘、补气养血、强筋健骨、益智等功效。适用于肾虚头晕、阳痿遗精、早生白发、神经衰弱、失眠多梦等病症。

核桃营养价值较高,富含亚油酸、亚麻酸等不饱和脂肪酸,能降低血中胆固醇,能预防和治疗动脉血管硬化;含有丰富的磷脂,能增进人体细胞活力,提高脑神经功能,促进造血机能及毛发的生长。

核桃含有的锌、锰、铬等微量元素,参与人体新陈代谢,维持机体的正常功能;含有维生素 E,可使细胞膜免受自由基损害,延缓人体衰老;含有赖氨酸,能抑制肿瘤生长,并可抑制抗癌药物产生的副作用;含有胡萝卜素,有助于防癌,并对化学致癌物有破坏作用,能明显改善症状,缩小肿块。

◇栗子

排毒功效:具有补肾排毒的作用。

栗子,又称板栗、大栗等。性温,味甘,具有补肾强骨、健脾养胃、活血止血等功效。适用于肾虚尿频、腰膝酸软、反胃泄泻、吐血便血、创伤肿痛等病症。

◇伊丽莎白瓜

排毒功效:具有安神消毒的作用。

伊丽莎白瓜,是从国外引进的一种水果。它含有一种重要的类脂化合物,能缓解失眠等神经衰弱症状,也能防止血管硬化。它的消化酶含量在水果中名列第一,能促进消化。有研究证实,它对防治肠癌有一定的效果。

◇甜瓜

排毒功效:具有消食排毒的作用。

甜瓜营养丰富,瓜皮内含有胡萝卜素、钾元素等成分。果肉里还含有锌、碘、钙、多种核糖核酸以及多种活性酶。这些物质能促进消化和新陈代谢,加速体内废物的排出,保护肾脏,防治软骨病等。

我国传统医学认为,甜瓜性寒,味甘,具有清暑热、解烦渴、利小便的功用。适用于风湿麻木、四肢疼痛等病症。

◇甘蔗

排毒功效:具有通便排毒的作用。

甘蔗性寒,味甘,具有清热生津、润燥通便、降气止呕、解酒毒等功效,适用于热病伤津、心烦口渴、反胃呕吐、肺燥咳嗽、大便燥结等。

甘蔗素有"无蜂之蜜"的美誉,其糖分容易被人体消化吸收,并释放出热量,供人体活动之用。甘蔗含有矿物质、氨基酸及多种维生素,对人体健康、抑制肿瘤十分有益。

◇枇杷

排毒功效:具有润肺排毒的作用。

枇杷果可润肺止咳,降气化痰。适用于肺热咳嗽、咳痰、咯血等病症。

经研究证实,枇杷叶中含有挥发油类,是治疗肺病、咳喘的良药;枇杷叶水煎剂对金黄色葡萄球菌、肺炎球菌、痢疾杆菌等多种微生物有抑制作用。

枇杷花(上冬花)含挥发油、低聚糖,主治伤风感冒,咳嗽痰血;枇杷核可用来治咳嗽、疝气等。

◇桃

排毒功效:具有滑肠排毒的作用。

桃为蔷薇科桃属。桃干含钙量在水果中居前列。多食鲜桃,有益于身体健康。桃含钾多,含钠少,水肿者宜多食。

桃仁性平,味苦,能破血散淤、润燥滑肠,可抑制凝血,抑制呼吸中枢,有止咳和短暂性降血压作用,可用于痛经、闭经、跌打损伤、淤血肿痛、肠燥便秘等病症。

◇梅子

排毒功效:具有杀虫解毒的作用。

梅子性平,味酸,具有润肺止咳、生津止渴、敛汗止血、涩肠止泻、解毒杀虫等功效。适用于中暑、久咳泄泻、腹痛呕吐、痢疾、糖尿病、自汗盗汗、疮疖肿毒、牛皮癣、蛔虫症、各种出血症等病症。

◇石榴

排毒功效:具有止泻解毒的作用。

石榴性温,味甘酸,具有镇咳、涩肠止泻、解毒杀虫等功效。适用于咳嗽、久泻久痢、肠道寄生虫、脱肛、牛皮癣等病症。石榴不宜多食,以免腐蚀牙齿。

◇桑葚

排毒功效:具有滋阴排毒的作用。

桑葚含有葡萄糖、蔗糖、果糖、鞣质、苹果酸、多种维生素、烟酸、亚油酸和少量的硬脂酸、油酸、矿物质等。具有滋阴养血、平肝降压等功效,适用于消渴、阴虚阳亢之眩晕、血虚肠燥、便秘等症。

大便稀溏或泄泻者,应忌食桑葚。

◇银杏

排毒功效:具有平喘排毒的作用。

银杏,俗称白果,性平,味甘涩,有毒,具有敛肺平喘、固精止遗、止带等功效。适用于遗精、遗尿症、小便频繁、白带过多等病症。

银杏含有氢化白果酸、氢化白果亚酸。研究证实,白果酸能抑制结核杆菌和一些皮肤真菌,并对葡萄球菌、链球菌等有不同程度的抑制作用。果肉的抗菌力较果皮强。

(四)水产品、肉、蛋等荤食排毒大检阅

大多数人都认为水产品、肉、蛋等此类食品属于进补的范畴,殊不知,它还有排毒的功效。于是就产生了这样的疑问:排毒不是把身体中的东西排出去吗?

这里将告诉你哪种水产品、肉、蛋具有排毒作用。

◇牡蛎

排毒功效:具有强精排毒的作用。

牡蛎有"海中牛乳"之称,自古以来就被当成强精食品。据研究证实,人体内含有许多活性氧的自由基,它能使身体的细胞氧化、癌化,并加速老化。谷胱甘肽能够消除体内的自由基。牡蛎中含有丰富的牛磺酸等成分,有助于谷胱甘肽的生成。因此,只要摄取牡蛎,就可以大量合成在体内很难生成的谷胱甘肽,提高消除自由基的效力,预防癌症,抑制酒精对肝脏造成的损害等。

◇蜗牛

排毒功效:具有消肿解毒的作用。

蜗牛性寒,味咸,具有清热解毒、消肿软坚、利尿平喘、通乳等功效。适用于鼻衄、哮喘、咽喉肿痛、腮腺炎、痔疮脱肛、疮痈肿毒等病症。

据报道,科学家从蜗牛体斑提取了凝血素、催产素等,应用于临床和血液研究。白蜗牛消化液中的多种生物酶,可用于细胞生物学和遗传学的研究。

◇猪血

排毒功效:具有润肠排毒的作用。

猪血的营养十分丰富,素有"液态肉"之称,蛋白质含量高,而脂肪含量极少,属低热量、低脂肪、高蛋白质食品。另外,猪血中含有人体必需的矿物质如钙、磷、钾、钠等,以及微量元素铁、锌、铜、锰等。

猪血中的血浆蛋白,经人体胃液等分解后,有排毒和滑肠的作用,能与侵入人体肠道的各种粉尘、有害金属微粒发生化学反应,并使其排出体外,具有清肠除污、

排除肠道毒素的作用。常食猪血,有助于预防动脉硬化、冠心病等。

◇蛇肉

排毒功效:具有祛风排毒的作用。

蛇肉性平,味甘,具有祛风、通络、解毒、抗过敏等功效。适用于手足麻痹、风湿性关节炎、黄褐斑、湿疹、痱子、青春痘、皮肤瘙痒等病症。蛇肉还具有调节血脂、减少皮脂分泌、增强机体免疫力等功用。

◇海参

排毒功效:具有补肾排毒的作用。

海参性湿,味甘,具有补肾益精、养血润燥,除湿利尿等功效,能抗癌抗菌,可用于治疗阳痿、遗精、小便频繁、肠燥便秘、产妇体虚等病症。

海参含有大量精氨酸,有助于维持人体正常代谢;含有硫酸软骨素,有助于治疗冠心病、动脉硬化、心绞痛、心肌梗死,对防治高血压有帮助。

◇海蜇

排毒功效:具有润肠解毒的作用。

海蜇性平,味咸,具有清热解毒、化痰消积、润肠、降压、消肿软坚等功效。适用于痞积胀满、大便燥结、积血带下、丹毒等病症。善于清泄体内火毒。

研究证明,从海蜇中提炼出的水母素,在抗菌、抗病毒、抗癌方面,都具有很好的作用;海蜇能扩张血管、降低血压;海蜇含有丰富的胶质,对预防心脑血管硬化也有一定的功效。

◇泥鳅

排毒功效:具有除湿排毒的作用。

泥鳅又称鳅鱼,肉质细嫩,营养价值极高。所含的脂肪低,蛋白质含量高,钙、磷、铁、维生素 A、维生素 B$_1$、维生素 B$_2$ 及烟酸等含量也较为丰富。

泥鳅肉性平,味甘,可补中气、祛湿邪、止泄泻、除黄疸,能排除体内湿热之毒,是排毒养颜的佳品。

泥鳅含有丰富的不饱和脂肪酸,可以抵抗人体血管衰老,很适宜中老年及肥胖者食用。

◇田螺

排毒功效:具有镇脑排毒的作用。

田螺性寒,味甘咸,有清热利尿的作用。可用于治疗小便短赤、黄疸、痔疮便血、目赤肿痛、疔疮肿毒等病症。

田螺肉含蛋白质高,脂肪含量低,适宜于肥胖及血脂、血压偏高者食用;含有丰富的维生素 B_1,可用于治疗脚气病。

经常食用田螺肉,可增强肌肉弹性,使皮肤光滑细嫩,还有镇静安神的作用。

◇兔肉

排毒功效:具有补中益气、止渴健脾、凉血、解毒、利大肠的作用。

兔肉是高蛋白、低脂肪肉类,常吃没有发胖之忧。兔肉中卵磷脂含量丰富,可以防止血栓形成,保护血管壁,而且胆固醇含量很少,能防止动脉硬化的形成。

◇河蚌

排毒功效:具有平肝去毒的作用

河蚌性寒,味咸,有滋阴清热、明目解毒、平肝降压、安神、利尿等作用,适用于热毒内盛、目赤肿痛、痔疮出血、崩漏、小便不利、高血压、黄疸型肝炎、胆囊炎、尿路感染和糖尿病等病症。

河蚌可与鱼炖煮食用,也可与肉炖煮食用,具有滋阴补虚的功效,适宜于阴虚体弱者。

◇鲤鱼

排毒功效:具有消肿解毒的作用。

鲤鱼营养价值很高,特别是蛋白质的含量很高,可供给人体必需的氨基酸。

我国传统医学认为,鲤鱼性温,味甘,有安胎通乳、除湿消肿、祛淤等功效。有助于治疗小便不利、水肿、黄疸、妊娠、胎气不安、乳汁不畅等病症。

◇蛋

排毒功效:具有养颜排毒的作用。

蛋是优质蛋白质的来源,同时含有丰富维生素(特别是维生素 A、B 族维生素、维生素 D、维生素 E)和矿物质。

蛋黄中富含卵磷脂,其中的胆碱在脂类代谢中扮演着重要的角色,因此蛋是排毒非常理想的食物。

蛋黄虽然含有胆固醇,但是这并不会增加血液中的胆固醇含量,这已被科学实验所证实。如果因为蛋黄中胆固醇高而不吃蛋或少吃蛋是不明智的。

(五)菌藻食物,排毒养颜的食中圣品

海带、蘑菇等菌藻类食品是老百姓家常见的菜肴原料,海带对人体的作用已经得到绝大多数人的肯定,日常生活中还有很多菌藻类的食品对排毒极其有效。为此,菌藻食物堪称排毒养颜的食中圣品。这里将介绍一些具有排毒功效的常用的菌藻类食物。

◇海带

排毒功效:具有清热解毒、利尿、化痰软坚的功效。

海带又名昆布、海带菜。含碘量为食品之最。

海带中含有藻酸,能使体内过量的盐排出体外,不仅对治疗高血压病有好处,对肾病也有独特的预防作用。海带的有效成分甘露醇是一种疗效显著的利尿剂,可治疗各种水肿。

海带通过改变大便菌群活性,从而改变结肠的肠道生态环境,选择性地减少或杀灭可产生致癌物质的某些结肠内的细菌,能够帮助润肠、清肠通便,从而达到排毒的功效,热性便秘者食之有辅助通便之功效。

海带含有较多的碱性成分,有助于体内酸碱平衡;海带所含的昆布素有清除血脂的作用,能使血中胆固醇含量显著降低;海带为多糖类物质,也具有降血脂的功效,从而有利于防止心血管疾病及老年性疾患。

◇紫菜

排毒功效:具有化痰软坚、利水解毒消肿、利咽止咳、养心除烦等功效。

紫菜别名甘紫菜。紫菜所含的多糖具有明显增强细胞和体液的免疫功能,可促进淋巴细胞转化,提高机体的免疫力。

实验室研究证明,紫菜可显著降低进食高脂饲料的大鼠血清当中胆固醇的总含量。紫菜的有效成分有助于脑肿瘤、乳腺癌、甲状腺癌、恶性淋巴瘤等疾病的防治。

◇黑木耳

排毒功效:具有补气止血、涩肠活血、凉血解毒的作用。

黑木耳又称木耳、云耳、榆耳等。黑木耳中的多糖物质有一定的抗癌作用,可用于肿瘤病人的辅助食疗。黑木耳中的一类核酸物质可显著降低血中的胆固醇。

经常食用黑木耳,还可以抑制血小板凝集,对冠心病和脑、心血管疾病患者颇为有益。中医学认为黑木耳因生长在背阴潮湿的环境中,得阴气最多,有补气活血、凉血的作用。从它的特性来看偏于凉,颜色黑可入血中,所以能够清除血中的热毒。

另外,黑木耳所含的胶体,具有较强的吸附力,可将残留人体消化系统内的灰尘杂质等吸附集中出来,排出体外,从而可以清理消化道,具有很强的滑肠作用,有"肠道清道夫"之称,经常食用可将肠内的大部分毒素带出体外,是矿山、冶金、纺织、理发等行业职工的保健食品。

◇银耳

排毒功效：具有养胃补肾、清热排毒的作用。

银耳又称白木耳、雪耳、菊花耳等。它以色泽银白，形如耳状而得名。

银耳性平，味甘，无毒，有滋阴清热，润肺止咳，益气和血，养胃生津，补肾强心，健脑提神，解除疲劳，缓解干燥、便秘等功效。用于治疗虚劳咳嗽、肺热口渴、神经衰弱、便秘崩漏、心悸失眠、鼻出血、血细胞减少、慢性肾炎、高血压、血管硬化等症。对体虚、久病初愈、阴虚内热而有出血倾向者尤为适宜。

◇金针菇

排毒功效：具有增强肝脏解毒的功能。

金针菇又名金钱菌、毛柄金钱菌、冬菇、朴菇、构菌等，因其颜色金黄，菌体细嫩，故名金针菇。金针菇性寒、味咸、滑润，高含量的赖氨酸和精氨酸能促进儿童生长发育，增强记忆力，提高智力。还能防治肝炎，增强肝脏解毒的功能，对预防胃溃疡、十二指肠溃疡等疾病有一定的疗效。所含朴菇素和活性多糖，对癌细胞有抑制作用。常食金针菇还可降低血压和血中胆固醇的含量。

◇猴头菌

排毒功效：具有补益脾胃，帮助消化积食，从而达到排出毒素的作用。

猴头菌又名菜花菌，鲜猴头呈白色，基部狭窄，上部膨大。周身布满针状肉刺，毛茸茸的，像猴子的脑袋，故此得名；自然生长的猴头菌多生长在柞树、胡桃树的枯干上，人工可利用稻草栽培猴头菌。

猴头菌营养丰富，它与熊掌、鱼翅、燕窝并称山珍海味四大名菜。含有丰富的蛋白质、微量元素和多种维生素。猴头菌不但肉嫩味鲜，且是最好的补品。有助消化、利五脏的作用。适用于消化不良、神经衰弱、胃及十二指肠溃疡等病症。猴头菌含有多糖及多肽类抗癌物质，对胃癌更有明显的食疗作用。

◇香菇

排毒功效：具有化痰理气、益胃和中、解毒透疹等作用。

香菇又名菊花菇、香蕈，是一种生长在木材上的真菌类。

香菇多糖可提高免疫细胞的吞噬功能，能提高免疫细胞的活性。

香菇的水提取物对过氧化氢有清除作用。香菇菌丝体水提取物可抑制细胞吸附疱疹病毒，从而防治单纯疱疹病毒、巨细胞病毒和 EB 病毒引起的各类疾病。

香菇菌盖部分含有双链结构的核糖核酸，进入人体后，会产生具有抗癌作用的干扰素。此外,香菇中的多糖体成分能使人体内的抗癌免疫细胞活性提高,具有明显的抗癌作用。

最近有研究指出,香菇菌丝体中提取到的一种物质,有助于产生抗体,治疗艾滋病,且完全无不良反应。

香菇中含有胆碱、酪氨酸、氧化酶以及某些核酸物质,能起到降血压、降胆固醇、降血脂的作用,又可以预防动脉硬化、肝硬化等疾病。

◇蘑菇

排毒功效:具有滋阴排毒的作用。

蘑菇,又称肉蕈、白蘑菇等。蘑菇营养丰富,含有十七种氨基酸、多种微量元素、多种维生素及大量生物酶等物质。

蘑菇煎汁饮用可以抑制癌的生长;蘑菇对治疗病毒性肝炎、白细胞减少等症均有明显的疗效;蘑菇还具有降低血糖的作用,是糖尿病患者的保健食品。

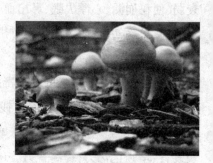

蘑菇

常食蘑菇可改善心脑血管功能及微循环,预防动脉血管硬化及肝硬化,增强人体抵抗力,预防人体各种皮肤黏膜发炎和毛细血管破裂,是高血压、高脂血症、糖尿病、病毒性肝炎、肝硬化等患者的康复保健食品。

◇平菇

排毒功效:具有滋养、排毒、补脾、养胃、除湿驱寒等作用。

平菇又称侧耳、糙皮侧耳、北风菌、鲍鱼菇、凤尾菇、平蘑等。根据其色泽,有白、褐、灰、黄、棕红、黑色品种。

平菇性微温,味甘,无毒。具有舒筋活络、和中润肠、增进食欲、提高人体免疫力等功效。常食平菇对高血压、高胆固醇、血管硬化、腰腿疼痛、筋络不舒、手足麻木以及肥胖症有一定疗效。也适用于自主神经紊乱,妇女更年期综合征的辅助治疗。尤其是平菇多糖,对癌症有较强的抑制作用;所含侧耳素和核糖核酸有抗病毒作用。

◇冬菇

排毒功效:具有润燥排毒的作用。

冬菇味甘,性凉,有益气健脾、解毒润燥等功效。

冬菇含有多糖类物质,可以提高机体的免疫力和排毒能力,抑制癌细胞生长,增强机体的抗癌能力。

此外,冬菇还能降低血压、胆固醇,预防动脉硬化,促进新陈代谢,加速体内毒素的排泄等作用。是排毒壮身的极佳食品。

(六)选择好饮品,人体排毒的助推剂

如今,饮品越来越多,口味也是越来越丰富。你可以根据自己的喜好选择一种或几种饮品,在享受生活的同时,让它成为你排毒的有力助推剂。

◇红葡萄酒

排毒功效:具有降脂排毒的作用。

红葡萄酒的确有益于人体健康。据相关研究发现,胆固醇氧化形成氧化胆固醇,可引起动脉硬化。红葡萄酒中含有多酚,具有强力的抗氧化作用,能够抑制胆固醇氧化,从而能防止动脉硬化,预防心脏病、高血脂症。另外,红葡萄酒还可以产生防癌效果。但是,不可过量饮用。

◇啤酒

排毒功效:具有排毒抗癌的作用。

啤酒中所含的养分具有滋养效果,其中的碳酸气能够刺激胃壁,促进胃液分泌,活化胃功能,改善食欲不振的症状。啤酒还有抑制致癌物质的作用。

啤酒中含有3%~5%的酒精,能够促进血液循环,消除压力,提升身体的免疫力。啤酒能够净化血液,预防动脉硬化。但是,不可过量饮用,否则弊大于利。

◇茶

排毒功效:具有降糖排毒的作用。

茶叶性凉,味甘苦,有清热除烦、消食化积、通利小便、醒脑提神、清利头目、消暑解渴等功效。

茶叶具有降脂、降糖、降血压、抗癌等多种保健功能。茶叶含有维生素E和维生素C,能显著减少活性氧的产生,减少因紫外线及污染而产生的游离基,防止毒素袭侵肌肤细胞,并可有效杀菌排毒,使肌肤美白柔嫩。

茶叶中含有茶多酚,具有解毒作用,是一种天然抗氧化剂,可清除活性氧自由基,能保健强身和延缓衰老;茶多酚、多糖和维生素C一起综合作用,能加快体内有毒物质的排出。

茶叶中含有醇类、醛类和醋类化合物及无机物,如硫、碘、氯等,均具有杀菌作用;含有有机酸,能够与吗啡、尼古丁中和成溶于水的盐类,从尿中排出;含有类黄酮物质,可以改善微血管的渗透性,增强血管的抵抗力,并增加机体对维生素C的

吸收。

◇咖啡

排毒功效:具有提神排毒的作用。

咖啡能降低直肠癌患病率,并且对酒精引起的肝功能障碍也有疗效。早上喝一杯咖啡,还可以兴奋神经中枢,提高反应速度等。

女性一天喝两杯以上的咖啡,骨质疏松症的进行速度较快。这是因为咖啡中的咖啡因与钙结合一起排出体外,引起钙不足所致。此外,也有报告显示,一天喝五杯以上的咖啡,容易提高患心脏病的危险性。

因此,整体看来,最好每天以喝两杯为限,并以咖啡加牛奶的方式来摄取。

◇红糖水

排毒功效:具有补血排毒的作用。

红糖,又叫赤砂糖,是甘蔗的茎汁经炼制而成的赤色结晶体。

红糖中含有"糖蜜",是一种多糖,具有强力的解毒、抗氧化功能,对肿瘤具有抑制作用。能将过量的黑色素从真皮层中导出,通过全身的淋巴组织排出体外,并可对受损细胞进行修护,具有排毒美白、抗衰老的功效。

红糖钙、铁含量较高,并含有十分丰富的微量元素成分。有些微量元素具有强烈刺激机体造血的功能,具有很好的保健效果。

◇蜂蜜水

排毒功效:具有滑肠排毒的作用。

蜂蜜性平,味甘,具有润煤通便、清热解毒、健脾益胃、缓急止痛等功效。适用于倦怠食少、年老体衰、肺虚久咳、肠燥便秘、肝炎、肝硬化、肺结核、气管炎、肾脏病、失眠、须发早白、面黑色黯、肌肤皲裂等病症。

蜂蜜营养丰富,主要成分葡萄糖和果糖,富含多种维生素、有机酸和酶等多种成分,具有杀菌防腐、吸湿、收敛、止痛、生肌等作用,可加速伤口愈合,对胃肠疾病、烧伤、烫伤、鹅口疮、下肢溃疡、心血管疾病和神经衰弱等病症均有疗效。另外,蜂蜜还具有排毒养颜、消除皱纹的功效。

(七)排毒药树,人体毒素的准克星

"是药三分毒",这是人所共知的。健康人往往避之唯恐不及。其实,只要你能正确地认识和运用,药材是能用来日常排毒的。

在这里,菊花、黄芪、荨麻、芦荟、连翘、金银花⋯⋯将为你展示它们神奇的排毒功效。

◇菊花

排毒功效:具有消脂排毒的作用。

菊花具有散风清热、平肝明目、通利血脉的作用。对于治疗目赤肿痛、眼目昏花以及冠心病、高血压、动脉硬化、高脂血症等疾病,具有较好的效果。

菊花含有挥发油、胆碱、水苏碱及维生素 A、维生素 B 族等成分,具有消脂、降压、减肥轻身的作用。肥胖症、高脂血症、高血压等病人可经常服用。另外,菊花可以制成清热药膳,防止上火现象的发生。

◇芦荟

排毒功效:具有养胃排毒的作用。

芦荟含有许多宝贵的营养素,包括维生素、矿物质、酶、油脂、氨基酸和具有治疗功效的黏多糖。可用于免疫系统疾病的治疗,能消除胃部炎症,尤其是胃溃疡。

芦荟具有对整个消化系统的镇定和净化作用。据有关研究证实,芦荟能抑制葡萄球菌和大肠杆菌的生长,能促进对消化功能有益的良性乳酸杆菌生长,可减少肠内气体,减轻对消化系统的刺激,为肠道健康创造一个理想的环境。

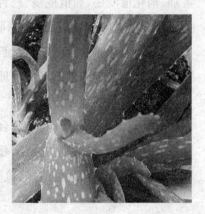

芦荟

◇金银花

排毒功效:具有疏风解毒的作用。

金银花性寒,味甘,具有清热解毒、疏风解表等功效。适用于风热感冒、腮腺炎、痢疾、肠炎、阑尾炎、小儿痱毒、疮疖肿毒、丹毒等病症。现代医学研究证实,金银花有明显的抗毒、排毒作用。

◇连翘

排毒功效:具有消肿解毒的作用。

连翘性寒,味苦,具有清热解毒、消肿散结等功效。适用于丹毒、斑疹、风热感冒、痈疡肿毒、小便淋闭、瘰疬等病症。每日常用量为 9～15 克。

连翘有明显的保护肝脏作用,能使血清谷丙转氨酶明显降低,减轻肝细胞的变性、坏死,促进肝细胞内肝糖原、核糖核酸恢复正常。

◇穿心莲

排毒功效:具有凉血解毒的作用。

穿心莲性寒,味苦,具有清热解毒、凉血消肿等功用。适用于感冒发热、口舌生疮、咽喉肿痛、咳嗽、痢疾、脓肿疮疡、小便不利、毒蛇咬伤等病症。

穿心莲能增强免疫系统功能,提高机体抗炎症能力,有明显的抗蛇毒作用及具有抗癌、保护肝脏的功用。

◇甘草

排毒功效:具有祛痰解毒的作用。

甘草性平,味甘,具有润肺、和中缓急、解百药毒、调和诸药等功效,适用于咽喉肿痛、消化道溃疡、痈疽疮疡、药毒及食物中毒、食少便溏、劳倦发热、心悸等病症。每日常用量为3~9克,腹胀者忌服。

甘草含有葡萄糖醛酸,具有解毒作用;含有甘草甜素,能抗病毒,可干扰病毒与细胞的结合,保护细胞的正常生理功能,并对河豚毒、蛇毒有解毒功效,能降低白喉毒、破伤风毒素的致死作用。

甘草能显著降低组织胺、水合氯醛、乌拉坦、可卡因、苯砷、升汞等毒性;能促进咽喉及支气管分泌细胞的分泌,使痰容易咳出,有祛痰镇咳的作用。另外,甘草还有降低血脂、防治消化道溃疡、抗肿瘤的作用。

◇车前草

排毒功效:具有祛痰排毒的作用。

车前草具有轻度利尿作用,能促进毒素从尿液中排除;具有祛痰作用.可以减轻支气管炎和呼吸系统疾病引发的症状。车前草中含有黏质,具有镇痛及保护肠道黏膜的作用。此外,车前草能促进消化,是一种中效抗菌剂。

◇车前籽壳

排毒功效:具有清肠排毒的作用。

车前籽壳含有大量的植物纤维,并兼具可溶性和不溶性纤维的特性。一般来说,不溶性纤维可增大体积,将水分吸入肠内;可溶纤维具有保健心脏、防癌及促进有益菌生长的作用。

车前籽纤维可以增加体积,像扫帚一样清扫肠内壁,又可降低血中胆固醇含量,以保护心血管系统,防止心脏病的发作;车前籽壳还能缩短体内废物在结肠中停留的时间,减少与结肠黏膜的接触。

车前籽壳能加强肠内壁的完整性,降低细菌及肠中毒素穿过肠壁渗入血液的概率。作为一种可溶纤维,车前籽壳能促进结肠中有益细菌的繁殖,支持体内清洁过程,有助于肠功能的恢复。

◇大青叶

排毒功效：具有散淤解毒的作用。

大青叶性寒，味苦，具有清热解毒、凉血止血、散淤消斑等功效，适用于流行性感冒、病毒性肝炎、咽喉肿痛、急性胃肠炎、急性肺炎、菌痢、丹毒、矽肺、蜂中毒等病症。每日常用量为9~15克。

大青叶具有明显的抗菌、抗病毒的作用，并能增强吞噬细胞的吞噬能力。因而，可用于流行性乙型脑炎、病毒性肝炎的治疗。

◇四秀青

排毒功效：具有消肿解毒的作用。

四季青性寒，味苦，具有清热解毒、凉血消肿、收敛生肌的功效。适用于肺炎、菌痢、尿路感染、支气管炎、闭塞性脉管炎、烫伤、溃疡不愈合、外伤出血等病症。每日常用量为15~30克。

四季青具有广泛的抗菌作用，尤其对金黄色葡萄球菌的作用更强。煎剂能显著降低冠状动脉阻力，增加血流量，改善心脏功能。提取汁制成的四季青药水，能使烫伤创面较快地形成牢固的痂膜，减少创面的渗出，促进肿胀的消退，对治疗烫伤有明显的疗效。

◇鱼腥草

排毒功效：具有消痈解毒的作用。

鱼腥草性微寒，味辛，具有清热解毒、消痈排脓等功效。适用于感冒、支气管炎、病毒性肺炎、慢性鼻窦炎、肺脓疡、热痢、疟疾、水肿、白带、痔疮、脱肛、湿疹、秃疮、疥癣、疮痈肿毒等病症。

鱼腥草对卡他球菌、肺炎球菌、金黄色葡萄球菌有明显抑制作用。此外。鱼腥草对治疗肝脏出血有良好的疗效，并有利尿等作用。生嚼鱼腥草根能防止心绞痛的发作。

鱼腥草每日常用量为15~30克，多食令人气喘，久食使人虚弱，损阳气、耗精髓。

◇野菊花

排毒功效：具有降压解毒的作用。

野菊花性微寒，味苦辛，具有清热解毒、平肝降压等功效，适用于流感、脑膜炎、咽喉肿痛、腮腺炎、高血压、冠心病、高脂血症、目赤肿痛、头痛眩晕、疮疖痈肿等病症。每日常用量为6~18克，脾胃虚寒者慎用。

野菊花具有抗菌作用，能抑制痢疾杆菌、伤寒杆菌、大肠杆菌、绿脓杆菌、金黄色葡萄球菌等的生长；可降低血压，并能改善失眠、头胀、头痛、眩晕等症状；能缓解冠心病的心绞痛,降低胆固醇及甘油三酯的作用。

◇垂盆草

排毒功效:具有利湿解毒的作用。

垂盆草性凉,味甘淡,具有清热解毒、利湿退黄等功效。适用于咽喉肿痛、肝炎、小便短赤、疮痈肿毒、水火烫伤、毒虫咬伤等病症。每日常用量为9~30克,脾胃虚寒者慎用。

垂盆草有保肝作用,并对伤寒杆菌、福氏痢疾杆菌、大肠杆菌、绿脓杆菌、甲型及乙型链球菌、白色念珠菌、白色葡萄球菌等有一定的抑制作用。

◇北豆根

排毒功效:具有祛风解毒的作用。

北豆根性寒,味苦,具有清热解毒、祛风止痛等功效。适用于咽喉肿痛、肠炎、痢疾、风湿痹痛、心律失常、高血压、痔疮、肛裂等病症。每日常用量为3~9克。

北豆根具有明显的抗心律失常作用,并能增加冠状动脉血流量,缓解心肌梗死的症状,降低急性心肌缺血引起的心律失常发生率。另外,北豆根还有降压、抗炎、镇痛等功效。

◇百里香

排毒功效:具有提神排毒的作用。

百里香能提神醒脑,增加呼吸的深度,提高免疫系统的功能以及祛痰的功效,是理想的肺部净化剂。

另外,百里香泡茶饮用,有利于通便,舒缓便秘。

◇天荞麦根

排毒功效:具有利湿解毒的作用。

天荞麦根性寒,味酸苦,具有清热解毒、祛风利湿、排脓化瘀等功效,适用于咽喉肿痛、肺脓疡、气管炎、肺炎、胸膜炎、热毒下痢、胆囊炎、上消化道出血、乳腺炎、瘰疬、肺癌等病症。每日常用量为3~10克。

天荞麦根具有抗菌作用。对肺炎球菌、大肠杆菌、绿脓杆菌、金黄色葡萄球菌等,均有一定的抑制作用。天荞麦根有解热、祛痰、镇咳的作用。此外。天荞麦根还有抗癌作用,对肺癌、胃癌有一定的疗效。

◇射干

排毒功效:具有利咽解毒的作用。

射干性寒,味苦,具有清热解毒、消痰利咽等功效,适用于咽喉肿痛、支气管炎、咳嗽气喘、哮喘、肺炎、咽喉癌等病症。每日常用量为3~9克。

射干具有抗炎、改善毛细血管通透性的作用。能抗菌、抗病毒，对流感病毒、埃可病毒和腺病毒及肺炎双球菌等，有不同程度的抑制作用。

◇秦皮

排毒功效：具有燥湿排毒的作用。

秦皮性寒，味苦涩，具有清热燥湿、收敛固涩等功效。适用于肠炎、细菌性痢疾、白带、风湿痹痛、目赤肿痛、牛皮癣等病症。每日常用量为3~9克，脾胃虚寒者忌服。

秦皮含有秦皮甙，能促进风湿病患者的尿酸排泄。此外，秦皮还具有抗炎、抗菌、抗病毒、镇痛、抗过敏、镇咳、祛痰及平喘等作用。

◇莱菔子

排毒功效：具有降气排毒的作用。

莱菔子性平，味辛甘，具有消食除胀、降气化痰等功效。适用于痰壅喘咳、饮食停滞、脘腹胀满、积滞泻痢、大便秘结、高血压、崩漏等病症。每日常用量为3~9克。

莱菔子有明显的解毒作用，能中和破伤风毒素和白喉毒素。此外，莱菔子还有抗菌、降压及促进胃肠道蠕动的功效。

◇五味子

排毒功效：具有滋肾排毒的作用。

五味子性温，味甘，具有滋肾润肺、收敛固涩等功效。适用于咳喘、自汗、盗汗、久泻、遗精、神经衰弱、慢性肝炎等病症。每日用量2~6克，咳嗽初起、痧疹初发者忌服。

五味子可增强肝脏药物酶的活性，提高肝脏解毒功能，促进受损肝组织的修复；能使胃酸保持正常浓度，促进消化；能刺激中枢神经系统，增强体能，加快生理反射速度，使人精力充沛。

此外，五味子还有抗自由基、增强免疫力等功效。

◇蓝绿藻

排毒功效：具有解乏排毒的作用。

蓝绿藻的营养成分相当完备，含有多种抗氧化物、维生素、矿物质、酵素和氨基酸，而且易于消化吸收。蓝绿藻是一种碱性物质，能中和体内酸性产物，消除疲劳。

◇酵母

排毒功效：具有开胃排毒的作用。

酵母含有多种酵素，这些酵素是身体生化作用的催化剂，可以帮助机体分解蛋白质、脂肪和碳水化合物,促进新陈代谢,有助于机体重建正常的消化系统功能。

◇荨麻

排毒功效:具有消炎排毒的作用。

荨麻营养丰富,含有大量叶绿素、硒、锌、铁、维生素 B_2 和叶酸等。具有恢复活力和滋补的特性,同时也是很好的血液净化剂。此外,荨麻含有橡黄素,能抑制组织胺和其他炎症介质的释放,具有消炎、缓解过敏反应等作用。

◇忍冬藤

排毒功效:具有祛风解毒的作用。

忍冬藤性寒,味甘,具有清热解毒、祛风通络等功效。适用于慢性支气管炎、菌痢、肠炎、病毒性肝炎、阑尾炎、湿疹、风湿热痹、疮痈肿毒等病症。每日常用量为15~30克。

忍冬藤能抑制速发型过敏反应,有抵抗过敏介质的作用,对细胞免疫和依赖性体液免疫均有促进作用;可溶解黏多糖纤维,使痰中酸性黏多糖解聚,具有祛痰作用。另外,忍冬藤还有降压、降血脂、抗菌等功效。

◇板蓝根

排毒功效:具有利咽解毒的作用。

板蓝根性寒,味苦,具有清热解毒、凉血利咽等功效。适用于上呼吸道感染、带状疱疹、腮腺炎、病毒性肝炎、流行性乙型脑炎、急性肾炎、丹毒、痈肿等病症。每日常用量为9~15克,气虚、脾胃虚寒者忌服。

板蓝根有抗菌、抗病毒的作用,能抑制流感杆菌、伤寒杆菌、痢疾杆菌、大肠杆菌、肺炎双球菌、甲型链球菌、金黄色葡萄球菌、钩端螺旋体等,并有抑制血小板聚集,增加机体免疫力的作用。

山豆根

排毒功效:具有消肿解毒的作用。

山豆根性寒,味苦,具有清热解毒、消肿止痛、利咽杀虫等功效。适用于咽喉肿痛、哮喘、流行性乙型脑炎、病毒性肝炎、牙龈肿痛、黄疸、痢疾、痔疮、秃疮、疥癣、恶性葡萄胎、绒毛膜上皮癌、宫颈糜烂、钩端螺旋体等病症。每日常用量为3~9克。

山豆根具有显著的抗肿瘤作用,其所含的槐果碱能松弛支气管平滑肌,具有镇咳平喘的作用。另外,山豆根还有保肝、抗溃疡、解痉、抗菌等作用。

◇肿节风

排毒功效:具有除湿解毒的作用。

肿节风性凉,味苦,具有清热解毒、祛风除湿、消肿止痛等功效。适用于风湿痹痛、咽喉肿痛、风热感冒、胃溃疡、银屑病、血小板减少性紫癜、热毒下痢、癌症等。每日常用量为9~15克。

肿节风可抑制肿瘤生长,具有一定的抗肿瘤作用,并对多种病毒、金黄色葡萄球菌及其耐药菌株、痢疾杆菌、副伤寒杆菌、大肠杆菌、绿脓杆菌、流感杆菌等,均有不同程度的抑制作用。

另外,肿节风还有抑制胃溃疡、促进骨折愈合及祛痰平喘等作用。

◇贝母

排毒功效:具有润肺解毒的作用。

贝母属百合科植物,贝母的干燥鳞茎,其味苦甘,性微寒,具有清热润肺、化痰止咳的功效。适用于肺热燥咳、干咳少痰、阴虚劳嗽、咳痰带血等症。

◇黄连

排毒功效:具有杀菌排毒的作用。

黄连具有很好的整肠效果,其主要活性成分之一是小檗碱。这种物质能激发免疫系统的功能,提高免疫力,是一种强效的抗生素,具有广谱抗菌效果,对真菌也有一定杀伤力,且不干扰肠内有益菌。孕妇不宜服用。

◇齐墩果

排毒功效:具有杀虫排毒的作用。

齐墩果。又名洋橄榄,含有多种植物性化学物质,对真菌、病毒、细菌和寄生虫均有一定的杀伤力;含有酚类化合物,具有强效抗氧化作用;含有油橄榄苦素,能抑制多种有害菌和肠道寄生虫。

◇人参

排毒功效:具有解乏排毒的作用。

压力能使肾上腺功能下降,使人易于疲劳,免疫力低下。人参可以激活肾上腺功能,提高机体适应压力的能力,是一种强效的能量补品。

食用人参不宜选在傍晚以后,一般持续食用不应超过两个星期,可暂停两个星期之后再食用。高血压、心悸、焦虑或躁郁症患者,孕妇及正在服用类固醇、咖啡因或清血药物者,均应禁食人参。

◇丁香

排毒功效:具有杀虫排毒的作用。

丁香含有香精油,能促进胃肠蠕动,减轻胃肠胀气,增强消化功能;可杀灭肠道寄生物和微生物,并将其排出体外。丁香还是一种轻度兴奋药物,具有祛痰和理肺的作用。

◇当归

排毒功效:具有补血排毒的作用。

当归是女性的首选保健药物,能补血活血,促进循环,滋补女性生殖系统,是女性更年期和生育期的常用药品。另外,治疗肠道血虚便秘,当归有特效。

◇白毛莨根

排毒功效:具有通便排毒的作用。

白毛莨小剂量服用是补药佳品之一。大剂量使用,能清洁消化系统、呼吸系统及生殖系统黏膜,对寄生于消化、呼吸和生殖系统黏膜的微生物有杀灭作用。

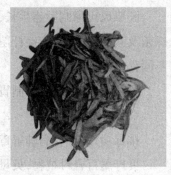

当归

白毛莨含有苦味成分,能促进胆汁分泌、改善消化功能,促进正常排便等作用。另外,白毛莨能加强免疫系统的功能。

◇奶蓟子籽

排毒功效:具有护肝排毒的作用。

奶蓟子籽能促进胆汁分泌和排出,促进消化,并可通过其氧化保护特性,对肝细胞起到保护作用,而且能促进受损肝组织的修复。此外,奶蓟子籽能净化血液,治疗皮肤病等。

◇珍珠

排毒功效:具有养阴排毒的作用。

珍珠性寒,味甘咸,具有清热解毒、养阴熄风、镇心神、去云翳明目、生肌等功效。适用于烦热口渴、目生翳障、惊悸怔忡、癫痫、惊风搐搦、疮疡久不收口等病症。每日常用量为 0.6~1 克。

珍珠粉能抑制人体内脂褐质的生成,可有效消除和预防肌肤上的雀斑和黄褐斑,减轻日光对肌肤所造成的损害,使肌肤保持其原有的光泽和弹性,具有较好的美容效果。

◇五倍子

排毒功效:具有降火排毒的作用。

五倍子性寒,味酸涩,具有敛肺降火、涩肠止泻、敛汗止血、利湿敛疮等功用。

适用于肺虚久咳、肺热咳嗽、盗汗、消渴、久泻久痢、便血痔血、外伤出血、皮肤湿烂、痈肿疮毒等病症。

五倍子含有鞣酸,可与许多金属、生物碱或甙类等有害物质形成不溶解化合物,阻止这些物质在肠道的吸收,而通过大便排出体外。五倍子还有抗菌、抗病毒、止血、收敛等作用。

◇地锦草

排毒功效:具有除湿排毒的作用。

地锦草性平,味辛,具有清热解毒、凉血止血、除湿止泻等功效,适用于慢性支气管炎、咯血、气喘、肠炎、痢疾、便血、尿血、崩漏、疮疖肿毒等病症。每日常用量为10~30克。

地锦草对流感病毒、白喉杆菌、卡他球菌、大肠杆菌、绿脓杆菌、伤寒杆菌、副伤寒杆菌、溶血性链球菌等,均有明显的抑制作用,并且能中和白喉杆菌外毒素。

◇大麦麸

排毒功效:具有防癌排毒的作用。

大麦麸中含有大量不溶性纤维,不仅可以增加正常细菌的数量,而且可以通过其疏松作用,稀释粪便,缩短排泄时间,减少毒素与肠内壁接触时间。降低毒素吸收的概率。

大麦麸的抗结肠癌效果也较为明显,因此,大麦麸常与其他纤维性物质混合使用,有助于清除体内垃圾,预防结肠癌。并且,长期食用大麦麸,体重可明显下降。

◇燕麦麸

排毒功效:具有降胆固醇的作用。

燕麦麸中含有大量纤维,其中约一半是可溶性纤维。据有关研究结果显示,燕麦麸中的可溶性纤维,可降低高胆固醇和甘油三酸酯的含量。因此,食用粗糙的燕麦,可降低心血管疾病的发病率。

食用燕麦之前,要先将壳剥去。因为,燕麦壳属于完全不溶性纤维,不具有降低胆固醇的作用。

◇黄芪

排毒功效:具有补气排毒的作用。

黄芪性温,味甘,具有补气升阳、固表止汗、利水消肿、托疮生肌等功效。适用于自汗、盗汗、内伤劳倦、脾虚泄泻、气虚血脱、血痹、崩漏、痈疽不溃或溃久不敛等病症。每日常用量为9~15克,阴虚阳盛者忌服。

黄芪所含的多糖能解除体内毒素的致死作用。黄芪还可保护细胞，抑制病毒导致细胞病变，并可促进抗流感病毒抗体的生成。另外，黄芪还具有增加机体免疫、抗衰老、抗炎等作用。

◇高山红景天

排毒功效：具有补肾排毒的作用。

高山红景天性平，味甘涩，具有补肾壮阳、活血补血、强心等功效。适用于贫血、低血压、糖尿病、肺结核、神经衰弱、老年性心功能衰竭、阳痿等病症。每日常用量为9～30克。

高山红景天能抑制过氧化脂质的生成，降低脑、肝、心肌和血清中过氧化脂质水平，增强细胞内过氧化氢酶的活性，提高清除自由基的能力，抑制自由基对生物膜的损害，具有抗衰老的作用。此外，高山红景天还具有抗辐射等作用。

◇碳酸钙

排毒功效：具有强骨排毒的作用。

结肠癌是人类常见的癌症之一，高脂肪、低纤维饮食为主的人较易患结肠癌。

钙可增强骨质，加强循环系统的功能，可使结肠壁细胞处于比较正常和稳定的状态，同时可以减少癌细胞过度扩散。未被吸收的钙进入结肠后，可与酸败脂肪和多余的胆汁酸相结合，形成无毒害作用的不溶性脂肪酸盐，从而具有预防结肠癌的作用。

钙的保护作用，可与不溶性纤维的保护作用相互补充。

◇低聚果糖

排毒功效：具有降压排毒的作用。

低聚果糖是有益于身体健康的复合糖，它存在于黑麦、香蕉、洋葱、大蒜、牛蒡、芦笋及洋姜中。从平常的饮食习惯来看，大多数人饮食中的低聚果糖供给不足。

低聚果糖可促进B族维生素及叶酸的形成，能维护神经系统的正常功能，促进消化及新陈代谢。

如果饮食中不含有低聚果糖时，肠道中的毒素就会增加，因为低聚果糖可增强结肠细胞及正常菌群生长。长期摄入充足的低聚果糖，能降低体内胆固醇和甘油三酯的含量。另外，低聚果糖还具有降低血压、防癌的作用。

◇果胶

排毒功效：具有防癌排毒的作用。

果胶是存在于水果和蔬菜中一种可溶性纤维，尤其是苹果和柑橘中含量较多。

果胶能降低血糖,可以向肠中有益细菌提供食物来源。这些有益细菌能够合成 B 族维生素,酸化结肠,形成短链脂肪酸,保护结肠,抑制有害细菌的繁殖。

与许多可溶性纤维一样,果胶能够降低胆固醇的含量,可促进粪便中脂肪、中性类固醇及胆汁酸的排泄,增加中性类固醇的排泄,有利于降低与性激素有关癌症的患病率。

果胶可吸收重金属,能促进胃肠道中的铅、汞、锰及铍的排出。不管是在接触铅之前,还是在接触之中,食用果胶均能起到防止铅中毒的作用。

五、排毒餐饮

(一)排毒菜

随着社会的飞速发展,人们生活的压力越来越大,就常常以最简便的方式搪塞一下自己的肚子,这样做的结果是使得体内的毒素与日俱增。合理的膳食能够令人体的毒素得到分解与排出。这里介绍数十种家常菜。了解这些菜的做法,并且自己再进行实践,将对你排出体内毒素大有帮助。

◇凉拌双耳

【用料】黑木耳、银耳各 125 克,精盐、味精、白糖、香油、胡椒粉各适量。

【做法】将水发黑木耳和水发银耳洗净,入沸水中烫一下立即捞出,冷却后沥净水装盘,然后取盘 1 个,放入精盐、味精、白糖、香油、胡椒粉及少量冷开水,调匀后倒入盘中拌匀即成。

【功效】滋阴润燥,滑肠通便,活血止血。常吃可中和自身毒素,延缓脂褐质在体内的沉积,排除纺织、矿山、冶金、理发等行业职工吸入体内的织物纤维。对伴有血栓、心肌梗死者尤为适宜。

◇凉拌三丝

【用料】嫩黄瓜 3 条、猪瘦肉 100 克、鸡蛋 3 个,白糖、香油、辣椒油、精盐、味精各适量。

【做法】将嫩黄瓜刷洗干净。沥净水,切成细丝,放碗内,加精盐,拌匀后腌 30 分钟,滗去渗入的水。将鸡蛋洗净,放入锅中煮熟。出锅放凉水中漂凉,取出剥去蛋壳,取蛋白,切成细丝。将猪瘦肉洗净,放沸水锅中煮熟。出锅晾凉,切成细丝。将肉丝、蛋白丝放黄瓜丝碗内,加上精盐、白糖、味精、香油拌匀,扣入盘中,浇上辣椒油即成。

【功效】清热利水,解毒排毒,滑肠除湿,降脂减肥,护肤美容。常吃可抑制糖类物质在体内转变为脂肪,降低血中胆固醇(脂毒),促进肠道腐败物质的排泄,改善人体新陈代谢。对伴有糖尿病、肥胖症、血脂异常者尤为适宜。

◇凉拌苜蓿

【用料】苜蓿 250 克,精盐、酱油、味精、香油各适量。

【做法】将苜蓿去杂洗净,放入沸水锅中焯一下,捞出后再过几次水,沥净水,切碎放盘内,加入精盐、酱油、味精、香油,拌匀即成。

【功效】清热利尿,通利大便,降脂减肥,排毒防癌。常吃可补充膳食纤维,防止便秘,排除粪毒。对伴有血脂异常、单纯性肥胖、糖尿病患者尤为适宜。

◇醋辣蒲公英

【用料】蒲公英 500 克、红辣椒 15 克,精盐、白糖、味精、食醋、酱油、香油各适量。

【做法】将蒲公英洗净,切段。鲜红辣椒洗净,切成细丝。蒲公英段、红辣椒丝放入碗内,加精盐、白糖、味精、食醋、酱油、香油拌匀,腌渍半小时,装盘即成。

【功效】清热解毒,消炎杀菌,缓泻排毒,抗病毒,利胆抗癌。常吃可抑制多种细菌,治疗上呼吸道感染、扁桃体炎、腮腺炎、乳腺炎、眼结膜炎等病,并可排除粪毒,缓解肛肠热毒之症。

◇凉拌海带丝

【用料】海带 250 克、豆腐干 100 克,精盐、白糖、酱油、味精、姜末、香油各适量。

【做法】将水发海带洗净,用开水烫过,捞出切成细丝,放在盘中。再将豆腐干切成丝,放入海带丝盘中。加入精盐、白糖、酱油、味精、姜末,淋入香油拌匀即成。

【功效】软坚散结,排毒养颜,利尿去毒,降脂抗癌。常吃可促使体内放射性物质随尿液排出,吸收血中胆固醇排出体外,通利大便有利于粪毒的排泄。

◇凉拌猪肝

【用料】猪肝 300 克、菠菜 250 克,香菜、虾米、香油、酱油、大蒜、精盐、醋各适量。

【做法】将猪肝洗净,切成薄片,经开水煮熟后捞出控干水分。菠菜择洗净,放入沸水中焯熟后过水,晾凉,切成段;香菜择洗净,切成段。取盆放入菠菜、肝片、香菜、海米、酱油、香油、醋、精盐、蒜泥拌匀即可。

【功效】补肝养目,促进机体排毒。

◇鱼香平菇

【用料】鲜平菇 250 克,猪肉蓉 20 克,葱花、姜末、蒜泥、酱油、白糖、味精、湿淀粉、熟猪油、香油、醋、辣椒油各适量。

【做法】鲜平菇焯水后捞出晾凉,切成片,挤干水分,待用。炒锅上火,放入熟猪油烧热,放入猪肉蓉煸炒香;再加入葱花、姜末、蒜泥、辣椒油,可稍炒,投入平菇片,加酱油、白糖煸炒,再用湿淀粉勾芡,淋入醋、香油,加味精拌匀。起锅装入盘中,排放整齐即成。

【功效】温胃散寒,祛风通阳,排毒解毒。

◇海米烩竹笋

【用料】竹笋 400 克,海米 25 克,料酒、精盐、味精、高汤、植物油各适量。

【做法】竹笋洗净,用刀背拍松,切成 4 厘米长段,再切成一字条,放入沸水锅中焯去涩味,捞出过凉水。将油入锅烧至四成热,投入竹笋稍炸,捞出沥干油。锅内留少量底油,把竹笋、高汤、精盐略烧,入味后出锅;再将炒锅放油,烧至五成热,下海米烹入料酒、高汤少许,加味精,将竹笋倒入锅中翻炒均匀装盘即可。

【功效】清热消痰,祛风解毒。

◇竹笋冬瓜

【用料】冬瓜 300 克,竹笋 250 克,精盐、味精、湿淀粉、植物油、黄豆芽汤各适量。

【做法】将罐头竹笋打开,取出竹笋切成条,码在盘内。将冬瓜洗净,切成条,放入沸水锅内焯透捞出,转放入凉水中浸泡,再捞出沥净水,与竹笋条码在一起。锅上火,放植物油烧热,放入黄豆芽汤、精盐,烧沸,将盘内的竹笋条和冬瓜条一起下锅煨熟,待汤汁浓稠时用湿淀粉勾芡,加入味精,拌匀出锅即成。

【功效】清热解毒,利尿消肿,祛湿解暑,降压减肥。常吃可减肥美容,阻止脂毒在体内堆积。排毒去尿毒,消除皮肤热毒之症。对伴有肾炎、水肿、脚气、暑热症、糖尿病、单纯性肥胖症、皮肤感染者尤为适宜。

◇烩五圆

【用料】胡萝卜、白萝卜各 250 克,莴苣 300 克,蘑菇、草菇各 100 克,精盐、味精、湿淀粉、植物油、香油、素鲜汤各适量。

【做法】将胡萝卜、白萝卜、莴苣修切成球形,与蘑菇、草菇同放在开水锅中焯透。锅内加植物油烧热,放入素鲜汤,再放入五圆料,加入味精、精盐,略加焖烧,用湿淀粉勾薄芡,淋上香油,出锅装盘即成。

【功效】清热解毒,利尿消肿,祛湿解暑,降压减肥。常吃可减肥美容,阻止脂毒在体内堆积,排毒去尿毒,消除皮肤热毒之症。对伴有肾炎、水肿、脚气、暑热症、糖尿病、单纯性肥胖症、皮肤感染者尤为适宜。

◇酸辣猪血

【用料】猪血250克,鸡蛋皮100克,豆腐100克,青豌豆50克,花椒水、味精、精盐、食醋、黄酒、湿淀粉、白胡椒粉、香油、植物油各适量。

【做法】将鲜猪血放入碗中,加水适量,上笼蒸成血豆腐块,取出后切成1厘米宽、3厘米长的条,鸡蛋皮、鲜豆腐也切成同样的条。锅中放植物油,放入猪血块、鸡蛋皮、豆腐条、豌豆、精盐、花椒水、味精、食醋、黄酒、白胡椒粉,烧熟后用湿淀粉勾芡,淋上香油即成。

【功效】补益精血,清肠排污,滑肠排毒。常吃可排除侵入肠道的各种粉尘、毛屑、有害金属微粒及其他毒素,防止恶性肿瘤的发生。对伴有眩晕、动脉粥样硬化、冠心病者尤为适宜。

◇芹菜牛肉丝

【用料】芹菜300克,嫩牛瘦肉100克,植物油、酱油、精盐、黄酒、葱末、姜末、湿淀粉各适量。

【做法】将嫩牛瘦肉自横断面切成丝,用酱油、黄酒、湿淀粉浆匀。将芹菜去老叶,择洗干净,切成3厘米长的段,用开水烫一下,捞出用冷水过凉,沥净水。炒锅上火,放植物油烧热,下葱末、姜末略炸,再放入牛肉丝,用大火炒散后盛起待用。再将芹菜段下油锅煸炒,加入精盐调味,倒入炒过的牛肉丝,并加入余下的酱油、黄酒,急炒几下即成。

【功效】平肝降压,降脂减肥,清热解毒,通便排毒。常吃可补充纤维素,促进粪毒排出和降低血中胆固醇,且能解酒毒。对伴有高血压病、血脂异常、冠心病、动脉粥样硬化、尿路感染、流行性腮腺炎、各种肿毒者尤为适宜。

◇素炒洋葱

【用料】洋葱200克,植物油、酱油、醋、精盐、味精各适量。

【做法】将洋葱洗净,切成细丝,备用。锅置火上,加植物油用大火烧至八成热,放入洋葱丝翻炒,加酱油、醋、精盐、味精,拌炒均匀即成。

【功效】清热化痰,解毒杀虫,降脂降压,活血降糖。常吃可调节脂肪代谢,起到"血管清道夫"作用,去脂毒,防治冠心病、中风、动脉粥样硬化。对伴有冠心病、血脂异常、高血压病患者尤为适宜。

◇三鲜绞股蓝

【用料】嫩绞股蓝茎叶250克,香菇100克,胡萝卜丝50克,精盐、味精、胡椒粉、葱末、姜末、鲜汤、猪油各适量。

【做法】将绞股蓝、香菇,分别去杂洗净,在沸水锅内焯一下后沥净水、切段。炒锅上火,放猪油烧热,放入姜末、葱末煸香。投入胡萝卜丝煸炒,再投入绞股蓝和香菇翻炒,放入精盐、味精、胡椒粉、鲜汤,炒至入味即成。

【功效】益气补脾,排毒去毒,防癌抗癌,解热止咳,降压降脂。常吃可增强抵抗力,消除疲劳,消除脂毒及血糖高之毒、血黏稠之毒、高血尿酸之毒、肌毒、脑毒、癌毒。对患有免疫功能低下、血脂异常、糖尿病、痛风者尤为适宜。

◇火腿马齿苋

【用料】马齿苋50克,火腿丝30克,香干丝20克,植物油、精盐、葱末、蒜蓉、黄酒、白糖、胡椒粉、香油、红辣椒丝各适量。

【做法】将水发马齿苋洗净,切成约3厘米长的段,放入碗中,加入黄酒、精盐、白糖、胡椒粉、香油拌匀。炒锅放油烧至七成热,下葱末、蒜蓉、火腿丝、香干丝、红辣椒丝,加精盐略炒,盛入马齿苋碗中同拌至均匀,装盘即成。

【功效】清热解毒,活血消肿,杀虫杀菌,清肠毒,止腹泻。常吃可改善脂质代谢紊乱,排除肠毒,防治糖尿病、心脑血管和血脂异常。对伴有肠炎、血液黏稠度高、脑血栓等患者适宜。

◇拌素什锦

【用料】冬笋、黄瓜、五米笋、香菇、鲜蘑、青菜心、胡萝卜各50克,植物油、精盐、味精、胡椒粉、花椒各适量。

【做法】将冬笋切片,黄瓜、胡萝卜切条,水发香菇、鲜蘑大个切开,小个整用。青菜心洗净。然后将各种用料按性质分别下沸水锅焯一下,捞出过凉。放精盐腌一下,将汤控去。炒锅上火,放入植物油,将花椒炸透捞出,剩下的花椒油晾后同其他调料一起放入菜中,拌匀即成。

【功效】清热化痰,利水消肿,润肠通便,降脂减肥。常吃可刮油去脂毒,补充纤维素,促进肠蠕动,消除积食,清除粪毒。

◇海参豆腐

【用料】海参300克,嫩豆腐300克,鸡蛋2个,香菇、青菜、鲜牛奶、精盐、味精各适量。

【做法】海参、香菇泡发,洗净,香菇切片;海参入沸水锅焯一下,捞出,切成海参片;青菜洗净留菜心备用。将嫩豆腐加入鲜牛奶、鸡蛋清、味精、精盐中搅拌均匀,上屉蒸20分钟,取出待用。炒锅置火上,加油烧至六成热,加入葱花、姜末煸炒炝锅,出香后即下入海参片熘炒,烹入料酒,翻炒均匀后,加入鸡汤、香菇片、青菜心。加精盐、味精,并用湿淀粉勾芡,起锅装入汤盘,海参放在盘中间,再将蒸好的奶汁豆腐放在海参四周即成。

【功效】养血滋阴,排毒补益。

◇海蜇拌豆腐皮

【用料】豆腐皮400克、海蜇皮200克,黄瓜、虾米、香菜、辣椒油、酱油、香醋、蒜、葱、姜、味精适量。

【做法】黄瓜洗净切丝;豆腐皮用开水泡软,取出挤净沥水,切成丝;海蜇皮用水洗净,切成粗丝;海蜇丝用开水烫一下立即捞出放凉水中投凉,取出控净水。把黄瓜丝、豆腐皮丝、海蜇皮、海米放入盆内,浇上酱油、辣椒油、香醋、香菜末、味精、葱姜末、蒜泥拌均匀即成。

【功效】清热润肠,消积养胃。

◇蚝油香菇生菜

【用料】生菜1棵,香菇100克,蒜、蚝油、精盐、白糖、鸡精等适量。

【做法】生菜切去根部,一片片分剥后在盐水中浸泡消毒,然后彻底冲洗干净,掰成大片沥干水分。香菇去杂质彻底冲洗干净,剪去根,切成四瓣儿,挤干水分备用。锅里放点油,油热后放入蒜粒炒香后,倒入香菇翻炒约两分钟至熟,倒入生菜迅速翻炒几下,倒入两大勺蚝油,根据自己口味适量放精盐,加少许白糖和鸡精即可。

【功效】具有排毒健身,促进吸收的作用。

◇凉拌菠菜粉丝

【用料】菠菜1斤,粉丝两小扎,蒜、香醋、酱油、鸡精、辣椒油或者香油各适量。

【做法】将菠菜清洗干净,放入滚水中煮透,捞起过一遍凉开水,控干水分。粉丝放入滚水煮2分钟,至熟,捞起控水。将菠菜与粉丝混合,倒入香醋,加上蒜末、酱油、鸡精、香油等调味品,一起搅拌即可食用。

【功效】清理肠胃里的热毒,防治便秘,使人容光焕发。

◇凉拌魔芋金针菇

【用料】魔芋、黄瓜各100克,金针菇50克,味精、酱油、香油、精盐各适量。

【做法】魔芋切丝;金针菇洗净与魔芋丝放入滚水中汆烫捞起,捞出后用凉开水冲净,沥干备用。黄瓜洗净切丝,放在碗中加白醋拌一下,魔芋丝、金针菇和黄瓜丝全部放入碗中，加酱油、精盐、香油等调味品搅拌均匀，即可食用。

【功效】促进胃肠蠕动、润肠通便，能帮助肠道中的有毒物质迅速排出体外。

◇芦笋三素

【用料】芦笋350克，干香菇50克，油菜150克，面粉、淀粉、精盐、味精各适量。

【做法】芦笋洗净浸汁，切成5厘米长段；油菜洗净，除去叶片，只留菜梗，对切成半，用热水烫熟；香菇泡发，去蒂。将芦笋、油菜、香菇整齐地排在大圆盘中，再倒扣在竹篾上。高汤入锅烧滚，竹篾放在锅中，用小火炖煮5~7分钟，再小心将竹篾提起，原样扣回大盘中。汤汁留锅，慢慢加入面粉、淀粉水勾成浓汤，加精盐、味精调味后，淋在菜上。

【功效】帮助消化，清火利便。

◇虎皮青椒

【用料】青椒、植物油、精盐、味精、醋各适量。

【做法】青椒去把柄，清洗干净；锅置中火，放入青椒煸炒去表面水分，待表皮呈褐色和白色斑纹时，加入油，继续煸炒。待熟时，加入精盐、味精、醋，一起微煸炒一会儿，起锅装盘，即成。

【功效】刺激唾液和胃液分泌，能增进食欲，促进肠胃蠕动，防止便秘。

◇莴笋木耳炒肉片

【用料】莴笋300克，猪瘦肉100克，干木耳15克，精盐、味精、料酒、淀粉、葱、姜各适量。

【做法】将猪瘦肉切成薄片；淀粉加水适量调匀

成水淀粉；葱、姜分别去皮洗净，均切成末，备用；

将莴笋切成薄片，用开水烫一下，过凉水后，控干水分，木耳水发，择洗干净。肉片放盆内，加入淀粉、精盐少许上浆，用热锅温油滑开，捞出待用。将猪油入锅内，葱、姜末炝锅，投入莴笋、木耳煸炒几下，加入高汤、精盐、料酒，待开时，加入肉片、味精，勾芡出锅即可。

【功效】可帮助肠道中的毒素排泄，具有洗涤肠胃、抗皱美容之功效。

◇双菇炒苦瓜

【用料】苦瓜150克，香菇、金针菇各100克，精盐、味精、姜、白糖各适量。

【做法】将苦瓜顺丝切成细丝，姜片切成细丝；香菇浸软切丝，金针菇去尾端，洗净。油爆姜丝后，加入苦瓜丝、香菇丝及精盐，同炒至苦瓜丝变软。将金针菇加入同炒，加入味精、白糖炒匀即可食用。

【功效】降低胆固醇,减少脂肪的吸收,加速毒素的排除。

◇凉拌芦荟木耳

【用料】新鲜芦荟叶、黑木耳、小青瓜、醋、香油、精盐、白砂糖各适量。

【做法】新鲜的芦荟叶去刺,除皮,洗净,将芦荟切成细条,再将黏稠的透明物洗净,用沸水煮过,捞起控水。黑木耳泡发,洗净,在沸水中焯一下。小青瓜切成1厘米厚的小片和芦荟、木耳放在一起,加入各种作料搅拌均匀,即可盛盘食用。

【功效】调整脂肪代谢、胃肠功能、排泄系统,防治便秘。

◇红烧泥鳅

【用料】泥鳅400克,猪油、火腿、黄酒、酱油、白糖、葱、姜、辣椒、蒜、精盐各适量。

【做法】泥鳅剪开腹部去肠,洗净沥干水,加入黄酒、酱油、葱段、姜丝腌渍15分钟,火腿切成片备用。炒锅内放入猪油、辣椒,用大火爆炒2分钟,加入泥鳅、调料,继续烹调。放入火腿片、精盐、白糖、蒜瓣焖2分钟,装盘撒入鲜辣粉即可。

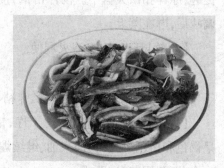

红烧泥鳅

【功效】暖脾胃,祛湿解毒,滋阴清热。

◇红烧鲤鱼

【用料】鲤鱼1尾,花生仁、色拉油、姜、葱、香菜、料酒、生抽、芝麻油、胡椒粉、精盐各适量。

【做法】花生仁用清水浸泡40分钟,然后加入适量水,置火上加热10分钟。鲤鱼洗净沥水,加胡椒粉、精盐各少许,搓匀,放入烧热的色拉油中,煎至两面金黄备用。锅里放色拉油,爆香姜、葱,加入料酒,下花生,放芝麻油、胡椒粉、精盐,加入适量水,放入煎好的鱼,高火加热10分钟左右,放上香菜即可食用。

【功效】滋补利水,清热解毒。

◇蒜苗烧河蚌

【用料】蒜苗250克、河蚌肉200克,黄酒、味精、蒜蓉、精盐、白糖、生姜、植物油各适量。

【做法】把蒜苗切成寸段,河蚌肉放入沸水锅中略焯,切片,加黄酒、精盐。锅上火,油烧热,下蒜蓉、生姜末,蒜苗炒半熟,下河蚌肉片,烧开5分钟,加少许白糖即可。

【功效】清热解毒,滋阴益气。

◇腊肉炒蒜薹

【用料】腊肉、蒜薹、精盐、味精、干辣椒、姜各适量。

【做法】蒜薹洗净切成段,腊肉洗净切成薄片,干辣椒剪成段,姜切片。锅中加油烧热,下入腊肉、蒜薹一起炸至干香后,捞出控油。原锅留油,下入姜片、干椒段炒出香味,再加入腊肉、蒜薹一起炒匀,调味即可。

【功效】促进消化,刺激大肠排便。

◇蒜蓉鱼香茄子

【用料】茄子2个,猪肉150克,姜末、葱、蒜、豆瓣酱、香油、生抽、精盐、胡椒粉各适量。

【做法】茄子洗净,斜切成大块;猪肉末用腌料腌半小时以上。烧热油,下少许姜末、蒜蓉和豆瓣酱爆香,再下茄子炒至软身,边炒边下水少许,两分钟后将茄子盛起备用。烧油,待热,爆香余下的姜末、蒜蓉、豆瓣酱,下猪肉末翻炒。把茄子倒入,与肉末慢火煮5分钟,下芡汁,待滚后撒上葱粒,即可食用。

【功效】散血,消肿,解毒。

◇胡萝卜炖鸡

【用料】鸡腿3只,青豆25克,胡萝卜500克,葱姜汁水、精盐、酱油、番茄酱、绍酒、水淀粉、熟猪油各适量。

【做法】鸡腿洗净、切块,放入碗内用葱姜汁水、酱油腌渍一下;胡萝卜切成滚刀块待用。炒锅上旺火烧热,放熟猪油,至八成热,放入鸡腿炸呈金黄色,用漏勺捞起。炒锅上旺火,放清汤,加精盐、番茄酱,倒入鸡腿,沸后移小火烧30分钟左右,将青豆、胡萝卜一同放入。待胡萝卜、青豆烂熟,即可停火,盛盘食用。

【功效】防癌,抗衰,美容。

◇白萝卜烧墨鱼

【用料】白萝卜200克,墨鱼1条,红、绿尖椒、葱、姜、精盐、味精、色拉油、高汤、淀粉各适量。

【做法】白萝卜切成菱形块,红、绿尖椒切块,用温油将蔬菜焯一下。墨鱼洗净,用沸水焯一下,捞起后待用。锅内放少许底油烧热,放入葱末、姜末煸炒出香味,再下入全部用料和适量高汤一起烧5分钟,调味后勾芡,烧煮两分钟即可。

【功效】通气行气,健胃消食,清热化痰,解毒散淤。

◇荠菜炒肉干丝

【用料】荠菜 500 克,猪腿肉 200 克,五香豆腐干 2 块,精盐、味精、黄酒、豆油各适量。

【做法】荠菜去杂洗净切碎;猪腿肉洗净切丝,加精盐、黄酒拌匀;五香豆腐干冲洗干净,切丝。炒锅上火,放油烧热,倒入荠菜翻炒,至半熟时加少许精盐,盛起备用;再起油锅烧热,倒入肉丝煸炒片刻,放入豆腐干丝同炒,加精盐、味精和水各适量,焖炒一会儿,最后放入半熟的荠菜炒匀烧熟即成。

【功效】补心脾,益肾气,降血压,利肝气,凉血止血,利尿解毒。

◇桃仁鸡丁

【用料】鸡脯肉 300 克,鸡蛋清 1 个,核桃仁 100 克,百合粉 25 克,白糖、香油、熟猪油、湿淀粉、肉清汤、姜、葱、味精、精盐各适量。

【做法】首先将鸡脯肉剔除筋膜,切成约 1 厘米见方的小丁。鸡蛋打入碗中,用力搅匀,加入百合粉,精盐调匀。再放入鸡丁抓匀上浆。核桃仁用冷水泡 5 分钟左右,投入沸水中余一下捞出,用精盐、白糖拌匀;葱头切成约 1 厘米长的段,姜切成小薄片。炒锅置旺火上,放入熟猪油,浇至五成熟,将核桃仁下锅,炸成金黄色,倒入漏勺沥去油,盛入大瓷盘的一边。鸡丁下锅走油,用筷子划散,达八成熟时倒入漏勺沥油。炒锅内留油,下鸡丁、姜片炒匀,同时取小碗 1 只,放入肉清汤、精盐、味精、葱头、湿淀粉调成汁倒入锅内,用勺推匀,持锅翻炒几下,淋上香油盛入大瓷盘的另一边即成。

【功效】补肾固精,温肺定喘,润肠通便,排出毒素。适用于体虚便秘者排出体内毒素。

◇绿豆芽炒兔肉丝

【用料】兔肉 100 克,绿豆芽 250 克,姜丝、香油、精盐、白糖、料酒、淀粉各少许。

【做法】将兔肉洗净切丝,并用精盐、白糖、料酒、淀粉腌渍;绿豆芽去头尾洗净。起油锅,放入兔肉丝煸炒至刚熟取出;再起油锅,放入姜丝、绿豆芽、精盐,煸炒至七成熟时,倒入兔肉丝同炒片刻,加精盐、味精调味,淋上香油即可。

【功效】补中益气,清热解毒。

◇香菇鸭子

【用料】水发干香菇 200 克,光鸭 1500 克,熟火腿 40 克,熟冬笋 40 克,精盐、酒、味精、葱、姜、花椒、八角各适量。

【做法】将鸭子脊背剖开,取出内脏,焯水捞出洗净。香菇一切两半;笋、火腿切成小块。将香菇、笋、火腿装入鸭膛内,腹朝下置于大盅内,放入酒、味精、精盐,姜、葱、花椒、八角用纱布包好放入，加水淹没鸭身，约蒸 2 小时至酥烂。炒锅上火，将蒸好的鸭子取出，汤汁滗入锅内，拣去葱、姜、八角、花椒，将鸭子扣在大汤碗内，将烧开的汤汁浇在鸭子上即成。

【功效】清热消炎，降火解毒。

◇四季豆猪肉片

【用料】四季豆 250 克，猪肉 150 克，黄酒、精盐、味精、葱花、姜丝、白糖、豆油、鲜汤各适量。

【做法】将四季豆摘去两头和老筋，洗净切成段；猪肉洗净切成片。炒锅上火放油烧热，放入葱、姜煸香，再下猪肉片煸炒至熟，加入精盐、黄酒、白糖、鲜汤煸炒入味，投入四季豆，再加适量精盐、鲜汤炒熟入味，点入味精，推匀，出锅装盘即成。

【功效】清凉利尿，补中益气，清热解毒。胃热者忌服。

◇红烧菇笋

【用料】葱白 20 克，水发冬菇 50 克，净竹笋、白萝卜各 80 克，花生油、葱、白糖、酱油、味精、香醋、淀粉、精盐各适量。

【做法】将冬菇去蒂，竹笋在沸水中汆过，切骨排片；白萝卜刨皮，切骨排片；葱白切段。炒锅放火上，倒入花生油烧至八成热，放入白萝卜炸过捞起，沥去油。锅底留油 20 克，烧热，下葱白煸过，倒入冬菇、笋片略煸，加入白糖、酱油、油炸萝卜片及水，加盖烧 5 分钟，调入味精、香醋、精盐，勾薄芡即可。

【功效】养心安神，清热解毒，化痰益气，利膈爽胃。脾虚便溏者慎食。

(二)排毒餐

合理配制一套营养均衡的"排毒套餐"对人体进行排毒食疗，不仅有益于身体健康，还可起到强健体魄的作用。据有关专家介绍，"排毒"是全面维护身体健康与平衡的新观念。"毒素"一般存在于日常生活中，日常程序化的枯燥生活、紧张刻板的节奏、单调乏味的应酬、缺乏锻炼的时间、不科学的饮食、不合理的卫生习惯……所有这一切都是可能导致身体毒素增多、积蓄、转化乃至危害健康的原因。

排毒餐是一种回归自然的吃法，因为体内毒素使血液氧化变酸、循环不畅，所以呈碱性的水果、蔬菜、地瓜、糙米饭是排毒餐的重要角色。它们可以中和体内过多的酸性物质，同时将积累在细胞中的毒素溶解。食物中像腌制食品类，都含有亚硝胺，是造成身体老化的物质。此外，如果摄取太多脂肪，则会堵塞血管，变成对身体有害的毒性物质。多补充蔬菜水果，像甘蓝菜、洋葱等，其所含的某些物质，可以去除亚硝胺，甚至可以阻止铅的吸收，以免吃进更多的毒素。不过，排毒餐的材料，要用自己常吃的蔬菜、水果,不要用没听过的药材,免得造成肝肾中毒。此外,要多补充膳食纤维,这是人体不可或缺的"清道夫",除了可解决经常便秘的困扰,也有美容与减肥的功效。

健康排毒餐含有蔬菜、海带、水果、奶类等含碱性成分多的食物,会将人们的饮食习惯从酸性的摄取改变成碱性的摄取。只要能够多摄入碱性物质,自然就能够建立起健康的体质。

1.排毒餐的基本原则

排毒餐的基本原则是"四低一高",低油、低盐、低糖、低蛋白质和高纤维。

(1)主食

①糙米。以糙米为主,任意搭配薏米、小米、高粱米、黑米、紫米、燕麦、大麦、荞麦、枸杞子、松子、莲子、红枣等做"五谷饭"。

②全麦面。馒头、面包、饼、面条、饺子均用全麦面。

③白薯或红薯。

④新鲜玉米。

(2)副食

①各种时令蔬菜。每天食用多种不同颜色的蔬菜,以根块、花、果、茎为主,例如,西红柿、黄瓜、青柿椒、红柿椒、黄柿椒、芹菜、红萝卜、白萝卜、豆角、芦笋、绿菜花、白菜花、鲜蘑菇、洋白菜、洋葱、土豆、芋头、南瓜、冬瓜、青瓜、西葫芦、牛蒡、山药等。

②各种时令水果。每天食用多种不同颜色的水果。例如葡萄、苹果、香蕉、桃子、西瓜、杏子、猕猴桃、柑橘、梨、菠萝等。记住,第一,要注意"时令",不要吃反季的"科技成果"式的水果和蔬菜;第二,要吃"全",尽量连皮带子。

③干货。海带、小鱼干、香菇、红枣。

④油料。冷榨橄榄油、冷磨芝麻油、松子、核桃、花生、芝麻。

⑤调味品。精盐、有机酱油、胡椒、辣椒。

(3)烹调方法

①水果应生吃,尽量连皮吃。千万不要吃罐头水果。

②蔬菜至少有一半是生食。

③熟食多用蒸、煮方法;少用烤、炒;绝对不用煎、炸。

④不要用微波炉。

2.健康排毒餐单

（1）早餐

①水果一种。以新鲜为原则，最好选用当地、当季盛产的水果，最好不食用进口水果和非当季的冷藏水果。

②蔬菜两种。最好吃蔬菜的根、茎、叶、果，不宜吃芽菜类与叶菜类的蔬菜。可以选用红萝卜、白萝卜、山药等蔬菜的根，西洋芹、芹菜等蔬菜的叶，西蓝花、大头菜等蔬菜的花，苦瓜、番茄、小黄瓜、青椒等蔬菜的果。再吃一些地瓜，最好吃黄色地瓜，因为它产生的效果会比红色地瓜好。

③糙米饭一份。光吃糙米饭肯定会显得单调，可以在糙米饭中加入少量小红豆、枸杞子、红枣、莲子等，甚至可以加入荞麦。原则是，加入的必须是未经精制加工的五谷杂粮。

健康早餐有以下事项值得注意：

①吃早餐的最佳时间是早晨6:30~7:30之间。

②选择蔬菜、水果、五谷杂粮，要选择不含农药、不施化肥的农作物。

③尽量减少以下食物的摄入：鱼、肉、蛋、海鲜、蛋糕；各种奶、乳制品奶酪、奶油等；各种油，尤其是动物油；各种调味品，如精盐、味精、酱油、白砂糖等，含糖类多的巧克力等食品；所有精制与加工食品，含添加剂较多的食品，如果汁、可乐、饼干、罐头、泡面等；刺激性食品，如含咖啡因的食品、酒精、浓茶等。

④必须食用低油、低盐、低糖的食物，最好以原汁原味的食物为主。

（2）午餐或晚餐

吃午餐、晚餐的时候，有5个基本原则必须遵循，它们是：

①蔬菜类占1/4~1/3。

②豆类和海藻类占1/10左右。如果有肾脏疾病，或者尿酸过高，尽量少吃豆类食品，否则会造成结石，加重病情。

③五谷杂粮占1/2左右。

④汤占5%左右。做汤的原料可以用紫菜、西红柿、海带等。

⑤水果最好在两餐之间吃。

健康排毒午餐或晚餐有以下事项值得注意：

一是每天饮水量最好达到3000毫升。这是使健康排毒餐更理想的好方法。中毒者甚至要喝4000~5000毫升的水！

二是每天摄取足够的食物纤维。每天摄入30克以上的食物纤维，排毒才能取得较好的效果。

·健康饮食排毒养生·

图文珍藏版

三是细嚼慢咽。

四是走出饮食误区。如果食用健康排毒餐,人们会饿得很快,那是因为健康排毒餐的食物多是蔬菜、水果、五谷杂粮,消化很快,不会堆积大量废物,又可以保证对营养的科学摄取。

(三)排毒药膳

排毒药膳,就是将具有排毒功效的药物加入日常饭菜中,以达到排毒解毒的目的。一道好的药膳,离不开选料与加工。每种药材都有其独特的排毒功能,要记住,不同的毒应该选用不同的药来排。

◇百合红豆甜汤

【用料】新鲜百合 2 球,红豆 1 杯,赤砂糖 50 克。

【做法】红豆淘净,加 4 杯水煮开,转小火煮至呈半开状。百合剥瓣,修去瓣边老硬部分,洗净,加入锅内,小火煮 5 分钟,加糖调味即可。

【功效】百合能解毒、清肺安神、润肺补脑,适用于用脑过度、阴虚火旺、失眠且伴有抑郁症及更年期精神不安、心烦、失眠者。百合搭配能利水消肿、消炎解毒的红豆,能减轻浮肿、小便不利、余热不消的现象。

◇参片莲子汤

【用料】人参片 10 克,红枣 10 克,莲子 40 克,冰糖 10 克。

【做法】红枣洗净,去籽;莲子洗净。莲子、红枣、人参片放入炖盅,加水至盖满用料,移入蒸笼,转中火蒸煮 1 小时。加入冰糖继续蒸 20 分钟,取出即可食用。

【功效】莲子中的钙、磷、钾含量非常丰富,除有助于骨骼、牙齿的生长外,还有促进凝血、使某些酶活化、维持神经传导性、维持肌肉的伸缩性和心跳的节律等作用。红枣具有排毒、补脾益胃、养血安神、调和药性之功效。常饮参片莲子汤,可解毒、增强机体免疫力。

◇山药桂圆汤

【用料】山药 150 克,桂圆肉 100 克,红枣 6 枚。

【做法】山药削皮洗净,切小块;红枣洗净。煮锅加 3 碗水煮开,加入山药煮沸,再下红枣。待山药熟透、红枣松软,将桂圆肉剥散加入。待桂圆之香甜味渗入汤中即可熄火,可酌加冰糖提味。

【功效】桂圆富含葡萄糖、蔗糖和维生素 A 等多种营养素,其中含有较多的高蛋白、脂肪和多种矿物质。这些营养素对人体十分有利,具益心脾、补气血、解毒之功效。常食山药桂圆汤可排毒、提高记忆力、增强机体免疫力。

◇韭菜虾子烧

【用料】鸡蛋 6 个,韭菜 2 把,虾子 1 大匙,枸杞子 8 克,精盐少许。

【做法】韭菜洗净切碎。鸡蛋打散,放入韭菜、虾子、水 4 大匙和精盐拌匀,形成蛋液。起油锅,放入 1 大匙油,倒入 1/3 蛋液形成薄薄的一片,煎至半熟时,在锅中卷起,空出的锅面再倒入 1/3 蛋液,煎至半熟时再与之前的蛋卷卷起。如此重复将蛋液汁用完,并充分煎熟。煎熟的蛋卷取出切片,并撒上枸杞子即可。

【功效】延缓衰老,排毒。

◇五色排毒沙拉

【用料】牛蒡 200 克,胡萝卜 150 克,小黄瓜 200 克,美乃滋 4 大匙,柠檬汁 1/2 杯,精盐、黑芝麻、糖蜜、黑豆各适量。

【做法】牛蒡、胡萝卜、小黄瓜削皮洗净切丝,牛蒡放入滚水中氽烫,捞起沥干备用。美乃滋、柠檬汁加精盐混合搅拌,加黑豆,倒入果汁机打成泥。牛蒡、胡萝卜、小黄瓜放置于盘中,拌入黑豆、美乃滋,并撒上黑芝麻即可。

【功效】润肠通便,排毒抗癌。

◇冬瓜薏米煲鸭

【用料】鸭 750 克,连皮冬瓜 1500 克,薏米 75 克,姜蓉、米酒、精盐、味精、陈皮、植物油、清水各适量。

【做法】姜蓉浸泡入米酒中成姜汁酒。中火烧热炒锅,放入鸭略煎,烹姜汁酒后把鸭盛起。取大瓦煲一个,放入冬瓜、薏米、陈皮,加清水 3000 毫升,先用旺火烧沸,再放鸭,改用慢火煲至汤浓缩约 1500 毫升便成。上菜时,把冬瓜盛在碟底,将鸭切块排在瓜面上,汤调入精盐、味精上桌即可。

【功效】清热去湿,健脾强肾。

◇香菇干贝炖猪血

【用料】水发香菇 50 克,水发干贝 30 克,猪血块 200 克,鲜汤、料酒、葱花、姜末、精盐、味精各适量。

【做法】将水发香菇洗净,去蒂留柄,将香菇切成丝备用。将干贝用温水洗净,放入碗内,加入鲜汤及料酒,上笼蒸烂后,取下备用。将猪血块洗净。入沸水锅中焯烫片刻,捞出,冷水中过凉,切成 1.5 厘米见方的猪血块,备用。烧锅置火上,加植物油烧至八成热,加入猪血块及鲜汤,大火煮沸,加入香菇丝,并倒入蒸熟的干贝及其蒸炖液汁,改用小火煨炖。加葱花、姜末、精盐、味精拌匀,再煮沸,以湿淀粉勾薄芡,淋入香油即可。

· 健康饮食排毒养生 ·

图文珍藏版

【功效】益气解毒,生津抗癌。对原发性肝癌及其他消化类疾病有较好的抑制作用。

(四)排毒汤

吃饭喝汤是日常就餐的过程。

俗话说得好,要想身体壮就须多喝汤。排毒也是一样,每天你只需用几分钟就可学一套健康排毒汤剂的做法。

◇紫菜黄瓜汤

【用料】黄瓜150克,紫菜15克,海米、酱油、精盐、味精、香油各适量。

【做法】先将黄瓜洗净切成菱形片状,紫菜、海米亦洗净备用。锅内加入清汤,烧沸后,投入黄瓜、海米、精盐、酱油。煮沸后撇浮沫,下入紫菜,淋上香油,撒入味精,调匀即成。

【功效】清热益肾,解毒消肿。

◇西红柿丝瓜汤

【用料】丝瓜1根,西红柿2个,葱花、胡椒粉、精盐、味精各适量。

【做法】先将西红柿洗净,切成薄片,丝瓜去皮洗净切片。锅中放入熟猪油烧至六成热,加入鲜汤烧开,放入丝瓜片、西红柿片。待熟时,加胡椒粉、精盐、味精、葱花调匀起锅。

【功效】清热化痰,通络排毒。

◇豆芽蘑菇汤

【用料】黄豆芽250克,蘑菇片50克,精盐、味精各适量。

【做法】将黄豆芽择洗干净,加水适量煮20分钟,下洗净的鲜蘑菇片,加味精和精盐再煮3分钟,出锅即成。

【功效】益气补中,消除疲劳,利尿解毒,防癌抗癌。常吃可减少体内乳酸堆积,诱生干扰素,增强人体抗病毒、抗肿瘤能力,有利于从尿中排毒。并可抑制食物中的毒素,减轻癌症患者放疗、化疗引起的多种不良反应。

◇海带萝卜汤

【用料】海带30克,白萝卜50克,精盐、味精、蒜末、香油各适量。

【做法】将海带用冷水浸泡24小时。可换水数次,洗净后切丝;白萝卜洗净,连皮及根须切成细条,与海带丝同放锅中,加水适量,小火煨煮至萝卜条熟烂。加精盐、味精、蒜末(或青蒜段),调匀后淋入香油即成。

【功效】软坚散结,排毒养颜,利尿去毒,降脂抗癌。常吃可促使体内放射性物质随尿液排出,吸收血中胆固醇排出体外,通利大便有利于粪毒的排泄。对伴有单纯性甲状腺肿大及碘缺乏症、高血压、动脉粥样硬化者尤为适宜。

◇香菇汤

【用料】新鲜香菇、花生油、香菜、精盐、鸡精各适量。

【做法】香菇洗净,去蒂,对半切开备用。炒锅内倒入花生油,油热后放入香菇爆炒,然后再加水、香菜末、精盐煎煮为汤。出锅前,可根据个人口味加入适量香油、鸡精。

【功效】抗癌,降血脂,促进排毒。

◇木耳豆腐汤

【用料】黑木耳 25 克,豆腐 200 克,鸡汤 1 碗,盐少许。

【做法】将黑木耳泡发后洗净;豆腐切成片备用。锅内加入鸡汤,放豆腐与黑木耳同炖 10 分钟,放少许盐即可食用。

【功效】抗癌,排毒。

◇银耳红枣汤

【用料】银耳 30 克,红枣 20 克,冰糖适量。

【做法】银耳用温水浸泡,待银耳泡发后取出,去掉耳根,洗净放入碗中,上笼蒸约 10 分钟后取出。将汤锅洗净,置微火上,加清水放入冰糖,溶化后,放入洗净的红枣,再移置旺火上烧沸,起锅倒入银耳碗内即成。

【功效】润肺排毒,养胃生津。

◇黄豆芽猪血汤

【用料】黄豆芽 250 克,猪血 250 克,蒜蓉、黄酒、精盐、味精、葱末、姜末、植物油、鲜汤各适量。

【做法】将黄豆芽去根洗净。猪血切成小方块,漂洗干净。锅上火,加植物油烧热后先爆蒜蓉、葱末、姜末,然后放入黄豆芽翻炒至熟。最后放入猪血块,烹入黄酒,加鲜汤烧沸入味后,加精盐、味精调味即成。

【功效】健脾开胃,滋阴润燥,抗衰老,防癌抗癌,抗病毒。常吃可清除体内垃圾及毒素。对伴有高血压病、血脂异常、病毒性肝炎者尤为适宜。

◇苦瓜菊花汤

【用料】苦瓜 250 克,白菊花 10 克。

【做法】将白菊花洗净,备用。将鲜苦瓜除蒂,切开后去子,洗净,切成薄片,与白菊花同入砂锅内,加水适量,中火煎煮 15 分钟即成。

【功效】降低血糖,防癌抗癌,清热降火,解毒排毒。常吃可增强免疫细胞活性,清除体内有害物质,稀释体内毒素,加速毒素排泄。抗病毒,抗肿瘤,中断黑色素代谢,防治疖肿及痱毒。对伴有糖尿病、血脂异常、暑热症者尤为适宜。

◇苋菜豆腐汤

【用料】苋菜400克,水发海米20克,豆腐25克,蒜10克,调料若干。

【做法】将苋菜洗净,切段,放入沸水中焯一下,捞出沥干。水发海米切末。豆腐切成小块,蒜捣成泥。炒锅放火上,倒入油,油热后下蒜泥,煸出香味后下海米和豆腐块,加少许精盐焖1分钟,将汤烧开,下苋菜一滚,调入味精后即离火装碗。

【功效】清热解毒,生津润燥。

◇芡实杞龙龟苓汤

【用料】芡实25克,枸杞子15克,龙眼肉30克,土茯苓20克,乌龟1只(约40克)。

【做法】将芡实、枸杞子、龙眼肉、土茯苓洗净;乌龟放入盆中,淋热水使其排尿、排粪便,用开水烫死乌龟后,洗净,去内脏、头爪。把全部用料放入锅内,加清水适量,大火烧沸后,温火煲3小时,调味即可。饮汤,吃龟肉、枸杞子、龙眼肉。

【功效】祛湿解毒,健脾益胃。对湿疹、疮毒患者效果更佳。

◇胡萝卜土豆牛肉汤

【用料】胡萝卜150克,牛肉500克,土豆150克,味精、精盐、酱油各适量。

【做法】胡萝卜、土豆、牛肉洗净切成块,首先将牛肉放入热油中煸炒,然后放入砂锅,加入适量清水,与胡萝卜、土豆一同煮炖,煮至牛肉烂熟后,添加作料,即可食用。

【功效】补脾益气,强筋骨,长肌肉。

◇蘑菇豆腐冬瓜汤

【用料】鲜蘑菇150克,豆腐200克,冬瓜250克,鸡汤(或肉汤)、精盐、姜片、味精、湿淀粉各适量。

【做法】将蘑菇去杂洗净,切厚片,待用。豆腐洗净,切块,待用。冬瓜去皮,去子,洗净切片,待用。锅内放适量油,烧热,将蘑菇片、豆腐、冬瓜片、生姜一起入锅,煸炒一会儿,加入鸡汤、精盐,沸后,用小火烧至菜熟,入味精,再用湿淀粉勾芡即成。

【功效】益气和中,生津润燥,清热解毒,利尿减肥。

◇绿豆藕肉汤

【用料】鲜藕 250 克,绿豆 150 克,豆腐干 100 克,冬笋片 30 克,黑木耳 15 克,瘦猪肉 250 克,红枣 10 枚,大蒜 20 克,骨头汤 1500 毫升,精盐、味精各适量。

【做法】绿豆应在前一天晚上将其浸泡;将藕洗净泥沙,切成片;猪肉切成丝;大蒜切片;黑木耳泡发,洗净,撕成瓣。全部用料入锅,倒入骨头汤,先用大火煮开,后改文火慢煨 1 小时。

【功效】清热解毒,养血生肌。

◇芹菜金针菇猪蹄汤

【用料】芹菜、金针菇各 300 克,胡萝卜 1 根,猪蹄 200 克,生姜 3 片,精盐适量。

【做法】将芹菜去叶,洗净,切段;胡萝卜洗净,切片;金针菇、猪蹄分别洗净。瓦煲内加入清水烧沸,放入胡萝卜片、猪蹄及姜片,改用中火煲 1 小时,放入芹菜和金针菇烧沸,加精盐调味即可。

【功效】清热解毒,利尿减肥。对高血压、肥胖者尤佳。

◇玉米牛肉羹

【用料】玉米 1 罐(也可以买鲜玉米煮熟剥粒),鸡蛋 2 个,牛肉 120 克,精盐、淀粉各适量。

【做法】鸡蛋去壳,打散成糊状,备用。牛肉洗净,切成小粒状,备用。将淀粉加上适量水搅匀备用。锅内加入适量清水,先用猛火烧至水开,然后放入玉米。继续烧至水滚起,再放入牛肉粒和鸡蛋浆加入已搅匀的淀粉水,不停搅动,使呈蛋花状,加入精盐调味即可。

【功效】玉米羹易于消化,可利尿、通便。

◇冬瓜菠菜羹

【用料】冬瓜 300 克,菠菜 200 克,羊肉 30 克,精盐、味精、酱油、湿淀粉、姜、葱各适量。

【做法】先将冬瓜去皮、瓤,洗净切成方块,菠菜择好洗净切成长段,羊肉切薄片,姜切薄片,葱切段。炒锅放火上,加油烧热,投入葱花,放羊肉片煸炒,接着加入葱段、姜片、菠菜、冬瓜块,翻炒几下,加鲜汤。汤沸后,加入精盐、酱油、味精,最后倒入湿淀粉汁调匀即成。

【功效】补虚消肿,排毒减肥。

◇龙井对虾汤

【用料】对虾 200 克,龙井茶 3 克,黄酒、精盐、味精、鸡汤各适量。

【做法】对虾去头,剥去外皮,取出脊背屎肠洗净,用刀片切成小薄片;龙井茶放在茶杯中,用煮开的鸡汤沏好,备用。锅内倒入鸡汤,烧开放入虾片烫透,捞入汤碗内;再将沏好的鸡汤茶倒入锅内,加精盐、味精、黄酒烧开,撇净浮沫,倒入汤碗内。另选少许嫩茶心放在汤内即成。

【功效】提神醒脑,止渴生津,利尿降压,祛脂解毒。常饮能抑制癌毒,阻断亚硝胺在体内合成,对抗烟、酒毒害,减少胃肠道有毒物质的积聚,有明显防癌、抗癌作用。

◇冬瓜薏仁汤

【用料】冬瓜(连皮)500克,薏苡仁30克,精盐适量。

【做法】将薏苡仁用水浸泡20分钟;冬瓜洗净,连皮切成块状。冬瓜、薏苡仁一同放砂锅内,加水适量,煮至薏苡仁熟烂,加入精盐即成。

【功效】健脾利湿,解毒排脓,舒筋除痹。常吃可排除癌毒,有防癌、抗癌作用。

◇莲藕鲜鸡汤

【用料】鸡腿1只,莲藕200克,新鲜香菇4朵,百合20克,茯苓12克,山药30克。

【做法】莲藕,削皮,洗净,切片;香菇洗净,切半;鸡腿切块放入滚水汆烫,捞起后冲净沥干。将全部用料及药材加水1000毫升以大火煮沸后,转小火续煮20分钟,起锅前加调味料即成。

【功效】补脾健胃,清热生津。

◇苡仁猪蹄汤

【用料】苡仁30克,猪蹄1只(约250克),黄酒、精盐、葱段、姜片、胡椒粉、酱油各适量。

【做法】苡仁碾碎(不除去破碎的仁皮)。猪脚烧去毛,洗净,剁成块状,与苡仁一同放入砂锅,加入黄酒、姜及清水1500毫升,盖好。先用猛火煮滚,除去汤面浮起的泡沫,然后再用文火煮约两小时,待猪蹄烂熟后,分别加入精盐、酱油、葱、胡椒粉等调料品。

【功效】健脾益胃,祛湿除痹。

【提示】孕妇忌食用,滑精者少食。

◇马齿苋鱼汤

【用料】马齿苋250克,草鱼1条(重约300克),蒜蓉、姜片、精盐、味精、香油各适量。

【做法】将马齿苋除根,去老叶。取嫩的部分掐短,洗净,沥净水。将草鱼洗净,抹干水,加入少许精盐腌 15 分钟。炒锅上火。放植物油烧热,放入草鱼和姜片,煎至鱼两面皆呈黄色铲起,下蒜蓉爆香,加入水,大火烧沸。放入草鱼烧沸约 5 分钟,再倒入马齿苋,煮沸,改小火煮约 10 分钟,放入精盐、味精调味,淋上香油即成。

【功效】清热解毒,散淤消肿,杀虫杀菌,清肠毒,止腹泻。常吃可改善动脉脂质代谢紊乱,排除肠毒,防治糖尿病、心脑血管病和血脂异常。对伴有肠炎、血液黏稠度高、脑血栓等患者尤为适宜。

◇冬瓜海米鲜汤

【用料】冬瓜 300 克,海米 50 克,鲜汤、葱末、姜丝、精盐、味精、香油各适量。

【做法】将冬瓜去皮、瓤,洗净后切成长 5 厘米、宽 2 厘米的长方片。炒锅上火,加入鲜汤,烧沸后放入冬瓜片、海米、精盐,煮约 10 分钟,待冬瓜煮熟,加入葱末、姜丝、味精,撇去浮沫,淋上香油即成。

【功效】清热解毒,利尿消肿,祛湿解暑,降压减肥。常吃可减肥美容,阻止脂毒在体内堆积,去尿毒,消除皮肤热毒之症。对伴有肾炎、水肿、脚气、暑热症、糖尿病、单纯性肥胖症、皮肤感染者尤为适宜。

(五)排毒粥

不单是菜肴、药酒、水果对人体排毒有益,一些家常粥,如番茄粥、山楂粥、绿豆粥等对人体的排毒也有促进作用。以下是排毒功效的粥谱,可供读者选择。

◇玉米豆粉粥

【用料】玉米面、黄豆粉各 100 克,精盐适量。

【做法】将黄豆粉用温水泡透,搅成稀糊;玉米面用温水调匀。将两种糊合在一起,边搅边倒入沸水锅内,开锅后,用小火熬至粥黏稠时,加入精盐出锅即成。

【功效】消脂通便,利湿降压,防癌抗癌。常吃可补充纤维素,促使胃肠蠕动,缩短食物残渣及"吃出来的毒"在肠内停留时间,防止癌症及"富贵病"的发生。

◇黑木耳红枣粥

【用料】黑木耳 30 克,红枣 10 个,粳米 100 克,冰糖 20 克。

【做法】先将黑木耳放入冷水中泡 24 小时,择去蒂,用水洗净,捞出,撕成小块。红枣用温水泡软,洗净。粳米用水淘洗干净。锅放适量水,上大火煮沸,下粳米、红枣再煮沸,改用小火,放入黑木耳、冰糖慢炖成粥即成。

【功效】滋阴润燥,滑肠通便,活血止血。常吃可中和自身毒素,延缓脂褐质在体内的沉积;排除纺织、矿山、冶金、理发等行业职工吸入体内的织物纤维。对伴有血栓、心肌梗死者尤为适宜。

◇小米红薯粥

【用料】红薯 40 克，小米 50 克。

【做法】将小米洗净；红薯洗净、去皮、切成小块。红薯与小米一同放入锅内，加适量水，上火煮粥。

【功效】此粥酸、碱性质中和，清热润肠，可以促进毒素和体内有害物质排泄。

◇罗汉果糙米粥

【用料】罗汉果 2 个，糙米 100 克，精盐适量。

【做法】将罗汉果、糙米均洗净。锅中倒入适量水煮开，加入糙米以小火煮至软烂，再加入罗汉果继续煮 5 分钟，最后加入少许精盐，搅拌均匀，微煮即可。

【功效】可以治疗便秘，清除肠道内的多余油脂及废物，具有排毒与瘦身的效果。

◇绿豆海带粥

【用料】绿豆 100 克，海带 60 克，大米 120 克，陈皮 3 克，白糖适量。

【做法】将海带浸透，洗净，切丝；绿豆、大米、陈皮分别（浸软）洗净。把上述用料放入开水锅内，大火煮沸后转小火熬成粥，加白糖，再煮沸即可。

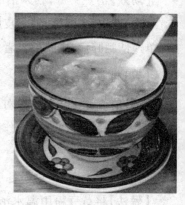

绿豆海带粥

【功效】清热解毒，消暑利尿，止渴明目，降脂降压。常吃可防治重金属、农药中毒及其他各种食物中毒，加速有毒物质的排泄。对伴有暑热症、水肿、丹毒、痈肿、痘疮、无名肿毒、高血压病、血脂异常者尤为适宜。

◇八宝青梅粥

【用料】薏苡仁、白扁豆、莲子、核桃仁、桂圆肉、红枣、糖青梅、糯米、白糖各适量。

【做法】将以上前三味用温水泡发，红枣洗净用水泡发，核桃仁捣碎，糯米淘洗干净。所有用料一同入锅内，加水 1500 毫升，用大火煮开后转用小火熬煮成稀粥。

【功效】健脾利湿，解毒排脓，舒筋除痹。常吃可排除癌毒，有防癌、抗癌作用。

◇芹菜豆腐燕麦粥

【用料】芹菜 20 克，豆腐 30 克，燕麦片 100 克，精盐适量。

【做法】将芹菜洗净切碎,豆腐切丁。豆腐、燕麦片、芹菜一同放入锅中,加水适量,用旺火烧开。小火煮成粥,加入适量精盐即成。

【功效】此粥能增强食欲,又可刺激胃肠蠕动,促进人体组织内的毒素和过量水分的排泄。

◇红薯粥

【用料】新鲜红薯 250 克,粳米 100 克,白糖少许。

【做法】将红薯洗净,去皮,切为小块;粳米淘净。红薯、粳米加水同煮为稀粥。待熟时,调入白糖,稍煮片刻即成。

【功效】补益脾胃,生津止渴,通利大便。

◇平菇粥

【用料】粳米 100 克,平菇、精盐各适量。

【做法】将平菇漂洗干净,撕碎,放入沸水锅中略烫后捞出控水。粳米淘洗干净,用冷水浸泡半小时,捞出,沥干水分。取锅加入冷水,放入粳米,旺火煮沸后加入平菇,再改用小火熬至粥成,加入精盐,稍焖片刻即可食用。

【功效】改善新陈代谢,增强体质。

◇香菇牛肉粥

【用料】香菇、牛肉、粳米各 100 克,葱末、姜末、精盐、味精各适量。

【做法】将牛肉煮熟切成薄片,然后与洗净的香菇、粳米一同入锅内,加适量水煮粥。半熟时放入葱末、姜末、精盐、味精,继续煮至粥熟即成。

【功效】健脾开胃,滋阴润燥,抗衰老,防癌抗癌,抗病毒。常吃可清除体内垃圾及毒素。对伴有高血压病、血脂异常、病毒性肝炎者尤为适宜。

◇芹菜陈皮粥

【用料】芹菜 150 克,陈皮 5 克,粟米 100 克。

【做法】将新鲜芹菜择洗干净,除去根头,将芹菜叶及叶柄切成粗末;陈皮洗净后晒干,研成细末。将粟米淘洗干净,放入锅内,加水适量,大火煮沸后,改用小火煨煮 30 分钟,调入芹菜粗碎末,拌匀,小火煨煮至沸,加陈皮粉末,拌匀即成。

【功效】平肝降压,调脂减肥,清热解毒,通便排毒。常吃可补充纤维素,促进粪毒排出和降低血中胆固醇。且能解酒毒。对伴有高血压病、血脂异常、冠心病、动脉粥样硬化、尿路感染、流行性腮腺炎、各种肿毒者尤为适宜。

◇南瓜百合粥

【用料】南瓜 300 克,香米、糯米各 100 克,百合、桂圆肉、红枣、莲子、白糖、精盐各适量。

【做法】红枣、莲子用冷水浸泡20分钟,将莲子去心,洗净;南瓜去蒂、去子,洗净后切丁备用。糯米、香米洗净后置锅中加水烧开,放入南瓜丁和红枣、莲子,用文火煮20分钟后,揭开锅用勺顺时针搅动片刻。两分钟后再放入百合、桂圆肉再煮10分钟,然后放入白糖,加少量精盐以免过于甜腻。

【功效】健脾养胃,清肠消脂。

◇韭菜粳米粥

【用料】韭菜100克,蒜头50克,粳米30克,精盐、味精、香油各适量。

【做法】将粳米洗净浸透,韭菜切段,蒜头切薄片。粥煲内加入清水,放入粳米、蒜头煲20分钟,再加入精盐、味精,滴入少许香油,即可食用。

【功效】清火排毒,温中行气。

◇洋葱天花粉粥

【用料】洋葱150克,天花粉10克,粟米100克,精盐适量。

【做法】将洋葱剥去外皮,切去根、头,洗净后用温开水冲一下,切成细丝,放入碗中。用精盐腌渍15分钟;将天花粉洗净后,晒干或烘干,研成细末。将粟米淘洗干净,放入砂锅内,加水适量,大火煮沸后,改用小火煨煮30分钟,调入天花粉细末,继续煨煮20分钟,待粟米熟烂,加入洋葱丝,大火煨煮3~5分钟。

【功效】清热化痰,解毒杀虫,降脂降压,活血降糖。常吃可调节脂肪代谢,起到"血管清道夫"作用;防治冠心病、中风、动脉粥样硬化。对伴有冠心病、血脂异常、高血压患者尤为适宜。

◇冬笋粥

【用料】冬笋50克,粳米50克。

【做法】将冬笋洗净切片,与淘洗干净的粳米一同入锅内,加水适量,先用大火煮开,再转用小火熬煮成稀粥。

【功效】清热化痰,利水消肿,润肠通便,降脂减肥。常吃可刮油去脂毒,补充纤维素,促进肠蠕动,消除积食,清除粪毒,养颜减肥,透疹解毒。对单纯性肥胖症、血脂异常、血液黏稠度高、习惯性便秘者尤为适宜。

◇芝麻糊

【用料】黑芝麻500克,大米100克,白糖200克。

【做法】将黑芝麻去除杂质,洗净,炒熟。大米淘洗干净,控净水分,炒熟。将芝麻与大米一起磨,加入白糖搅拌均匀,盛于容器中,盖紧备用。食用时,根据所需量取出,加水用小火煮,边煮边搅,煮成糊状即可食用。

【功效】润五脏、生津液、润肠道。

（六）排毒饮料

每天早晨喝一杯凉开水有利于身体的排毒,这一观念已被广大民众所接受。其实,富含各类营养元素的饮料更具有排毒的功效。下面介绍一些自制排毒饮料,供读者选择。

◇荔枝茶

【用料】荔枝10个,蜂蜜适量。

【做法】剥去荔枝壳,用清水洗净,放入水中煮滚,水滚后再以小火煮10分钟。荔枝水放冷后,搅入蜂蜜即可。

【功效】去火解毒,补益肝肾。

◇香蕉橘子汁

【用料】香蕉、橘子、蜂蜜各适量。

【做法】先将香蕉去皮并捣烂成泥,橘子洗净捣烂取汁。将橘子汁混入香蕉泥中,再加入蜂蜜调匀即可饮用。

【功效】去火排毒。

◇菠萝汁

【用料】新鲜菠萝1个,精盐少许。

【做法】先将菠萝削皮,果肉洗净,切成方果丁,榨取果汁备用。取一个大口杯,盛入凉开水,加入菠萝汁和精盐,搅匀后即可饮用。

【功效】清热解渴。润肠排毒。

◇柚子茶

【用料】柚子1个,冰糖、蜂蜜各适量。

【做法】把柚子洗干净,用热水浸泡,然后把柚子皮剥下来,把白色的皮都去掉,用刮皮刀将最外面那层黄绿色的皮薄薄地刮下来,将柚子皮切成细丝;剥出果肉放入搅拌机中稍微搅打后备用。将柚子皮、果肉和冰糖放入干净的锅中,小火熬煮,加入少许水,不停地搅拌翻转,避免煳锅,煮到柚子皮及果肉呈黏稠状,盛入容器中,晾凉后加入蜂蜜拌匀。完全冷却后将柚子茶装入密封容器中放进冰箱冷藏,3~4天后就可以用温水冲泡饮用了。

【功效】祛除肠胃中恶气,清热解毒。

◇木瓜鲜奶汁

【用料】木瓜 360 克,鲜牛奶 2 杯,白砂糖、碎冰块各适量。

【做法】取新鲜熟透的木瓜去皮、核,切成大块。将木瓜块、鲜牛奶、白砂糖及适量碎冰块放入榨汁机中,打碎成浓汁。

【功效】清热排毒,养颜美容。

◇杏仁蜜奶

【用料】杏仁 30 克,蜂蜜 30 毫升,牛奶 250 毫升。

【做法】将杏仁用沸水浸泡,剥去皮、尖,晒干或烘干,炒黄,研成细末。锅中加水适量,煮沸时调入杏仁粉末,小火煨煮 30 分钟,兑入牛奶,搅拌均匀,继续煮至沸腾即离火,稍凉调入蜂蜜即成。

【功效】止咳化痰,润肠通便,防癌抗癌。常饮可排除粪毒,防治习惯性便秘。对兼有咳嗽、气喘者尤为适宜。

◇鸡蛋香蕉奶

【用料】鸡蛋 2 个,牛奶 250 毫升,香蕉 200 克,蜂蜜 30 毫升。

【做法】将香蕉去皮切成小段。牛奶置于搅拌器中,打入鸡蛋,搅打 30 秒钟,取出入锅内,煮沸后再加入香蕉段和蜂蜜,拌匀即成。

【功效】润肠通便,清热解毒,健脑益智,降血压。常吃可排粪毒,对大便干燥、习惯性便秘、肠管梗阻、痔疮、肛裂有效。对高血压病、动脉粥样硬化者尤为适宜。

◇香蕉麦胚汁

【用料】香蕉 1 根,小麦胚芽 15 克,番茄 1 个,草莓 5 个,牛奶 100 毫升。

【做法】将香蕉、番茄去皮,草莓洗净去蒂,与清洁小麦胚芽、牛奶一并放入榨汁机中搅匀即成。

【功效】润肠通便,清热解毒,健脑益智,降血压。常饮可排粪毒,对大便干燥、习惯性便秘、肠管梗阻、痔疮、肛裂有效。对高血压病,动脉粥样硬化者尤为适宜。

◇黄瓜豆浆

【用料】嫩黄瓜 500 克,豆浆 250 毫升,蒜泥适量。

【做法】嫩黄瓜用水洗净,放入温开水中浸泡片刻,切碎,放入家用榨汁机中,快速搅成浆汁,用洁净纱布过滤留汁,备用。再将豆浆放入砂锅内,中火煮沸,小火再煮 5 分钟,将黄瓜浆汁调入,加蒜泥拌均匀即成。

【功效】清热利尿,解毒排毒,滑肠除湿,降脂减肥,护肤美容。常饮可抑制糖类物质在体内转变为脂肪,降低血中胆固醇(脂毒),促进肠道腐败物质的排泄,改善新陈代谢。对伴有糖尿病、肥胖症、血脂异常者尤为适宜。

◇芹菜苹果饮

【用料】芹菜(连根)500克,苹果300克。

【做法】将新鲜芹菜洗净,切段;苹果洗净外皮,切成小块。同入榨汁机内,加冷开水200毫升快速绞榨,过滤取汁即成。

【功效】平肝降压,调脂减肥,清热解毒,通便排毒。常饮可补充维生素,促进粪毒排出,降低血中胆固醇,且能解酒毒。对伴有高血压、血脂异常、冠心病、动脉粥样硬化、尿路感染、流行性腮腺炎、各种肿毒者尤为适宜。

◇洋葱蜂蜜饮

【用料】洋葱100克,蜂蜜适量。

【做法】将洋葱洗净,切成细丝,放入砂锅内,加适量水煎煮10分钟,停火后待凉调入蜂蜜,拌匀即成。

【功效】清热化痰,解毒杀虫,降脂降压,活血降糖。常饮可调节脂肪代谢,起到"血管清道夫"作用,去脂毒,防治冠心病、中风、动脉粥样硬化。对伴有冠心病、血脂异常、高血压者尤为适宜。

◇绿豆菊花饮

【用料】绿豆60克,白菊花10克。

【做法】先将绿豆去杂,淘洗干净,备用。再将白菊花去杂后放入纱布袋中,扎口,与淘洗干净的绿豆同入砂锅内,加足量水,浸泡片刻后用大火煮沸,然后改用小火煮1小时,待绿豆熟烂,取出菊花纱布袋即成。

【功效】清热解毒,消暑利尿,止渴明目,降脂降压。常吃可防治重金属、农药中毒及各种食物中毒,加速有毒物质的排泄。对伴有暑热症、水肿、丹毒、痈肿、痘疮、无名肿毒、高血压、血脂异常者尤为适宜。

◇冬瓜蜂蜜汁

【用料】冬瓜500克,蜂蜜适量。

【做法】将冬瓜洗净,去籽及外皮,连冬瓜瓤一起切碎,放入家用榨汁机中,快速搅打成浆汁,用洁净纱布过滤,收取汁液,放入杯中,调入蜂蜜即成。

【功效】清热解毒,利尿消肿,祛湿解暑,降压减肥。常饮可减肥美容,阻止脂毒在体内堆积,排毒去尿毒,消除皮肤热毒之症。对伴有肾炎、水肿、脚气、暑热症、糖尿病、单纯性肥胖症、皮肤感染者尤为适宜。

◇苹果蜂蜜粥

【用料】苹果1个,葡萄干、蜂蜜、粳米各适量。

【做法】将粳米洗净,沥干;苹果洗净后切片,去子。锅中加水,放入粳米和苹果煮开,放入葡萄干继续煮至滚沸时稍微搅拌,改中小火熬煮,40分钟后盛出粥,根据个人口味放入蜂蜜,拌匀即可食用。

【功效】预防便秘,帮助排毒。

◇葡萄蜜汁

【用料】新鲜葡萄、莲藕、生地、白砂蜜各适量。

【做法】将葡萄、莲藕、生地分别洗净,捣烂、取汁。取适量汁液混合,加入白沙蜜调匀即可饮用。

【功效】除烦解渴,祛风湿,利小便。

◇西瓜酪

【用料】西瓜约1000克,橘子、菠萝、白糖、桂花各适量。

【做法】整个西瓜洗净,在西瓜一端的1/4处打一圈人字花刀,将顶端取下,挖出瓜瓤。将西瓜瓤去籽,切成丁,另把菠萝、橘子也切成丁。锅上火,放清水、白糖煮开,撇去浮沫,下入桂花,等水开后关火,晾凉,放入冰箱。将西瓜丁、菠萝丁和橘子,装入西瓜容器内,浇上冰凉的白糖桂花水即成。

【功效】解暑除烦,止渴利尿。

山楂金银花茶

【用料】金银花、山楂、白砂糖各适量。

【做法】将金银花去杂质后洗净;山楂洗净,去核后切成片。将金银花、山楂、白糖一同置于炖杯内,加入清水。武火烧沸后改用文火煎煮10分钟,滤渣取汁后即可饮用。

【功效】清热解毒,开胃消食,活血降压。

◇猕猴桃黄瓜汁

【用料】猕猴桃、黄瓜各适量。

【做法】将猕猴桃去皮,切成小块;将黄瓜洗净,切块。将黄瓜、猕猴桃放到榨汁机中,倒入适量凉开水,榨汁即可。

【功效】帮助消化,防止便秘,预防体内堆积有害代谢物。

◇猕猴桃银耳羹

【用料】猕猴桃100克,水发银耳50克,白糖适量。

【做法】将猕猴桃洗净,去皮、核,切片;水发银耳去杂,洗净撕片。将银耳放入锅内,加水适量,煮至银耳熟烂,加入猕猴桃片、白糖。煮沸出锅。

【功效】滋补强身,清热利尿,健胃润燥。

◇大蒜萝卜汁

【用料】大蒜头 3 个(30 克),白萝卜 300 克,冰糖适量。

【做法】大蒜去皮;白萝卜洗净,切碎。大蒜、白萝卜一同放入榨汁机内,加少量冷开水,捣烂取汁,加冰糖即可。

【功效】清热化痰,解毒杀虫,降脂降压,活血降糖。常饮可调节脂肪代谢,起到"血管清道夫"作用,去脂毒,防治冠心病、中风、动脉粥样硬化。对伴有冠心病、血脂异常、高血压病患者尤为适宜。

◇胡萝卜山楂汁

【用料】胡萝卜 50 克,山楂 30 克,红糖 10 克,蜂蜜 20 毫升。

【做法】选用根头整齐、心柱细小、色泽鲜艳且无病虫及冻害的胡萝卜,洗净,晾干,切成片或切碎,放入凉开水中浸泡片刻,连浸泡水一起入锅内,加热煮沸 20 分钟,备用。将新鲜山楂择洗干净,切碎,不去核,放入砂锅内,加水煎煮 5 分钟,待凉,与胡萝卜及煎煮液汁一同放入榨汁机中,搅打成浆汁,用洁净纱布过滤,所取滤汁放入容器,加适量温开水,并加入红糖、蜂蜜拌匀,饭后饮用。

【功效】健脾养胃,明目润燥,排毒养颜,防癌抗癌。常饮可增强机体防癌抗癌免疫力,排去烟毒,保护眼睛,增强视力和呼吸道抵抗力,降低血液中汞离子浓度,加速体内汞离子排出。

六、排毒方法

(一)生食排毒法

生食计划又称为定期单一饮食计划,也是节食的一种。此方法简单易行,就是在一天到几天不等的时间里,只吃生的新鲜水果或蔬菜、果汁及蔬菜汁。包括未加热的黄瓜、芹菜、菠菜、香菜等蔬菜和各种应时水果,另外有芝麻、葵花籽和小麦芽等。本法主要是波士顿的希氏健康研究所创立的。这种疗法禁食肉类、鱼、虾、白米、白面、白糖、罐头食品,但清蒸和快炒的菜还是可以食用的。

为什么生食有益于排毒呢?

首先,没有烹调过程产生的毒素。生食没有人为投入的食盐、糖、香精、糖精、增色剂、防腐剂等物质,也没有油炸、熏烤过程带来的苯并芘等致癌物,因而没有熟食加工时可能带给人体的潜在危害。

其次,生食有利于淋巴系统排毒。淋巴系统负责对人体进行清洁,收集体内废物,分解并排除毒素。而生食排毒饮食,就是减少人体在消化食物上所耗费的能量,把能量节省下来,让淋巴系统加以利用,使其能更好地工作。

最后,可以提高免疫力。人们长期吃熟食,白细胞会急剧增加,且处于紧张的备战状态。天长日久,会使免疫系统的应变能力大大降低。而生菜、生果中的活性物质可使白细胞处于正常状态,还能使因吃熟食而损伤的免疫机能得以恢复。

1.生食排毒理念

生食排毒法认为,熟食不能供给组织细胞所需的养分。科学发现,生食含有的酵素和维生素是食物消化吸收过程中不可缺少的催化剂。酵素在60℃以上就分解了(水要100℃才煮开),某些维生素如维生素C也遇热就分解。例如,菠菜和包心菜煮熟后只保持原有营养成分的1/40。至于蛋白质的问题,一些国际性的研究机构在进行深入的研究之后,均做出了与之前相反的结论。认为青色(绿色)植物和没有加工的五谷所含的蛋白质,品质高于所有动物性的蛋白质。

2.生食排毒法的要求

(1)生食排毒法对一日三餐的搭配要求

早餐能控制一天情绪和精神的好坏,因此对食物的选择要特别注意。水果是最理想的早餐。中餐以水果或蔬菜沙拉为主,外加干果、核桃、糙米饭或黑面包。晚餐可丰盛一点,除了生菜沙拉,再加一两道熟菜。

(2)生食排毒法的基本原则

生食排毒法最后的目标是以生的蔬菜、水果、种子和核桃等为主。但在开始时,肠胃因为不能完全适应,必须经过一段过渡时期。这段时间如能遵照一些基本的原则,则较容易改变过来。

①逐渐增加新鲜蔬菜、水果的分量。最低限量是50%的蔬菜、水果是生的。

②熟食中,避免油炸食品。清蒸法最好,中国式的快炒次之。

③饭前饭后不要喝水或汤。因为液体会冲淡消化液。

④饿的时候才吃,心情不好时最好不要进食。

⑤水果最好是两餐之间吃。水果最易消化,但如果是饭后吃,则不能完全发挥它的特长。

⑥肉类一星期不能超过3次。

在开始生食排毒养生法时,大部分人的体重都会下降,这是可喜的现象。因为身体要排出旧的、不好的细胞,才能产生新的细胞。若能坚持生食排毒养生法,将逐渐出现以下状态:消化良好、肠胃通畅、胃口大开、睡眠稳定。甚至于人的外表也会有改变:头发乌黑发亮、牙齿健全、皮肤细嫩、双目有神。

3.生食排毒法实例

(1)喝一天果汁

在一天中,断断续续地喝果汁,也可喝蔬菜汁。上午喝果汁比较好,然后下午喝蔬菜汁,晚上再喝果汁。只要自己愿意,怎么喝都可以。用家里的榨汁机为自己准备各种口味的果汁吧!

(2)连续三天喝果汁、吃水果、喝冰果露

除了每天喝新鲜的果汁以外,还可以吃水果和冰果露。葡萄干等果干也可以吃,只要这些果干是自然晒干的就可以。

制作冰果露很容易,把苹果汁或橙汁放在搅拌器里,加入冰冻的香蕉或者其他水果。转眼间,一道美味的冰果露就做好了。

(3)连续一周吃生食

在一周之内只吃生的食物——水果、蔬菜、果汁和沙拉。白天尽情吃水果、蔬菜和果汁,晚上做一份沙拉,加入柠檬汁和调味品。在吃完沙拉后的 3 个小时之内,不要吃水果、喝果汁。

4.生食的注意事项

生食对人体有好处,很多人都知道,但是怎样进行生食呢? 要想生食,必须对以下问题特别关注。

不吃罐头加工食品,不吃添加了防腐剂、色素、化工原料等加工剂的食品。

可以生食的食物很多,如包心菜、甜菜、花菜、香菇、蘑菇、腰果、西瓜子、葵花子、海藻、小麦芽、各种豆芽、生芝麻及各种水果、核果类。

吃两餐生食时,另一餐必须补充鲜鱼、鸡蛋、瘦肉等蛋白质。

厌恶吃生食时,可将生食与牛奶或豆浆同时食用,味道很好。

当三餐都吃生食时,由于热量太低,食用一段时期后,要补充野菜或煮地瓜、蒸土豆等,这样才能保证健康。

如果午餐保持正常饮食,只在早餐和晚餐时吃生食,会带来很好的效果。

生食要采取循序渐进的方法。人们可以在第一周选择早餐与晚餐的其中一餐吃生食。当胃渐渐适应生食后,空腹感会消失,精神也会感觉轻松许多。这样,在第二周你就可以早晚两餐都吃生食了。

（二）素食排毒法

素食被认为是出家人的专用。经过时代的演变与推进，如今已经变成了一种全新的健康生活方式。在各大城市，越来越多的人开始倾向素食，一股多吃蔬菜、水果，少吃肉的"素食潮"正在兴起。

素食者，就是不吃肉、鱼、家禽或屠宰场的副产品的人。素食者以蔬菜和水果为主要饮食，蛋、牛奶和奶制品可以有选择地吃。连奶、蛋都不吃的素食者，被称作严格的素食主义者。

1.素食排毒理念

吃素食之所以能够排毒，主要基于以下几点：

首先，植物中的毒素要低于动物中的毒素。尽管在蔬菜、水果的种植中使用了一些化肥，可是植物中的化肥含量比动物中的激素含量要低得多。值得关注的是，通过浸泡，植物中的毒素可以从筋络和表皮中大量排除。而动物体内的毒素却渗入动物的组织细胞中，很难分解、排出。

其次，植物是碱性物质，有利于人体健康。人体细胞是在弱碱的环境中健康成长的。植物的属性都是弱碱的，动物的肉质却都是弱酸的。如果人体内积累了大量酸性物质，就容易疲劳，出现四肢乏力等症状。酸性物质还有利于各种细菌的滋生。

最后，东方人的肠道适宜消化植物。西方人肠道短、蠕动快，适于消化肉类，而东方人的肠道与西方人正好相反。因此，消化肉类会给东方人的脏器带来较大负担。这就好比让舒缓的太极拳按照拳击的路数出手一样，会出问题的。

2.素食者营养准则

吃素能保证营养素的足够摄入吗？素食者是不是会面容苍白，身体孱弱呢？这是吃素者共同担心的问题。

其实，吃素要讲究科学的。

掌握了科学，虽然吃素，也能够

保证体内有足够的营养。如果不按

营养学办事，无论吃肉还是吃素，都会造成营养不良。

素食的营养准则很简单，只要把握五种颜色的均衡，就能保证摄入全面的营养。五色均衡，就是每日食物比例要按红、黄、绿、白、黑五色进行搭配。

红：胡萝卜等富含胡萝卜素的蔬菜、水果。

黄：红薯、南瓜等带有粗纤维，有助于消化的食物。

绿:所有绿色的蔬菜,可以补充各种维生素。

白:米、面、豆腐,可以补充足够的蛋白质、钙和碳水化合物。

黑:香菇、木耳等有助于排毒或活跃心血管的食物。

认为吃素会导致营养匮乏的人,他们的担心是多余的。对于素食者来说,豆腐是最好的食品。它不仅比肉类更富含蛋白质和钙质,而且十分利于人的吸收。如果人对肉类的蛋白质吸收率只有 0.3 的话,那么对豆腐所含的蛋白质吸收率可高达 0.7 甚至 0.8。

所以,只要膳食平衡,素食者的营养肯定能达到人的正常所需。

3.素食排毒实例

如果你想要采用素食计划来清洁身体,建议按照以下进程进行。

第一阶段,吃小素。

这个阶段可持续的时间不一定,一开始可以每个月有一天,逐渐增加到两天、三天,这样逐步增加吃素的日子。在起初的时候,你也许会有不习惯的感觉,从新奇转为觉得过分清淡,你甚至开始思念肉食,这时你一定要有坚定的毅力,不要向这种想法低头。如果你一看到肉就垂涎三尺,那你一定会前功尽弃。有时你会感觉力气不足,这其实是心理和生理的双重原因,只要坚持下去,你就一定会适应的。素食相对于肉食来说,热量的确比较低,容易使你感觉到饥饿。你可以在感觉饿时,补充一些饼干、面包之类的食品来增加热量。

你的素食还会受到来自外界的一些压力。你的同事、亲人、朋友都会注意到你饮食的改变,他们会发表自己的意见,但你一定要有毅力,要坚持自己的主张。必要时,要向他们解释你的理由并取得理解和帮助。你也可以向他们介绍自己的体会,能够找到志同道合的同盟者当然是再好不过了。

第二阶段,吃"肉边素"。

此阶段你已经成为一个准素食主义者了,恭喜你!但你要坚持下去,如果你和朋友出去吃饭,而他并不知道你的饮食习惯,他可能会点你不吃的肉类,但你不必为他添太多的麻烦,也无须详加解释,你只需跟着吃,但只拣其中的青菜吃就可以了。

这个阶段你也可能会增加食量,不要担心会发胖,因为素食的食物是低脂的,所含热量较低,所以你尽管吃了较多的食物,仍然不会增加你的体重。同样地,你也不必担心自己会营养不良,素食一样可以给你提供全面均衡的营养,而且会让你精力充沛。

第三阶段,吃纯素。

这时的你已经成为一个彻底的素食主义者了。当各种各样的肉食离开你的餐桌时,你不会有丝毫不情愿。当然,你要学会为自己安排饮食,尽量吃多种不同种类的蔬菜、豆类、水果、谷物等。也许在你成为素食主义者之前,你并不留心蔬菜、水果的品种,你常吃的蔬菜只有那么几种,但在开始素食之后,你就要尽量尝试尽可能多的蔬菜、水果种类,以便吸收各种营养,达到营养均衡的目的。而且,你会从这过程中发现无穷的乐趣。品尝各种口味的蔬菜、水果,认识更多的蔬菜、水果品种,你的饮食就像是一次又一次的结识新鲜蔬菜、水果的过程。

4.素食排毒食物选择

你要对自己的食物有清楚的认识,这些食物中应该含有人体必须吸收的营养素,如蛋白质、铁、维生素等。如果你忙碌不堪,可以参考下面资料调节自己的饮食。你的饮食中应该适当补充以下一些饮食种类。

(1)含蛋白质的食物

动物性食品中的蛋白质含量较高,而素食者不摄入动物性食品,很容易造成蛋白质的摄入不足,可以通过加强植物性蛋白的摄入来解决这一问题。如大豆、花生、核桃等就属于富含蛋白质的食物。

(2)含铁的食物

植物中的铁不易被人体吸收,尽管有些植物中铁的含量丰富,但如果单纯加强它们的摄入,也无法改善身体对铁质的吸收。所以,为了给身体补充较多的铁质,可以在食用这些食物时,同时食用富含维生素 C 的食物,如菠菜、芹菜、山楂、柿子、猕猴桃等。

(3)含维生素 D 的食物

在人体对钙的吸收中,维生素 D 起着至关重要的作用。如果维生素 D 的摄入不足,可能会引起钙的吸收不足,解决的办法是通过加强摄入豆类、豆制品,加强外源性维生素 D 的摄入,或每天进行 10~15 分钟的日光浴以加强维生素 D 在体内的合成。

(4)含维生素 B_{12} 的食物

普通的植物性饮食会造成维生素 B_{12} 的摄入量不足,为了解决这一问题,可以通过增加富含维生素 B_{12} 的食物来改善。这类食物有海菜、豆瓣酱等。

(5)含亚油酸的食物

这是人体所必需的一种氨基酸,但人体内无法合成,只能由体外摄入。它在人体内可以转化为前列腺素,而前列腺素是体内一种很重要的物质。

(三)断食排毒法

断食计划又称为禁食计划,起源于佛教,目前在日本颇为流行。这种健康饮食计划是通过断食和减食,排除体内毒素,治疗疾病,从而达到强身益寿的目的。断食对于排毒的作用主要体现在排除人体消化系统与循环系统内堆积的毒素上。在我们的日常生活中,如果长期食用大鱼大肉会造成人体内的毒素堆积,停滞在消化系统中毒素的毒性很大,如不及时排出,部分毒素会被肠壁吸收进入肝脏,从而使肝功能下降,不利于肝脏的解毒。在循环系统中,同样存在着大量的毒素堆积,包括积存在血管中的血脂肪和胆固醇等。断食后,当人感觉到饥饿时,身体的排泄功能会明显增强,大小肠蠕动减少,但肠壁间摩擦增多,迫使折叠处长年积累的宿便脱落,排出体外,并且使长期蓄积于体内的陈旧废物彻底排出,全身的血液得到净化。

所谓断食,不是一下子完全进入状态,什么都不吃,而是要有一定的减食期,让身体慢慢适应,整个断食过程结束后,也要有一定的复食期,保证循序渐进地进行,否则,效果就适得其反。

断食法可分为减食法、不完全断食法和完全断食法3种。

减食法指尽量少吃含脂肪和糖多的食物,多吃含纤维素的食物。不完全断食法是只给自己超低热量的方法,也就是尽量根据自己身体的需要,食用极少的食物,以维护人体最低的营养供给,疗程可以是几星期至几个月不等。完全断食法通常是在3~10天内,不吃各种食物,只喝水或喝一些果汁、生菜汁。一般做法是断食3天吃一次食物,再断食3天,再吃一次食物,如此循环。

1.常用断食法推荐

下面提供了几种断食法,以供参考。

(1)一日断食法

时间:一天。

食物:清水,茶。

每月实行两次断食。可以将每月第一周和第三周的星期六作为断食日,也可以将第二周和第四周的星期六作为断食日。这样的断食法不需要准备阶段,也就是说,不需要提前两天减少饮食,就可以直接进入断食日。如决定这一周的星期六为断食日,那么,从星期一到星期五可以维持平时的食量,到了星期六突然断食一天。

在断食的一天里,只可以喝清水和茶,不许吃其他食物。在最初的一两次,许多人会感到全身乏力、饥饿难忍,甚至发生头晕现象。但是,按照计划执行下来,就会适应这种方法,所有症状会全部消失,断食变得非常容易。

(2)月初两日断食法

把每月的头两天作为断食日。如果将这种断食法坚持一年,会收到明显的效果。

施行月初两日断食法的时候,要在断食的前一天将饮食量减少为平常的50%。在断食后的第一天,饮食量也应当是平常的50%,第二天上升为平常量的70%,第三天才可恢复平常的饮食量。如果不是这样,却从平常的饱食突然变为断食,然后又迅速恢复平常的饮食量,会使胃肠功能受到损害。

(3)生姜红茶断食法

食物:生姜,红茶。

配料:红茶1包,去皮生姜5片,蜂蜜适量。

把红茶和生姜一起放入杯中,用90℃以上的水冲泡,等稍温后放入蜂蜜。

值得注意的是,如果觉得肚子有灼热的感觉,就少喝点,一天饮用2~6杯即可。

此种排毒方法针对的人群有偏寒体质,经常感觉手脚冰凉的人;想减肥但喜吃甜食的人;经常熬夜、不按时进餐、生物钟紊乱的人。

(4)蔬菜、水果汁断食法

时间:不超过3天。

食物:蔬菜、水果汁。

在断食期间,只饮用新鲜的蔬菜、水果汁。在蔬菜、水果汁中,包含的各种维生素及矿物质,对皮肤的健康很有好处。蔬菜、水果汁还含有纤维素,可以帮助人们清洁肠道。蔬菜、水果汁有各种配方,人们可以根据自己的身体情况加以选择。

(5)牛奶断食法

时间:不超过3天。

食物:牛奶。

在断食期间,三餐只饮用牛奶。牛奶除了含有人体需要的大部分营养外,还有有益的生物活性成分,又不给消化道增加过多的负担。对于血脂偏高的人来说,可以食用脱脂牛奶。对于不爱喝牛奶的人,可以用酸奶代替。

(6)米汤断食法

食物：米汤。

先用糙米熬粥，然后将米渣去掉，即成米汤。或者直接使用糙米粉末，熬熟后，不去渣滓，即为米汤。每餐可用糙米 25 克，熬取米汤一碗。喜欢稍稠点的话，可以用糙米 30 克。每日三餐。

米汤不但味道很好，有一定的营养，可以避免断食引起的乏力现象，而且可以保护胃黏膜。所以，米汤断食法对胃肠功能虚弱的人很适宜。

（7）清水断食法

在断食期间只喝清水。这种方法排毒的效果很快，但比较危险。因为清水不能提供足够的热量，如果施行不当可能会出现虚脱症状，严重的还会休克。所以，这种方法一定要慎用。

2.断食排毒注意事项

进行断食排毒，需要注意以下事项：

（1）一定要先进行 2~3 天的预备期

预备期间，每天要逐渐减少食物，到第四天才真正开始断食，并在断食前服用少许泻药，以清除肠道内的宿便。

（2）断食期间注意以下事项

①每天可以缓缓地饮用 1000~2000 毫升水，或饮用少许果汁、蔬菜汁，以促进循环系统的排泄作用。断食的第四天，就会发现排出的尿液变得浑浊，这表示体内的毒素已被分解到尿液中，排泄出体外。当尿液变清时，表示身体状况好转。

②断食期间不要整天躺着，应进行轻松的运动，但千万不可过度劳累。

（3）正确对待断食的反应

若断食的反应较强，绝对不可大惊小怪地服药、打针。若身体消瘦无法忍受饥饿，应立即中止断食，随时补充食物。千万不要硬着头皮断食，这对身体有害无益。

（四）食物搭配排毒法

自然界中，有些食物是相生相克的。了解到这一点，你就可以在生活中巧搭、巧排毒。

1.苦瓜或苦菜与猪肝

猪肝性温味苦，能补肝、养血、明目。每 100 克猪肝含维生素 A 高达 2.6 毫克，非一般食品所能及。维生素 A 能抑制癌细胞的增长，并能将已向癌细胞分化的细胞恢复正常。而苦瓜中含有一种活性蛋白质，能有效地促使体内免疫癌细胞杀灭，从而起到抗癌作用。两者合理搭配，功力相辅，荤素搭配适当，经常食用有利于防治癌症。

苦菜性寒味苦,具有清热解毒、凉血的功效;猪肝则具有补肝明目、补气养血的功效。苦菜与猪肝同食,可为人体提供丰富的营养成分,具有清热解毒、补肝明目的功效。

2.西红柿与黄瓜、豆腐或鸡蛋

西红柿中维生素含量全面且丰富,每人每天只要吃 2~3 个,就可满足一天的维生素需要,故西红柿具有"维生素压缩饼干"的美誉。西红柿还含有苹果酸、柠檬酸等有机酸成分,因而与具有生津止渴、解毒利尿的黄瓜同吃,功效增强。

除了含量丰富的维生素和有机酸之外,西红柿中还含有各种矿物质,其中以钙、磷、锌、铁为多,还有锰、铜、碘等重要微量元素。西红柿与含矿物质更为丰富的豆腐相搭配,能满足人体对各种矿物质的基本需要。而豆腐具有益气和中、生津润燥、清热解毒的功效。两者配食,其温补脾胃、生津止渴、益气和中的功效还会增强。

西红柿中还蕴藏着丰富的维生素 C、糖类、芦丁等成分,具有抗坏血病、润肤、保护血管、降压、助消化、利尿等作用;鸡蛋中含有丰富的蛋白质、脂肪、多种维生素等成分,具有滋阴润燥、养血等功效。二者同食,能为人体提供丰富的营养成分,具有一定的健美和抗衰老作用。

3.菠菜与鸡血

菠菜营养齐全,其蛋白质、碳水化合物、维生素及铁元素等含量丰富。鸡血也含多种营养成分,并可净化血液,清除污染物而保护肝脏。

两种物质同吃,既养肝又护肝,对患有慢性肝病者尤为适宜。

4.猪腰与木耳

猪腰有补肾、利尿作用。木耳有益气润肺、养血美容的作用。它们对久病体弱、肾虚腰背痛有很好的辅助治疗作用。

5.黄瓜与木耳

生黄瓜有抑制体内糖转化为脂肪的作用,能帮助人们减肥。木耳也具有滋补强壮、和血的作用,可以平衡营养。

6.豆腐与海带

海带含有人体所需的碘,可治疗因碘缺乏而引起的病症。它还有降压、防动脉硬化、通便、促进有害物质排泄、减肥等作用。豆腐中富含人体需要的多种营养成分,有清热解毒、补中生津作用。

7.荸荠与香菇或黑木耳

荸荠性味甘寒,具有清热、化痰、消脂等功效;香菇能补气益胃、滋补强身,具有降血压、降血脂的功效。二者同食,具有调理脾胃、清热生津的作用。常食能补气强身、益胃助食。

黑木耳能补中益气、降压、抗癌,配以清热生津、化痰、消积的荸荠烹调,具有清热化痰、滋阴生津的功效。

8.菜花与猪肉或玉米

菜花又名花菜,质地细嫩,味道鲜美,食后易消化,被视为菜中珍品。菜花含有极为丰富的维生素C,含量是西红柿的8倍。从食物药性来看,菜花性味辛甘,具有补肾填精、健脑壮骨的作用。配以滋阴润燥、补中益气的猪肉,具有强身健体、滋阴润燥的功效。

菜花与补中健胃、除湿利尿的玉米搭配,具有健脾益胃、补虚、助消化的作用。因含丰富的维生素C、维生素E,还具有润肤、延缓衰老的作用。

9.丝瓜与鸡蛋或虾米

丝瓜性味甘平,可清暑凉血、解热毒、润肤美容。丝瓜中含有蛋白质、淀粉、钙、磷、铁、胡萝卜素、维生素C等,营养含量丰富。鸡蛋有润肺利咽、清热解毒、滋阴润燥、养血通乳的功效。两者搭配、常食能使人肌肤润泽健美。

虾米具有补肾壮阳、通乳、排毒的功效,与可止咳平喘、清热解毒、凉血止血的丝瓜搭配,具有滋肺补肾的功效,常吃对人体健康极为有利。

10.绿豆与南瓜

南瓜有补中益气的功效,并且富含维生素,是一种高纤维素食品,能降低糖尿病病人的血糖。绿豆有清热解毒、生津止渴的作用,与南瓜同煮有很好的排毒保健作用。

11.鸡肉与红豆

红豆含有蛋白质、脂肪、糖类、胡萝卜素、维生素等。有补肾滋阴、补血、明目及活血、利尿、祛风解毒的作用,以及活血润肤等特点。鸡肉营养丰富,有温中益气、填精补肾等作用。

12.南瓜与红枣、赤小豆或牛肉

南瓜含有多种矿物质和维生素,与有"维生素丸"称誉的红枣搭配,有补中益气的功效,适用于糖尿病者食用,也可起到预防和治疗的作用。

南瓜被公认为上好的保健食品,其肉厚色黄,味甜而浓厚,含有丰富的糖类、维生素 A 和维生素 C 等。南瓜是低热量的特效食品,常食有润肤、防止皮肤粗糙和减肥的作用。赤小豆也有利尿、消肿、减肥的作用。两者搭配,有一定的健美、润肤作用,对感冒、胃痛、咽喉痛、百日咳及癌症也有一定疗效。

从食物的药性来看,南瓜性味甘温,能补中益气、消炎止痛、解毒杀虫。牛肉性味甘平,归脾、胃经,具有补脾胃、益气血、止消渴、强筋骨的功效。南瓜与牛肉搭配食用,其补脾益气、解毒止痛的疗效更佳。

13.香菜与黄豆或猪大肠

香菜含有丰富的维生素 C 和胡萝卜素,具有发汗、祛风解毒的功效;黄豆则含有丰富的植物蛋白质,具有健脾、宽中的作用。二者搭配煮汤,具有健脾宽中、祛风解毒的功效。常食可以增强免疫力、防病抗病、强身健体。

从食物的药性来看,香菜性味温辛,具有发汗、消食、下气、通便的功效。猪大肠可润肠治燥、调血解毒。香菜与猪大肠搭配,具有补虚、止肠血的功效,有利于人体健康。

14.洋葱与猪肝、猪肉或鸡蛋

从食物的药性来看,洋葱性味甘平,具有解毒化痰、清热利尿的功效,含有蔬菜中极少见的前列腺素,能降低血压。

洋葱配以补肝明目、补益血气的猪肝,可为人体提供丰富的蛋白质、维生素 A 等多种营养物质,具有补虚亏损的功效。

在日常膳食中,人们经常把洋葱与猪肉一起烹调,这是因为洋葱具有防止动脉硬化和使血栓溶解的功效,同时洋葱含有的活性成分能和猪肉中的蛋白质相结合,产生令人愉悦的气味。洋葱和猪肉配食,是理想的酸碱食物搭配,可为人体提供丰富的营养成分,具有滋阴润燥的功效。

洋葱不仅甜润嫩滑,而且含有维生素 B_1、维生素 B_2、维生素 C 和钙、铁、磷以及植物纤维等营养成分,特别是洋葱还含有"芦丁"成分,能维持毛细血管的正常机能,具有强化血管的作用。

如洋葱与鸡蛋搭配,不仅可为人体提供丰富的营养成分,洋葱中的双活性成分还能降低鸡蛋中胆固醇对人体心血管的负面作用。

15.萝卜与羊肉或牛肉

萝卜含有丰富的维生素 C、芥子油、胆碱、木质素、氧化酶等多种成分,能降体内胆固醇,减少高血压和冠心病的发生,具有防癌作用,且能消食顺气、化痰治喘、利尿和补虚。

羊肉性味甘温,能助元阳、补精血,是良好的滋补强壮食物。萝卜辅以羊肉,有较好的益智健脑作用,具有助阳、补精、消食、顺气的功效。

萝卜性味辛、甘、凉,能健脾补虚、行气消食,配以补脾胃、益气血、强筋骨的牛肉,可为人体提供丰富的蛋白质、维生素C等营养成分,具有补五脏、益气血的功效。健康人食用后会顿感精力充沛。

(五)辣椒碱排毒法

辣椒中味辣的各种植物营养成分——类辣椒素,其中含量最多、对人体最有益的是辣椒碱。它有强大的抗炎动效和已经证实的抗癌和健康心脏的特性。因为它能抑制一种名为"P物质"的神经肽的产生,所以在镇痛方面也有奇效。

辣椒中富含强效抗炎抗氧化剂(如类胡萝卜素和黄酮醇等)。但是,辣椒不光辣,在控制体重方面还有独特作用。

辣椒碱通过以下3种方式帮助控制体重:

一是暂时提高代谢速度,从而刺激身体释放肾上腺素,进而加速燃烧储存下来的身体脂肪和糖原质。

二是促进生热作用。辣椒碱成为众多流行膳食辅料中的关键成分,这是美国食品及药物管理局禁止麻黄素的使用带来的转变。麻黄素可能是最有效的生热剂,但它会给心脏病人带来危险。和麻黄素不同,辣椒碱对心脏健康有积极作用。

三是抑制因摄入糖类而出现血糖波峰达30分钟之久,从而降低了胰岛素反应的概率。

虽然辣椒碱的各种来源(新鲜的或干的)都能削减热量的摄入量,但最好还是完整的辣椒,新鲜的或罐装的都行。因为完整辣椒不仅含有各种辣椒素和维生素C,还含有多种抗炎抗氧化植物营养成分,这些物质在完整的辣椒中的含量也比其他形式高。辣椒中的植物营养成分主要为无色的黄酮醇(尤其是槲皮素)和有色的花青素(见于紫椒中)和类胡萝卜素(β-胡萝卜素和辣椒红素)。

如果你受不了那种辣,可以在烹饪前将部分或全部的辣椒籽去掉。但你得记住,食物越辣,含有的辣椒碱就越多,它对食欲的抑制作用就越强。

辣椒面或干椒片使用方便,既调味,又削减热量的摄入。虽然营养成分没有新鲜辣椒或罐装辣椒丰富,但也不失为富含辣椒碱的膳食辅料。

(六)定期排毒法

专家认为,机体定期进行排毒可使毒素从组织中释放出来。

如同我们不可能生存在一个无菌的世界一样,毒素也是时刻围绕着我们的。

一项研究报告表明,即使是生活规律、身体健康的人,体内平均仍可残留多达

91种潜在的有毒物质。专家明确指出,身体内毒素的形成不是一朝一夕,因此消除毒素也需"漫长岁月",一定要充满耐心。

当然,这并不能否认饮食控制在协调机体排毒方面的功效,而是说饮食控制的前提是持之以恒。保持这样的态度,才能建立人体内的新秩序。专家认为,身体排毒的最有效方式就是控制每天摄取的食物与化学物质,这是减少体内负担最简单而关键的方法。

同样,排毒不是一次两次就能完成的任务,外在毒素始终存在于环境中,当身体气血运行不畅时,毒素就停留在身体内部。所以,我们需要定期为身体进行"大扫除"。最理想的策略就是,每周安排一个清除毒素日:这天只能饮用新鲜压榨的果汁或蔬菜汁。另外,还要至少补充饮用8杯水。只有这样的体内"大扫除",才能将毒素从身体里彻底清除掉。

这里,提供一套定期排毒作息饮食计划,仅供参考。

1.清晨起床空腹喝一杯温开水

凌晨5~7点是大肠的排毒阶段,应上厕所排便。而喝一杯温开水,能够从口腔到肠道消化系统到肛门进行一次彻底的"大清洗",是一种以简单的自身运动方式,达到内脏清洁方法。

正确的饮水方法是在清晨起床后,洗漱之前准备一杯白开水,最好是刚刚倒出来的,不要隔夜放置。在洗漱完毕之后,空腹喝下。水温大约是 20℃~25℃,以不烫口又不感到凉为宜,饮水量为 200~300 毫升,即普通茶杯一杯即可。

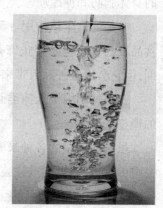

温开水

2.7~8 点吃好排毒早餐

一日之计在于晨,早餐也是三餐中最重要的一餐。首先,早餐不要吃得太早,否则会干扰肠胃休息,也不要太晚,与中饭间隔 4~5 个小时为最佳。另外,营养要丰富均衡,食物搭配要合理科学。这样,才能保证一天都神采奕奕,身体状况良好。

3.下午喝杯排毒养颜茶

下午茶时间,当然是来一杯排毒养颜茶为最佳方案。茶叶中的茶多酚、多糖和维生素 C 都具有加快体内有毒物质排泄的作用,茶中富含的维生素 B_1 还能燃烧脂肪,把它转化为热能。荷叶茶、乌龙茶、普洱茶、杜仲茶、苦丁茶、菊花茶等都是不错的选择。

4.晚6点之前吃排毒餐

晚餐吃得不宜太晚,这样有益于肾脏排毒;量不要太多,否则会导致脂肪堆积。进食少量蔬菜和水果,喝一碗清汤都是很好的选择。晚餐不需要进食太多脂肪,并且以七八分饱为宜。

5.珍惜睡眠高效排毒时间

22点至次日5点是人体排毒的最集中时间,所以最好在22点之前就上床睡觉。晚上21点至23点为免疫系统(淋巴)排毒时间,此段时间应该让自己处于安静放松状态,或听听轻音乐。晚间23点至次日凌晨1点,是肝的排毒时间段,需在熟睡中进行。人表皮细胞的新陈代谢最活跃的时间是从午夜至清晨2时。凌晨1点至3点,是胆的排毒时间段,凌晨3点至5点,是肺的排毒时间段,而半夜至凌晨4点都是脊椎造血时段。这些都要求我们必须熟睡,不宜熬夜。

好的睡眠才能赢得好的身体,因此,建议大家在晚上22点以前入睡,养成早睡早起的好习惯。

(七)自然顺序排毒法

英国健康专家詹尼弗·哈珀在他的《排毒》一书中提到"排毒应该按照自然的顺序进行"。他说:"我们的身体配备着排毒器官,它们几乎就像是接力团队一样,以一种自然、连续的顺序一起协力运作。"书中所述的3个排毒阶段的目标分别为:

阶段1　支持消化系统,以便有效处理食物;减少接触反应化合物,例如食物过敏源。这个目标是为了滋养身体、强化消化作用以及排除会引起身体敏感或无法忍受的食物。阶段1的排毒原理是因为营养医学专家认为,消化不良对于食物的耐受力不佳,这两者之间具有某种恶性循环的关系。他们认为,消化不良导致食物的耐受力不良,而后者又会进一步衍生出和身体吸收营养素的能力有关的各种问题。

身体的免疫细胞近一半位于肠道内,它们的工作是阻止和破坏有害物质进入体内,如果消化功能不佳,又不设法改善对食物的耐受能力,可能会导致整个肠壁的崩溃和衰退,进而引发对于食物感觉迟钝的毛病。

我国传统医学认为,五行中的土行元素和消化作用有关。中医相信,食物不耐受症之所以会发生,是因为和土行元素有关的脾脏和胃脏的功能较弱。

再者,中西医都同意,如果你有营养缺乏方面的问题,或者经常感到疲劳及压力沉重,那么在你开始排毒之前,必须采用一种适合你且经过规划的滋补养生饮食,才能帮助你的身体恢复健康并进行治疗。一旦你的体力恢复之后,就可以开始缓慢温和地进行下一阶段的排毒了。

阶段2 减少身体接触到"外在"的毒性物质：释放出一直停留积存在肠道内的毒素；在下一阶段释放出大量毒素之前，先改善和修复肠道功能。在这个阶段中，排毒的主要目标集中在皮肤、肠道、肺和淋巴等表层的排毒器官上，运用各种方法支持这些器官的运作，让它们得以排出积存在表层器官中的毒素，也能强化免疫力，并增加对付感染的抵抗力。

阶段3 支持肝脏和其他深层的排毒器官。此阶段的目标是，排除肝脏和肾脏的毒素。肝脏是排毒和更新再生的强力器官，也是消化过程中不可缺少的一分子。肝脏所分泌的天然缓泻剂、胆汁，也能帮助脂肪的消化和吸收。

我国传统医学认为，肝脏在五行中属木，有助于滤化血液和排除身体的毒素。肾脏则能去除来自肝脏的毒素，并排除身体产生的废物。

（八）四季排毒法

春、夏、秋、冬四季的更替以及寒热温凉的变化，是一年中阴阳消长形成的冬至阳生，由春到夏是阳长阴消的过程，因此有春之温。夏季阳气上升，酷暑难消，因此有夏之热。夏至阳生，由秋至冬是阴长阳消的过程，因此有秋之凉。立冬以后，天气渐冷，阳光转衰，阳气上升，光线不足，气温下降，因此有冬之寒。《黄帝内经》中指出，人类作为自然界的一部分，不能脱离客观自然条件而生存，而是要顺应四时的变化，来调节人体，以达到阴阳平衡、脏腑协调、气血充盛、经络通达的防毒、养生、保健的目的。

1.春季排毒

春季，是指我国农历从立春到立夏这一段时间，即农历一、二、三月，包括了立春、雨水、惊蛰、春分、清明、谷雨六个节气。其气候特点为温暖潮湿。

春天是生机盎然的季节，无论是生理代谢，还是精神面貌，一切都如新生儿般，新鲜，明朗。春天又是万物复苏的季节，这时一片生机勃勃，欣欣向荣的景象。因此，在精神、起居、饮食等方面，养生者都必须顺应春天阳气生发、万物始生的特点，着眼于一个"生"字。

春天乍暖还凉，是阳气初发、万物萌生的季节，人体阳气也随之升发，此时保健应顺应阳气的升发，养阳气，疏肝气，养肝血。春天是养肝的最好季节，除了生理上讲究废物毒气的排除外，在心理方面，也应以开朗的心情融入这个季节。这样才会肝气顺达、气血活络，身体也较为健康愉悦；否则，情绪不好也影响代谢，易伤肝伤身。

春季阳气始发，以多吃辛甘发散之物为宜，酸涩收敛之物宜少食，食品中的蒜、豉、枣、花生、葱、香菜等都是辛温发散食品,宜适当食用。对生冷黏杂之物、米面团饼,则要少吃;饮酒宜少量,以免脾胃受损。

春季宜常吃的排毒食物有:

(1)酸奶

酸奶含有大量的蛋白质和乳酸菌,在早上喝一杯酸奶,能够及时补充晚上消耗掉的蛋白质的能量,增强肠道菌群,从而加强人体的抵抗力,防止毒素的侵入,促进身体健康。

(2)黄豆芽

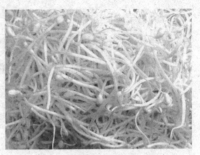

黄豆芽

春季天气干燥,人们的活动量不断地增加,体内极易缺乏维生素 B_{12},从而易患唇炎、口角炎等疾病。加之,春季乍暖还寒时,蔬菜种类很少,因此黄豆芽是个不错的选择。黄豆芽富含维生素 B_{12},不仅便宜,而且又有很高的营养价值。经常食用,能够防治维生素 B_{12} 缺乏症。

(3)春笋

阳春三月,春笋开始上市,正是品尝的好时节。春笋不仅柔嫩清香,滋味鲜美,且营养丰富,含有人体必需的脂肪、蛋白质、糖类和 B 族维生素、维生素 C、维生素 E 以及铁、钙、磷等矿物质。

(4)凉茶

春季,气候变化无常,容易发生流行性感冒、红眼病、流行性脑膜炎、急性支气管炎、肺炎、猩红热等疾病。此时,凉茶是预防这些疾病的上佳选择。

(5)鲜果汁

鲜果汁是机体内的"清洁剂",它们能解除堆积体内的毒素和废物。当大量的鲜果汁进入人体消化系统以后,会使血液呈碱性,把积存在细胞里的毒素溶解,经排泄系统排出体外。

下面介绍几款自制鲜果汁,供读者选择。

◇葡萄西柚汁

葡萄能帮助肠内黏液的组成,并有利于肝、肠、胃、肾清除体内垃圾。唯一的小缺点是热量有点高,40 颗葡萄相当于 2 个苹果的热量。西柚的热量则非常低,而且含丰富钾质,可以帮助毒素通过水分从身体中排除。

制作:西柚 2 只,用榨汁机榨汁,滤去残渣。如果西柚汁过浓,可以根据个人口味用水调淡,也可调入 1/4 勺蜂蜜。葡萄 10 个,切碎搭配西柚汁饮用。

◇西瓜草莓汁

西瓜能够利尿、帮助消化、消水肿,可以帮助身体排除体内多余的水分,使肾脏功能维持正常的运作。草莓易于被人体吸收利用,可用来清洁肠道,具有明显的排毒功效,是理想的排毒水果。

制作:西瓜 300 克,去皮取瓤,放入搅拌机打成泥状。草莓 20 个,去蒂洗净,放入搅拌机打成酱。将西瓜泥与草莓酱混合即可。

◇香芒鲜橙汁

芒果富含胡萝卜素,能有效地激发细胞活力,还能促使毒素通过皮肤腺体代谢,由皮肤迅速排出。芒果汁较浓,可以与橙子榨汁兑饮。

制作:芒果 1~2 只,去皮去核,放入搅拌机搅拌成泥状。橙子 3~4 只,去皮,用榨汁机榨成汁。将芒果泥与橙汁兑饮即可。果汁较浓,可根据个人口味用水调淡。

◇奇异果芦荟汁

芦荟中富含 75 种元素,与人体细胞所需物质几乎完全吻合。芦荟健康通便,美肤润颜,能改善皮肤粗糙现象。而奇异果含有丰富的维生素 C,有强力的抗氧化作用,是排毒的上佳选择。

制作:将可食用的约 100 克鲜芦荟去刺,去皮,洗净放入榨汁机搅碎。后放入奇异果 3~4 只,打成泥状即可。可根据个人口味,添加少许蜂蜜。

2.夏季排毒

夏季,是指从立夏至立秋的这一段时间,即农历四、五、六月,包括了立夏、小满、芒种、夏至、小暑、大暑六个节气。夏季气候炎热,是一个酷暑蒸人的季节。

从初春走向盛夏,人的生理功能、新陈代谢也随之发生变化。由于夏季酷暑难当,湿气较重,人们往往容易损耗大量体液及各种营养物质,很容易身体乏力、头昏脑涨、失眠、烦躁、食欲不佳和抵抗力下降。中医学认为,夏季人体阳气外发,伏阴在内,此时要顺应自然,注意养生。

在饮食上,由于夏季气温高,人体胃酸 pH 降低,消化液分泌减少,食欲神经中枢受到抑制,应及时补充水分并调理饮食结构,人体的消化功能相对较弱,可以选用如大小米粥、红绿豆粥;乌梅红豆汤、豆制品、苦瓜、黄瓜、豆芽、白菜、蘑菇、西红柿等清淡易消化的食物。适当搭配一些瘦肉、虾、鱼等,为了增进食欲,可适当先用酸辛食物,但是不要过量。

另外,还可以做些营养丰富、新鲜味美的凉拌菜,以蒜泥、姜汁、食醋及辛辣调味品作为辅料,这样既可以增强食欲,又能够预防肠道传染病。可以适量吃些甜瓜、西瓜及其他水果,有助清凉解暑;少吃油炸、刺激性食物及肥甘厚味、过咸食物;冷饮适可而止,最好不要冰镇;如吃凉拌食物,注意食物的清洁。

夏季宜常吃的排毒食物有:

(1)蔬菜沙拉

由于所有绿叶菜沙拉都含有大量效用类似鸦片制剂那样的物质,因此,白天食用可减轻紧张程度,晚上食用可促进睡眠。

注意:此物质溶于油脂,因此,沙拉要用油搅拌均匀,才可被人体吸收。

(2)苦味蔬菜

要适当吃些苦味蔬菜,如苦瓜、苦菜、百合、蒲公英、莲子等。夏季天气过于炎热、空气湿重,吃些苦味蔬菜,能起到补气固肾、健脾燥湿的作用,达到平衡机体功能的目的。而且,苦味蔬菜还具有提神、健胃、退热、缓解疲劳等作用,可以使人精神焕发,心境凉爽。

(3)酸味食物

在炎热的夏季出汗较多,极易丢失津液,因此,需要适当的食用一些酸性食物。如西红柿、草莓、柠檬、山楂、葡萄、芒果等。其酸味可敛汗、止泻、祛湿。不仅能够预防因流汗过多而耗气伤阴,而且可以生津解渴,健胃消食。

(4)百合

百合味甘,性微寒,具有润肺止咳、清心安神、镇咳、平喘、止血等作用。因此,在夏季食用百合,可有效预防肺燥病。

(5)排毒清火茶

南方人在盛夏讲究熬一碗去火的凉茶,北方人也喜欢在酷暑里端一杯清凉的消暑汤。不管去火还是清凉,都可以帮助人体排除毒素,促进脏器的代谢。

现在向您介绍几味家庭自制饮品,花色繁多的时令水果,简单易用的榨汁机,还有冰水,几分钟就可以制出一杯健康、美味的排毒清火的饮料!

◇雪梨糖水

【用料】雪梨1只,蜂蜜1/2勺,盐1/8勺。

【做法】将雪梨切块、洗净。加清水和蜂蜜放入锅中炖煮,出锅时调入少许盐。

【功效】如果不是需要缓解咳嗽的现象,可以把炖好的糖水冷却之后再喝。梨可以清肺去燥,长期饮用能缓解女性面部的色斑现象。蜂蜜可以帮助大肠蠕动加快。雪梨也可以直接榨汁,但是因为氧化速度快,所以榨好之后需要尽快饮用。

◇芒果+樱桃

【用料】芒果2~3只,樱桃一把。

【做法】芒果去皮、核,切成块状,放入粉碎机中粉碎成果泥,倒入杯中加冰水混合成果汁。樱桃洗净去把儿,放入杯中混合点缀。

【功效】芒果和樱桃都是帮助肾脏代谢的绝佳水果,在炎热的夏天适当地饮用这两种果汁,可以帮助排毒。如果担心樱桃榨汁难度大,那就干脆直接放进嘴里吃吧!

◇荔枝+绿茶

【用料】荔枝数枚,绿茶少许。

【做法】荔枝连皮泡入盐水中,放入冰箱冰镇数小时,取出后去皮。取绿茶少许,中泡。其间加入荔枝两枚。

【功效】荔枝是美颜的佳品,可以改善肝功能,促进身体排毒。但是荔枝吃多了容易上火,如果先冷冻再食用,不仅可以去火,还能除掉荔枝的一点涩味,加在清热凉肺的茶中饮用,更能迅速帮助毒素的排除。

◇猕猴桃+黄柠檬汁

【用料】猕猴桃4只,柠檬半只,蜂蜜1/4勺。

【做法】将猕猴桃去皮后放入家用搅拌机,打成果泥状。将半只柠檬榨汁,调入适量冰水,倒入果泥中混合调匀即可。如果感觉口感过于酸涩,可以调入少许蜂蜜,那样口味就变得酸酸甜甜了!

【功效】猕猴桃有解热、止渴、利尿、健胃的功能,在夏天适当地饮用,可以帮助肾脏排出毒素。

3.秋季排毒

秋季,是指从立秋到立冬这一段时间,即农历七、八、九月,包括立秋、处暑、白露、秋分、寒露、霜降六个节气。秋季的气候特点主要是干燥。

秋天,是个收获的季节,一切都为迎接冬天的来临而准备着。因燥气较重,保养上应注意滋润,别让忧郁来笼罩着你。

秋季养生应注意些什么?由于秋季渐渐由热转凉,阳气渐长,阴气渐收,因此,要着眼于一个"收"字,以保养内守之阴气。

由于天气不断收敛,空气中缺乏水分的滋润而成为肃杀的气候,这时候人们常常会觉得口鼻干燥、渴饮不止、皮肤干燥,甚至大便干结等。由于秋季的气候特点,因此不但多见其主"燥"所引起的各种病症,还可见长夏湿邪为患所导致的多种疾病,并为冬季常见的慢性病种下病根。所以,秋季饮食养生就必须针对天地变化特征和人体生理特点选择相应的饮食。

在饮食调养上,为预防秋燥,宜多食芝麻、糯米、蜂蜜、核桃、乳品、枇杷、甘蔗、菠萝等柔润食物,以益胃生津达到滋阴润肺的目的。同时,还可适当多食一点酸味水果,以收敛补肺,葱、蒜、姜、韭、椒等辛味之品及冰激凌、棒冰、烈酒等刺激性强的饮食应注意控制。

转季时期,经常吃些有助排毒的饮食,可以帮助排出由于季节转换、盛夏期间积聚在体内的毒素。

秋季宜常吃的排毒食物有:

(1)菌类植物

菌类植物特别是香菇和黑木耳,有清洁血液和解毒的功能。

(2)新鲜果汁

新鲜的水果和不经煮炒的鲜菜叶是人体内的"清洁剂",能清除体内堆积的毒素和废物。

(3)豆类汤

豆类汤能帮助体内多种毒物的排泄,促进机体内的新陈代谢。

(4)血豆腐

动物血中的血浆蛋白,经过人体胃酸和消化液中的酶分解后,能产生一种解毒和润滑肠道的物质。可与入侵肠道的粉尘和有害金属微粒发生化学反应,使它们不易为人体吸收而排出体外。

(5)茄子

茄子富含维生素 E、维生素 B_1、维生素 C、维生素 D 以及蛋白质和钙,能够使人体血管变得柔软。此外。茄子还可防治出血性疾病、高胆固醇血症、内痔便血,而且茄子中含有的龙葵素能够抑制消化道肿瘤细胞的增殖。

4.冬季排毒

冬季,是阴气盛阳气衰的季节,站在中医的角度,冬天是补肾的好季节,要固守元气,保养进补,来年身体便会健康强壮。

中医四时养生方法认为,冬季是一年中最寒冷的季节,这时阴气极盛,阳气潜伏。人体新陈代谢相对减缓,体内的同化过程要胜于异化过程。因此要注意防寒保暖,敛阳护阴。

冬季宜多吃滋阴潜阳、热量较高的食品,如羊肉、谷类、鳖、鸡肉、木耳、豆类、牛奶、鸡蛋、兔肉等以及新鲜水果蔬菜；还要适当补充维生素 B，维生素 C 有增强免疫与抗寒能力。食盐摄入宜适当减少，多吃带苦味的东西坚肾养心。冬季养生重在"藏"，所以是进补的最佳时期。

适当调理饮食。冬季宜以姜汤、牛奶、豆浆等热饮为早餐。冬令膳食应以补为主，多吃含有维生素 B_2 的食物，可有效防止皮肤干燥、裂口等。

（1）摄入足够热量

冬季寒冷，人体的热量消耗大，可适当增补一些高热量的食品。鱼、肉、蛋、奶是必不可少的。食物的多样性也很重要，不能挑食。即使少吃水果和蔬菜，也要保证健康的饮食结构。

（2）保证睡眠，少喝咖啡

睡眠无规律，一天没有 7 个小时的良好睡眠，就寝时难以入睡，睡后易醒，都会对免疫系统造成压力。摄入过量咖啡因会打乱睡眠，破坏免疫系统。研究表明，为保证健康不受威胁，成年人一天最多只能喝四杯咖啡，并且要尽量减少咖啡因的摄入量。

（3）每天饮用酸奶

胃部常有烧灼感时，有两种可能：一是对坏的饮食习惯拉响警报；二是胃部受到了病毒感染。专家推荐每天饮用酸奶，可以补充益生菌。如果你体弱多病，更要常饮酸奶。生病时易受病毒入侵，有些杆菌连抗生素也没办法，但富含嗜酸益生菌的酸奶却很有效。

（4）补充足够水分

第一次夜醒小便时，如果发现尿液呈深黄色，说明夜里也需补充水分。晚上醒来，可喝一点白开水；平时可饮绿茶、乌龙茶或橙汁，这些都对增强免疫系统功能有好处。喝红茶也是不错的选择，红茶有御寒功效，还有解油腻的功能。冬天许多人都喜欢吃大鱼大肉，这时喝红茶，大有裨益。摄入体内的锌元素和维生素 C，虽不能预防感冒，但可缓解症状。

（5）锻炼完后及时补充氨基酸

如果经常运动，就需要及时补充氨基酸。锻炼后及时补充谷氨酸盐，有益于体内蛋白细胞和肌肉的生长，维持抗病毒细胞活力。

七、清理体内毒素

（一）减少自由基

自由基也称活性氧。机体在吸入氧气、氧化营养物质获取能量的同时，一部分氧气（约有2%）发生变化，于是生成了自由基。

自由基是造成人体衰老的最大因素。适量的自由基可保护身体免受化学物质等外来物的侵害。但是，身体内的自由基一旦过量，就会产生很强的氧化作用而侵害体内细胞，造成衰老，皮肤黑斑等。

自由基的产生可分为内生及外在两个来源。内生主要是指由体内新陈代谢不佳产生；而由于辐射线、运动过度、空气及饮水、食用污染或油炸、含化学添加物的食品、碳酸饮料等，属于外在因素而产生的自由基，则属外在来源。

人到40岁左右，抗氧化酶的作用已开始衰退。所以，减少体内自由基的方法重在预防，在生活中应尽量远离使自由基增加的因素。

比如，一些化学物质可以导致自由基的增加，而生活中完全不接触化学物质是不可能的，但可以尽量远离它们。因此，不要食用添加化学物质的食品，不乱服药等。

户外工作或者进行休闲、旅游活动时，应采取防紫外线的措施。比如，使用防紫外线的伞、太阳镜、宽檐帽，或者勤抹防晒霜等。

此外，人体内还存在着其他使自由基无害化的物质。如夜间睡眠时，分泌的脑内激素——褪黑素，就是其中之一。只是量太少，对抗自由基的力量不足。

因此，有必要从食品中摄取抗氧化物质以作补充，这些抗氧化物质可以传递电子给自由基，防止自由基从周围的细胞中夺取电子，中断氧化的连锁反应。

不过，有些被氧化的食品对身体有害，特别是用油加工过的食品，而且，放置越久氧化程度越高。因此，平时应少食用方便面、炸薯片、油炸点心、炸坚果类食物。

那么，哪些食物可以减少和消除自由基呢？

1.菌类食品可消除自由基

蘑菇含有多种多糖类，统称为β-葡聚糖，能够活化免疫，促使巨噬细胞、T细胞和NK细胞等活化，从而消除癌细胞和自由基，起到抗氧化、保护身体的作用。此外，β-葡聚糖还有降低血糖、调整血压、抗病毒、抑制过敏等作用。

具有提高免疫力作用的蘑菇类有香菇、扇形菌、彩绒革盖菌、茯苓、金针菇、姬松茸、丛生口蘑、松茸、舞耳、猪苓、猴头、灵芝、桑黄等。

另外,体内积存的脂肪是自由基攻击的目标。饮食过量和肥胖,都易促使机体受到自由基的损伤,因此,必须杜绝。而木耳、刺芹菇、舞耳、干香菇等菌类食品,都有减少脂肪和消除肥胖的作用,使机体免受自由基的伤害。

2.黄绿色蔬菜能抗氧化

黄绿色蔬菜是指每100克中含有600微克以上胡萝卜素的蔬菜,能防止机体氧化。

胡萝卜素是脂溶性的抗氧化物质,能防止紫外线和自由基对机体的伤害,对防止不饱和脂肪酸的氧化十分有益。β-胡萝卜素和α-胡萝卜素除了有抗氧化作用之外,当体内的维生素A不足时,还能转化为维生素A,防止皮肤的老化。

韭菜中含有β-胡萝卜素和维生素C,并且含有硫化物,具有使自由基无害化的作用。胡萝卜中富含β-胡萝卜素,而且α-胡萝卜素也很丰富。

红辣椒含有维生素C、β-胡萝卜素及维生素P。维生素P能促进维生素C的吸收,因此能加强抗氧化能力。

西蓝花中含有β-胡萝卜素,其维生素C的含量约是柠檬的1.5倍。南瓜也含有β-胡萝卜素,而且维生素C的含量和西红柿相同。

西红柿和西瓜中含有番茄红素和叶黄素。番茄红素是胡萝卜素中抗氧化能力最强的,能抑制癌症;叶黄素能防止眼睛细胞的氧化,对眼睛很有益处。

经常食用黄绿色蔬菜,摄取其中多种多样的胡萝卜素,能降低癌症的发病率。由于胡萝卜素是脂溶性的,因此,与油一起食用易于吸收。

3.十字花科蔬菜可清除自由基

十字花科蔬菜,包括油菜、西蓝花、白菜、菜花、白萝卜和卷心菜等,能使自由基无害化,防止机体老化。

十字花科蔬菜中含有吲哚类(植物激素),对致癌物质有解毒功效,尤其对大肠癌和乳腺癌效果更好。另外,有些品种还有叶绿素、胡萝卜素及葡萄糖酸盐等成分,也有抗癌的作用。

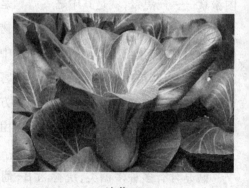

油菜

许多十字花科蔬菜中含有异硫氰酸盐,能帮助肝脏抑制致癌物质的活化。而且,还有强大的消除自由基的抗氧化能力,能够阻止癌症前期的异常细胞增殖。

由于吲哚类是水溶性的,如果采用水煮或者炖的烹调方式处理十字花科蔬菜,大约一半都会流失到汤汁中去。因此,最好采用不加水的烹调方式,而且维生素 C 的损失也会减少。

4.维生素 E 能使自由基无害化

脂溶性维生素 E 被身体吸收后,能进入由脂质构成的生物膜中。当自由基对生物膜进行氧化时,维生素 E 提供自身的电子以供氧化,防止生物膜被氧化,使自由基无害化。

维生素 E 失去的电子可以由维生素 C 补足,重新恢复防止自由基氧化的能力。而失去电子的维生素 C 很快被排出体外,对身体无不良影响。

维生素 E 能促进血液循环,对于肩膀酸痛、畏寒、冻疮和头痛也有效;能参与合成黄体激素,改善更年期障碍;和维生素 A 共同作用,保护肺部免受有害物质的侵害。

当体内缺乏维生素 E 时,脂褐素的合成就显得异常旺盛,于是皮肤出现雀斑、激素功能的紊乱、出现痛经等女性特有的症状;对抗自由基氧化作用减弱,引发动脉硬化、癌症以及细胞老化等种种问题。

每日必需的维生素 E 的量,男性是 10 毫克,女性是 8 毫克。如果要发挥抗氧化作用,每天必需摄取 100~300 毫克。但是过量摄取会导致中毒,使凝血功能降低。对成人而言,维生素 E 的每日最大摄取量不应超过 600 毫克。

维生素 E 在坚果类和植物油中的含量较高。但是这些食品放置过久容易氧化,所以千万不要食用散发着哈喇味的油脂及坚果类食品。

5.维生素 C 可消除自由基

维生素 C 能和维生素 E 一起提供电子,使自由基无害化;可促进结缔组织胶原蛋白的形成,用于构筑血管、皮肤、黏膜、骨骼等;能够对抗致癌物质亚硝胺;能够增强免疫功能,提高抗病能力。

维生素 C 在体内不能够储存,吸收后 2~3 小时便会排出,所以平时应多补充。如果采用营养补充剂补充维生素 C 时,一次服用的剂量不可过大,以免引起腹泻和尿频等症状。

维生素 C 是水溶性的,因此,富含维生素 C 的食物洗的时候要迅速。维生素 C 易被氧化,不宜久放。加热烹调时,会损失 50% 以上的维生素 C,因此不要长时间地煮和炖。

6.多酚类具有抗氧化能力

多酚是植物的茎、叶、花等部分所含有的色素、苦味和涩味成分的总称。它是通过光合作用合成的,种类多,其中还有一部分不为人所了解,但所有的多酚都有抗氧化作用。

多酚不受水溶性或脂溶性的限制,对机体各个部分都发挥其抗氧化作用,拥有超强的抗氧化能力。能防止机体氧化,抑制致癌物质的活化。

多酚根据其种类不同,还具有许多其他功效。比如,多酚中的儿茶酚,能防止血液中胆固醇和血糖值的升高;异黄酮能调节女性激素的平衡,防止皮肤粗糙。

植物外皮部分含有大量多酚,特别是葡萄等水果的外皮,多酚含量更高。另外,茄子的皮中也含有大量多酚,所以食用的时候最好不要去皮。

红葡萄酒在酿造过程中加入了果皮,其中含有大量多酚,因此对身体有益。但是,酒精代谢能力差的人,不要过度饮用红葡萄酒,以免引发酒精性肝炎或脂肪肝等。

7.含硒食物能分解自由基

硒是人体所必需的矿物元素,是构成分解自由基的谷胱甘肽过氧化酶所必需的成分。成年男性每日所需量是 45~60 微克,成年女性是 10~45 微克。

硒有分解自由基、延迟细胞老化的功能。如果和维生素 E 一起摄取,两者相辅相成,抗氧化能力倍增,能够抑制癌症的发生,提高免疫功能。

硒可以通过收获的农作物、鱼贝类或者用含矿物质饲料喂养的牛、猪、鸡等食品来摄取。硒的摄取量不足,人体会提前老化,褐斑和头皮屑增加,易患白内障,以及引起心功能不全。

但硒摄取过多会造成中毒,出现呕吐、脱毛、指甲变形等症状。所以,应避免使用药物补充剂来大量摄取。一般来说,成人每日允许摄取的上限是 250 微克,不可超过这个量。

(二)排除宿便

宿便是人体肠道内一切毒素的根源。"一日不排便,胜抽三包烟。"肠道内宿便就像腐肉,又臭又脏,宿便所产生的大量毒素被人体吸收后,将降低人体免疫力,导致各种疾病,严重危害人体健康!

便秘的最主要原因,是饮食结构问题。正常人每日应摄入约 30 克的食物纤维。如今,精白米和面粉已逐渐代替了粗粮,导致食物纤维的平均日摄取量大约只有 15 克。

食物纤维不被消化,能够增加粪便量,有利于排便。相反,如果大肠内粪便量少,粪便在大肠中长时间滞留,水分被过多吸收,粪便将难以排泄,甚至可导致出血或引发痔疮,加重便秘,陷入恶性循环。

若因减肥或其他原因导致饮食量减少,粪便量不足,自然也会造成便秘。另外,生活的便利,活动身体的机会减少,也是便秘的原因。

身体运动不足,肠道蠕动也会变迟钝,特别是腹肌无力时,更易发生便秘。尤其是女性,其腹肌力量原本就不足,随着年龄增加会变得更弱,所以,更应经常锻炼腹肌。

此外,还有一个不可忽视的原因,就是压力。当受到强大精神压力时,植物神经功能失调,便会出现腹痛、腹泻、便秘等排便异常情况,这种现象被称作"肠易激综合征"。

通便排毒可采用按摩或饮食来加快肠部蠕动,使粪便通畅地排出体外,消除毒素,从而达到抗衰老、防肠癌、防心血管疾病、健身益寿等目的。

日常生活中,应该让饮食多样化,以五谷杂粮为主食,蔬菜、水果为副食,肉蛋为补充食品,做到饮食平衡。

多食蔬菜、水果有利于通便排毒。尤其是应多食海带、香蕉、芹菜、竹笋、苹果、梨等食物。平常还要多喝开水,大便的质地、次数和饮水有很大关系。当肠内的水分充足,大便就稀软;如水分过少,大便则干燥。为了使肠腔内保持足够的水分软化大便,就应当养成每天多喝开水的习惯。

1.多吃杂粮有利于消除宿便

食物纤维通过胃肠道时不被消化吸收,只是大便的组成材料。其中不溶性的食物纤维有很强的吸水作用,它在大肠内将废弃物及其周围的水分,还有致癌物质都加以吸收,像海绵一样膨胀,形成软便,并刺激胃肠蠕动,促进大便的排泄。

水溶性的食物纤维有黏滑的性质,能够润滑肠壁,有利于排便。此外,任何一种食物纤维都是肠内有益菌的食物,有助于有益菌的增加。

富含食物纤维的食物主要有糙米和小米等谷类,牛蒡和胡萝卜等根菜类、豆类、薯类、羊栖菜和裙带菜等海藻类。但是,莴苣、甘蓝、黄瓜等可以生吃的蔬菜中,食物纤维的含量并不多,不适合用于治疗便秘。

因此,为了身体健康,应该提倡多食用粗粮,以便每天能够摄入足够的食物纤维。

2.补水有利于排便

为了使大便变软,除了充分地摄入食物纤维外,多饮水也很有效。

· 健康饮食排毒养生 ·

图文珍藏版

早上一睁开眼睛就立即喝水约500毫升,相当于大半瓶啤酒的量。此时的水分80%被小肠吸收,10%被大肠吸收。身体在还没进入活跃状态前,会有部分水分进入粪便中。而身体经过活动后,水分就被小肠吸收了,难以进入粪便中。

喝不下那么多水的人,也可喝牛奶和果汁等口感更好的液体饮料,比温水、冷水更能刺激肠道,效果也更好。

另外,促进排便的关键在于胃—结肠反射,而胃—结肠反射在早晨睁开眼睛后是最佳时期,在此时喝水,能够有效地促进反射。

3.海藻类有利于消除宿便

海藻类对付便秘的有效成分就是食物纤维。根菜类含有的纤维大多难溶于水,但海藻类的纤维大多是水溶性的,这两种纤维都不能在肠内消化。

海藻中,羊栖菜的食物纤维含量较多,约为牛蒡的5倍。另外,还含有丰富的铁、钙和镁。海带、裙带菜、羊栖菜等褐色海藻中所含的纤维被称为褐藻酸,与水果中的果胶以及魔芋中的葡甘露聚糖很相似。

海藻类的纤维溶于水膨胀的同时,黏性也增强,使大便软化,润滑肠壁。这是因为海藻类含有多糖成分,是一种易溶于水的细小纤维,当它们扩散到水中后,就形成黏液。

另外,以海藻的同类石花菜为原料制成的琼脂,也含有丰富的水溶性食物纤维,具有黏性及保水能力(100克琼脂中含有74.1克食物纤维,在人体内能吸收相当于纤维本身重量250倍的水分而膨胀),且能将多余的脂肪酸和胆固醇包裹起来,与大便一起排出。

4.苹果可清洁肠道

苹果是一种很有价值的保健水果。对于便秘有效的是苹果中所含的食物纤维,包括水溶性和不溶性两种。100克苹果中含有不溶性食物纤维1.2克,水溶性食物纤维0.3克。

苹果中不溶性的食物纤维有纤维素、半纤维素和木质素等,能够使粪便量增加;水溶性纤维又被称作果胶,有很强的持水能力,能吸收相当于纤维本身重量30倍的水分,而且和琼脂中所含的纤维一样,具有黏性。

实验证明,苹果的果胶能增加肠内的乳酸菌,清洁肠道。

5.酸奶有利于消除宿便

酸奶是在牛奶中加入乳酸菌使之凝固所制成的,与食物纤维一样,都是习惯性便秘者不可缺少的食品。

人的胃肠道中栖息着各种细菌，其中既有对人体有益的益生菌，也有危害人体健康的有害菌。大肠内堆积了无法排泄的粪便之后，有害菌会增加。有害菌使肠内的氨基酸腐败，生成有害毒素和致癌物质。

人体内益生菌占优势，人就会表现出健康状态。益生菌是一种维持肠道清洁卫生的有益菌群，具有促进人体吸收营养、抑制肠道腐败菌繁殖和有害物质产生以及分解致癌物质等作用。它能刺激肠道蠕动，增加粪便湿润度，缩短排泄物在结肠内的停留时间，从而防止便秘。

制酸奶时使用的乳酸菌能够促进有益乳酸杆菌的增殖，抑制有害菌的繁殖。同时，乳酸菌还有提高免疫力和杀菌的作用，使大肠杆菌难以繁殖。

不过酸奶中所含的乳酸菌效果不持久，所以应每天都喝。另外，肠内的细菌环境会随着年龄的增加而变化。用母乳喂养的婴儿，肠内 97%~99% 的细菌都是乳酸杆菌，断奶后会减至 10%~20%。老年人肠中的有害菌比有益菌要占优势，所以年迈且有习惯性便秘的人，要多食用酸奶。

(三) 减少尿酸

尿酸是体内细胞和能量物质分解时生成的废弃物。体内细胞经常不断地更新，不需要的老旧细胞，其 DNA (脱氧核糖核酸) 和 RNA (核糖核酸) 分解后产生嘌呤。嘌呤是一种低分子化合物，在能量物质分解时也会生成。此外，有些食品中含有嘌呤，食用后也会使体内的嘌呤增多。

体内生成嘌呤后在肝脏进行代谢，最终生成尿酸。大部分尿酸经过肾脏随尿液排出体外，少量的尿酸通过粪便及汗液排出。

如果尿酸排泄不良或者尿酸的量增加过多而来不及排泄时，体内的尿酸堆积，血液中尿酸的浓度就会异常增高，形成高尿酸血症。

比如，剧烈的无氧运动、饮食过量、精神压力大、酒精摄入过量等，都会引起尿酸增加；大量出汗、体内水分不足时，尿的排泄量也会减少，或肾脏功能低下，使得尿酸无法排泄掉，于是尿酸水平也会很快上升。在日常饮食上，可通过饮食调节促进尿酸的排出，主要有以下食物：

1.芹菜促进尿酸排泄

芹菜中含有胡萝卜素、维生素 B_1、维生素 B_2、维生素 C、钾、钠、镁、食物纤维等多种成分。其中，钾有很强的利尿作用，促使尿酸随着尿液一同排出。

芹菜中含有的钾和食物纤维有降血压作用，对于痛风并发症之一的高血压也有效果。除此之外，芹菜还有消除疲劳的作用。

芹菜经过水洗和加热之后再食用,容易使钾流失掉。为了有效地摄取芹菜中的钾,水洗时动作要快且轻柔;洗之后充分除去水分,然后凉拌生吃。另外,芹菜叶子营养丰富,最好一起吃。

2.西红柿促进尿酸溶解

西红柿是碱性食品,使尿变成碱性后,易于溶解尿酸,从而将尿酸顺利地排出。此外,由于碱性食品有净化血液的功效,西红柿也有助于排出血液中的尿酸。

西红柿含有钾,能利尿、降低血压;含有维生素类,能强化血管、减少胆固醇;含有番茄红素,具有很强的抗氧化作用,能预防动脉硬化。也就是说,西红柿能从多方面预防高尿酸血症的并发症。

西红柿酱、西红柿沙司以及西红柿汁中含有更丰富的钾。西红柿汁每190克中含有高达500毫克的钾。有高血压倾向的人,最好选择未添加食盐的西红柿汁加以食用。

3.水有利于尿酸的排出

人体水分不足时,尿量会减少,尿酸的排泄量也会相应减少,但尿中尿酸浓度却会上升,易形成尿道结石,引发痛风。为了迅速将尿酸排出体外,降低尿中的尿酸浓度,预防结石,必须充分摄入水分,增加尿量。

饮用的水应选择没有热量、不会伤胃的白水,尤其是矿泉水,在补充水分的同时还能补充钾、钙、镁等矿物质,不仅对身体有益,还具有利尿、调整血压的功效,可以预防高尿酸血症等并发症。

特别应该注意的是,像果汁等糖分很高的饮料以及啤酒等酒类,虽然含有水分,但却会使尿酸增加,起反作用。

4.黑色食品强肾排尿酸

尿酸必须经过肾脏到达膀胱和尿一起排出体外。因此,如果肾脏的功能不良,无法顺利排泄时,就会堆积尿酸,渐渐引起肾脏的功能衰竭,产生尿酸结晶。

为了防止尿酸在体内蓄积,有必要提高肾脏的功能。中国的医食同源理论(利用食物预防和治疗疾病的思想)认为,黑色食品能补肾。比如黑芝麻、羊栖菜、海带、裙带菜、鳗鱼、茄子、香菇、葡萄等。

除此以外,有些非黑色食品对肾脏也有益。比如虾、枸杞子、蛤蜊、海胆、海蜇、猪肉、山芋等。

(四)消除乳酸

乳酸是在机体运动和保持体温而消耗热量的过程中产生的废弃物,是疲劳物质之一。另外,摄入过多热量而使代谢功能无法顺利进行时,也会产生大量乳酸,招致疲劳感。

乳酸过多会使本来呈弱碱性的细胞变成酸性,细胞的功能会被削弱,进而无法顺利摄入营养和氧气。乳酸如果充斥于静脉中,会使得血液循环不顺畅,血液偏酸性,结果出现肩膀酸痛、腰酸、发冷、头痛及头重感等症状。

如果再进一步发展的话,不仅细胞本身无法保持正常功能,引发风湿病等疾病,还会造成神经痛。

为消除乳酸,可以通过饮食来调节:

1.卵磷脂有利于清除乳酸

当你体内的乳酸超量,你会变得疲劳和嗜睡,并且会感到身体疼痛。

为了增强你的关节和肌肉的柔韧性,你需要一种体内清洗剂以清除过量的乳酸。卵磷脂就是能够清除你体内乳酸并使关节恢复活力的食物,卵磷脂含有一种叫作乙酰胆碱的鲜为人知的物质。这是能使你身体恢复青春并且只要吸收它就马上给非常灵活的关节和肌肉一种功能强大的废物清洁剂。卵磷脂释放乙酰胆碱,在身体运动产生乳酸的同时将其清除出体外。在你使用卵磷脂的数分钟后,这种清洗废物的过程便会发生。你将迅速地感到你的关节和肌肉中有更多的柔韧性。正因为这种生理反应,卵磷脂是一种超级清洁剂和超级动力源。

另外,卵磷脂还是一种"天然解毒剂",也是人体细胞与外界进行物质交换的一种途径,体内有足量的卵磷脂能促使体内毒素经肝脏、肾脏排出,又能增加血色素,使皮肤有充分的水分和氧气供应,使机体细胞能够获取充足的营养,有助于皮肤细胞的发育和再生,达到健美、健体的目的。

卵磷脂在蛋黄、大豆、鱼头、芝麻、蘑菇、山药和黑木耳、谷类、小鱼、动物肝脏、鳗鱼、赤蝮蛇、眼镜蛇、红花子油、玉米油、向日葵等食物中都有一定的含量,但营养及含量较完整的还是大豆、蛋黄和动物肝脏。

2.B族维生素可分解体内乳酸

糖类和脂质在转化成热量的时候,需要酶的催化作用。而B族维生素对于发挥酶的功能来说,是必不可少的营养素,其中维生素B_1对乳酸的分解更是必不可少的。

维生素B_1无法在体内合成,只有通过食物摄取。特别是当主要热量来源依赖于糖类的时候,维生素B_1很容易产生不足,因此一定要注意及时补充。

维生素B_1含量较多的食物有猪肉、鸡肉、鳗鱼、干松鱼、大豆、四季豆、糙米等,其中猪肉中含量最高,约为牛肉的10倍。猪肉中又以里脊肉含量最高。

维生素B₁易溶于水,烹调猪肉时,若添加大蒜和葱作为作料,其中所含的蒜素更可促进维生素B₁的吸收。

3.醋有利于乳酸的消除

疲劳物质乳酸是由丙酮酸形成的,在枸橼酸循环中,丙酮酸和草酰乙酸结合后,参与这一循环,加速丙酮酸的代谢,减少了乳酸的形成。当草酰乙酸不足时,枸橼酸循环就无法顺利进行,以致产生乳酸堆积。

醋中含有枸橼酸,而枸橼酸有补足草酰乙酸的作用,对于枸橼酸循环回路来说是必不可少的成分,对于产生热量以及消除疲劳都十分有益。

另外,当人体血液为酸性时,除了供氧不足使身体疲劳感增加之外,还会作用于脑的延髓,使人容易兴奋或烦躁。枸橼酸可以改善致病的酸性血液,使之恢复碱性。

日常食物中,富含枸橼酸的食物主要有柠檬、橘子等柑橘类,食用醋、咸梅干等。

(五)减少胆固醇

胆固醇是人体发育过程中不可缺少的物质。它在体内参与细胞的组成,并对维持和营养细胞膜,保持细胞的稳定性起着重要的作用。

人的身体一天所需的胆固醇量是1~2克。只有确保了必要的摄取量,才能满足身体机能的正常需要。

但是,日常生活中,如果过度摄取含有胆固醇的食品,如动物性脂肪等,就会破坏体内胆固醇量的平衡,使得坏胆固醇量增加。并且,随着年龄的增长,细胞的胆固醇消耗量也在减少,其结果是胆固醇的蓄积量越来越大。

胆固醇增加过多,初期完全没有自觉症状,等到有了自觉症状时,动脉硬化往往已经发展到了相当严重的程度了。所以,最好定期进行血液检查,及时发现胆固醇值的异常,避免动脉硬化的发生。

因摄入过多胆固醇而引发的高胆固醇血症,应该首先尝试通过饮食和运动疗法来降低胆固醇水平。

1.芝麻降低胆固醇

科学研究显示,芝麻酚的抗氧化能力是高脂血症治疗药丙丁酚的10倍,此外,芝麻种子中含有的芝麻醇配糖体成分被摄入人体后,肠内细菌会将其转变为芝麻醇,也表现出很强的抗氧化能力。另外,芝麻还含有丰富的维生素E、油酸、亚油酸等不饱和脂肪酸,以及多酚和维生素 B_2(核黄素)等成分,均有抗氧化、减少胆固醇的作用。并且,芝麻中的微量成分硒和维生素 E 共同作用,能加强维生素 E 的效果。而且,硒是谷胱甘肽过氧化物酶的主要成分,对于消灭自由基起重要作用。所以,芝麻被列为强效抗氧化食品。

另外,通过芝麻酚可以有效地避免动脉硬化的发生。

2.香菇促进胆固醇代谢

香菇中含有香菇嘌呤,能促进肝脏中胆固醇的代谢,抑制血液中胆固醇的增加。这种成分在香菇的伞状部分中含量较多。有研究报道,每天食用 9 克干香菇(大约两个),坚持一周后,胆固醇值能降低。

香菇嘌呤容易溶解于水,将干香菇泡在一杯水中,然后放入冰箱存放一晚,香菇嘌呤就会溶解出来。饮用这种浸泡汁,能充分地摄取香菇嘌呤。

香菇中的 B-葡聚糖也是水溶性的,如果洗的话,成分就溶解流失了。因此,最好尽量缩短香菇的水洗过程。另外,该成分也不耐热,因此应避免高温、长时间地烹调。

香菇中丰富的食物纤维也能稳定胆固醇和血糖;含有钾,能促进钠的排出,降低血压;含有维生素 D 及香菇特有的麦角固醇(即维生素 D_2 原),能够帮助钙的吸收。此外,香菇还有能抑制癌症的发生和转移的蘑菇多糖等有效成分。

3.柑橘类水果强化血管

柑橘中富含维生素 C,具有抗氧化作用,能防止坏胆固醇被氧化。而且,它还能促进细胞结缔组织胶原蛋白的合成,强化血管细胞的组织。如果懒得吃水果或者不方便的时候,为了获取维生素 C,饮用 100% 鲜橙汁也可以满足需求。另外,橘瓣薄膜上的白色筋状物中含有丰富的食物纤维,能帮助减少血液中的胆固醇,抑制餐后血糖的上升。并且,其内含有黄酮类,有强化毛细血管的作用。因此,吃柑橘、橙子这类水果的时候,应将橘瓣上那些白色筋状的物质和薄膜一同吃进去。

4.黄豆防止动脉硬化

黄豆含有黄豆皂角苷、黄豆异黄酮与卵磷脂,具有预防动脉硬化效果。黄豆皂角苷有防止过氧化脂质增加的作用,能抑制坏胆固醇的氧化,而且还能够促进脂质代谢,防止肥胖。

黄豆异黄酮与女性的雌激素有相似的作用,能够将血液中多余的脂质回收到肝脏,起到防止动脉硬化的作用;卵磷脂也叫磷脂,可以将血液中残留的胆固醇运回肝脏。

除此之外,黄豆还含有食物纤维和钙、维生素类等有益人体的成分。各种黄豆加工食品尽管加工方法不同,形态多种多样,不过在有效成分上没有变化。

不仅如此,加工成豆腐皮后,钙和胡萝卜素含量还会增加,而豆豉经过加工后会生成新的有效成分豆豉激酶。

5.坚果类减少坏胆固醇

杏仁、核桃、花生等坚果中,富含一种不饱和脂肪酸——油酸。这是一种单不饱和脂肪酸,与多不饱和脂肪酸的功效略有不同。虽然二者均可降低胆固醇,但它只减少坏胆固醇;而多不饱和脂肪酸摄取过多,连好胆固醇也会减少。

除此之外,这些坚果成分中维生素 E 和矿物质硒的含量也很高,能防止胆固醇的氧化。

6.橄榄油预防老化

橄榄油中所含的脂肪酸属于单不饱和脂肪酸中的油酸。油酸能减少坏胆固醇,同时保持好胆固醇的量,使血液中的脂质保持平衡状态。

橄榄油中油酸含量超过 70%,而且还含有丰富的 β-胡萝卜素、维生素 E、多酚,这些物质都是防止自由基伤害身体的抗氧化物质,所以橄榄油又被称为预防老化的特效食品。而且,植物油中含有 β-胡萝卜素的只有橄榄油。但是,大量摄取橄榄油可能会造成热量过多。

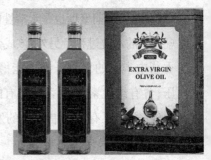

橄榄油

(六)释放体内废气

1.体内废气的产生

一般来说,一位健康的成年男性,每天屁的排放量为 100~2800 毫升,这与个人的生活习惯有很大关系。

进食时吞入的空气是肠道废气的主要组成部分,大约占 70%。这部分气体主要包括氮气、二氧化碳、氢气、甲烷和氧气。剩下 30%中有 20%是由血液通过肠壁扩散进入肠中的。另外,大肠内的有害菌分解食物残渣时,也会产生部分气体,大约占 10%。这部分气体主要包括氨气、硫化氢、吲哚、甲基吲哚、挥发性胺、挥发性脂肪酸等,带有恶臭味。

肠内废气含有氨气、吲哚等有害气体,除了直接影响大肠之外,还会通过肠壁溶解于血液中,影响新陈代谢,使得脸上长粉刺和雀斑,引起皮肤干燥、粗糙,并可影响某些器官的功能,带来诸多不良后果。

2.除掉有害气体的妙招

(1)改善肠内的细菌环境

乳酸杆菌等有益菌增加时,废气便易于排出;有害菌增加,则气体不易排出。所以,长期摄入动物性蛋白质和脂肪过多者,应该改食以根菜类和薯类、豆类、海藻类等富含食物纤维的食物,以改善肠内的细菌环境。

（2）放松心情

紧张或情绪不快时,交感神经会兴奋,从而促进胃肠蠕动的副交感神经无法发挥作用,导致体内废气很难排出。而且,大肠中的梭状芽孢杆菌会因焦虑情绪而增加。因此,应尽量避免精神压力的堆积,尽量放松自己的心情。

（3）改善饮食习惯

一日三餐中,尽量在早餐和午餐时摄取较多食物,而在胃肠功能较弱的夜晚,则要注意减少食物的量。就算请胃肠药来帮忙,它也只能使胃肠获得一时的舒适,如果说不改变错误的饮食生活,胃肠功能仍然衰弱,废气还是会不断积存。

（4）常食红薯

红薯可促进排气。红薯中含有大量的食物纤维素,而且其所含的葡糖苷成分有着和食物纤维同样的效果。在增加粪便量的同时,还能刺激胃肠蠕动,有利于排便,促使废气的排出。

吃红薯容易排气,特别是吃较甜的烤红薯。如果连皮一起吃的话,效果会更好。因为薯皮中含有分解淀粉的酶,很容易消化而不会产生废气。

红薯皮的附近食物纤维很多,而且皮下有紫茉莉甙成分,存在于切红薯时渗出来的白色汁液中。这一成分有软化粪便、帮助排便的功能。

另外,红薯的食物纤维不仅能促进废气排出,更有吸附致癌物质、预防癌症的重要作用。除此之外,它所含有的维生素 C 和 β-胡萝卜素,能将癌症的根源——自由基无害化。

近年来,研究发现红薯汁有抑制癌细胞增殖的作用。另外,红薯中维生素 C 的含量可以和柑橘相提并论,即使加热后,也有 60%~70%未被破坏。

（七）清除淤血

淤血,中医学中指"血行不畅""淤血凝滞"的状态。

血液担负着向全身细胞运送营养和氧气,排出废弃物、二氧化碳的工作。血液循环不良时,必需的物质无法运抵细胞,废弃的物质堆积,使得细胞无法完成其本身的功能,导致免疫力降低,从而引发多种疾病。

淤血易引发痛经、月经不调、肩膀酸痛、便秘、头痛等症状。另外,血液循环的恶化,甚至可成为胃肠、肾脏、肝脏、心脏等器官功能低下以及脑血管功能障碍、免

中华食疗大全

图文珍藏版

疫力低下、关节痛等疾病的源头,只不过发病所需的时间因人而异。

总之,淤血的初期表现出的症状,也许并不十分严重,但是积累之后,往往会发展成严重的疾病。因此,不可掉以轻心,应当尽早查明原因,加以清除。在日常生活中,通常可以通过饮食加以控制和消除。

1.生姜刺激血液循环除淤血

生姜辣素对心脏、心血管有刺激作用,可以加速血液流动,促使排汗,带走体内多余的热量,具有排毒、养颜、减肥的作用。

这是因为生姜中含有独特的辣味和香味的奇效成分,其香味成分姜油酮和辣味成分姜辣素,能够使末梢的毛细血管扩张,令淤滞的血液顺畅流动,从而温暖身体,效果能持续 3~4 个小时。此外,它可以促进发汗,加速新陈代谢,有降低血压及减少胆固醇的功效。

近年来有关研究报告显示,生姜的辣味成分具有抗癌作用。其机制还没有得到完全证实,但据推测,可能与生姜能够防止遗传物质免受自由基伤害的功效有关。另外,其所含的姜醇可以促进胃液的分泌,帮助消化。

2.胡萝卜活血暖身

胡萝卜是黄绿色蔬菜的代表。β-胡萝卜素具有多种药效,对眼睛疾病,皮肤粗糙,肝脏、心脏或胃肠机能低下,肩、腰、膝部疼痛,痛经,植物神经功能失调等多种症状,都有疗效。

胡萝卜中 β-胡萝卜素含量丰富,1/2 个胡萝卜中所含的 β-胡萝卜素,可以满足一个人一天的必需量。另外,胡萝卜中钙、钾等的含量也很丰富。胡萝卜的营养素集中在皮下部分,因此应连着皮一起食用,即使要削皮也尽量削薄一些。

胡萝卜和油性食品一起烹调,更利于 β-胡萝卜素的吸收。每天做胡萝卜汁喝也很不错。取 1~2 根,不需削皮,切成小块放到榨汁机中。养成每天饭后喝胡萝卜汁的习惯,能使脸色红润,充满光泽。

3.葛能促进血液循环

葛是含有丰富药效成分的豆科植物。感冒药葛根汤,是用葛根煎过后的提取液,加生姜和大枣等制成的,发汗、解热的作用很强,可以排出体内不需要的水分,促使退烧。

另外,葛藤中所含的异黄酮,可刺激植物神经中的副交感神经,促进血液循环,对于肩和颈部的疼痛、腰痛、寒症、压力造成的情绪低落、高血压等都有效果。除此之外,还能够改善腹泻和便秘。

寒症和哮喘病症的人，经常饮用在切碎的莲藕中加入葛粉的莲藕葛根汤，保健效果不错。选葛粉时应注意鉴别，因为生粉和土豆粉的外观与葛粉很相似，但真正的葛粉在加热后不会立即变透明，可以通过这点区分开来。

4.红花活血去瘀

红花能有效改善血液循环，促进陈旧积滞血液的清除。历来就被用于治疗月经不调、痛经和更年期障碍等妇科疾病。

红花的果实榨成的红花油中，含有能够减少胆固醇的亚油酸，能预防因血栓引起的脑梗死，同时具有保持血管弹性的作用。

红花具有很强的活血作用，平时月经血量较多的人最好不要饮用红花茶或酒等。此外，红花对子宫有强烈的刺激，使子宫收缩，所以孕妇严禁使用。

5.杏能除寒消瘀

杏的营养价值很高，尤其是胡萝卜素的含量在水果中是最高的。杏具有温热暖身的作用，对寒症有效，故能用于因寒致血瘀者。另外，杏还具有降压作用的钾和防止动脉硬化的儿茶素。

杏除了可以生吃之外，还可做成杏干、果汁、果酱和杏酒等。不过与生杏相比，杏干所含的果糖非常多，为高热量食品，不要吃太多。

对于因寒症而易于疲劳的人，可制作杏酒饮用。将熟杏1千克洗净，擦去水分，与冰糖200克一同放入广口瓶，加入1.8升白酒。6个月后取出杏，即可饮用。

每天喝一小杯杏酒，即可温热身体，改善顽固的寒症，有利于血液循环，又有滋养强壮的功效。

6.肉桂去寒助阳

肉桂，也被称为桂皮，顾名思义，是指剥下的肉桂树的皮。其药效成分主要是肉桂醛，对治疗手、脚、腰和腹部的寒冷有效，还有增强胃部功能、杀菌等作用。

肉桂有提高甜味的作用，因此可以在饭菜和饮料中加些肉桂粉和肉桂棒，也可以在红茶中加入肉桂制成肉桂茶，有助于转换心情。由于肉桂可致子宫充血，妊娠中的妇女不可多用。

7.咸梅干能改善血液循环

生的青梅几乎没有什么有效成分，但当它变成咸梅干之后，则具有丰富的药效，自古以来就备受珍视。

盐腌的梅干可以用来温热身体，其中的酸味成分柠檬酸，有促进血液循环的功效，是缓解瘀血症状最合适的食品之一。此外，它还是消除疲劳、伤食和晕车的特效药。

(八)降低血液浓度

血液中含有红细胞、白细胞、血小板3种血细胞以及液体成分的血浆,并不断地在血管中循环流动。

其中,红细胞含量最多,负责向体内运送氧气,并回收二氧化碳。

白细胞有免疫功能,起着保护机体不受细菌和病毒等的侵入和感染的作用。

血小板则在血管受伤之后,聚集在受伤部分,起修复和止血的作用。

血浆是透明的液体,其中90%是水分。

当血液成分发生变化后,血液就会变成浓稠的状态,不能在血管中顺畅流动。

浓稠的血液易形成血栓和栓塞,阻塞血管,使该段血管失去了血液供应,氧气和营养就无法运输,这部分细胞就会坏死,严重者可危及生命。在日常生活中,可以通过调节饮食来改善血液浓度。

1.鱼类防止血液凝固

鱼的脂肪中含有多价不饱和脂肪酸,其中EPA(二十碳五烯酸)和DHA(二十二碳六烯酸)能够防止血液凝固、溶解血栓,减少血液中的坏胆固醇,同时增加好胆固醇。

EPA和DHA在人体内无法合成,只能通过食品摄取,而且一般的食品中几乎无法摄取得到,是珍贵的有效成分。在鲭鱼、鲕鱼、金枪鱼、鳗鱼、秋刀鱼、鲥鱼、鲱鱼等鱼类脂肪中,EPA和DHA含量丰富。

烧烤鱼类的时候,会造成鱼类脂肪中EPA和DHA的部分损失。想要更有效地摄取,最佳的食用方法是蒸、煮,同时饮用鱼汤。

2.大蒜预防血栓

大蒜中含有蒜素,能扩张末梢血管。末梢血管扩张后,血液就能顺畅地流动。其结果是,全身的血液循环得到改善,新陈代谢也旺盛起来。蒜素还有抑制血小板聚集、防止血

液凝固和预防血栓的功效,甚至能够溶解血栓。

蒜素有提高自然治愈力的作用,能够修复血管壁的创伤。此外,它还能使血液中的脂肪燃烧,减少坏胆固醇,增加好胆固醇;提高胰腺功能,促进胰岛素分泌,从而降低血糖。通过这些作用,蒜素能够使血液保持良好的状态。

3.银杏叶降低血液黏稠度

银杏叶很早就作为中药而被使用,后来开发出促进血液循环的有效药——银杏叶精。其中,含有多达40种类黄酮配糖体和萜内脂等有效成分,能促进毛细血管的血流,保持血液循环的顺畅。

类黄酮配糖体是一种多酚,红酒中也含有这类有益人体健康的物质。该成分有抗氧化作用,能防止坏胆固醇的氧化,预防动脉硬化。

萜内脂包括银杏苦内酯和白果内酯等物质。银杏苦内酯有阻止血小板活化因子附着于血管壁上的作用。因此,能防止血小板增加、血液变浓稠,预防血栓形成。此外,银杏叶精对恢复记忆力也很有效。

4.水能预防血液变浓稠

睡觉过程中,呼吸和流汗会散失水分,由于无法及时补充,血液因缺乏水分而变得浓稠,容易凝固。因此,早晨到中午是脑梗死和心肌梗死的多发期,这段时间也叫作"魔鬼时间"。

因此,就寝前应充分补充水分,缓解睡眠时水分不足的状况,预防血液变稠。早上起床后也应及时喝水,补充睡眠时失去的水分,使血液顺畅流动。

如果夜间解小便时,发现尿的颜色变深,说明体内水分不足,应及时补充水分;热天和运动后以及入浴前后,也要积极补充水分。口渴之前就喝水是保持血液良好状态的关键。

另外,不要每天都以果汁和运动保健饮料替代白水来补充水分。因为摄入过多的糖分,会使血糖水平上升,并导致肥胖。

(九)避免脂肪过多

肥胖与甘油三酯的蓄积有紧密联系。甘油三酯是脂质的一种,它和胆固醇一样,对于维持生命必不可少。

食品中摄入的脂质、糖分等营养物质,很快作为能量被消耗掉。无法消耗的部分就通过血液运送到皮下的脂肪细胞和肝脏中,变成中性脂肪贮藏起来。

每当食品补给不足,或因剧烈运动造成能量不足时,贮藏的甘油三酯会分解成游离脂肪酸,送到全身作为能量而被消耗。

但如果饮食过量,导致营养过剩,或运动不足,以致能量消耗太少,甘油三酯就会大量贮存下来,导致皮下脂肪增加,身体变得肥胖。

虽然甘油三酯是脂质,但是糖分也可转化为甘油三酯,作为能量贮藏起来。因此,不光是过度摄入动物性脂肪和油脂易导致肥胖,而且摄取过多糖分,也会使甘油三酯增多,导致体内脂肪堆积。

肥胖者体内甘油三酯值过高,导致有益胆固醇减少。同时,有害胆固醇却会增加,吞噬它的巨噬细胞残骸会使血管变狭窄,引起动脉硬化。另外,甘油三酯能使血液浓稠,易于凝固,使动脉硬化进一步恶化。为避免脂肪过多,在日常生活中,可以通过饮食来调节。

1.乌龙茶有助于去脂

乌龙茶是将山茶的幼芽揉制后,放置自然发酵而制成,含有茶多酚和咖啡因等成分。

茶多酚能使兴奋交感神经的激素(肾上腺素)分泌增加,咖啡因能抑制肾上腺素的分解。两者作用相加,促进消耗体内蓄积的脂肪。

为了提高乌龙茶燃烧脂肪的效果,炮制乌龙茶时,可以在茶壶中多放些茶叶,以便能浸出较多的茶多酚等有效成分。

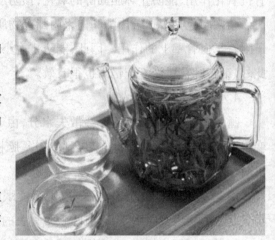

乌龙茶

除了乌龙茶之外,普洱茶也能减少体内脂肪。它是在茶叶中放了酵母菌,长时间发酵制成的,富含多种能分解脂肪的酶。

2.咖啡能消除脂肪堆积

咖啡中含有咖啡因,具有促进脂肪燃烧的作用。咖啡因进入体内后,能抑制使交感神经兴奋的肾上腺素分解。肾上腺素能使体内蓄积的脂肪燃烧,从而减少体内脂肪量。

运动之前喝咖啡,能更有效地燃烧脂肪。不过,喝咖啡时,不要放太多砂糖,因为砂糖能增加甘油三酯,升高血糖值。

3.富含卵磷脂的食物可消除脂肪

卵磷脂是细胞膜和脑神经组织的构成成分,也是肝脏合成胆汁酸的必要成分,它有预防疾病等多种作用。

卵磷脂具有乳化的作用,能够溶解脂质,防止内脏脂肪的蓄积;能够抑制肠道内脂肪的吸收,防止在肝脏中进行脂质分解再合成,从而预防脂肪肝的形成。

卵磷脂还能强化细胞膜,使毛细血管变得强韧,防止有害胆固醇附着等造成的血管损伤和因动脉硬化造成的血管变脆弱。

富含卵磷脂的食品有蛋黄、大豆、酵母等,特别是大豆和大豆的加工食品,不仅有卵磷脂,还有大豆皂苷等,能减少多余的脂质。但是,胆固醇高的人,不要吃太多蛋黄。

4.含辣椒素食物促进脂肪分解

辣椒素是辣椒中所含的辣味成分,也是红色色素,能刺激中枢神经,促进肾上腺皮质分泌肾上腺素,从而活化分解脂肪的酶——脂肪酶,使脂肪作为能量被消耗掉,减少体内积存的脂肪,预防肥胖,还具有杀灭胃肠内细菌、提高免疫力等功效。

辣椒素在朝天椒等果实很小的辣椒中含量较多,而且比起果肉部分,种子中含量更多。

不过,经常摄取大量辣椒素,易损伤胃。如果食用加入辣椒制成的泡菜,能提高脂肪的燃烧率,其发酵过程生成的乳酸菌还能保护肠道的健康。

5.动物性食物纤维促进脂肪排泄

甲壳质—壳聚糖是以蟹和虾等甲壳类的壳,或墨鱼的软骨中所含有的甲壳质为原料,去除蛋白质和碳酸钙等,进行化学处理后得到的动物性食物纤维。

甲壳质—壳聚糖能抑制胰脂肪酶,使肠道吸收的脂肪减少,从而减少体内脂肪堆积,能和食物中的糖结合并排出体外,可以防止血糖值上升,减少其向脂肪的转化。

另外,甲壳质—壳聚糖带有正电,食品摄入的氯和消化液中的胆汁酸带负电,所以易被带正电的甲壳质—壳聚糖吸附,促进二者的排出。

胆汁酸排泄增加,可减少脂肪吸收,并可加速肝脏转化胆固醇,使胆固醇值下降;氯的吸收减少,氯的升压效果减弱,对血压上升有防范作用。

6.韭菜可降血脂,减少脂肪堆积

韭菜含有挥发性精油及含硫化合物,具有促进食欲和降低血脂的作用。对高血压、冠心病、高血脂有一定疗效。含硫化合物还具有一定的杀菌消炎作用。

韭菜含有较多纤维素,可增强胃肠蠕动,有很好的通便作用,能排除肠道中过多的脂肪及毒素,从而有效地减少内脏脂肪的堆积。

(十)清除水毒

为了使每个细胞都发挥正常功能,维持正常的生命活动,细胞内液和细胞外液常常进行水分交换,使水分的绝对量保持一定的值。而且,细胞内外液中所含的钠、钾、镁等元素也要保持一定的量。这有赖于机体的各种调节机制,将将过多的水分和盐排出。

但在病理情况下,机体调节机制出现紊乱,使水分代谢功能失调,打破了细胞内液和细胞外液的平衡状态,导致细胞液的间质液增加,发展成水毒,从而引起身体全身或某些部位浮肿等异常。这些与水相关的种种弊害,都可以视为水毒。

在日常生活中,可以通过改变生活方式和饮食来消除水毒。如有些人因工作需要,必须长时间站立,从而引起脚部浮肿。浮肿造成的身体不适,使得他们不愿运动和走路,会导致水肿加剧。如果发展下去的话,将对身体健康很不利。

此时,应该调整饮食和生活习惯,适当地参加一些运动,积极地消除浮肿和不适症状。比如,极力避免软饮料,尽量用水和水果补充水分;夏天不过快过多地喝冷饮;不摄入过多的盐分;有意识地多吃富含钾的食品;养成运动身体、促进血液循环、适当流汗的习惯。

1.含钾食物有助于消肿

人在摄入过多食盐或味道重的食品后,身体为了降低钠的浓度,会抑制水分的排泄,导致体内水分增加。结果是血液量增加了,给心脏带来多余的负担,甚至可引起高血压。

钾具有稳定钠浓度的作用,能够将过剩的钠从细胞中引出。因此,摄入一定量的钾,能相应地减少钠的量,排出积累的水分,从而消除浮肿。同时,钾对于因摄入过多的钠引起的高血压也有缓解作用。

西瓜、柿子等水果以及蔬菜中钾的含量比较高,尤其是土豆,含钾十分丰富,被称为“钾之王”。钾易溶于水,土豆煮之后会流失30%。为了有效地利用,在蒸和煮土豆时不要去皮,避免切碎或长时间浸泡在水里,而且味道要清淡,最好连汤一起喝。

2.利于消肿的常见食物

(1)黄瓜

黄瓜皮含有异槲皮苷,有利尿作用。因此,黄瓜最好连皮生吃。如果连藤蔓一起干燥后煎水喝,能获得强力的利尿效果。

(2)红豆

红豆含有丰富的钾,外皮含有皂苷,有很强的利尿作用。它对脚气病(维生素 B_1 缺乏症)、肾脏功能衰退所致的浮肿很有效,而且可以降低胆固醇和中性脂肪。

(3)西瓜

西瓜含有丰富的维生素 A、维生素 B_1、维生素 B_2、维生素 C、钙、钾、磷、铁和氨基酸等多种元素,营养价值很高。

西瓜含有一种氨基酸,叫作瓜氨酸,具有很强的利尿作用,是治疗肾脏病的妙药。另外,对心脏病、高血压以及妊娠造成的浮肿也有效果。

西瓜除了果肉,其皮和种子中也含有有效成分。治疗肾脏病时,可以用皮煮水饮用,而膀胱炎和高血压,则可以煎煮种子。

(4)鲤鱼

鲤鱼含有维生素 B_1、维生素 E 和维生素 D,以及蛋白质、脂质、钙、铁等营养物,是营养均衡的滋养食品。尤其值得注意的是,鲤鱼还具有强力的利尿作用,能够消除怀孕中的浮肿,促进母乳分泌。冬春之交是鲤鱼生产旺季,其药效最高。

八、强化器官功能

(一)护肤,增强其排毒功能

1.皮肤的功能

皮肤是人体最大的排毒器官,对保持人体健康起着重要的作用。皮肤上的汗腺和皮脂腺,都能通过出汗等方式排出其他器官难以排出的毒素。

皮肤受"内毒"影响较明显,但也是排毒见效最明显的地方。它能够通过出汗等方式,使体内的铅、铝、苯等毒素和一些致癌物质随着汗液排出体外,从而把其他器官很难排出的毒素排除。

皮肤是人体与外界接触的第一道防线,主要功能在于保护身体、防止病菌侵入。另外,皮肤还有新陈代谢、调节体温的功能。在代谢功能方面,可以排出水分、盐及尿素等废物,并以排汗的方式调节体温、维持身体的恒温。

2.护肤策略

日常保养时除了经常做好彻底清洁以外,每周进行一次蒸汽浴或桑拿浴也能帮助加快新陈代谢,排毒养颜。在桑拿浴前喝一杯水帮助加速排毒,浴后喝一杯水补充水分,同时排除剩下的毒素;另外,在桑拿前后做一些简单的有氧运动也可加速血液循环和身体代谢,排毒效果加倍。

饮食保养时,由于皮肤再生能力非常强,只要强化内在的饮食及外在的防护就会快速修复。要让皮肤细致、有光泽、具有防护能力,就必须多摄取富含维生素的食物,如空心菜、西红柿、柠檬等。维生素 C 具有抑制色素沉着的黑色素细胞的活动能力,可促进血管微循环,排除肌肤组织中的毒素;而维生素 E 是强效的抗氧化剂,能抵御游离基侵害皮肤,令皮肤中的血液清澈干净;维生素 A 可保护皮肤的上皮组织,改变老化的肤质和黯沉肤色。因此,建议从饮食和护肤品等多方面同时摄取维生素,内外兼顾,有效缓解并预防肌肤中毒。

3.保养皮肤食谱推荐

下面介绍几款皮肤饮食保养食谱,供读者选择。

◇鸡蓉玉米羹

【用料】玉米粒、鸡脯肉各 50 克,精盐、胡椒粉、鸡精、香油、清水各适量。

【做法】将玉米粒洗净备用;鸡脯肉洗净切丁,用热水焯一下备用;玉米粒倒入锅中,加入清水煮开后,加入鸡脯丁,再加精盐、胡椒粉和鸡精调味,出锅前淋上香油即可。

【功效】鸡肉甘平偏温,营养丰富,吃鸡肉可增强体质,又不会使人过度肥胖;玉米有延缓衰老、美容的作用,玉米胚尖所含的营养物质能增强人体新陈代谢、调节神经系统功能,起到使皮肤细嫩光滑,抑制、延缓皱纹产生的作用。

◇洋葱胡萝卜浓汤

【用料】胡萝卜 150 克,洋葱 50 克,香菜、姜、蒜、精盐、鸡精、番茄酱各适量。

【做法】胡萝卜洗净切粒,洋葱切丝,姜、蒜切小片;加 150 毫升纯净水榨成胡萝卜汁;锅热放入一汤匙橄榄油爆香洋葱和蒜片,2 分钟后将胡萝卜汁倒入锅内,放入 2 片姜煮沸后转小火至黏稠,根据个人口味放适量精盐和番茄酱调味,最后以香菜装饰即可。

【功效】自由基是人体氧化过程中的产物,它可损害脱氧核糖核酸、胶原蛋白,破坏组织细胞并导致皱纹、老年斑、老年痴呆等多种疾病发生。要清除这种自由基,应多食蔬菜这种“还原食物”。多种新鲜蔬菜可使血液呈碱性,让沉淀在细胞内的毒素重新溶解,随尿液排出体外。如胡萝卜含有丰富的胡萝卜素,而且含有大量的维生素 A 和果胶,与体内的汞离子结合之后,能有效降低血液中汞离子的浓度,加速体内汞离子的排出。而洋葱有燃烧脂肪、清理肠道的作用。

◇碧绿扒三菇

【用料】香菇 75 克,冬菇 75 克,野生菌 50 克,白菜心 250 克,绍酒、精盐、味精、白糖、上汤、蚝油、酱油、胡椒粉、香油、湿淀粉、植物油各适量。

【做法】将白菜心焯水,捞起,滤干水分;香菇、冬菇,野山菌洗净,切片;炒锅烧热,放入食用油,加入绍酒、上汤,用精盐、味精、白糖调味,把菜心放入锅中略煮一下,随后用湿淀粉打芡,摆碟;另起油锅,放入鲜菇片,冬菇片,野山菌片;加入绍酒、上汤;用精盐、味精、蚝油调味,酱油上色,撒上胡椒粉,用湿淀粉打芡,加香油和匀;扒在白菜心上即可。

【功效】冬菇有强心保肝、宁神定志、促进新陈代谢及加强体内废物排泄等作用,是排毒健身的最佳食用菌。此外,冬菇含有的多糖类物质可以提高人体免疫力,抑制癌细胞生长,增强机体的抗癌能力。

◇紫葡萄汁浸山药

【用料】鲜山药100克,葡萄干、樱桃、番茄、葡萄汁各适量。

【做法】山药削皮、切片,放入沸水中煮熟,装盘;在山药里倒入适量葡萄汁,覆上保鲜膜,放进冰箱冷藏3小时后拿出,加葡萄干、樱桃、番茄摆盘即可。

【功效】山药脂肪含量低,却富含纤维素以及胆碱、黏液质等成分,最重要的是它含有消化酶,能促进蛋白质和淀粉的分解,减少皮下脂肪堆积。而葡萄汁含有一种白藜芦醇,是能降低胆固醇的天然物质。两者相结合,排毒效果非同寻常。

(二)养胃,让它的功能更好

1.胃的功能

食物是通过人体的胃肠道完成消化、排泄全部过程的。胃的主要功能虽然是杀死食物中的病原体并消化食物,但也有排毒功能。

胃有很强的消化功能,靠的是胃内的盐酸、胃蛋白酶和黏液,盐酸是一种腐蚀性很强的酸,食物进入胃里,盐酸就会把食物中的细菌杀死。胃里的盐酸浓度较高,足足可以把金属锌溶化掉。胃蛋白酶能分解食物中的蛋白质。黏液能把食物包裹起来,既起到润滑作用,又能保护胃黏膜,使它不受食物引起的机械损伤。胃里的盐酸、胃蛋白酶和黏液联合起来,几乎可以消化一切食物。

2.养胃策略

在平日饮食时就要懂得坚持定时、定量、定餐的原则,以利胃部的收缩、蠕动及分泌消化液,使功能正常运作。

为了促进食欲和消化功能,饭前不要吃零食。进食时要细嚼慢咽,避免吃太快产生胀气。饭后更不要立刻做剧烈运动,否则会使消化道的血流量减少,影响消化。

应多摄取温润型食物,避免太过刺激的辛辣食物、咖啡或碳酸饮料。同时,也要避免抽烟,因为吸烟会让幽门括约肌松弛,胆汁容易倒流入胃内,引起胃部不适。

3.养胃食谱推荐

◇南瓜浓汤

【用料】南瓜蓉 3 大汤匙,鲜奶 100 毫升,枸杞子数粒,蘑菇、洋葱、精盐、植物油各适量。

【做法】洋葱和蘑菇洗净切粒备用;南瓜去皮去瓤切块,入锅蒸熟;植物油加热。加入蘑菇和洋葱料炒香,倒入南瓜蓉和 200 毫升水上火煮;待沸滚后加奶,搅匀,最后加几粒熟枸杞子点缀即可。

【功效】加强胃肠蠕动,帮助食物消化。

◇茼蒿炒猪心

【用料】茼蒿 350 克,猪心 250 克,葱花、精盐、料酒、白糖、味精各适量。

【做法】将茼蒿去梗,洗净、切段;猪心洗净,切片备用;锅中倒油烧热,放葱花煸炒香后,投入猪心片,煸炒至水干,加入精盐、料酒、白糖,煸炒至熟;加入茼蒿继续煸炒至猪心片熟,茼蒿入味,点入味精即可。

【功效】调节体内水液代谢,通利小便,消除水肿。

◇肉末西红柿

【用料】猪瘦肉 25 克、西红柿 40 克、粉皮 60 克,酱油、精盐、葱、姜末各少许。

【做法】将猪肉洗净,剁成碎末;西红柿洗净,用开水烫一下,去皮去籽切成小块;粉皮切成小片;锅置火上,放入油烧热,下入葱、姜末炝锅,再将肉末放入炒散,加入酱油、精盐略炒,投入西红柿炒几下,最后投入粉皮,用旺火快炒几下即成。

【功效】清热解毒,平肝生津,健胃消食。

◇天花粉旗鱼汤

【用料】天花粉 15 克,知母 10 克,美白菇 150 克,旗鱼肉片 150 克,绿花椰菜 75 克,清水 500 毫升。

【做法】将中药洗净,放入棉布袋中,美白菇和绿花椰菜剥成小朵备用;锅中倒入清水,放入棉布袋和全部材料煮沸;取出棉布袋,放入姜丝和盐调味即可食用。

【功效】清热化痰、养胃生津、解毒消肿。主治痰热咳嗽、津伤口渴、热毒疮疡等病症。另外,它可以滋阴、清热降火,适用于急性传染病的高热及肺结核的午后潮热等症。

(三)保养肠道,确定通畅无阻

1.大肠的功能

食物残渣停留在大肠内,部分水分被肠黏膜吸收,其余在细菌的发酵和腐败作用下,就会形成粪便。如果粪便长时间停留在大肠内就会产生很多有毒物质,危害人体健康。

大肠是人体主要的排泄器官,分为盲肠、结肠、直肠,位于腹腔周边及骨盆腔后方。大肠功能正常,体内益生菌多,每天都可顺利排便的话,就可以将体内有害物质一起带出体外。但是,如果有不喜欢吃蔬菜的偏食习惯,或是经常失眠、肠内有害菌太多时,大肠功能就可能会受损,出现便秘或腹泻等排便障碍情形,造成有害物质无法顺利排出。

2.肠道保养策略

日常保养时,改变不合理的生活方式。如现在人们用餐时,粗粮、蔬菜乏人问津,面对大鱼、大肉却频频下筷。再加上现在生活条件优越以及工作紧张等原因,很多人都是吃饱了不动,或者是没有时间运动,造成食物在体内滞留的时间不断延长,增加了患大肠癌的危险系数。

经常按摩肚脐有助于预防便秘。具体做法:取坐位或站位,右手手掌放于脐上,左手掌放于右手背上,在小腹部顺时针方向揉动,揉5分钟;然后按逆时针方向再揉5分钟。共做10分钟。

饮食保养时,每天要尽量吃各种不同的蔬菜、水果,多摄入膳食纤维,以促进肠胃蠕动、加速粪便形成,将食物残渣、有毒物质迅速排出体外。

多食用乳酸菌及寡糖,有助于促进肠道菌种平衡。乳酸菌可增加肠道益生菌,强化肠道健康;寡糖可以提供肠道中益生菌需要的养分、增加有益菌的数目。有了它们的帮助,就会使肠道更健康。

3.肠道保养食谱推荐

◇丝卷

【用料】绿豆芽100克,紫甘蓝75克,春卷皮3张(30克),大片紫菜1片,甜辣酱、精盐各适量。

【做法】绿豆芽、紫甘蓝洗净;锅加水烧开,将绿豆芽放入,烫熟,捞出沥水;甘蓝切丝,大片紫菜卷起,用剪刀剪成细丝;将盐分别加到绿豆芽和紫甘蓝丝中拌匀。摊开春卷皮,将适量豆芽、紫甘蓝菜丝码上,卷起;装盘,淋上甜辣酱即可。

【功效】紫菜含有大量的纤维素,可以帮助清除肠胃垃圾,消除腰腹部脂肪。绿豆芽和紫甘蓝都是富含水分的新鲜蔬菜,能将肠道的毒素冲出。

◇泡菜海鲜汤

【用料】泡菜100克,明虾、文蛤蜊各50克,白魔芋30克,精盐、泡汤各适量。

【做法】明虾和文蛤蜊洗净,剪掉虾须;泡菜切段;往锅里放入适量水烧开,将泡菜、白魔芋和泡菜汤一并加入,烧开;将文蛤蜊加入同煮,待文蛤蜊陆续张开;将明虾加入。文蛤蜊张开、明虾颜色变红时,加入精盐调味,关火出锅。

【功效】泡菜含有丰富的微生物和矿物质。尤其是白菜泡菜含有大量膳食纤维,有助于排除肠毒,能预防便秘及肠炎,防止脂肪囤积并有效燃烧已经形成的脂肪,使之排出体外。

◇五彩蒡丝

【用料】牛蒡100克,猪里脊丝、胡萝卜、青椒各30克,鸡蛋1个,精盐、植物油、白糖、鸡精各适量。

【做法】牛蒡、胡萝卜、青椒切丝备用,鸡蛋摊成蛋皮后切丝;肉丝用油炒至五成熟,盛出;炒锅放油,放入牛蒡稍炒,然后放入适量清水把牛蒡煮至八成熟;放入肉丝和其他原料,再放入精盐、白糖和鸡精调味,炒熟装盘即可。

【功效】牛蒡的膳食纤维可以促进大肠蠕动,帮助排便,减少毒素、废物在肠道内的积存,是当之无愧的清肠排毒佳品!

◇魔芋莲藕

【用料】魔芋100克,莲藕、海带结、胡萝卜各50克,香菇15克,香菜10克,醋、精盐各适量。

【做法】魔芋、莲藕切片,放入加醋的清水中泡片刻;将其与其他材料一起放入锅内,加入适量的清水、精盐,焖煮50分钟即可。

【功效】魔芋含有丰富的膳食纤维,能加强肠道蠕动,缩短废物停留时间。莲藕有利尿作用,能促进废物从尿液中排出。

(四)养肺,将废物呼出体外

1.肺的功能

肺是人体与外界气体交流的场所,呼吸是通过肺脏吸入氧气,呼出二氧化碳来完成。肺脏是由很多有微小气囊的肺泡所构成,周围围绕着小血管和微血管。当空的肺泡充满空气时,氧气会进入微血管,由红细胞运送到身体各处。而气体被身体利用后产生的二氧化碳等废物,就会经血液运回到肺泡,呼出体外。

2.养肺策略

痰是肺部排毒的重要方式之一,有便秘、吸烟或生活于污染环境下的人一定痰多,因此必须重视如何清痰。

日常保养时,在森林里深呼吸,是最佳的肺排毒方法。最容易做的是到空气新鲜的地方快步走,会加快肺排毒。

另外,不要吸烟,也不要被动吸烟。因为吸进的烟雾使呼吸道壁变干,使其易受病原体的侵袭。尼古丁通过血管使其变窄从而减少供氧量,使阻滞细菌的纤毛变得毫无用处。烟雾中有害气体的刺激会破坏肺泡,而肺泡是无法恢复的。

我们还可以主动咳痰,这也是一种行之有效的方法。方法是:选择一个空气清新的地方先吸足气,缓缓抬起双臂,突然咳嗽,同时迅速垂下双臂,使气流从口鼻喷出,咳出痰液。不要忘了做完后要正常呼吸几次。

为了使咳嗽更有效,可以先喝一杯热水,稀释痰液。反复5遍,每日早、中、晚各1次。这个方法不会受时间、地点的限制,可以选在每天起床后、午休或临睡前进行。

饮食保养时,可多吃煮烂的白木耳汤,可以帮助清痰排肺毒;用葵花子油漱口也有清痰的作用。如果能配合大肠排毒一起做,效果一定更好。

3.养肺食谱推荐

◇五色甜椒盅

【用料】彩椒80克,肉馅、香菇各50克,胡萝卜、洋葱各30克,虾仁、鲜贝、青豆、玉米粒各20克,芦笋15克,蟹棒10克,精盐、白糖、鸡粉、黑胡椒粉、酱油各适量。

【做法】用开水将香菇和胡萝卜焯一下后切丁备用,洋葱切粒。肉馅加五香粉、酱油、精盐、鸡粉等拌匀,彩椒洗净后顶端用刀切开,去籽去蒂;铁锅加热,放少许色拉油,将肉馅倒入,炒至变色后加盐、酱油、糖,再加入蔬菜和配菜,最后撒上黑胡椒粉;将炒好的馅盛入彩椒内,烤箱预热,把做好的彩椒盅放入烤箱内,180℃烤10分钟即可。

【功效】此款菜肴中红甜椒、香菇、胡萝卜等都是富含维生素和高纤维的优质原料,具有促进脂肪新陈代谢、防止体内毒素积存的作用。另外,芦笋、肉馅、虾仁和鲜贝具有补肺气的功能,能促进肺毒排出。

◇苦瓜炒肺片

【用料】苦瓜200克,猪肺100克,尖椒20克,姜、精盐、鸡精、花椒、桂皮、八角、葱、黄酒、山茶油各适量。

【做法】猪肺用清水泡一个小时,洗净;锅中放800毫升清水烧开,放入猪肺焯水后,再次清洗;苦瓜洗净后去瓤,切片备用;尖椒洗净,去籽,切条。高压锅中放清水,把姜、花椒、桂皮、八角、葱段用纱布包裹做成调味球,将猪肺及调味球放入锅中,上汽后煮8分钟。煮好的猪肺晾凉后,挤去水分,切成大片;炒锅中放油,下姜片煸炒片刻,倒入苦瓜片及尖椒快速翻炒。加入猪肺片、黄酒继续翻炒,最后用盐、鸡精调味即可。

【功效】猪肺性味甘平,有补肺养肺的功用。对于肺气不开、大便燥结等有一定功效。苦瓜所含的苦瓜素是消除体内脂肪的高威力武器。

◇双椒木耳

【用料】干黑木耳10克,红辣椒2只,青辣椒1只,精盐、香油各适量。

【做法】黑木耳用温水浸泡1个小时,去蒂、洗净。黑木耳放入开水中煮3～5分钟,捞出沥水,然后剁碎备用。红辣椒、青辣椒洗净,去籽,剁碎。将木耳和辣椒放入一个容器中,加入精盐和香油拌匀装盘即可。

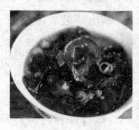

双椒木耳

【功效】黑木耳是多纤维的健康素食,不但能清肺,排除肺部废物和垃圾,还具有非常好的清肠排毒功效。它所含有的植物胶质有很强的吸附力,可吸附残留在人体消化系统内的杂质。

◇蜜汁百合酿苹果

【用料】苹果1个,蜂蜜15毫升,百合适量。

【做法】将苹果上部切开做盖,挖空苹果下部做容器。将挖出的果肉切丁备用,百合洗净取下花瓣。将苹果丁、百合花瓣放入苹果容器中淋上蜂蜜。盖上苹果盖后上锅蒸15分钟,取出即可。

【功效】苹果可以提高肾脏和肠胃功能,排出体内废气及净化血液,还能将体内的宿便、水毒排出。百合是一种非常理想的解燥、滋润肺阴的佳品。对于肺热肺弱等症,都有良好的疗效。

(五)护肝,保证其正常运作

1.肝脏的功能

肝脏是新陈代谢和排毒的主要器官,对人体健康具有重要作用。各种毒素都要经过肝脏的一系列化学反应后,变成无毒或低毒物质。正常的肝脏运作,能保持人体的健康以及防止各种毒素影响身体。具体而言,肝脏的功能有以下几点:

一是排解病毒:可排解病毒及细菌的毒素,并将其排出体外,也可代谢药物中的毒素,缓解其副作用。

二是消化脂肪:脂肪消化及吸收过程必须有肝脏分泌的胆汁酸盐参与。

三是生成尿素:将体内含氮废气物代谢成无害且易排泄的尿素。

2.护肝策略

身体任何器官的保健都离不开精神方面的养护。就护肝来说,我国古人早就懂得"怒伤肝"的道理。因此,在平时保养时,一定要保持心情舒畅。

饮食保养时,按中医"四季侧重"的养生原则,春季应以养肝为先。春季养肝要多吃以下食物:糯米、黑米、高粱、大枣、桂圆、核桃、栗子及肉类食品如牛肉、猪肚等。另外,春天虽然天气逐渐转暖,但是仍然有冬天的余寒,所以还应适当吃一些温补阳气的食物。如韭菜、大蒜、洋葱、生姜、大葱等。菠菜为春天的应时蔬菜,具有滋阴润燥,疏肝养血等作用,对肝气不疏并发胃病的辅助治疗有良效。

3.护肝食谱推荐

◇南瓜燕麦粥

【用料】南瓜100克,燕麦30克,大米50克,精盐、葱花各适量。

【做法】将南瓜洗净去皮,切成小块;大米洗净备好。将大米放入锅中,加水500克,大火沸煮后改小火煮20分钟,然后放入南瓜块,再继续煮10分钟,加入燕麦煮沸,熄火后加入精盐、葱花等调料即可。

【功效】南瓜能防止致癌物质亚硝胺在体内发生突变,其所含的果胶还能中和体内的重金属和部分农药,然后使之排出体外。南瓜不但能帮助肝脏解毒,还能使肝肾功能衰退患者增强肝肾细胞的再生能力。

◇芦笋鸡柳

【用料】芦笋200克,鸡脯肉50克,圣女果10克,精盐、胡椒粉各适量。

【做法】将芦笋去梗,去皮,洗净,切段后用热水焯一下备用。鸡脯肉去皮洗净后切成3厘米长的条形,油锅加热,放入鸡脯肉,炒至发白后加入盐、胡椒粉,倒入焯好的芦笋一起炒,出锅前撒上圣女果即可。

【功效】芦笋富含叶酸,能促使细胞生长正常化,有效改善肝功能异常症状。鸡肉富含维生素B,对肝脏也有很好的养护作用,这道菜能促进肝脏排毒。

◇胡萝卜拌腐竹

【用料】胡萝卜150克,腐竹50克,香菜10克,香油、葱花、精盐、醋、生抽、鸡精各适量。

【做法】将腐竹用水泡软切成块。将胡萝卜用热水焯一下。将腐竹和胡萝卜拌在一起,加调味料,淋上香油即可。

【功效】排毒养颜,抗病防衰。

◇金玉满仓

【用料】西蓝花 200 克,干蟹腿 50 克,葱、葡萄酒、精盐、海鲜粉、干辣椒、植物油各适量。

【做法】干蟹腿泡 30 分钟,沥干备用;西蓝花洗净焯水,焯水后放入凉水中过凉,沥干水分后待用。锅中放油,下辣椒炝锅后,放蟹腿、西蓝花、葡萄酒和调味品炒熟,最后加入葱末翻炒一会儿即可。

【功效】常吃西蓝花可以增强肝脏的解毒能力,且能提高机体免疫力。在各种蔬菜水果中,西蓝花和大白菜的抗癌效果较好。

(六)暖肾,使毒素及时排出

1.肾脏的功能

肾脏是人体中最重要的排毒器官,它不但能把过滤血液中的毒素和蛋白质分解后产生的废料通过尿液排出体外,同时还担负着保持人体水分和控制人体钾、钠平衡的作用。肾脏通过将身体内的毒素及时排出,可以起到净化和改善体内环境的作用。

2.养肾策略

日常保养时,注意保暖。临床发现,天气较冷或气温变化明显时节,新发肾病患者和病情加重者明显增多。这与气温下降或变化使血管收缩,影响肾脏血流有关。感冒等呼吸道疾病同样有损肾脏,可导致急性肾炎或加重原有病情。所以,天气变化时应注意防寒保暖,避免感冒等呼吸道疾病,并注意控制血压。

另外,尿液经常长时间滞留在膀胱,易造成细菌繁殖,使细菌通过膀胱、输尿管感染肾脏,造成,肾盂肾炎。因此,尽量不憋尿。

饮食保养时,注意充分饮水。不仅能稀释毒素在体液中的浓度,还能促进肾脏新陈代谢,将更多毒素排出体外。特别建议,每天清晨空腹喝一杯温水。

3.养肾食谱推荐

◇奶酪黄瓜

【用料】黄瓜 100 克,虾仁 50 克,鸡蛋 1 个,奶酪、精盐、淀粉、香油各适量。

【做法】鸡蛋打散备用。虾仁洗净捣碎成泥,加盐、香油、淀粉和鸡蛋糊搓成丸子大小,用热水汆一下。黄瓜洗净切段,把籽去掉,将汆好的虾丸填入,奶酪切细丝,撒在黄瓜上。烤箱预热,将做好的黄瓜放入烤盘,160℃烤 10 分钟即可。

【功效】黄瓜具有清热利水、解毒等功效,对除湿、利尿、滑肠也有较好效果,这款食谱是养肾的上佳搭配。

◇酸辣三彩丝

【用料】胡萝卜、土豆各100克,辣椒3个,蒜瓣2个,植物油、精盐、生抽、陈醋、干辣椒各适量。

【做法】胡萝卜、土豆去皮;辣椒洗净,一起切丝。锅加热,放少量油,放辣椒干爆香。把胡萝卜丝和辣椒丝放进去炒至三成熟,土豆丝用凉水冲洗一下,控干水,放进锅里一起炒,放适量清水、精盐、生抽、蒜瓣炒至八成熟,放醋翻炒即可出锅。

【功效】胡萝卜含有丰富的食物纤维,能有效通便排毒;辣椒能加速新陈代谢,达到燃烧体内脂肪的效果;土豆有超强的吸脂功效。三者合在一起,可谓是强强联合的补肾佳品。

◇酸奶沙拉

【用料】脱脂酸奶100克,黄瓜90克,圣女果70克,胡萝卜30克,紫甘蓝25克。

【做法】所有蔬菜、水果洗净,沥水;紫甘蓝切细丝。黄瓜、胡萝卜切小段,切成自己喜欢的形状,准备好的蔬菜、水果放到足够大的容器里,加入酸奶,拌匀即可。冷藏后风味更佳。

【功效】黄瓜含有丰富的纤维素,能促进胆固醇的排泄和肠道腐败残留物的排除。另外,它含有的丙醇二酸可抑制糖类转化为脂肪,黄瓜还有除湿利尿的功效。

◇三色拌

【用料】莴笋100克,菠萝80克,小番茄50克,无糖苹果醋、菠萝汁各适量。

【做法】莴笋、菠萝去皮切小块,另取少量菠萝挤出一小勺菠萝汁放在冰箱备用;小番茄洗净拦腰切开,冷藏备用;将莴笋块放进开水烫熟,捞出,放到冰水里浸泡片刻,捞出沥水。菠萝、番茄和莴笋放到容器里,加入苹果醋和菠萝汁拌匀即可。

【功效】菠萝蛋白酶能有效预防多余脂肪的沉淀;低热量高纤维的莴笋富含丰富的钾,能通便排毒,改善四肢的浮肿,加上番茄的除湿利尿,能清除水毒。

九、补充营养素高效排毒

(一)水——生命之源

水,是生命之源。人,离不开水。水是人体的主要组成成分。经专家测试:正常人,如果一周不吃饭,还不至于饿死;但如果一周不饮水,大部分人都会渴死。水之所以是生命之源,是因为水是人体的重要洗涤剂。我们用水每天洗涤体表的尘垢,使身体保持清洁卫生,这些都已成习惯和常识。我们可以称之为"外洗涤",殊不知,我们人体的内环境,更需要用水进行"内洗涤",只有身体的细胞内外均保持清洁卫生,人体才能健康,才能抵御疾病。

水既是人体的"清道夫",又是人体的"守护神"。人体内的所有细胞都需要水分,血液循环、消化系统或是其他的化学作用都需要依靠水才能完成。饮水不足,会造成代谢缓慢,阻碍体内废物的排出,影响细胞的洁净和更新。如果不能及时更新体内的水,毒物没有"出路",就会污染细胞内的水。

水对人体非常重要,希望我们每个人都能正确地认识水、利用水、补充水,以水促健康。那么,清毒排毒在饮水上有何讲究呢?

1.主动饮水

清毒排毒,必须养成主动饮水的好习惯。所谓主动饮水,即口不渴时也要饮水,不要等到口渴才喝水。口渴感的产生,是人体水分失去平衡、细胞脱水到一定程度时,中枢神经发出的要求补水信号。待到口渴时,体内细胞干燥缺水已多时了。体内缺水,除了影响排毒外,还会引发代谢紊乱等一系列不良后果,危害是不言而喻的。

最新研究认为,最好的排毒方法是每天喝足够的水。喝水不足,导致更新缓慢,会使代谢产物不能排出,而影响细胞的洁净。如果不能及时进行水更新,毒物便没有"出路",细胞就会因此而受到损害。为此,人们每天至少得排出 1000 毫升脏水(通过排尿或出汗),才表明饮用的水达到了更新所必需的量。因此,要想有效地清毒排毒,我们应该把喝水想象成呼吸,养成主动饮水的良好习惯。只要坚持多饮水,人体会自动进行调节。

2.适时饮水

早上起床,身体可能会有些脱水的情况,因为已经有一段时间没有补充水分,此时最好先空腹饮下一杯水(500~600 毫升),让身体开始重新运作。

晨起喝水不仅可以补充因身体代谢失去的水分、洗涤已排空的肠胃,还能够有效预防心脑血管疾病的发生,这对中老年人尤为重要。因为,晨起饮水,水会迅速被肠黏膜吸收进入血液,从而有效增加血溶量,稀释血液,降低血黏稠度,促进血液循环。此外,长期保持这一良好习惯,还能起到湿润肠道、软化大便、防治便秘之功效,既可有效补充因生理性失水造成的水分不足,又可降低血液的黏稠度,加快血液循环,促进粪便、尿液等代谢废物快速排出,对预防脑梗死、高血压、动脉硬化、心绞痛等心脑血管疾病的发生,以及泌尿系统结石、尿路感染等病症,均有十分重要的作用。

早、中、晚三餐前约1小时，应喝一定量水。食物消化要靠消化器官的消化液（唾液、胃液、胆汁、胰腺液、肠液）来完成，这就需要足够的水分。餐前空腹喝水，水在胃内只停留2~3分钟便进入小肠并被吸收进血液，约1小时便可补充到全身组织细胞。所以，餐前喝水有增食欲、助消化、促吸收的作用。

进餐时喝一定量的汤水，有助于食物溶解和在胃内的初步消化，并有利于其在小肠中的消化和吸收。如果餐前、餐时不补充适量水分，餐后胃液大量分泌而消耗过多体液，势必会引起口渴。这时再喝水，会冲淡胃液，影响消化，并增加心、肾等脏器的负担。

3.适量饮水

人体水分的补充是大有学问的。脱水固然对身体有害，饮水过量对人体也不利。一次喝大量的水，易使血容量猛增，加重心脏、肾脏的负担，特别是在劳动、锻炼或大量出汗后暴饮，水会向细胞内渗透，使细胞肿胀，易导致"水中毒"。

那么，应该如何掌握每天的补水量呢？有关专家认为，一个健康的成年人，每日从饭菜等食物及饮水中摄取的水分，总量以2500毫升左右为宜。若采用简便的计量方法，除去饮食摄水，正常人每天还须饮水6~8杯（2000~3000毫升），才能保证身体的所需，维持体液的基本平衡。若身体超重，每超过正常体重11千克，应加饮250毫升水。

4.多饮温开水

饮用水的温度一般建议以30℃以下的温开水最好，比较符合胃肠道的生理机能，不会过于刺激胃肠道造成血管收缩或刺激蠕动。传统观念常说不要喝太冷的水，不过从现代医学的角度来看，只要水源洁净就不用担心对健康造成负面影响。

5.健康饮水

专家指出，健康饮水的七大标准分别是：①不含有毒、有害及有异味的物质；②硬度适中；③人体所需的矿物质含量适中；④pH呈微碱性；⑤水中溶解氧及二氧化碳含量适中；⑥水分子团小；⑦水的生理功能强。

国内外的生理学家都认为，白开水对人体新陈代谢有十分理想的生理活性，很容易透过细胞膜为身体所利用，使脏器中乳酸脱氧酶的活力增强，有效改善人体的抗病及免疫能力。同时，有利于较快地排出肌肉中累积的"疲劳素"——乳酸，从而快速消除疲劳，焕发精神，保持精力充沛，其保健作用是许多高档饮料无法比拟的。白开水极易渗入皮肤及身体细胞组织，使皮下脂肪呈"半液态"，从而减缓面部及周身皮肤干瘪、多皱症状，使表皮显得丰润柔嫩。所以，中老年人更应当多喝白开水。除了白开水外，还可辅之以茶水、矿泉水等饮用水，牛奶、酸奶等乳饮料，豆浆、蔬菜汁、芝麻糊等植物饮料，葡萄酒、啤酒等酒饮料，以及鸡汤、骨头汤等，多样化补水对人体健康非常有益。

6.饮水不宜

人体内的环境，就是一个充满水的环境。水既是营养进入细胞的载体，又是体内毒素的运送者。人的身体健康离不开水，因此，饮水的方法方式一定要得当，否则就会有损身体健康。

要想身体健康，就要科学饮水，需要注意以下几点：

（1）剧烈运动后不宜马上喝水

剧烈运动、劳动出汗后，不宜马上大量喝水，因为此时喝进大量水会冲淡血液，血液成分失去相对稳定，使人体产生各种不适。

（2）饭后不宜喝大量水

因为进餐后，消化系统正在"工作"，消化液与吃进的各种食物正在起作用，此时如果喝进大量水，就会冲淡消化液，导致消化液与食物分离，从而造成消化不良，导致胃病等发生。

（3）睡前不宜喝大量水

由于睡前多喝水，夜间小便次数就会增多，必定会影响睡眠质量。此外，临睡前两小时最好不要喝水，避免引起眼部的浮肿现象。由此可见，喝水也要讲究适时适量，才能有益身体健康。

（4）不宜喝"陈水"

不喝"陈水"，要喝新鲜开水。不喝放置时间太长的水，不喝已经在炉灶上沸腾了很长时间的水；不喝装在热水瓶里已好几天的水；不喝经过多次反复煮沸的水；不喝开水锅炉中隔夜重煮和未重煮的水；不喝蒸饭、蒸肉后的水。这些"陈水"虽然无菌，但可能含有某些有害物质，如亚硝酸盐等。要喝新鲜开水，现烧现喝，不但无菌，而且含有机体所需要的多种矿物质。

（5）不宜喝冰水

不要喝冰水，即使在炎热的夏天也要喝加盐的温热水。喝冷饮虽然会带来暂时的凉爽感、痛快感，但若大量饮用，会致使汗毛孔宣泄不畅，机体散热困难，导致余热蓄积，而易诱发中暑。此外，在炎热的夏天，如果大量出汗后只喝不加盐的淡开水，这些水分进入人体不仅不能保留在组织细胞内，反而更容易随汗液或尿液排出体外,结果造成越喝越渴的现象,并且还可能引起心慌、无力等低钠血症。因此,这时应该多喝一些淡盐水,使不断出汗而缺水的机体及时得到水分和盐分的补充。

由此可见,养成良好的饮水习惯是防毒很重要的一环。

(二)膳食纤维——绿色清道夫

膳食纤维是属碳水化合物的多糖类,是植物细胞被人体摄入后不易或不能被人体肠道消化酶所分解、消化、吸收的物质,包括纤维素、半纤维素、木质素、果胶、黏液和树胶等。

膳食纤维按水溶性又可分为可溶性纤维和不可溶性纤维两类。可溶性纤维包括果胶、藻胶、树胶和黏液,存在于水果、海藻类、豆类中;不可溶性纤维包括部分半纤维素、纤维素和木质素,存在于谷类、蔬菜等植物中。

成人每天至少应摄取 30~35 克膳食纤维,排毒效果才会明显。

具体来说,膳食纤维具有下列排毒和维护健康的功效:

1.维护肠道健康

肠道是人体中最大的免疫器官,70%的淋巴分布于肠道之中。膳食纤维对于肠道的保护作用不容小觑。肠道年龄的界定主要是以肠道内有益菌群与有害菌群的比例作为判断依据。而膳食纤维能够促进有益菌生长、抑制有害菌繁殖,从而维持正常的肠道功能。

另外,如果食物在肠内的时间太长,肠道微生物代谢产生的有害物质及分解的酵素长时间与肠黏膜接触,会造成有害物质的吸收和黏膜细胞受到伤害。粪便在肠内的时间过长,各种毒素的吸收会导致肠道肿瘤发生。而膳食纤维可使肠道中的食物膨胀变软,促进肠道蠕动和排泄,所以能减少致癌物质在肠道内的停留时间,预防肠癌。

2.利于糖尿病的治疗

经过科学研究,可溶性膳食纤维在降低餐后血糖及胆固醇浓度方面有突出的贡献。由于膳食纤维可以使胃肠通过时间大大增加,而且吸水后体积增加并有一定黏度,所以延缓了葡萄糖的吸收。过去糖尿病患者的保健食品大多是不溶性纤维,而现在可溶性膳食纤维的广泛应用,必将进一步改善糖尿病患者的饮食质量和治疗效果。

3.预防心脑血管疾病

肝脏中的胆固醇会转变成胆酸,到达小肠后能帮助消化脂肪,然后胆酸会回到肝脏再转变成胆固醇。可溶性纤维可以让胆酸不被小肠肠壁吸收,而通过消化道排出体外。于是,当肠内食物再进行消化时,肝脏只能靠吸收血中的胆固醇来补充胆酸,从而降低了血液中的胆固醇含量。这样一来,冠心病和中风的发病率也会大大降低。

4.减少胆结石的发生

胆结石形成的主要原因是胆固醇合成过多及胆汁酸合成过少。增加膳食纤维,可降低胆汁中胆固醇含量,减少胆汁酸的再吸收,起到预防胆结石的作用。

5.减轻体重

在控制能量摄入的同时,摄入富含纤维的膳食会起到减肥的作用。因为大多数富含纤维的食物,如谷物、全麦面、豆类、水果和蔬菜中只有少量的脂肪。实验结果证明,用麦麸、瓜尔豆胶、果胶等补充于膳食中,可使脂肪大量排出。

黏稠性纤维使碳水化合物的吸收缓慢,能够防止餐后血糖迅速上升并影响氨基酸代谢,从而起到减轻体重的效果。

另外,膳食纤维吸水后体积膨胀可达到数十倍,食用后会有饱腹感,可以帮助肥胖者对抗饥饿,轻松减肥。

6.健美肌肤

人体在新陈代谢过程中产生的乳酸、尿素等有害物质,一旦随汗液散布到皮肤表面,就会使皮肤失去活力,从而变得松弛黯淡。而膳食纤维能够促进新陈代谢,为人体解毒,有利于皮肤的健美。

7.维护口腔健康

吃膳食纤维的食品咀嚼时间要长。这样,在更好地享受其美味的同时,牙齿和牙周组织也会得到很好的活动与锻炼。

8.抑制胆固醇的吸收

摄取足够的膳食纤维能够抑制胆固醇的吸收,吸附大量胆固醇并将其带出体外,有利于维持心血管系统的功能,能预防糖尿病、高血脂等心血管疾病。

9.预防癌症

膳食纤维缩短了粪便在大肠内的停留时间,并具有排毒和解毒的功能,使得大肠内的致癌物质与肠壁接触的机会减少,并促使其迅速排出体外。

10.提高人体免疫力

人的肠道内存在大量的微生物,包括对健康有利的益生菌。它们能产生人体必需的维生素 K 等营养物质,并提高人体的免疫功能。膳食纤维虽不被人体吸收,但到了大肠后,却能被微生物分解、利用,成为微生物的饵料,促进其生长繁殖,有利于健康。

（三）维生素——不可或缺的元素

在人体代谢中必不可少。

维生素包括维生素 C、维生素 E、维生素 A、维生素 D、维生素 B_1、维生素 B_2、维生素 B_3、维生素 $_6$、维生素 B_{12}、维生素 K 等。

如果人体中缺少了维生素，就容易感染各种疾病。因为维生素跟酶类一起参与着机体的新陈代谢，能使机体的机能得到有效的调节。

维生素不仅维护着身体健康，也维持着身体各排毒系统的正常运行。

1.维生素 C,有效促进排毒

维生素 C 可清除毒素，具有较强的抗氧化作用。它对牙齿、牙龈及骨骼的健康尤为重要。维生素 C 可以对抗环境及食物中的化学物质，能够降低黑色素的生成，具有保持皮肤洁白细嫩、防止衰老的功效。它可以促进伤口愈合、抗疲劳并提高人体免疫力。

人体内若缺乏维生素 C，牙龈便紫肿且容易出血，眼膜、皮肤易出血，伤口不易愈合，不能适应外界环境变化，容易感冒。

含维生素 C 较多的食物有柑橘类水果、西红柿、韭菜、菠菜、马铃薯、芹菜、辣椒、红枣、草莓、山楂、苹果、葡萄、柿子、猕猴桃等。

摄入维生素 C 时,应注意以下事项：

一是人工合成的维生素补充剂量，其效果明显不如从天然食物中摄取的维生素 C。

二是菜在水中煮过，通常会丢失维生素 C 含量的 50% 左右。

三是维生素 C 在水中可被溶解，所有多余的维生素 C 会被尿液排出体外。

四是吸烟者需要更多的维生素 C，因为烟草能够破坏这种维生素。

2.维生素 E,人体清道夫

维生素 E 是一种天然强抗氧化剂，可以促进非饱和脂肪酸和组织脂类的抗氧化作用。它能阻止自由基的破坏作用，减少过氧化物的生成，同时为机体提供必要的营养，促进蛋白质的合成。因此，维生素 E 素有"人体清道夫"之称。

维生素 E 能保持皮肤弹性，保护心脑血管，解毒。人体内若缺乏维生素 E，则轻微贫血，四肢乏力，易出汗，皮肤干燥，头发分叉，月经不正常及痛经。

含有维生素 E 的食品主要有：麦胚、谷物、植物油、芹菜、花粉、豆类等。

摄入维生素 E 时,应注意以下事项：

一是服用避孕药的妇女应多吃含维生素 E 的食物。

二是怀孕、哺乳、更年期的妇女应在医生指导下增加维生素 E 的摄取。

3.维生素 A,使皮肤有弹性

维生素 A 也叫作"美容维生素",可以使人的皮肤柔润,减少皮脂溢出,而使皮肤有弹性。它能够改善细胞壁的稳定性,降低空气污染物质对皮肤造成的伤害,抗氧化、防衰老和保护心脑血管,可维持正常视力,预防夜盲症等眼疾。

身体内如果缺乏维生素 A,指甲就会出现凹陷线纹,甚至皮肤粗糙、无光泽、易松弛老化,视物模糊,记忆力衰退。

富含维生素 A 的食品有动物肝脏(尤其是鸡肝)、鳗鱼、蛋黄、奶油、胡萝卜、西红柿、菠菜、大蒜、香菜、白薯、柠檬、大枣等。

摄入维生素 A 时,应注意以下事项:

一是有些患者,如慢性肾功能衰竭、缺铁性贫血、由于维生素 K 缺乏而引起的低凝血酶原血症等,应慎用。

二是孕妇、哺乳期妇女、儿童应慎用。

4.维生素 D,预防骨质疏松症

维生素 D 能使人体内的钙平衡得到调节,促进钙和磷的吸收、代谢,预防骨质疏松症,保持骨骼健康。

人体内若缺少维生素 D,则多汗,易急躁,蛀牙,易骨折,肌肉抽搐、痉挛。

含有维生素 D 的食物有牛奶、蛋黄、沙丁鱼、肝脏、鱼子酱、鱼肝油等。

需要说明的是,在日常合理膳食条件下,经常接触阳光,一般不会发生维生素 D 缺乏症,不需要补充。

5.维生素 B_1,提高机体活力

维生素 B_1 可以参与机体内糖的代谢,维持神经、心脏及消化系统的正常机能,提高机体活力。人体内若缺少维生素 B_1,则大便秘结,长时间消化不良,易疲倦,手脚发麻,小腿偶有疼痛感。

含有维生素 B_1 的食物主要有豆类、糙米、牛奶、家禽、果仁、南瓜、杨梅、紫菜、粮谷类、外皮胚芽、酵母、干果、硬果以及动物的心、肾、脑。

摄入维生素 B_1,需要注意以下事项:

一是谷物里含有大量维生素 B_1,但主要存在于胚芽、米糠和麸皮中,在精加工中容易被破坏,所以多吃粗粮最好。

二是在糖类的代谢过程中,维生素 B_1 扮演着重要角色,所以对它的摄取量应随热量的增加而增加。

6.维生素 B_2，参与体内代谢和能量生产

维生素 B_2 可以参与体内代谢和能量生产过程，对维护皮肤黏膜、肌肉和神经系统的功能有很重要的作用。它在体内氧化、还原活动中担任重要角色，其需要量亦随同能量的增加而增加。

人体内若缺乏维生素 B_2，就会口臭、鼻腔红肿、食欲减退、腹泻、失眠、头痛、精神倦怠、眼角膜发炎、皮肤多油质、头皮屑增多、眼怕光、手心脚心有烧热感等。

含有维生素 B_2 的食物主要有动物肝脏、肾脏、鸡肉、牛奶、大豆、黑木耳、糙米、禽蛋、酵母及经过发酵的豆酱、豆制品以及绿叶蔬菜。

摄入维生素 B_2，需要注意以下事项：

一是维生素 B_2 的天敌是紫外线、水、碱性物质、磺胺类药物和酒精。

二是服用避孕药、孕期和哺乳期的女性应大量补充维生素 B_2。

7.维生素 B_3，保持皮肤健康，维持血液循环

维生素 B_3 可以保持皮肤健康及维持血液循环，有助于神经系统正常工作，有利于各种营养物质的吸收和利用，并能促进对病原体有抵抗力的抗体的合成。人体若缺少维生素 B_3，就会出现舌头肿痛及口臭现象。

含有维生素 B_3 的食物主要有动物肝脏、瘦肉、蛋黄、豆类等。

8.维生素 B_6，维持免疫功能，防止器官衰老

维生素 B_6 可以维持免疫功能，防止器官衰老。人体若缺少维生素 B_6，口唇和舌头就会肿痛，肌肉痉挛，外伤不愈合，孕妇会出现过度的恶心、呕吐。

含有维生素 B_6 的食物主要有牛肉、鸡肉、鱼肉、动物内脏、燕麦、麦芽、小麦麸、豌豆、大豆、花生、胡桃、麦胚、牛奶、酵母、荚豆。

摄入维生素 B_6，需要注意的是：服用抗结核药物、雌激素避孕药的人，长期在高温及辐射环境工作的人，应该增加维生素 B_6 的摄入量。

9.维生素 B_{12}，增强记忆力，维护神经组织

维生素 B_{12} 能够防贫血，提高血液携氧能力，增强记忆力，维护神经组织。人体如果缺少维生素 B_{12} 就容易疲劳，精神抑郁，记忆力衰退，抵抗力降低，贫血，毛发稀少，食欲不振，呕吐，腹泻。

含有维生素 B_{12} 的食物主要有动物肝脏、动物肾脏、鱼、牛奶等。

摄入维生素 B_{12} 需要注意的是：只有动物类食物含有维生素 B_{12}，所以纯素食者肯定缺乏维生素 B_{12}，容易因此染病。

10.维生素 K,强化肝脏的解毒功能

维生素 K 能够强化肝脏的解毒功能,利尿,并能降低血压。

人体内若缺乏维生素 K,鼻子就会出血,甚至尿血,皮肤黏膜淤血,胃出血。

含有维生素 K 的食物有:绿色蔬菜、动物肝脏和谷类。

摄入维生素 K,需要注意的是:外科手术以及外伤后,应适当补充维生素 K;而过量摄入维生素 K,就会伤及肝脏。

(四)营养剂——排毒的重要辅助物

营养剂具有强效排毒抗炎和抗氧化的作用,是排毒的重要辅助物。由于我们无法仅从食物里获取足够的营养剂,因此需要特别补充。

1.Ω-3 脂肪酸鱼油,最理想的排毒抗炎物质

Ω-3 脂肪酸鱼油辅助物(和食用鱼类本身)对任何排毒计划的成功都是极其重要的。

可以说,它是目前为止发现的最理想的排毒抗炎物质之一。但是,全面补充各种营养辅助物的重要性还是不可忽视的。这样,我们就能确保它们的防护作用和益处得到最大限度的发挥。

Ω-3 必需脂肪酸从高脂肪鱼类和鱼油中提取。

Ω-3 必需脂肪酸鱼油具有以下排毒抗炎的功效:①缓解所有器官的炎症;②加速去除体内脂肪;③振奋精神;④延长注意力集中时间;⑤稳定血糖水平;⑥降低胰岛素水平;⑦产生并维持有益健康的血清素;⑧防止碳水化合物不稳定的起伏变化;⑨降低食欲;⑩增加皮肤光泽度;⑪改善免疫系统;⑫增加活力;⑬缓解风湿性关节炎的症状;⑭缓解如湿疹之类的慢性皮肤病之症状;⑮降低患心血管疾病的概率。

2.α-硫辛酸,能有效降低血糖水平

α-硫辛酸在人体内自然存在,位置被固定在线粒体内。硫辛酸是一种被称为丙酮酸脱氢酶复合物的组成部分,与细胞内的能量生产密切相关。

α-硫辛酸既溶于水,也溶于油。这就意味着 α-硫辛酸可以进入到细胞的各部分,包括像细胞质膜这样的油脂部分,以及水溶化学物质所在的细胞内部。由于这一特殊性质,α-硫辛酸通常被称为"通用抗氧化剂"。

毋庸置疑,α-硫辛酸能在细胞层面发挥多种抗炎的积极作用,还能抑制细胞核因子 KB 的活化作用,其效果优于或等同于迄今发现的任何其他抗氧化、抗炎症物质。

除此之外，α-硫辛酸还能提高机体细胞吸收葡萄糖的能力。这些营养物共同作用，提高了胰岛素敏感度，从而能降低血糖水平。另外，α-硫辛酸在防止糖基化方面也是非常有效的。

α-硫辛酸与辅酶 Q_{11}、肉毒碱和乙酰左旋肉毒碱共同发生作用，能保护并更新线粒体。如果我们能认识到细胞老化的特征之一是生产能量的能力下降，那就不难明白任何能提高细胞内能量水平的物质的重要性。这些物质可以使原本老化的细胞像年轻的细胞一样进行自我修复。α-硫辛酸还能和其他抗氧化物质一起发挥作用，增加细胞内维生素 C、维生素 E、辅酶 Q_{10} 及谷胱甘肽的含量。

由于食物中只含有微量的 α-硫辛酸，所以必须摄入 α-硫辛酸辅助物。

建议用量：服用 α-硫辛酸时，以每日 25~30 毫克为宜。对于患有特殊健康问题或急于去除体内脂肪的病人来说，建议用量为：每日 200~400 毫克。

3.虾青素，有效保护细胞膜

虾青素取自于被称为红球藻衣的微藻类，是一种天然的类胡萝卜素（从黄色至红色的任何一种，包括胡萝卜素和秦椒黄）。

虾青素是一种不可替代的强效抗氧化物，通常被称为"来自海洋的红色黄金"。

虾青素是类胡萝卜素科的秦椒黄族中的一种。秦椒黄有助于防止维生素 A、维生素 E 及其他的类胡萝卜素发生氧化。秦椒黄是所有类胡萝卜素中抗氧化效力最强的——事实上，其效力比 β-胡萝卜素强 10 倍，比维生素 E 强 100 倍。野生的阿拉斯加鲑鱼、龙虾、彩虹鲑鱼、小虾、小龙虾、螃蟹、红鱼子酱等丰富的色彩都归因于这些动物的食物里含有丰富的虾青素成分。

在保护细胞膜方面，虾青素的功效独特，超过许多其他抗氧化物。被称为"红色大马哈鱼"的野生阿拉斯加鲑鱼品种能给人体带来极其丰富的虾青素：4 盎司的鲑鱼里就含有虾青素 4.5 毫克。从抗氧化的角度来看，4.5 毫克的虾青素相当于450 毫克的维生素 E。

4.肉毒碱，促进细胞能量的产生

肉毒碱是一种水溶性营养素。肉毒碱及其衍生物乙酰左旋肉毒碱对排毒而言是两种最为重要的营养物质。但是，要充分发挥肉毒碱的作用，就必须在膳食中提供足够的脂肪酸，如 Ω-3 脂肪酸等。肉毒碱对能量的形成和活跃的新陈代谢极为关键。我们能够从肉类和奶制品等食物中摄取少量的肉毒碱；要想获得充足的供给，需要服用肉毒碱辅助物。

脂肪是体内能量的重要来源，为了把脂肪转化为能量，就必须把脂肪传送入细胞内产生能量的部位,即线粒体。肉毒碱的作用就是把脂肪酸从血液传输至细胞,以便产生能量。

肉毒碱能促进细胞内能量的产生,有助于细胞的修复,因此对抗衰老也是大有裨益的。研究已经证明,肉毒碱有助于防止肌肉萎缩,这种现象常发生在人体患病期间或人体老化时。肉毒碱不仅对肝脏有保护作用,还能保护免疫系统和提高它的功能。

建议用量:对于30岁以下、健康且无肥胖症的人士而言,日用量约为500毫克。对于患有肥胖症或其他健康问题的病人而言,每日服用1500~2000毫克,分3~4次服用,每次500毫克。

5.乙酰左旋肉毒碱,保护神经系统功能

乙酰左旋肉毒碱是在肉毒碱分子的基础上添加了乙酰成分合成的。肉毒碱的这种新形式可以穿越隔离血管与中枢神经系统的血液与大脑之间的屏障,因此对大脑细胞尤其有益。事实上,乙酰左旋肉毒碱对神经系统极具保护功能,因此应该每天服用,以防止伴随衰老而出现的神经衰退现象。

和肉毒碱一样,乙酰左旋肉毒碱能改善线粒体功能,但是这在很大程度上是因为后者能穿透线粒体膜。还有一点很相似,乙酰左旋肉毒碱也是在有充足 $\Omega-3$ 必需脂肪酸摄入的情况下才能发挥最佳效果。乙酰左旋肉毒碱是一种天然的抗炎症物质,能改善体内的抗氧化系统。上述抗炎症属性能保护细胞浆膜(细胞的第一层防护),也能防止花生四烯酸向促炎化学物质转化。

此外,乙酰左旋肉毒碱还可以修复线粒体,提高抗氧化物谷胱甘肽和辅酶 Q_{10} 的水平;该物质还能与另一有效的抗氧化、抗炎症物质 $\alpha-$ 硫辛酸协同发生作用。经证实,肉毒碱和乙酰左旋肉毒碱可以降低甘油三酸酯的水平、提高高密度脂蛋白胆固醇的水平,从而改善我们血液中的油脂构成。

这两种肉毒碱作为自然的抗炎物质,有助于把脂肪传输至线粒体中燃烧,在减肥方法中都非常重要。二者还能提高胰岛素受体的敏感度,这有助于降低血糖水平和调节胰岛素水平。

乙酰左旋肉毒碱可与食物一起服用,也可单独服用。为了更好地将脂肪转化为能量,可同时服用肉毒碱与 $\Omega-3$ 脂肪酸鱼油。服用时,每日500毫克,正在减肥的人士可增至1500毫克。

6.共轭亚油酸,有效预防和治疗肥胖症

共轭亚油酸是一种脂肪酸,很多食物中都含有这种成分。

共轭亚油酸具有强效抗氧化、抗炎症性能。事实上，作为一种抗氧化物质，共轭亚油酸的效力被认为比维生素 E 还强 3 倍。

共轭亚油酸还能有效地帮助预防和治疗肥胖症。患者如果摄入有效剂量，共轭亚油酸能降低体内脂肪含量，尤其是腹部的脂肪。

事实上，共轭亚油酸聚集在细胞质膜上，使之处于稳定状态并防止花生四烯酸分解为促炎性前列腺素。这有助于保护胰岛素受体不受损，从而提高胰岛素敏感度，降低血糖并调节胰岛素水平。

值得注意的是：研究表明，共轭亚油酸还有助于阻止脂肪和糖分进入脂肪细胞。它甚至能促使脂肪细胞变小（人们随着年龄的增加而体重上升的原因之一，就是他们体内的脂肪细胞确实变得更肥大了）。

研究表明，坚持连续两年每天服用 3.4 克共轭亚油酸会使超重人士体内的脂肪发生微小却具有重大意义的下降。有意思的是，服用共轭亚油酸对其他人士体内的脂肪似乎没有产生任何影响。

许多研究还表明，共轭亚油酸除了具有抗氧化、抗炎症及提高胰岛素敏感度的性能之外，还可帮助防止由衰老和疾病引起的肌肉萎缩和体质虚弱。这也是共轭亚油酸长期以来受到运动员和健美爱好者青睐的原因之一。

建议用量：每日 1000 毫克，最大量不超过 4000 毫克，分 1~2 次服用。

7.辅酶 Q_{10}，有效治疗和预防肥胖症

辅酶 Q_{10} 是一种有效的抗氧化、抗炎症物质，对于治疗和预防肥胖症十分有利。其作用与乙酰左旋肉毒碱相似，也参与线粒体内能量的生产。随着细胞的老化，能量的生产也会下降，这就意味着细胞自我修复的能力随之下降。辅酶 Q_{10} 能与线粒体内的乙酰左旋肉毒碱、肉毒碱、α-硫辛酸相互作用，改善新陈代谢，给机体提供更多能量，提高人体耐力，促进人体甩掉体内脂肪，同时防止老化细胞内的能量下降。辅酶 Q_{10} 还与其他抗氧化物质相互作用，提高细胞内维生素 C、维生素 E 及谷胱甘肽的水平，帮助调节血糖，提高胰岛素敏感度。辅酶 Q_{10} 还能最大化地将食物转化为能量，有助于将血液中的脂肪含量维持在正常水平。

建议用量：每日至少服用 30 毫克。有健康问题的人士应在医师指导下服用，每日用量不得超过 300 毫克。

研究证明，辅酶 Q_{10} 能有效保护大脑、心脏、肾脏等人体重要器官。由于其强大的抗炎症性能，辅酶 Q_{10} 尤其对心血管系统有保护作用，它能维持心脏周围肌肉的健康，防止可能导致动脉硬化的动脉炎症。

8.铬,降低血糖和胰岛素水平

铬在我们身体排毒的过程中发挥着非常关键的作用。在日常饮食中加入铬,可以有效地降低血糖和胰岛素水平,这是排毒抗炎膳食的关键。铬有助于缓解炎症,铬不仅影响血糖和胰岛素水平,还能将甘油三酸酯和胆固醇等血脂维持在正常范围之内,提高高密度脂蛋白("好"胆固醇)的水平,降低总胆固醇和甘油三酸酯的含量,使之对心血管起到保护作用。

由此可见,铬在能量生产过程中非常重要,对调节食欲、减少对糖的欲望、降低体内脂肪也起着关键作用。

建议用量:一般情况下,40岁以上的人日用量为100微克。

9.γ-亚麻酸,消除炎症、调节血压

γ-亚麻酸是一种重要 Ω-6 必需脂肪酸,也是一种非常值得补充的 Ω-6 脂肪酸,因为人体能很快地将 γ-亚麻酸转化成二十碳三烯酸,即前列腺素 E1 的前体。这是一种非常有效的类荷尔蒙抗炎化合物,能帮助消除炎症、调节血压和其他体内变化过程。研究证明,由于 γ-亚麻酸能提高前列腺素 E1 的产量,因而能降低总胆固醇和血压。γ-亚麻酸还能提高新陈代谢的速度.从而达到保健的目的。

建议用量:每天服用 200~400 毫克。

10.谷氨酸盐,保持肌肉正常活动及缓解肌肉损伤

对任何一个想减肥和保健的人来说,谷氨酸盐都是极其重要的辅助物。这是一种"条件性必需氨基酸",即我们能够合成该物质,但需满足一系列的条件。这些条件包括日常饮食中适当前提的供给及个人的成熟程度和健康状况。

谷氨酸盐大多是在肌肉细胞里合成的,但我们还是可以从日常饮食中获得大量的谷氨酸盐,比如家禽、鱼、奶制品以及豆类。

在保持肌肉正常活动和帮助缓解肌肉损伤方面,谷氨酸盐似乎起着非常重要的作用。原因之一是谷氨酸盐是唯一含有两个氮分子的氨基酸。由于多出了一个氮分子,谷氨酸盐可以将氮传输,或者说传送至最需要的地方。氮是肌肉细胞的构成元素之一,而谷氨酸盐是输送氮的传输系统。谷氨酸盐还可以将多余的氮送出人体——这是一个非常关键的功能,因为氮也可能成为危害身体的毒素。肌肉生长的最佳环境是谷氨酸盐运作正常,同时氮的摄入量大于输出量。

谷氨酸盐在其他许多方面也起着非常重要的作用。它对支撑我们的免疫系统和免疫响应至关重要,因为没有它,白细胞便无法正常工作。谷氨酸盐还有抗分解代谢的作用,换句话说,在人体承受由于身体受伤、严重烧伤、疾病、精神或心理压

力、工作过度或劳神过度、营养不良、节食等造成的极度压力的情况下,它对防止由此引发的肌肉衰竭起着关键作用。

由于它非凡的抗分解代谢特质,人们已经将谷氨酸盐用于防止严重烧伤后的应激性溃疡。科学家们还发现,如果让动过大手术的病人或外伤病人在康复期间补充谷氨酸盐,尽管他们不做运动,也能维持原有的肌肉组织。正因为如此,我们可以将谷氨酸盐加入排毒抗炎膳食中。

谷氨酸盐对消化系统也很有帮助。由于消化道是食物和养分进入身体的通道,因此保证消化道的健康极为重要。谷氨酸盐能滋养胃壁、肠道、消化道的细胞,这些部位实际上也以谷氨酸盐为能量。研究已证明,补充谷氨酸盐可以使胃免遭阿司匹林损伤,还可帮助治疗胃溃疡。其实,有一种民间偏方——用新鲜的卷心菜汁治疗胃溃疡,这是因为卷心菜汁中的谷氨酸盐含量很高。

谷氨酸盐还有助于治疗由大肠炎和克罗恩氏病(即局限性肠炎)引起的胃病。概言之,谷氨酸盐可用来应对任何胃部不适,从最普通的酒精过度(酒精引起的胃炎)到胃溃疡,从病毒引起的痢疾到更严重的肠道炎症。

谷氨酸盐对人体抗氧化系统极为重要。它与其他氨基酸、N—乙酰半胱氨酸和氨基己酸结合,可促进肝脏内谷胱甘肽的合成。谷胱甘肽是人体内主要的抗氧化防护系统;它能保证所有细胞的正常活动;它参与合成蛋白质、传送氨基酸以及像维生素 C 之类的其他抗氧化物质一样循环。

谷氨酸盐还能降低人对高糖碳水化合物的需求,使你的减肥计划轻松展开。它还能帮助预防忧郁和疲劳,有助于大脑中神经递质的合成,让高涨的情绪自然地得到放松。它在大脑中被转化为谷氨酸,提高 γ-氨基丁酸的浓度。谷氨酸和 γ-氨基丁酸对发挥正常的智力非常重要,因此被认为是"大脑的燃料"。

11.舞茸,防止新陈代谢综合征

舞茸 SX-馏分 TM 是从舞茸(菇中之王)里提取出来的特殊的辅助物。科学研究证明,这是一种防止新陈代谢综合征的有效物质。新陈代谢综合征是一种危险的、能导致心血管疾病和糖尿病的代谢失衡四合体:①高血压;②胰岛素水平升高;③体重超标(尤其是腹部周围);④血脂异常(高密度脂蛋白水平降低,低密度脂蛋白水平升高,甘油三酸酯水平上升)。

专家认为,舞茸 SX-馏分 TM 不仅有预防功效,还有助于缓解那些由血液中葡萄糖或胰岛素代谢功能紊乱而患慢性疾病的老年病人的痛苦。还能成为一种安全可靠的减肥辅助物(即使不做减少热量摄入或增加运动量之类的行为努力,也可获得较好的效果）。

科学实验证明，舞茸 SX-馏分 TM 可能是针对新陈代谢综合征的首选膳食辅助物。目前，相关研究仍在继续。

建议用量：通常在饭后 30 分钟内服用 1 片。如果想得到最强效果，可将剂量提高 2~3 倍。

12.二甲氨基乙醇，有效改善认知功能

二甲氨基乙醇是一种天然存在的强效抗炎营养物质，阿拉斯加野生鲑鱼、鳀鱼和沙丁鱼等鱼类都含有这种物质。20 世纪 50 年代，二甲氨基乙醇曾被当作治疗中枢神经系统疾病的处方药，如用于治疗注意力不足过动症。

二甲氨基乙醇对神经递质的形成非常重要，尤其是乙酰胆碱，它对于神经与神经之间、神经与肌肉之间的信息传递不可或缺。比如要收缩肌肉，该指令就必须通过乙酰胆碱从神经传递到肌肉。二甲氨基乙醇还有稳定细胞质膜和消除体内脂肪的效用，这一点很大程度上是通过其作为乙酰胆碱前体的活性和抗炎症活性来实现的。

补充二甲氨基乙醇不仅能改善人的认知功能，还有助于增加皮肤的弹性和肌肉张力。事实上，最近的一些研究证实，局部使用二甲氨基乙醇护肤液非常有效。换句话说，它对皮肤有多种积极影响，比如让皮肤变得更为紧实，更富有弹性和光泽，同时消除皮肤里的微型炎症。

十、对症饮食清除毒素

（一）感冒

1.引发感冒的原因

感冒并不陌生，其原因有多种。但是有些感冒是因为人体的垃圾和毒素的增多，从而增加了各个器官和系统的负担，容易出现疲劳，人的免疫力也会降低。这时空气中充满的各种各样的微生物，如细菌、病毒、支原体、衣原体、真菌等，都可以成为感冒的病原体。这种内外之毒的夹攻使人们出现感冒症状。

感冒可分为普通感冒和流行性感冒。

普通感冒虽多发于初冬，但任何季节，如春天、夏天也可发生。不同季节的感冒致病病毒并非完全相同，普通感冒症状轻、病程短、传染性小。病后免疫力低，可反复患感冒。受凉、疲劳、营养不良、年老体弱、情绪不佳等，都可以成为感冒的诱因。

普通感冒的发病大多较急，初起可有咽干、喉痛或咽部发痒，有灼热感，继而出现鼻塞、流清鼻涕、打喷嚏、咳嗽。同时可有发烧，体温在38.5℃以下，头痛、头晕、乏力、全身不适、关节酸痛等。一般情况下，3~5日可以痊愈。

流行性感冒是由流感病毒引起的急性呼吸道传染病，病原体为甲、乙、丙三型流行性感冒病毒，通过飞沫传播。本病传染性强，具有"变异"特性，不断产生新的亚型，而易感者普遍存在，易造成暴发性流行。

流行性感冒起病急骤，病人的病情轻重不一。可以急起高热，全身症状较重而呼吸道症状并不严重，表现为畏寒、发热、头痛、乏力、全身酸痛、咽痛和咳嗽，可有肠胃不适，早期与传染性非典型性肺炎的鉴别诊断困难。体检病人呈急性病容，面颊潮红，眼结膜轻度充血和眼球压痛，咽充血，口腔黏膜可有疱疹，发热症状可持续3~5日，体温可高达40℃，肺部听诊可有粗糙呼吸音，偶闻胸膜摩擦音。

流感能加重潜在的疾病，如心肺疾患等，或者引起继发细菌性肺炎或原发流感病毒性肺炎，老年人以及患有各种慢性病或者体质虚弱者患流感后容易出现严重并发症，病死率较高。

2.可打败感冒病毒的食物

（1）西红柿

西红柿能帮助白细胞提高抵抗病毒感染的能力。

（2）坚果

一颗小小坚果的含硒量高达100毫克，硒有助于预防呼吸道感染，而体内缺硒会导致人体免疫功能下降。

（3）辣椒

辣椒中含有一种特殊物质，能使人体内的抗体呈3倍增长。

（4）运动饮料

运动饮料含有大量的钾和钙，可以补充体内大量流失的矿物质，迅速恢复体力。

（5）酸奶

最新研究发现，每天喝一杯酸奶能有效预防流感。

3.感冒排毒食疗方

（1）风寒感冒排毒方

①取白菜根 3 棵洗净切片,加大葱根 3 根,煎汤 500 毫升,加白糖少许趁热服下。或取生姜 25 克,切碎,水煎后加红糖适量,喝汤。

②取新鲜橄榄 60 克,葱头 15 克,生姜、紫苏各 10 克,加清水 1250 毫升煎至 300 毫升,加食盐调凉,去渣饮服。

(2)风热感冒排毒方

①生梨 1 个,洗净,连皮切碎,加冰糖隔水蒸服。本方适用于风热咳嗽。

②菊花、枸杞子各 60 克,绍酒适量,浸泡 10~20 天,去渣加蜂蜜少许,早晚各饮 25 毫升。本方适用于风热感冒头痛。

③白萝卜 250 克,洗净切片,加水 750 毫升煎至 500 毫升,加白糖少许,趁热服用 250 毫升,30 分钟后再服 250 毫升;或取萝卜 250 克,洗净切片,加饴糖 30~45 克,两小时后浸溶出水,分次饮服。

(3)流行性感冒排毒方

①芦根 30 厘米,薄荷 3 克,煎水饮用。此方对风热型流行性感冒有效。

②粳米 50 克,薄荷叶 1 张,用水煮熟,煮时将荷叶盖于粥上。或将荷叶切碎,另用水煎,调入粥内,加白糖适量。此粥对暑湿型流行性感冒有效。

③粳米 50 克,将冬瓜适量切成小块,与米同煮,粥熟即可食用。此粥对病毒型流行性感冒有效。

(4)排除感冒病毒的药茶

①板蓝根、大青叶各 50 克,野菊花、金银花各 30 克。将这 4 味药同时放入大茶缸中,用沸水冲泡。代茶频服。对预防流行性感冒、流行性脑炎及流行性呼吸道感染有较好的作用。

②贯众、板蓝根各 30 克,甘草 15 克。以上 3 味药用开水冲泡后,代茶饮服。这 3 味药均有较强的抗流感病毒的作用,且清热解毒功效良好。

③生姜 3 片,红糖适量。以上两味以开水冲泡。每日 1~2 剂随时温服。适用于风寒感冒、恶寒发热、头痛、咳嗽、无汗或恶心、呕吐、腹胀、胃痛等症。

④生姜、苏叶各 3 克。生姜切细丝,苏叶洗净,放入杯内以开水冲泡 10 分钟,代茶饮用。分早晚两次温服。适用于风寒感冒、头痛发热或有恶心、呕吐、胃痛、腹胀等症的肠胃不适型感冒。

(二)哮喘

1.引发哮喘的原因

伴随着每次呼吸,组成呼吸器官的组织里沉积了大量的有毒物质。当毒物累积时,会引起支气管的薄膜肿胀。体内污染导致周围的肌肉组织收缩并且沉积越来越多的有毒废物,使你的肺部受到污染,黏稠的黏液是肺污染的一种主要形式。如果这些废物累积,它们使人易患气喘、严重的咳嗽、极度灰尘敏感、香料敏感和令人惊恐的呼吸短促。以上问题,会导致严重的氧气缺乏,以至于可能导致心血管疾病的产生。

哮喘就是以上所说的种种问题中的一种,它是一种慢性支气管疾病,因毒素入侵病者的气管致其发炎肿胀,呼吸管道变得狭窄,因而导致呼吸困难。此外,能够让哮喘发作的毒素,可能存在于饮食之中:食物中添加的化学物质,加工食品中大量的糖,人造的氢化脂肪等,都会成为引发哮喘的毒素。

哮喘可以分为外源性及内源性两类:

外源性哮喘是患者对致敏原产生过敏的反应。致敏原包括尘埃、花粉、动物毛发、衣物纤维等。不过并不是每一个哮喘患者对上述各类致敏原都会产生同样敏感的反应,所以患者应该认清对自己有影响的致敏原。外源性哮喘的患者以儿童及青少年占大多数。除致敏原外,情绪激动或者剧烈运动都可能引起发作。

内源性哮喘患者以成年人和女性居多。病发初期一般都没有十分明显的症状,而且症状往往与伤风感冒等普通疾病类似,有时甚至在皮肤测试中也会呈阴性反应。一般来说,内源性哮喘对药物治疗并没有外源性哮喘理想,而且即使经治疗后呼吸管道也不容易恢复正常。

2.可对抗哮喘的食物

(1)大蒜

大蒜性温,味辛,寒性哮喘者宜服食。民间有用紫皮蒜 60 克,红糖 90 克,将大蒜捣烂如泥,放入红糖调匀,在砂锅内加水适量熬成膏,每日早晚各服一汤匙。

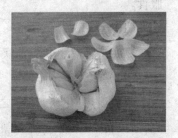

大蒜

(2)冬瓜

冬瓜有消痰、清热排毒的作用,热性支气管哮喘者宜食。民间有用小冬瓜(约拳头大)1 个,冰糖 150 克,瓜剖开(不去瓤),填入冰糖合好,蒸熟服用,连吃 7 天为 1 个疗程。

(3)丝瓜

丝瓜性凉,味甘,能清热化痰排毒,热性支气管哮喘者宜食之。夏季可用鲜嫩丝瓜 500 克,切碎后水煎,只喝汤。

·健康饮食排毒养生·

图文珍藏版

(4)南瓜

南瓜味甘,性温。具有补中益气、消痰止咳的功能,寒性支气管哮喘之人宜服食。民间常用南瓜1个,切碎加等量饴糖,略加水放陶制锅中,煮至极烂,去渣,将汁再煮,浓缩后再加生姜汁,每500克瓜汁中加姜汁60克,每日2~3次,每次15克,开水调服。

(5)鹌鹑蛋

鹌鹑蛋营养价值不仅很高,超过其他禽蛋,而且据报道,吃生鹌鹑蛋,可以保证在几个星期,甚至几个月内,不会发生过敏反应。因此,国内曾有介绍,每天早上冲服鹌鹑蛋3个,连服一年,可治疗支气管哮喘。所以,凡患有支气管哮喘之人,无论热哮或冷哮,食之颇宜。

(6)白果

白果又称银杏,性平,能敛肺气,定喘嗽。哮喘者宜食。

(7)柚子

柚子又名文旦,有下气快膈化痰的作用。热性哮喘者,食之尤宜。

(8)佛手柑

佛手柑性温之果,有理气化痰排毒作用。寒痰气壅哮喘患者,食之亦颇为宜。

(9)燕窝

燕窝既能补虚扶正,又能消痰涎。久患支气管哮喘之人体弱哮喘者,最宜服食。

(10)豆腐

豆腐清肺热、止咳、消痰。适宜肺热型哮喘者食用(寒哮者不宜)。

(11)梨

梨能清热、化痰,热哮之人宜食。可用梨1个,剜去梨核,纳入中药麻黄3~5克,浙贝粉2~3克,隔水炖熟食用。

(12)萝卜

萝卜能化痰热,止痰喘,适宜热性哮喘者服食。可用经霜白萝卜适量,水煎代茶饮。萝卜的种子,药名"莱菔子",化痰定喘作用更强。

(13)其他

此外,支气管哮喘之人属寒哮者还宜服食生姜、葱白、羊肉、雀肉、人参、黄芪、蜂乳等温补散寒食品;属热哮者还宜服食荸荠、百合、白果、西洋参、沙参、胖大海等;年老体弱的虚哮病者宜食补肺益肾、降气平喘的食物,如老母鸡、乌骨鸡、甲鱼、猪肺、蛤蚧、莲藕、菠菜、刀豆、栗子、核桃、柑橘、枇杷等。平时亦可用冬虫夏草蒸肉,白果炖猪肺,或山药、桑葚、萝卜、莲子、芡实、薏米煮粥。

3.哮喘排毒食疗方

(1)痰饮阻逆型

表现为咳嗽气喘,喉中痰鸣,胸闷脘痞,舌苔厚腻,脉弦滑。治宜化痰降逆。

①苏子粥。苏子50克,大米50克,先将苏子水煎取汁适量,以苏子汁和米共煮粥食用。

②薏米粥。薏米50克,大米50克,先将薏米煮烂,后加入大米共煮粥食用。

(2)脾肺气虚型

症状为气短息促,声低息微,动则喘甚,面色无光,自汗,舌淡,有齿印,脉细弱。

①百合粥。百合20克,大米50克,以常法煮粥食用。

②人参汤。人参10克,陈皮10克,苏叶15克,砂糖适量,加水3000毫升,煎水当茶饮。

(3)肾不纳气型

症状为久喘不愈,时轻时重,呼多吸少,张口抬肩,甚至不能平卧。

①芡实粥。取芡实适量,煮烂成粥后食用。

②水晶桃。取核桃仁500克蒸熟,再与霜柿饼500克一同装入瓷器内共蒸,融合为一,冷后随意服用。

(三)慢性支气管炎

1.引发慢性支气管炎的原因

慢性支气管炎是指气管、支气管黏膜及其周围组织的慢性非特异性炎症。临床上以长期咳嗽、咳痰或伴有喘息及反复发作为特征。慢性咳嗽、咳痰或伴有喘息,每年发作持续3个月,连续2年或以上,并能排除心、肺其他疾患而反复发作,部分病人可发展成阻塞性肺气肿、慢性肺源性心脏病。

病毒和细菌的重复感染可能是引起慢性支气管炎的重要原因,同时它也是重感冒或流行性感冒的并发症,带来这些刺激的致病毒素来自:吸烟、受凉、伤风、吸入粉尘、机体过敏、气候变化、大气污染等。

慢性支气管炎的症状为:反复咳嗽,咳痰或伴气急,可有发热。咳嗽以清晨及睡前明显。痰呈白色泡沫黏液,继发感染时出现脓性痰,偶尔带血。症状往往冬季加重,春后转暖,症状缓解或消失。临床分为单纯型与喘息型。喘息型除咳嗽、咳痰外尚有哮喘。

2.对慢性支气管炎有治疗作用的食物

果菜汁对慢性支气管炎有较好的疗效,它不仅能止咳化痰,而且还能补充维生素与矿物质,对疾病的康复非常有益。你可以将生萝卜、鲜藕、梨切碎绞汁,加蜂蜜调匀服用。对慢性支气管炎的热咳、燥咳疗效显著。

需要提醒的是,慢性支气管炎患者,忌用生冷、过咸、辛辣、油腻及烟酒等刺激性食品,以免加重症状。同时,在急性发作期不要急于进补,例如人参、黄芪、鹿茸等补品在急性发作期或痰多、舌苔腻时都不宜用,否则胸闷气急更甚,病情反而加重。

3.慢性支气管炎排毒食疗方

◇柚子蒸冰糖

柚子1个,取内层白瓤,切碎放碗中,加冰糖或蜂蜜适量,加盖盖严,隔水蒸至烂熟。每日早晚各一汤匙,中入少许热黄酒内服。

◇白糖拌海带

将海带浸洗后,切成小段,用开水连续泡3次,每次约半小时,捞出海带,拌适量白糖。每日早晚各吃1盘,连服7~10天。凡出现痰黄不易咳出者,均可服用。

◇鲫鱼红糖甜杏汤

鲫鱼1尾,甜杏仁9克,红糖适量。鱼去鳃、内脏和鳞,与杏仁、红糖共煎,饮汤食鱼。用于慢性支气管炎阳气不足而有痰之咳嗽的调补和治疗。

(四)肺炎

1.引发肺炎的原因

肺炎是细菌或病毒感染所引起的肺脏发炎,吸入毒气也会导致肺炎,它有时是上呼吸道感染的一种轻度并发症,但有时也会危及生命。

肺炎的种类繁多,按致病微生物可分为细菌性、病毒性、支原体和真菌性等。引起肺炎的病原体包括从病毒到寄生虫的各种生物性致病因子,其中以细菌最为常见,其次为病毒。

肺炎起病较快,多发于感冒之后,并伴有下列症状:高热,咳嗽并伴有黄、绿或带血的痰,深呼吸或咳嗽后胸痛加剧。引起疼痛的主要原因为胸膜炎——发生于胸膜(覆盖在肺表层的膜)的一种炎症。

2.对肺炎有治疗作用的食物

(1)南瓜

南瓜有滋润喉咙、气管及减轻疼痛的功用。恢复期多吃南瓜,可强胃整肠、恢复体力。还另含胡萝卜素、维生素C,也有预防效果。咳嗽时,蜂蜜蒸南瓜极有效。

（2）菠菜

菠菜的种子有止咳、祛痰作用。将干燥的种子放进没有油的平底锅,慢慢煮至变成黄色为止。再捞起放至研钵中研磨成粉末,10克的粉末加白开水服用,一天两次。

菠菜叶有丰富的维生素 A、维生素 C,容易消化,食用时,最好煮汤。

（3）竹油

烤生竹会释出油分,称作竹沥,喉咙干燥时饮用,可止咳化痰。得肺炎时,在竹油中加入磨碎的姜饮用,有助康复。喝一杯,即可镇咳,甚至退高烧。

竹油制作时,将生竹切成30厘米长,从中间剖开,取出竹节;用火烧烤,切口会出油,用容器盛装饮用,加入老姜,效果更好。

竹油在火上烤时,会出现泡沫。将之放到容器中,若有杂物,则用绢纸过滤。夏天时放入冰箱保存。

需要提醒的是,肺炎患者在不同时期其饮食也略有不同。发热期应以清淡的半流质饮食为佳,少量多餐。当患者缺氧、呕吐、腹泻,甚至有肠麻痹或消化道出血时,应禁食坚硬及高纤维的食物及生葱、大蒜、洋葱等刺激性食物,以免加重病情。还应保证充足的水分供给,以防加重中毒症状。

3.肺炎排毒食疗方

◇蜂蜜蒸南瓜

南瓜约1000克(1个),冰糖80克,蜂蜜120克。从南瓜顶端横切一块,当盖子用;用汤匙挖掉瓜中种子,在南瓜中加入冰砂糖和蜂蜜,盖上南瓜盖子。放在蒸器中蒸1小时左右,中途不可打开蒸器盖子。看蒸得差不多时,用竹签戳南瓜的上半部,但小心不要让蜂蜜流出来。南瓜的种子和叶子也有药效,将花做馅煮汤,有发热止痰的效果。

◇冰柑蒸食

广柑1只,冰糖15克。将广柑切下1小块,装冰糖于柑内,盖上原皮。以竹签插下固定置碗内蒸食。清热润肺,生津止咳。主治肺炎,属风热犯肺型,咳痰不爽,痰黏稠色黄,身热口渴,鼻流浊涕。

◇金荞麦炖瘦肉

瘦肉250克,金荞麦100克,冬瓜子200克,甜桔梗150克,生姜2片。将以上5味洗净放入炖盅内,加滚水适量,盖好,隔滚水慢火炖2小时即可。

清热解毒,排脓化痰。主治肺炎,属痰热郁肺型,咳嗽,痰多黄稠,胸胁胀满,身热口渴,舌红,苔黄腻,脉滑数。

◇蒲公英芦根粥

蒲公英 30 克,芦根 40 克,杏仁 10 克,粳米 60 克。将 3 味药先加水煎取药汁,去渣。加入粳米煮成稀粥,调味。每日 1 剂,可作小儿饭食,连用 7 日。

蒲公英味苦、甘,性寒,为清热解毒的常用药物。现代药理试验,证明其对金黄色葡萄球菌、溶血性链球菌有较强的抑制作用,对肺炎双球菌、脑膜炎双球菌、白喉杆菌、绿脓杆菌等也有一定的抑制作用。另外,还有利尿、利胆、健胃和轻泻作用。

芦根味甘,性寒,主要有清热生津的作用,历来用于治疗肺热咳嗽、肺痈等疾病,杏仁为宣肺止咳的常用药。三味药与米同用,可益胃气,扶正以祛邪。本粥有清热解毒、宣肺止咳的功效。用于各类细菌性肺炎、病毒性肺炎,患儿发热、咳嗽、纳食不佳者。

(五)胃痛

1.引发胃痛的原因

胃痛是较常见的病,它是由外感邪气,内伤饮食、脏腑功能失调导致的气机淤滞。该病在脾胃肠病症中最多见,发病率较高。临床症状以胃脘部疼痛为主,同时兼有恶心、胸闷、嗳气、大便不调等症状。

导致胃痛的原因有很多,包括工作过度紧张、食无定时、吃饱后马上工作或做运动、饮酒过多、吃辣过度、经常进食难消化的食物等。其中的压力之毒是导致胃痛的主要因素,许多胃痛患者就是学习、工作中心理压力过大,导致胃部的不适,没有食欲,持续下去甚至会导致胃部更严重的疾病,这也是平时原因不明的胃痛、胃痉挛的根源。

2.胃痛患者饮食要求

胃痛病人日常饮食要养成良好的饮食习惯。多食清淡,少食肥腻及各种刺激性食物,如含酒精及香料的食物。谨防食物中的过酸、过甜、过咸、过苦、过辛,不可使五味有所偏嗜。有吸烟嗜好的病人应戒烟。

长期胃痛的病人每日三餐或加餐均应定时,间隔时间要合理。急性胃痛的病人应尽量少食多餐,平时应少食或不食零食,以减轻胃的负担。

注意营养平衡。平素的饮食应供给富含维生素的食物,以利于保护胃黏膜和提高其防御能力,并促进局部病变的修复。

饮食宜软、温、暖。烹调宜用蒸、煮、熬、烩,少吃坚硬、粗糙的食物。进食时不急不躁,使食物在口腔中充分咀嚼,与唾液充分混合后慢慢咽下,这样有利于消化和病后的修复。要注意四季饮食温度的调节,脾胃虚寒者尤应禁食生冷食物。肝郁气滞者忌在生气后立即进食。

3.胃痛排毒食疗方

(1)暖胃止痛方

取胡椒粉2克,葱白3克,姜6克。先烧开水,下姜、葱白,煮沸而成姜葱汤,用热姜葱汤送服胡椒粉,或将胡椒粉放入姜葱汤中即成。胃痛时将汤热饮即可缓解。可起到暖胃行气止痛之功效,适用于胃寒痛者。

(2)温胃消食止痛方

取桂皮6克,山楂肉10克,红糖30克。先用水煎山楂肉15分钟,后入桂皮,待山楂肉将熟熄火,滤汁入红糖,调匀即可,趁热服下。可起到温胃消食止痛的功效,适用于胃脘痛症。

(六)高血压

高血压多是由体内有毒废物,如过多的脂肪和胆固醇的累积产生的,这些有毒废物的累积产生顽固地黏着在动脉壁上的沉淀物,像胶水一样的毒素充塞着血管,使得血压产生了异常。

需要提醒的是,老人和部分中年人易患高血压。因为这些人血管里的堆积物有可能达到阻碍血的流动速度(年轻人堆积得很少)。血管内壁堆积的胆固醇越多,血管的内径越小,截面积越小,对血的流动阻力越大(包括那些微循环毛细血管)。

1.容易诱发高血压的因素

(1)遗传因素

家族中如有高血压患者,那么亲属中患高血压的可能性就会增大。我们所见的高血压患者,很多人都有家族性高血压。

(2)高盐饮食

食盐多的人,往往易患高血压。这主要是因为盐中含有大量的钠离子,而钠离子具有吸附水液,使血容量增加,从而起升高血压的作用。

(3)高脂饮食

这类食物,主要是动物油、肥肉、鸡蛋黄等。经常吃高脂肪饮食会招致动脉硬化和肥胖,可间接成为高血压的致病原因。

(4)不良嗜好

研究发现,吸烟的人患心肌梗死或脑梗死的概率为不吸烟者的2~3倍。由于治疗高血压是为了预防心脑血管疾病等并发症,因此禁烟深受重视。而饮酒过度的人,较不喝酒的人容易患高血压。有数据显示,酒喝得越多的人,血压越高。

（5）肥胖

研究指出,肥胖者患高血压的概率是体重正常人的1.5倍。一般认为,身体肥胖需从心脏送出更多的血液,因而对血管造成慢性的强大压力。

2.可对抗高血压的食物

通常,可对抗高血压的食物富含钾、钙、镁、维生素E和维生素C这些营养素。

（1）富含钾的食物

摄入排毒矿物质钾。钾的食物主要来源有:冬瓜、南瓜、土豆、花椰菜、杏、蜜瓜、香蕉等。每天对钾的吸收,可能是进行体内排毒从而降低血压的一种有效形式,这是因为这种矿物质是一种有效的利尿剂,它能帮助你排出身体中过多的水,也能帮你排出钠,从而调整血压并控制血管系统工作。

钾是可以溶于水的,并且在烹饪的过程中很容易丢失。为了尽量减少损失,食物应该是蒸而不是煮,或者直接生吃一些可以生吃的蔬菜或水果。

（2）富含钙的食物

可以降低血压的钙。钙最为人熟知的功效是帮助促进牙齿和骨骼强健。然而,最新的一项研究发现,钙能够降低血压。研究显示,那些40岁以上每天服用1000毫克钙的人,患高血压的危险降低了大约25%,而很多40岁以下体重正常、饮酒适度的人,降低了大约40%（虽然适度的饮酒对血压的影响有益,但一天喝两杯以上者会增加高血压的概率）。假如很早就摄取钙,加上其他的健康习惯,可能是抵抗高血压的有效措施。

（3）富含镁的食物

镁的食物来源有:豆荚、糙米、玉米和其他的谷类、核桃、菠菜、西蓝花、青豆、土豆、鱼和脱脂牛奶。在荷兰最近进行了一项研究,91位患高血压的中年女性,接受除了镁而不用其他药物治疗的试验。经过6个月服用含镁补品的试验得出的结论是:平均收缩压指数降低了2.7%,舒张压指数降低了3.4%。

（4）富含维生素E、维生素C的食物

高血压患者大多患有动脉硬化,而维生素E能够软化血管,防止动脉硬化,因此服用维生素E是有益的。而维生素C具有保护血管,防止出血的作用。毫无疑问,服用维生素C,对高血压患者也是有好处的。

3.高血压排毒食疗方

◇芹菜粥

芹菜连根 110 克,粳米 250 克。将芹菜洗净,切成 1 厘米长的段,粳米淘净。芹菜、粳米放入锅内,加清水适量,用武火烧沸后转用文火炖至米烂成粥。再加少许盐和味精,搅匀即成。

◇绿豆海带粥

绿豆、海带各 1 00 克,大米适量。将海带切碎与其他两味同煮成粥。可长期当晚餐食用。

◇荷叶粥

新鲜荷叶 1 张,粳米 100 克,冰糖少许。将鲜荷叶洗净煎汤,再用荷叶汤同粳米、冰糖煮粥,早晚餐温热食。

◇醋泡花生米

生花生米浸泡醋中,5 日后食用,每天早上吃 10~15 粒,有降压、止血及降低胆固醇作用。

◇糖醋蒜

糖、醋浸泡 1 个月以上的大蒜瓣若干,每天吃 6 瓣蒜,并饮其糖醋汁 20 毫升,连服 1 个月,适用于顽固性高血压。

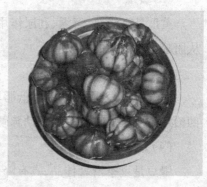

糖醋蒜

(七) 高脂血症

高脂血症是指血液中的一种或多种脂质的含量超过正常高限时的病症,也可称为高脂蛋白血症。

血脂是指血液中脂肪物质的总称,它包括甘油三酯、胆固醇、磷脂及游离脂肪酸等。

人体内的脂肪物质,是体内所必需的主要能量来源。正常人血管内膜是光滑的,血脂增高会沉积在动脉血管壁内,产生粥样硬化斑块,使血管腔逐渐变窄或阻塞,久之破溃、出血、管腔变狭、血管弹性减弱、血管硬化,血流在血管内流动时阻力增大,造成脏器的供血不足或完全梗死,引起相应器官的缺血性或出血性疾患。

1.高脂血症的主要危害

高脂血症的主要危害是导致动脉粥样硬化,进而导致众多的相关疾病,其中最常见的一种致命性疾病就是冠心病。严重乳糜微粒血症可导致急性胰腺炎,是另一致命性疾病。

大量研究资料表明,高脂血症是脑卒中、冠心病、心肌梗死、心脏猝死独立而重要的危险因素。此外,高脂血症也是促进高血压、糖耐量异常、糖尿病的一个重要危险因素。高脂血症还可导致脂肪肝、肝硬化、胆石症、胰腺炎、眼底出血、失明、周围血管疾病、跛行、高尿酸血症。

高脂血症对身体的损害是隐匿、逐渐、进行性和全身性的。它的直接损害是加速全身动脉粥样硬化,因为全身的重要器官都要依靠动脉供血、供氧,一旦动脉被粥样斑块堵塞,就会导致严重后果。

2.对高脂血症有治疗作用的食物

(1)苹果

苹果可预防高脂血症。每天吃苹果可以改善肠内的细菌菌丛状况,预防高脂血症等疾病。日本科学家最近发表的研究成果表明,苹果能够减少血液中的中性脂肪含量,有益身体健康。

(2)黄瓜

黄瓜具有清热、解渴、利尿作用。它所含的纤维素能促进肠道排出食物废渣,从而减少胆固醇的吸收。

(3)茄子

医学研究表明,茄子能降低胆固醇,还能防止高脂血症引起的血管损害,可辅助治疗高血压病、高脂血症、动脉硬化等病症。

(4)绿豆

绿豆是夏季清暑佳品,具有降低血脂,保护心脏,防治冠心病的作用。动物实验证明,绿豆能有效降低血清胆固醇、甘油三酯、低密度脂蛋白,明显减轻冠状动脉粥样硬化病变。

(5)番薯

营养学研究发现,适量食用番薯能预防心血管系统的脂质沉积,预防动脉粥样硬化,使皮下脂肪减少,避免出现过度肥胖。

(6)山楂

山楂具有扩张血管、改善微循环、降低血压、促进胆固醇排泄而降低血脂的作用。

(7)鱼油

鱼油一直是被公认为是对付甘油三酯的最佳武器,鱼油中的脂肪酸有降低甘油三酯的功效。虽然鱼油胶囊比较方便,但最好还是多吃鱼,来获得等量的鱼油。

3.高脂血症排毒食疗方

◇何首乌芹菜粥

何首乌 30 克,粳米 100 克,芹菜 100 克,瘦猪肉 50 克。先将何首乌加水煎,去渣取汁,再用药汁与粳米同煮,待粥快熟时加入芹菜、瘦猪肉煮熟调味即食。

此方可补肝肾,益精血,降血脂。适用于治疗高脂血症,症见眩晕、体弱。

◇青椒海带丝

干海带 100 克,青椒 50 克,香油、精盐各少许。将干海带加水充分浸泡后切细丝,青椒去籽、蒂后切细丝,共放沸水中略煮,捞出沥水,入香油、精盐拌食。

此方可健胃除湿,降脂,降血压。适用于老年高脂血症,症见头晕、食欲不振。

◇绿茶、海带

将 5 克干海带用清水浸泡 24 小时后,洗净切丝,用文火炒干,与 5 克茶叶一起放入杯中,用沸水加盖,浸泡 15 分钟即可。每日 1 剂,当茶随意饮用。

此方可清热凉血,降脂解毒。

◇普洱茶、罗汉果、杭菊

将上 3 味各 6 克放入大杯内,倒入沸水约 500 毫升,加盖冲泡 15 分钟,备用。每日 1 剂,随意当茶饮用。

此茶可清热解毒,降脂平肝。

◇四味乌龙茶

将 15 克山楂、18 克槐角与冬瓜皮、30 克何首乌一同放入锅内,倒入 6 碗清水,煎至一半,取汁冲泡 6 克乌龙茶。每日 1 剂,当茶饮用,连饮 5~7 天。

此茶有清热、排毒、降脂的功效。也适用于肥胖症、动脉硬化等症。

(八)动脉硬化

1,引发动脉硬化的原因

动脉硬化通常是从中年开始的,但是随着人们大量摄入肉食和脂肪,动脉硬化的发病有年轻化的趋势,而且男性多于女性。

长年累月,由饮食或抽烟产生的自由基的堆积会使体内脂肪代谢功能发生紊乱,造成脂肪在心脑血管内沉积,引发高血脂,导致动脉血管狭窄和硬化并且进一步造成血小板凝聚,血液流通不畅,血压升高,同时有毒废物在血管内累积,容易使动脉失去韧性,变得又窄又硬,从而形成动脉硬化。

除了不良饮食和生活习惯外,高血压、高血脂、高血糖也是引起动脉粥样硬化的重要因素。不良的脂类物质,如胆固醇、甘油三酯等可在内膜层沉积,还与血小板生长因子共同作用,使平滑肌细胞增殖生长并向内膜迁移,使内膜不断增厚,最后就使原来平滑的血管逐渐变厚、变脆、变得粗糙不平。

2.动脉硬化患者的饮食要求

流行病学表明,人的饮食组成不同可以影响其发病率。因此,饮食调养是预防动脉硬化的主要措施。

摄入的热量必须与消耗的能量相平衡,最好把这种平衡保持在标准体重范围内。如果超重,不仅要减少热量摄入,还要增强体力活动,加强能量消耗。

重点减少食物中动物脂肪和蛋白质,每次进餐都要严格控制肉类食物。因为即使是最瘦的肉也含 10%~20% 的动物脂肪。应该从食用肉中消除多余的脂肪,把脂肪摄入量减少到最低限度。不要吃鸡皮,因为鸡皮所含脂肪比例高。一星期内吃猪、牛肉不超过 3 次,其他时间最好吃鸡或鱼(不包括水生贝壳类),因为这些食物中所含的饱和脂肪酸少于猪、牛等肉类。

降低胆固醇的摄入量。少吃肝、肾和其他内脏,因为,内脏中含有大量的胆固醇和脂肪。

少用或不用蛋黄酱拌色拉。最好用醋或酱油等,多用植物油烹饪,少用动物油和黄油烹调。

不食或少食奶油、糖果。少吃甜食,少吃精制糖。多吃标准粉,少吃精粉。这样可以改善消化能力,降低热量摄入,也减少了肠道对脂肪和胆固醇的吸收。

限制上述饮食亦不会缺乏营养。蔬菜、水果和各类食物中含有大量碳水化合物可以向人体提供热量。也就是说,各类食品以及黑面包、糙米、蚕豆、豌豆、胡萝卜、绿叶蔬菜和新鲜水果、桃子、梨、苹果(最好带皮),含有人体所需要的全部营养成分,在不提高血液胆固醇的情况下,供给人体所需要的全部热量。

吃饭要定时,两顿饭之间不要加小吃。如果非吃不可的话,可吃些水果或其他不提供脂肪含量的食品。

饮咖啡、茶和含咖啡因的饮料要适量。这些饮料刺激大脑、心脏和循环系统,而且刺激胃酸分泌,使人感觉饥饿。口渴时最好喝天然果汁、无咖啡因的咖啡、脱脂牛奶和水。

3.可延缓动脉硬化的食物

(1)谷类

燕麦、荞麦、大麦、玉米能降低血清胆固醇。

(2)豆类

黄豆、绿豆、鹰嘴豆、豆制品能降低胆固醇。

（3）植物油类

红花油、芝麻油、豆油、玉米油、米糠油能降低血清胆固醇。

（4）鱼油类

鱼油能使人体内的某些酶发生抗高血压、抗凝血作用。

（5）蔬菜类

芹菜、菜花、黄瓜、大蒜、洋葱、生姜、胡萝卜、茄子皆有降低血清胆固醇的作用，其中大蒜还有抑制血清血小板凝集的功能。

（6）菌类

香菇、花菇、口蘑、灵芝、木耳、银耳不仅有降血清胆固醇的作用，而且对动物肝脏脂肪和胆固醇也有降低作用。

（7）海藻类

海带、紫菜不仅有降血清胆固醇的作用，而且对动物肝脏脂肪和胆固醇也有降低作用。

（8）蜂产品

花粉、蜂王浆不仅有降血清胆固醇的作用，而且对动物肝脏脂肪和胆固醇也有降低作用。

（9）奶类

脱脂牛奶、酸奶不仅有降血清胆固醇的作用，而且对动物肝脏脂肪和胆固醇也有降低作用。

（10）茶类

乌龙茶、沱茶不仅有降血清胆固醇的作用，而且对动物肝脏脂肪和胆固醇也有降低作用。

（11）水果类

猕猴桃、刺梨、山楂等不仅有降血清胆固醇的作用，而且对动物肝脏脂肪和胆固醇也有降低作用。

4.动脉硬化排毒食疗方

◇米醋萝卜菜

生白萝卜250克，米醋适量。将萝卜洗净，切成小的薄片，放花椒、食盐少许，加米醋浸4小时即可。食用时淋香油。佐餐食用，每日2次。

辛凉解表，消食解毒。用于治疗便秘、高脂血症、脂肪肝、冠心病、动脉硬化等，也用于预防流行性感冒。对于脾虚便溏、大便不成形、胃肠蠕动亢进的病人应该慎用,或加入少量生姜之后食用。

◇粗粮粥

将玉米及黄豆粉(玉米粉6份、黄豆粉1份)煮粥食用。适用于动脉硬化、高血脂症、高血压等疾病。

◇凉拌芹菜

芹菜是良好的降压、降胆固醇的食物,能预防动脉硬化和高血压。

◇山楂菊花茶

取山楂、菊花各10克,用开水泡饮,能降低血脂,预防动脉硬化。

(九)胆结石症

1.引发胆结石的原因

胆囊是一个小的、梨形的器官,平均7~15厘米长,它卷在肝脏下并通过叫作胆管的小管子与肝脏和肠相连。胆汁是含脂肪的食物消化所必需的液体,它由肝脏产生并被推入胆囊。胆囊是用来集中和储存胆汁的容器。

当食物中的脂肪含量过高,结果导致肝脏分泌的胆固醇量超过胆汁酸所能溶解的量,于是过量的胆固醇就会形成结晶,大约80%的胆结石是这样产生的,另有20%是钙与胆红素结合的产物。

一般来说,只有当胆结石阻塞胆道时,病人才会知道自己患有胆结石。当出现这种梗阻时,你可能会有以下症状:

突发的腹痛,持续超过3小时,疼痛发作缓解之后仍伴有右上腹痛。此时你可能患有胆结石或是胆道的感染。

出现黄疸症状,说明胆总管存在梗阻,导致胆汁返流入肝并进入血液。反复发作的消化不良症状。发热与寒战。严重的恶心与呕吐。

2.对胆结石有预防作用的食物

(1)鲜枣、青椒

医学家发现,喜吃鲜枣和青椒的人很少患胆结石。这是因为鲜枣和青椒中含有丰富的维生素C。

一般成年人,特别是稍肥胖的妇女,多吃一些富含维生素C的食品——青椒、绿叶蔬菜、鲜枣、柑橘,可以起到预防胆结石的作用。已患胆结石的病人,吃富含维生素C的食物,对缓解病情也有好处。做完胆结石手术的病人应长期补充维生素C,每天补充200~400毫克,可以预防和减少胆结石的复发。

（2）南瓜子

每天吃炒熟的南瓜子 50~100 克,可以预防胆结石。这是因为南瓜子含有大量的磷质,而磷质能防止矿物质在体内积聚成胆石。

（3）黑木耳

黑木耳对无意食下的难以消化的头发、谷壳、木渣、沙子、金属屑等异物具有溶解与消化作用。为防止和治疗各种异物造成的胃肠不适或病症不妨常吃些黑木耳,尤其是从事理发、开矿、粉尘、锯木、修理、护路等作业的人员更应经常吃些黑木耳。

黑木耳对胆结石、肾结石、膀胱结石、粪石等内源性异物也有比较显著的化解功能。黑木耳所含的植物碱,具有促进消化道与泌尿道各种腺体分泌的特性,并协同这些分泌物催化结石,滑润管道,使结石排出。

同时,黑木耳还含有多种矿物质,能对各种结石产生强烈的化学反应,剥脱、分化、侵蚀结石,使结石缩小,排出。对于初发结石者,保持每天吃 1~2 次黑木耳,疼痛、恶呕等症状可在 2~4 天内缓解,结石能在 10 天左右消失;对于较大、较坚固的结石,其效果较差,但如长期食用黑木耳,亦可使有些人的结石逐渐变小、变碎,最终排出体外。常吃黑木耳,还能预防血栓等症的发生。

（4）金橘

金橘生食多多益善,它富含维生素和矿物质,可治胆囊炎、胆结石。

（5）鸡内金

鸡内金即鸡的胃内膜,内含胃激素、角蛋白、氨基酸以及微量胃蛋白酶、淀粉酶等。鸡内金有运脾之功,消食积作用较强,传统用它治疗饮食积滞。现代研究发现,口服鸡内金粉后,胃液的分泌量、酸度均增高;胃运动加强,排空加快,消化能力增强。同时,鸡内金还有化坚消石的作用,常用于治疗胆结石和尿路结石。

3.胆结石排毒食疗方

◇药膳排毒

大金钱草 200 克,切碎,放入锅内,倒入 2~3 碗清水,煎至 1 碗即成。每日 1 剂,分 2 次水煎服。可清热解毒,利湿化石。大金钱草以全草入药,治疗胆石症有良好疗效。

茵陈 30 克,玉米须 30 克,一同放入锅内,倒入 2 碗清水,煎至 1 碗即成。每日 1 剂,分 2 次水煎服。可利湿、化石、排毒。

◇西瓜瓤和西瓜皮煮汁

西瓜瓤和西瓜皮煮汁,有强大的利尿作用,能使尿液碱化,溶解尿中盐类物质,能防止肾形成泥沙状结石,同时又不刺激肾和尿道。大量吃西瓜清肾排石,从经济角度考虑,可以在西瓜大量上市的季节,进行西瓜排毒疗法。患者每天吃西瓜的数量要达到2000~2500克以上。每个疗程为1周,应进行2~3个疗程,但最长不要超过3个疗程。在治疗期间,饿了、渴了只吃西瓜。如果这样感到抗不住饥饿,可以适量吃一些胡萝卜、芹菜、香蕉,主食要少量吃一点。

◇甜菜汁

甜菜汁具有清除泌尿系统里尿沙或尿石的作用,每天准备240毫升的甜菜汁,但是一定要分多次服完,最好是每隔5分钟左右喝一汤匙。服汁期间尿可能呈浅红色,这是正常现象。

◇菜汁

将香菜、芹菜、菠菜、青椒、白菜或其他绿叶菜,用榨汁机榨汁,现榨现用,每天制作2次,每次制作150毫升。制出的菜汁要在15分钟内饮完,以免氧化。可加入少量大蒜、柠檬汁、海藻末等调味。这种汁被视作"绿色金子",有许多医疗保健作用,能够帮助体内排除毒素,清除结石。

(十)糖尿病

1.引发糖尿病的原因

医学上所说的糖尿病是由于胰腺所分泌的胰岛素不足所造成的。缺乏胰岛素,体内无法控制利用葡萄糖,因此造成血液中的葡萄糖量过高.而组织所吸收的葡萄糖量过低。此外,还包括其他原因造成的糖尿病。但归根结底,遗传原因、饮食和生活方式造成体内血液黏度过高才是糖尿病发病的根源。

形成血黏度高的过程是,从食品中摄取的糖过高,没有消耗的葡萄糖残留在血液中,使血糖升高。血液中葡萄糖过多,胰腺大量分泌胰岛素,胰腺处于疲劳状态,胰腺功能变弱,胰岛素分泌减少。血液中葡萄糖又增加,血糖也随之上升,从而形成高血糖的高黏度血质。

2.有降糖作用的食物

(1)山药

山药等有黏液的蔬菜,其中所含的黏蛋白能包裹大肠中其他东西,使糖质慢慢吸收。这样就可以有效地控制饭后血糖急速上升。另外,这些食品还含有分泌胰岛素所不可缺少的镁、亚铅,促进血液中葡萄糖代谢的维生素 B_1、维生素 B_6 等。

(2)洋葱

洋葱内特有的元素,能有效地抑制高黏度血液的氧化,防止血糖上升,预防血栓形成。最理想的是每天吃 50 克左右的新鲜洋葱。

(3)富含纤维的食物

纤维可以使糖分的吸收维持缓慢而稳定的状态。纤维指的是植物所含的粗糙细胞,谷类外皮含有丰富纤维,全麦面包与黑面包亦保留了这些成分,豆类及蔬菜也含有大量的纤维。但是,白面包与白米则不然,它们的纤维含量极低。

(4)苦瓜

苦瓜能清热解毒,除烦止渴。动物实验表明,苦瓜有明显降低血糖作用。糖尿病人常食苦瓜有一定降低血糖作用,可用鲜苦瓜做菜或红烧苦瓜,每次 100 克。脾胃虚寒者不宜服用。

(5)南瓜

南瓜具有降低血糖、血脂作用。国内外临床研究表明,南瓜粉对轻型糖尿病确有疗效。可将南瓜烘干研粉,每次 5 克,每日 3 次。也可用鲜南瓜 250 克煮熟食用,既充饥又可降低血糖。

3.糖尿病排毒食疗方

(1)维生素及微量元素

通常,微量元素的摄入能排出糖尿病病毒。这些微量元素有维生素 B_1、维生素 B_6、维生素 B_{12} 维生素 C、维生素 E、铬和镁等。

①维生素 B_1。糖尿病患者血中维生素 B_1 含量较正常人低,如果严重缺乏即会引起神经性疾病,尤其对伴有知觉性神经病的糖尿病患者,给予一定量的维生素 B_1,80%的患者病情都会改善。

②维生素 B_6。一个非糖尿病患者如果饮食中缺乏维生素 B_6,即会出现血糖升高的现象,当维生素 B_6 缺乏,改善后血糖则恢复正常。这个现象说明维生素 B_6 对血糖的控制有一定的作用。如果你是糖尿病患者,一定要查一下体内是否缺乏维生素 B_6。维生素 B_6 在治疗糖尿病方面的另一个意义是可以减轻神经疾病的症状。同时,维生素 B_6 有助于预防糖尿病所引起的视网膜病,这是由于循环不良而导致失明的主因。

③维生素 B_{12}。维生素 B_{12} 对糖尿病的主要作用是治疗糖尿病并发神经性疾病。

④维生素 C。对糖尿病治疗的主要作用表现在能够降低胆固醇及高血压,还能预防动脉硬化。更重要的是维生素 C 缺乏会影响到葡萄糖耐量。有研究表明,

当血糖升高时,维生素 C 很难进入血管壁发挥其保护血管壁的作用。由此看来,糖尿病患者应避免出现维生素 C 缺乏,因为这是导致血管疾病的重要因素。

⑤维生素 E。新的研究提出,众所周知的抗氧化剂维生素 E 可帮助患 ll 型糖尿病的人把胰岛素利用得更好。在一项对 25 位男女的研究中,10 位健康的受试者和 15 位患 ll 型糖尿病的人,每天服用 900 毫克的维生素 E,在服用前和 4 个月后做葡萄糖耐受量试验。最终,研究人员发现服用维生素 E 后,使糖尿病患者的体细胞膜有较少的胰岛素抗拒,显示他们能使糖代谢了。

⑥铬。铬能预防 ll 型糖尿病或者胰岛素抗拒。它有增加胰岛素作用的功能,因此能减少维持血糖标准所需的胰岛素量。

⑦镁。镁长期不足会导致骨质丢失、高血压、血管疾病和不正常的血糖代谢作用。低量的镁是与糖尿病有关联的危险因素,而且甚至可能是造成这种疾病发生的因素。糖尿病患者所面对的,且不断增加的风险之一是高血压。镁能降低血压,并且改进老年人胰岛素的效能。镁的良好食物来源包括香蕉、杏、桃、麦麸和全谷类。

（2）饮食疗法

◇猪胰汤

猪胰 1 个,黄芪 60 克,山药 120 克,水煎汤,食猪胰,饮汤。猪胰子焙干研末,每次 6~9 克,每日 3 次。适用于各型糖尿病。

◇双耳汤

白木耳、黑木耳各 10 克。白木耳、黑木耳洗净加清水蒸至木耳熟烂,食木耳饮汤。双耳汤适用于糖尿病人眼底出血症。

◇玉米须顿蚌肉

玉米须 100 克,蚌肉 150 克,精盐、葱、料酒各适量,炖熟,食肉饮汤。玉米须炖蚌肉适用于一般糖尿病患者。

◇清炖甲鱼

活甲鱼 500 克,葱、姜、笋片、料酒各适量,炖熟饮汤。清炖甲鱼适用于老年糖尿病肾阴不足患者。

（十一）痛风

1.引发痛风的原因

尿酸是体内细胞和能量物质分解时生成的废弃物。健康人血液中尿酸的溶解度为 7 毫克/公升。若超过这一限度,尿酸就开始从血液中析出,与钠结合形成白色针状物的尿酸盐结晶,在关节和皮下等部位附着堆积,并可刺激关节处引起剧痛,形成痛风。

痛风的主要表现为,突发的剧烈疼痛,疼痛多为游走性,即某一处关节痛过之后,另一部位才开始疼痛。最初几乎都是在大脚趾根部发生,接着是指甲、膝关节、脚踝等,产生剧痛和红肿。疼痛一般会持续数天,只要不继续恶化,一般10天之内症状会缓解。另外,痛风还有反复发作的特征,一般在开始疼痛后的半年到1年之间,会发生第2次痛风。进一步发展后,发作的间隔会逐渐缩短。特别是30~50岁的男性,痛风发病率较高。

慢性风湿性关节炎和痛风的症状相似,容易混淆。它与痛风的不同之处在于:关节痛会同时出现在多个部位,疼痛也不会渐渐消失。通常,女性比男性的发病率高。

2.痛风患者的饮食要求

通常,饮食习惯与排毒密切相关。当痛风发作时,除了治疗之外,应同时注意饮食生活的改善:

(1)降低高尿酸值的饮食

避免含高嘌呤的食物,避免促成高量尿酸。此类食物如:鱼、内脏、肉类、大豆类、虾贝类等。另外,高尿酸血症患者的尿液大都偏向碱性,酸性尿是导致尿路结石的原因,因此也要注意,应进食将血液碱化的食品。

(2)避免吃得过饱

摄取过高的热量会导致肥胖,且食物中多少都含有嘌呤存在,会直接导致尿酸的增加,所以要注意不可吃得过饱。为了控制摄取量,又能兼顾饱足感,不妨多吃含有丰富食物纤维、热量又低的海藻类、菇类食品。

(3)严禁不吃或吃得太快

不宜以减肥餐方式控制体重,以免因禁食造成细胞分解,将尿酸释出;另外,不规则的饮食习惯会导致肥胖,对痛风也会产生不良影响。例如不吃早餐,长时间的空腹感会让人于午餐时开怀大吃;且饿一餐后再吃东西,身体吸收的热量会更多,并迅速转为脂肪储存起来。加上吃得太急,容易导致过量,也更易发胖。

(4)注意营养均衡

如果完全不摄取含嘌呤的食物,就很难维持营养均衡。所以,在饮食时,需注意摄取不同的食材,保持营养均衡。

(5)多补充水分

充分补充水分可以降低血液和尿的浓度，且可以制造大量的尿液，帮助尿酸排出体外，也可避免痛风引起肾结石；另外，酸性的尿也会经过水分的补充而倾向碱性。

3.痛风排毒食疗方

◇百合薏仁莲子粥

取百合 30 克，薏仁 30 克，莲子 25 克，粳米 100 克。将百合、薏仁、莲子洗净后，用水浸泡 2~3 个小时，粳米淘洗干净后用水浸泡半小时。然后将四者混合，加适量水后一起熬煮，成浓稠粥后分两次食用。在急性期可以坚持每天进食。

◇薏仁山药枸杞粥

取薏仁 60 克，山药 30 克，枸杞子 30 克，芡实 15 克，粳米 100 克。将薏仁、山药、枸杞子、芡实洗净后，用水浸泡 2~3 个小时，粳米淘洗干净后用水浸泡半个小时，然后将五者混合，加适量水后一起熬煮，成浓稠粥后分两次食用。

（十二）便秘

1.引发便秘的原因

通俗地讲，便秘是指大便秘结不通，排便时间延长（隔两日以上排便一次），或虽无时间延长而粪质干燥坚硬、排便困难。

其实，绝大多数的便秘产生于不良的现代生活方式，如饮食过于精细，缺乏足够的纤维素及饮水过少、生活压力、缺乏运动、排便不及时等。它也可能是某种药物的副作用，例如铁质补充剂、止痛剂，兴奋剂等。

便秘容易使一些食物残渣和代谢秽物不能及时排出体外，滞留于肠道，对人体的健康极其不利，可使许多疾病由此而生。从医学的观点来看，谨防便秘，是维系健康与长寿的关键性环节。

2.有利于排便的食物

（1）白开水

便秘患者多喝白开水，可使肠腔内保持足够的使大便软化的水分，从而达到治疗大便干燥的目的。

（2）新鲜蔬菜

便秘患者可多吃一些新鲜蔬菜，如芹菜、韭菜等。因为这类食物既可供给人体丰富的维生素 C，又能提供足够的食物残渣，刺激肠壁，促使大肠蠕动加快，使粪便易于排出体外。

（3）香蕉

香蕉含有大量的镁,具有良好的通便作用。

（4）坚果

核桃仁、松子仁、瓜子仁、杏仁、桃仁等含有大量油脂,具有滑利肠道、通便的作用。

（5）产气食物

可吃些能产生气体的食物,如洋葱、豆制品、萝卜等来刺激肠道蠕动。

（6）蜂蜜

有"百草药"之称的蜂蜜具有润燥、通便等功效,最适合当作通便剂来使用。

（7）猪血

猪血中的血浆蛋白被消化液中的酶分解后,产生一种解毒和润肠的物质,能与侵入人体内的粉尘和有毒金属微粒反应,转化为人体不易吸收的物质,直接排出体外,有除尘、清肠、通便的作用。

3.便秘排毒食疗方

◇猪血菠菜汤

鲜菠菜 500 克,切断;猪血 250 克,切成块状。入锅加清水适量煮汤,调味后食用。润肠通便、清热、润燥、止血。

◇蜂蜜香蕉

蜂蜜、香蕉各适量。食用香蕉时蘸取蜂蜜生食,每日数次。具有通便的功效,对老年人及习惯性便秘者效果尤佳。

◇黑芝麻粳米糊

黑芝麻、粳米各 150 克,杏仁 100 克,白糖

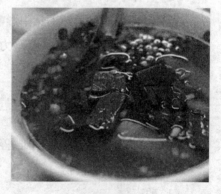

猪血菠菜汤

适量。将黑芝麻、粳米、杏仁用水浸泡后捣烂成糊,煮熟加白糖。每日分 2 次食用。具有散结、清热,润肠通便的功效。适用于大便干结难下,湿热便秘者。

（十三）失眠

人体长期睡眠不足或处于紧张状态,会使神经内分泌的应激调控系统被激活并逐渐衰竭而发生调节紊乱。病理解剖发现,长期睡眠不良者的血管硬化明显,口径变窄,严重影响供血而使一些器官的功能发生障碍,机体的各类代谢产物不能及时排出体外,白细胞数量减少,免疫功能明显降低,从而对健康产生严重不良影响。

有关研究显示,一个人如果连续两个晚上不睡觉,他的血压会升高;如果每晚

只睡4小时,其胰岛素的分泌量会减少;连续如此1周就足以使健康人出现糖尿病前驱症状。睡眠时间不足还可导致胰岛素抵抗,从而造成肥胖。另外,每周工作超过60小时的人患心脏病的机会比每周工作40小时以下的人要高出两倍,1周内就算只有两夜平均睡眠不足两小时的人,患心脏病的风险也会比正常人高2~3倍。

因此,不良睡眠除了诱发精神错乱之外,还与感冒、抑郁症、糖尿病、肥胖、中风、心脏病和癌症的发生有关。

1.容易诱发失眠的因素

(1)心理心态

专家认为,压力是导致短期失眠的头号凶手。这些压力可能来自工作或学习,也可能来自家庭及婚姻,另外像身患重疾或亲人亡故也有可能。通常短期失眠的情况会随着这些情况的淡化或消失而得到改善,不过如果短期的失眠没有调理好的话,也有可能在这些压力消失后仍然为失眠所苦。另外,忧郁症的患者也较易失眠。

(2)生活习惯

某些习惯可能在不知不觉中影响你的睡眠。例如在下午或晚上喝了含咖啡因的饮料,睡前运动或是从事一些脑力工作等。

(3)环境因素

房间太冷或太热,太吵或太亮,这些因素都可能影响睡眠。

(4)身体状况

例如有疼痛、气喘、呼吸困难、停经症候群等。

2.有安神作用的食物

(1)酸枣仁

酸枣仁为酸枣的种子,甘酸性平,能滋养心脾,补益肝胆。其成分含多量脂肪油、蛋白质、两种植物固醇、含皂苷、多种维生素等成分。根据药理研究证实,其水溶性成分有催眠作用。为治疗虚性烦扰、惊悸失眠的良药。

(2)莲子

莲子含蛋白质、棉子糖、碳水化合物、脂肪、磷、钙、铁等多种营养成分。有养心安神、益肾健脾、涩肠等功效。莲子之心又称莲子心,其性苦寒,能清心安神。药理实验证实,莲子心所含生物碱有强心作用,同时还有降压作用。如果用于失眠,对有内热者效佳。

(3)百合

百合性甘苦微寒,含淀粉、蛋白质、脂肪等营养成分。能清心安神,可治心烦不安、失眠多梦等。

3.失眠排毒食疗方

◇龙眼冰糖茶

龙眼肉 25 克,冰糖 10 克。把龙眼肉洗净,同冰糖放入茶杯中,冲沸水加盖闷一会儿即可饮用。每日 1 剂,随冲随饮,最后吃龙眼肉。此茶有补益心脾、安神益智之功用。可治思虑过度、精神不振、失眠多梦、心悸健忘等症。

◇酸枣仁汤

酸枣仁 9 克捣碎,水煎,每晚睡前 1 小时服用。酸枣仁能抑制中枢神经系统,有较恒定的镇静作用。对于血虚所引起的心烦不眠或心悸不安有良效。

◇静心汤

龙眼肉、丹参各 9 克,以两碗水煎成半碗,睡前 30 分钟服用,可达镇静效果。对心血虚衰失眠者,功效较佳。

十一、不同人群攻毒方略

(一) 应酬族饮食攻毒方略

应酬交际是现代社会所必需的。节日期间,不少人几乎每天都在圆桌边周旋,吃喝稍不注意,毒素和疾病就会不请自到,危害身体。

应酬可能会引发"富贵病",高血压、糖尿病、高血脂和睡眠透支成为应酬综合征的主要表现。因为应酬往往离不开吃,吃得多,吃得好,却消耗得少,导致营养过剩、肥胖。同样,动物蛋白摄入过多则加重肾脏的负担;鸡、鸭、鱼和肉等酸性物质摄入过多,容易使人疲劳、乏力、提不起精神等,并最终导致一系列疾病产生。酒是饭桌上的必备,但是酒绝对是高热量饮品,对糖尿病病人和高血糖病人来说都是忌讳的。

应酬虽然是联络感情的催化剂,但也可能成为健康的腐蚀剂。因此,应酬族应当提高警惕,清肠宿便,保肝护肝,注意饮食排毒。

1.应酬族排毒饮食特征

(1)补充乳酸菌

一般应酬族小腹比较突出,大部分是因肠道菌态失衡,使得废弃物囤积在腹部,不能顺利排除。而经常食用乳酸菌,可以增加肠道益生菌的数目、改善肠道环境,还可以排除宿便。

（2）补充螺旋藻

有啤酒肚困扰的男士不仅体重过高，血液中的胆固醇含量也肯定偏高。螺旋藻具有降低胆固醇、活化肠道有益菌、提高铁质吸收及促进脂类代谢的功能。对于消除腹部脂肪也有极佳的效果。

（3）补充膳食纤维

膳食纤维指消化道酵素水解消化的多糖体及木质素，多存于深色蔬菜、谷类等食物中。经常摄入膳食纤维，可促进胆固醇代谢。

（4）补充维生素

平时可以多补充各种维生素，喝点柠檬汁、柠檬茶、绿豆汤、薏仁汤，具有解毒的功效，还能加快新陈代谢。

（5）多吃木耳

黑木耳能去除体内的毒素，具有解毒、润肠作用。基本上，所有菇类都可降低血液浓稠度，包括金针菇、白木耳等，因此像香菇木耳汤、酸辣汤都十分适应应酬族食用；特别是作息不正常的人，容易没有食欲，酸辣汤正好可以用来开胃。

（6）喝淡茶

当天若喝酒了，可以喝淡茶水加一片复合维生素或 B 族维生素，加少许糖有镇静作用，可助入眠。

（7）吃点猪血

猪血含有浆蛋白，有助于消化道分解，具有润肠、解毒的作用。

2.应酬族高效排毒餐

◇红烧木耳腐竹

【用料】鲜木耳 100 克、腐竹 50 克，红椒、葱、花生油、精盐、味精、白糖、湿淀粉各适量。

【做法】鲜木耳洗净切丝，腐竹用温水浸透、切丝，红椒切丝，葱切段。烧锅加水，水开后下入木耳、腐竹，煮去豆腥味，倒出待用。锅内放油，下入红椒丝、葱段、木耳、腐竹，翻炒数次，调入精盐、味精、白糖、炒透、入味，然后用湿淀粉勾芡，出锅即成。

【功效】促进消化，清胃通肠。

◇银耳拌绿豆芽

【用料】绿豆芽 150 克，银耳 25 克，青椒 50 克，香油、精盐各适量。

【做法】将绿豆芽去根洗净；青椒去蒂、籽洗净，切丝；银耳用水泡发、洗净。将炒锅上火,放水烧开,倒入绿豆芽和青椒丝,烫熟,捞出晾凉,再把银耳放入开水中稍烫,捞出过凉水,沥干水分。将银耳、豆芽、青椒丝放入盘内,加入精盐、香油,拌匀即成。

【功效】清热化痰,润肺排毒。

◇西兰花鲈鱼粥

【用料】鲈鱼 1 条,西蓝花 1 棵,粳米 500 克,葱、姜、料酒、精盐各适量。

【做法】鲈鱼放入葱、姜、料酒上笼蒸熟,去骨待用。西蓝花在开水中煮透。将除完骨的鲈鱼与西蓝花放入搅拌机中搅拌成糊状待用。粳米加水煮粥,待粥煮到黏稠时放入糊状的鱼泥与菜泥一起煮 10 分钟左右,即可食用。

【功效】西蓝花属于高纤维蔬菜,鱼肉具有高蛋白,二者煮粥营养成分高且全面。既能满足营养需求,又易于消化吸收,可加速脂肪类氧化物质的代谢,帮助排毒。

(二)外食族饮食攻毒方略

现代社会,工作繁忙,生活节奏加快。外出饮食成为饮食中不可或缺的一部分。

在外吃的正餐,常常会选择一些大菜、名菜。这些菜之所以关味可口,很大一部分原因是用料重,用油多。人们大快朵颐之后,脂肪热量就寄存在体内了。而且,基于满足大众口味偏好,多数的餐馆做菜时下足了调料,外食族无可选择,只好"照单全收",时间一长,就习惯了重口味;加上一些餐馆的卫生条件不佳,不知不觉就摄入了过多的农药、色素、防腐剂等化学添加剂,这些东西便会转化成毒素留在体内。

不管是在街头随便凑合一顿,还是和家人、朋友在外好好享受各式美味佳肴,或是排场盛大的宴会,吃出健康、避免饮食中的毒素是最重要的。

1.外食族避免饮食中毒策略

(1)学会选择饭店

虽然人们心里都希望吃得健康,却往往苦于找不到适合的饭店,这是很令人沮丧的事。其实,只要你能找到饮食较为健康的饭店,那么在选择食物上就不会太为难了。西式餐厅多以肉类为主,容易摄取过量的脂肪和蛋白质,中式酒楼菜式中有较多蔬菜,却常常使用油炸方法,而许多小吃店的食物则偏向清淡少油,可根据自己的需要选择。

(2)学会合理饮食

·健康饮食排毒养生·

图文珍藏版

大部分五谷类食品只含少量脂肪,又很容易吃饱。如果不吃五谷类食物只吃菜,容易摄取过量脂肪,而且很容易又会感觉饿了。当然,我们这里指的五谷是没有加油再煮的食物,如白饭、稀粥等,而不是炒饭、汤饭和牛油面包。另外,成年人每餐还应吃大约两碗蔬菜。即使外出饮食,每餐也应有一碗菜,既可以提供纤维素,增加饱腹感,控制食量,也可以促进肠胃畅通,预防便秘和痔疮等疾病。

（3）敢于提出要求

在外出饮食时,烹调的方法、各种调料的用量都不是自己可以控制的,但也不是完全没有办法,顾客可以对食物提出基本要求,如让少放点油、盐和糖。可别小瞧这些要求,日积月累下来,能减少不少废物。外出饮食对自己要吃的食物要敢于提出各种要求,为自己健康着想,不要嫌麻烦。

2.外食族高效排毒餐

◇黄豆糙米红薯饭

【用料】黄豆 50 克,糙米 150 克,红薯 250 克,胡萝卜丁、白萝卜丁、土豆丁、芋头丁、毛豆、豌豆、香菇丝、芹菜末、玉米粒、青椒丁各适量。

【做法】先将黄豆、糙米洗净,加水 250 毫升泡水 8 小时,煮熟。将其余材料下入另一锅,加水煮熟,再与黄豆糙米饭、调料混合拌匀,即可进食。

【功效】促进肠道有益菌增加,加速肠道蠕动,软化粪便.预防便秘。

◇芝麻玉米糊

【用料】黑芝麻糊 100 克,玉米粉 50 克,白糖适量。

【做法】将黑芝麻糊倒入锅中,加入少许水搅拌后,小火煮开。玉米粉与适量清水搅拌后,缓缓倒入黑芝麻糊中,勾芡成浓稠状后关火,加白糖,即可食用。

【功效】滑肠润燥,排便。长期食用可保持大便通畅,防止多种慢性病。

◇木耳红枣饼

【用料】黑木耳 30 克,黄豆 100 克,红枣 100 克,面粉 150 克。

【做法】黑木耳洗净,加水泡发,小火煮至熟烂。黄豆洗净,放于油锅中炒熟,磨成粉。红枣洗净,加水泡胀后置于锅内,加水适量,用旺火煮开后转用小火炖至熟烂,用筷子剔除皮、核。将红枣、黑木耳、黄豆粉一并与面粉和匀,制成饼,在平底锅上烙熟即成。

【功效】润肠通便。常吃可排粪毒,清除体内垃圾和毒素。

（三）主妇族饮食攻毒方略

岁月流逝是人生的必经过程,尤其是女性朋友更应随时随地收集抗衰老资讯。

有许多主妇因为长期忙于家务,身体活动代谢所产生的乳酸没有适时地排除而堆积,因此造成身体慢性劳损,影响范围涉及肌肉、骨骼、肌腱、韧带等部位。

为了延缓身体老化,不让岁月痕迹留在肌肤上,除需要摄取足够的营养外,还需进行排毒。这样才能达到真正抗老、排毒的效果。以下是为您推荐的很有效的方法,相信对你会有不少帮助。

1.主妇族排毒饮食特点

主妇族排毒的重点是行气活血,舒筋活络。

平时饮食应加以注意:

(1)补充维生素

高纤维食物中含有的微量营养素,如 B 族维生素(如小油菜、麦芽),主妇族应多吃,这有助于神经传导及肌肉运作。

(2)补充大豆类黄酮

大豆类黄酮是一种植物性的多酚,与女性激素的作用非常相似,对调节女性生理也有不错的功效。多食含有类黄酮的食物不仅可减缓更年期的不适应状,还可以减缓老化速度。

多补充胶原蛋白。胶原蛋白是人体结构组成的主要成分,一般除了依靠营养食品来补充胶原蛋白外,多吃猪蹄、海参、鸡翅也能让你拥有靓丽的细嫩肌肤。

(3)吃点蜂蜜

蜂蜜有补脾肾、润肺肠、安五脏、和百药、解毒、消炎和止痛等功效。经常内服可以增强脑力和体力,起到帮助消化、调节神经、改善睡眠、营养心肌、平衡血压、养生抗衰等作用。对胃肠疾病、呼吸道病、肝脏病、心脏病以及贫血、神经衰弱疾病均有良好的辅助治疗作用。

2.主妇族高效排毒餐

◇西米甜瓜粥

【用料】甜瓜 500 克,西米 150 克,白糖少量。

【做法】将甜瓜冲洗干净,刮去皮,去除内瓤,切成丁块。西米洗净放入沸水锅内稍滚后捞出,再用清水浸泡。取锅放入清水烧开,加入西米、甜瓜,煮沸后略滚即成。加入白糖调味后,即可食用。

【功效】有利于肠胃的吸收,可用之补脾益胃。粥中佐以白糖则甜瓜粥更甜美、香醇,既可清热解暑,又能美容利尿。

◇芝麻粥

·健康饮食排毒养生·

图文珍藏版

【用料】黑芝麻 30 克,粳米 100 克。

【做法】黑芝麻洗净,炒熟,研碎备用。粳米淘洗干净,入锅,加适量水,煮开,再加入研碎的黑芝麻。继续煮至米烂汤稠。

【功效】芝麻营养丰富,与粳米煮粥浓香可口,长期食用可以强壮身体、乌发美颜,令皮肤细腻光滑、红润光泽。具有润肠通便,预防面部皮肤衰老,抗皱的功效,尤其适于身体虚弱、慢性便秘的人服食。

◇洋葱炒米粉

【用料】干米粉、洋葱、肉丝、香菇、高汤、虾米、葱、酱油、味精各适量。

【做法】将米粉烫熟,沥干;洋葱、香菇洗净,切丝;葱洗净切段备用。起油锅,放油烧热,放入葱段爆香,将油盛起,锅中留油 1~2 大匙;将洋葱丝、虾米、肉丝、香菇丝等放入爆香炒熟后,倒入高汤后再用酱油、味精调味盖上锅盖煮开。将米粉加入煮开的汤料,用筷子拌炒,再将先前爆香的油慢慢加入,拌炒至汤料略微收干即可,盛盘后可再撒上少许香菜末味道更好。

【功效】消除体内自由基,增强细胞的活力和代谢能力。

◇山药香菇鸡

【用料】鸡腿 500 克、山药 300 克,胡萝卜、香菇、料酒、酱油、精盐、白砂糖各适量。

【做法】新鲜山药洗净,去皮,切厚片;胡萝卜去皮,切厚片;香菇泡软,去蒂。鸡腿洗净,剁小块,先氽烫过,去除血水后冲净。将鸡腿放入锅内,加入所有调味料和适量清水,并放入香菇同煮,几分钟后改小火,10 分钟后加入胡萝卜。最后放入山药,煮熟,收至汤汁稍干即可盛出。

【功效】此方营养丰富,很容易被人体吸收利用,可清除致人衰老的自由基,且消化率高,能预防心血管系统的脂肪沉积,增强免疫功能,延缓细胞衰老。

小孩子的身体代谢速度较快,通常不会在体内累积毒素。不过也很可能因为先天体质、个性或特殊的饮食偏好造成脏腑机能失调,产生不适症状,影响正常发育。

(四)儿童族饮食攻毒方略

1.儿童排毒饮食好食品

儿童日常排毒的重点是营养均衡,提高身体免疫力。因此,日常饮食应稍加注意,多给儿童食用以下食物。

(1)茯苓、党参

体内湿气重、爱吃冰冷食物的孩子,容易导致脾胃虚弱,造成便秘、胀气。中医一般以健脾益气去湿为治疗原则,常用茯苓、党参等药物。

（2）蔬菜、水果

脾胃虚弱的孩子常见宿便、胀气、腹泻等问题,适度运动,多吃蔬菜、水果,补充清淡不油腻、纤维质高、水分充足的食物,并少吃零食、甜食、快餐与油炸食物,能够改善不适的情况。

（3）樱桃

樱桃是很有价值的天然药食。樱桃的果肉,能去除毒素和不洁的体液,因而对肾脏排毒具有相当的功效。同时,还有温和的通便作用,选择时,最好选择果实饱满结实,带有绿梗的樱桃。

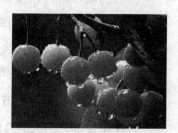

樱桃

（4）葡萄

深紫色葡萄具有排毒的效果,它能帮助肝、肠、胃、肾清除体内的垃圾。唯一的小缺点是热量有点高,40 颗葡萄相当于两个苹果的热量。

（5）苹果

如果怕胖,苹果也是不错的选择。除了丰富的纤维外,它所含的半乳糖荃酸,对排毒很有帮助;而果胶则能避免食物在肠内腐化。选择苹果时。别忘了常换换口味,效果更好。

（6）姜

姜是很好的保健食品,不过味道辛辣,可以在菜汤、甜点中适量加入,提高摄取量。此外,平日也可以饮用一些简易的饮品作为保健。

2.儿童高效排毒餐

◇姜母鸡

【用料】鸡腿 1 只(约 70 克),老姜 1 块,金针菇 100 克,香菇 10 朵。

【做法】老姜洗净、切片,放入锅中加入适量的高汤,熬煮片刻。金针菇切除根部,香菇泡软、去蒂,和鸡腿均洗净,放入锅中,再加入高汤煮熟,淋入香油即可。

【功效】用老姜和鸡腿一起烹调,有助火的功效。食用之后,可让身体更温暖。具有促进血液循环、滋阴补血的良好功效;可有效改变虚寒体质,姜还能使代谢功能旺盛。

◇茯苓清蒸鳜鱼

【用料】茯苓 15 克,鳜鱼 150 克。

【做法】根据个人口味加水及调料同蒸至熟烂,吃鱼喝汤。

【功效】鳜鱼营养成分丰富,肉质细嫩,极易消化。对儿童及体弱、脾胃消化功能不佳的人来说,既能够补虚,又不会造成消化困难。

◇荸荠粥

【用料】粳米、荸荠、白糖各适量。

【做法】将荸荠冲洗干净,削去外皮,切成丁块;粳米淘洗干净。取锅放入清水、粳米,煮至半熟时,加入荸荠、适量白糖,续煮至粥成。

【功效】此粥可清热泻火、消食除胀,还可起到促进人体生长发育和维持生理功能的需要,对牙齿和骨骼的发育有好处。

(五)银发族饮食攻毒方略

科学家曾推算出人的自然寿命应是 110~150 岁,而我们大多数人之所以不能活到自然寿命,最主要的原因是过早衰老,疾病缠身。人至老年,会出现一些随之而来的症状:如身体机能下降,心血管系统、神经系统功能开始下降及消化系统紊乱等。

这就需要银发族除平时多注意运动外,在饮食上也应稍加注意。只要生理上和心理上做好防备,相信人活到科学家推算出的自然寿命就会步步接近,长命百岁不再是可望而不可即的梦想。

1.银发族排毒的饮食

日常生活中,银发族应多食以下食物:

(1)乳酸菌

中老年人对蛋白质的消化能力,因胃酸及消化酶素分泌的减少而下滑,而逐渐松弛的胃肠肌肉,也会降低胃部、肠道的收缩能力,服用乳酸菌可针对这些情况改善消化能力及便秘情形。

(2)银杏

银杏含有黄酮体、双黄酮体、银杏内酯化合物,能够促进血液循环,预防心血管疾病、抗氧化等显著功效,但在用银杏改善健康前,最好还是先了解身体情况,与医生讨论后再使用。

(3)红茶

红茶中的某些成分可抑制胆固醇的生成酵素活性、降低胆固醇,中老年人常食用的话,可以降低胆固醇、维持心血管的正常运作,在冬天喝红茶还可以养胃。

（4）维生素

要有足够的维生素，最重要的是从天然食物中摄取，尤其是摄取含有维生素 C 及维生素 E 等抗氧化效果的食物，如水果中的柑橘类、柿子、石榴、木瓜、猕猴桃、草莓、柠檬、香蕉、葡萄等。此外，绿色蔬菜如西蓝花、西红柿、萝卜、海带、紫菜等。含维生素 E 的食物则包括核桃、腰果、芝麻等坚果类食物。

（5）膳食纤维

饮食中也应包括富含膳食纤维的食物，它能强化体内排毒功能，强化肠道蠕动，以避免便秘之苦。食物中含较多膳食纤维的有蔬菜、糙米、玉米、燕麦、全麦面粉、绿豆、毛豆、黑豆、杏仁、芝麻、葡萄干等。

2.银发族高效排毒餐

◇豌豆菠菜粥

【用料】豌豆 30 克、菠菜 50 克、粳米 60 克，精盐适量。

【做法】豌豆用温水泡软；菠菜洗净，入沸水锅中焯一下，捞出切碎；粳米淘洗干净。锅内加水适量，放入豌豆、大米一起煮粥。八成熟时加入菠菜末，再煮至粥熟，根据个人喜好，可以加入少许精盐。

【功效】促进肠道蠕动，利于排便，且能促进胰腺分泌，帮助消化。

◇紫苏蒸茄子

【用料】茄子 300 克，紫苏 10 克，葱 30 克，蒜蓉 40 克，精盐、剁辣椒、植物油、生抽各适量。

【做法】将各原料洗净，切葱花、蒜蓉备用，紫苏去较老叶梗，茄子切成 3~4 厘米长段，放一点盐拌匀。腌制 5 分钟后，茄子装盆放入电饭煲内蒸熟（或隔水用大火蒸熟）。蒸茄子同时，开始准备浇汁。油热至七八成，加入蒜蓉爆香。再加入剁辣椒、紫苏、葱花及少许精盐，翻炒出香味。最后，锅内再加入小半碗冷水，与各调料一起煮沸。再淋入一些生抽。茄子蒸熟后，摆盘，淋上浇汁即可。

【功效】茄子富含维生素 A、维生素 B、维生素 C 及多种营养素，其中的皂苷具有降低血液胆固醇的效能，常吃茄子可使血液中胆固醇不致增高，还不易发胖。茄子中的硫胺素，有助增强大脑和神经系统的功能，可舒缓脑部疲劳，增强记忆力；并且紫色的茄皮也能够起到保持身心平衡、舒缓镇静神经的作用。

◇豆芽拌洋葱

【用料】绿豆芽 200 克、洋葱 500 克，辣椒、香油、花椒粉、精盐各适量。

【做法】把绿豆芽去根，用水洗净，捞出控净水分；洋葱洗净成块。将洋葱和豆

· 健康饮食排毒养生 ·

图文珍藏版

芽一块用沸水焯一下,然后用凉水泡凉,控净水分。混合洋葱和豆芽,加入适量辣椒、香油、花椒粉、精盐,拌匀即可食用。

【功效】绿豆芽清热去火,与洋葱凉拌香嫩适口,不仅人人皆宜,还是脑动脉硬化症和脑力劳动者很好的饮食。经常食用可促进血液循环,通窍健脑,利尿发汗。

(六)肥胖族饮食攻毒方略

肥胖是人体脂肪积聚过多所致,当进食热量多于人体消耗热量,并以脂肪形式储存体内,超过标准体重20%时,就可称为肥胖。

肥胖者脂肪堆积过多,脂肪沉淀在血管内,会使血管硬化狭窄,因此容易患心血管方面的疾病,如高血压、冠心病、动脉硬化等。此外,由于新陈代谢不正常,糖尿病、痛风的患病率也高于常人。再加上过多的甘油三酯会形成脂肪肝,过高的胆固醇会造成胆结石、便秘严重者会导致痔疮,产生心神不济、排血等症状,甚至会引起贫血。因此,肥胖者更应重视健康问题。只要适度运动、合理饮食等有助于帮助肥胖者减轻体重。

1.肥胖族排毒饮食旨要

(1)养成良好的饮食习惯

适当控制饮食量,勿暴饮暴食,少吃甜食,晚餐不宜过饱。避免晚上吃大餐,这很不容易被消化和吸收,造成毒素堆积。午餐可略丰盛些,人体消化食物的时间充裕,不易聚集毒素。

(2)常喝浓茶或玉米须水

经常服用浓茶,或是用开水冲泡玉米须代茶饮用。喝茶需要视个人的体质而定,如果喝茶后感到不舒服,如胃疼或睡不着觉,最好还是适可而止。

(3)常食高纤维、高果胶食物

马铃薯和面食等碳水化合物饮食和鸡、鱼、大量蔬菜,可以供给能量,但不会使人长胖。

(4)食用啤酒酵母或蒲公英

每天食用1~2茶匙啤酒酵母或一些蒲公英,将减低你对甜食的嗜好。

(5)常喝蜂蜜水或多吃辣椒

每天喝些蜂蜜水或吃些辣椒,这样可以加快你的排泄。

(6)控制高脂食品

严格控制脂肪类食物,特别是动物脂肪的大量摄入,避免高胆固醇食物的摄入。

2.肥胖族高效排毒餐

◇皮蛋鸡蓉燕麦粥

【用料】鸡肉或瘦肉20克,皮蛋1个、燕麦40克,精盐、鸡精适量。

【做法】将鸡肉或瘦肉切成蓉,皮蛋切成小块。在小锅中加入约200毫升的水和燕麦片,加热,加入准备好的鸡蓉和皮蛋。煮开后转中火约90分钟,关火。依个人喜好用少量精盐或鸡精调味即成。

【功效】皮蛋不仅含有普通蛋的营养成分,在腌渍的过程中经过强碱作用,使得蛋白质及脂质分解,还可以减少胆固醇且容易消化吸收。此粥有利于消化,还能降胆固醇,降甘油三酯,尤其对糖尿病患者和减肥人群有益。

◇面包虾

【用料】面包糠100克,虾仁、洋葱、胡萝卜、鸡蛋清、淀粉各20克,精盐、胡椒粉各适量。

【做法】将鲜虾去壳,用刀在背面划开,去除泥肠,用开水焯,加少许精盐备用;将洋葱和胡萝卜切丁。蛋清打散加入淀粉制成糊,将虾泥、胡萝卜和洋葱加胡椒粉、精盐拌匀后裹好糊,再沾上面包糠。油锅加热,把面包虾放入,小火炸至微黄即可。

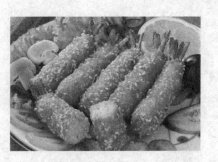

面包虾

【功效】虾肉富含蛋白质而脂肪含量却非常低;胡萝卜含果胶酸钙,能使血液中胆固醇的水平降低;洋葱含有机硫化合物及少量含硫氨基酸,这类物质可降血脂,和牛奶搭配做早餐可有效分解脂肪。

◇紫葡萄汁浸山药

【用料】山药100克,葡萄干、樱桃番茄、葡萄汁各适量。

【做法】山药削皮、切片,放入沸水中煮熟,装盘;在山药里倒入适量葡萄汁,覆上保鲜膜,放进冰箱冷藏3小时后拿出,加葡萄干、小番茄摆盘即可。

【功效】山药脂肪含量低,却富含纤维素以及胆碱、黏液质等成分。最重要的是它含有消化酶,能促进蛋白质和淀粉的分解,减少皮下脂肪堆积。而葡萄汁含有一种白藜芦醇,是降低胆固醇的天然物质。两者相结合,排毒效果非同寻常。

◇山药对虾粥

【用料】山药30克,对虾500~1000克,粳米100克,精盐、味精各适量。

【做法】将粳米洗净;山药去皮,洗净,切成小块;对虾择好洗净,切成两半备用。锅内加水,投入粳米,烧开后加入山药块,用文火煮粥,待粥将熟时,放入对虾段,加入食盐和味精即成。

【功效】健胃润肠,调理消化系统,减少皮下脂肪沉积,且增加免疫功能。

第三章 食疗食补

一、食补常识

什么是食补呢？食补即食物补益,食补是根据身体需要,利用和调配食物的种类,来达到强壮身体和防治疾病,以延年益寿的一种方法。中医认为,药物多用于攻病,食物多重于调补。食物相对于药物其性要平和一些,用食物补益,相对要安全。一般认为,食补是以补养为主,治疗为辅。食补用的是食物也有寒、热、温、凉之性,又同样具有补气、补血、补阴、补阳的不同功用。食补虽然也有性味之分、补性之别,但与补药不同的是,它们都是可吃的日常食物,多数偏性不是十分强,有相当多的还属于平性的食物,没有明显的偏性,一般亦不存在毒性问题,服食比较安全,所以食补很受老百姓的欢迎。食补的特点是进补的材料主要是食品,食品是我们日常生活中每日每餐都离不开的,如何能利用每日三餐的食品,在不断的潜移默化的食补过程中,达到"平病、释情、遣疾",也就达到了食补的目的。所以食补的含义有两个方面:一是补养虚弱之体,使之强健;一是补充人体缺少的某些营养成分,达到祛病延年、养生益寿的目的。

在进补疗法中,食补基本上是一种平补,具有最广大的受众,是任何人都可以接受、能够接受也乐于接受的一种有益于生命健康、有益于提高机体免疫力的强身祛病、延年益寿的最基本补法。

(一)食物的"四性"和"五味"

1.四性

所谓"四性",即指饮食具有温、热、寒、凉四种性质。另有不寒不热、不温不凉的饮食,属于平性。中医治病有"热者清之""寒者温之"两大原则,即治疗舌红、苔黄、口干、烦渴内热等,需用寒凉性的药物以清除之;治疗舌淡、苔白、肢凉、怕冷等,需用温热性的药物以温壮之。日常饮食的运用,也应如此。

寒凉性的食物。大多具有清热、泻火、消炎、解毒等作用,适用于夏季炎热、汗多口渴或平时体质偏热的人,以及急性热病、发炎、热毒疮疡等。例如,西瓜能清热祛暑、除烦解渴,有"天生白虎汤"之美称;绿豆能清热解毒,患疮疡热毒者宜多选用之。其他如梨、甘蔗、芦根、荸荠、莲藕等,都有清热、生津、解渴的作用。

温热性的食物。大多具有温振阳气、驱散寒邪、驱虫、止痛、抗菌等作用,适用于秋冬寒凉季节肢凉、怕冷,或体质偏寒的人,以及虫积、脘腹冷痛等病症。例如,生姜、葱白二味煎汤服之,能发散风寒,可治疗风寒感冒。民间常用"生姜红糖茶"温散寒邪,既可治淋雨受凉,又可治胃寒冷痛呕吐;妇女痛经喜温喜按者,于上方中加入艾叶3~5片煎服,能调经祛寒止痛。其他如胡椒粉,能驱蛔止痛,又可治肺寒咳喘;茴香、桂皮,其气芳香,既可温中理气,又能治疝气寒痛;大蒜有强烈的杀菌作用,对肺结核、肠结核、急慢性肠炎、痢疾等都有很好的治疗作用;韭菜炒猪肾能治肾虚腰痛;当归生姜羊肉汤能补血调经,治产后血虚等症,皆取其温壮之功。

平性的食物。大多能健脾、和胃,有调补作用。常用于脾胃不和、体力衰弱者。例如,扁豆能健脾止泻,可以治疗脾虚泄泻、体弱无力之症;山药、南瓜能治消渴(糖尿病),既可充饥,又能疗疾;薏米能健脾渗湿,常用治脚气、水肿、湿疹、痿、痹等病症;黄豆、花生仁均饱含油脂,煮食能润肠通便,为慢性便秘者的最佳食疗方法。用米煮粥时浮在上面的一层衣皮,名曰"粥衣",前人有"天然人参汤"之比喻,有很好的固精养神、强壮作用,对遗精滑泄、身体衰弱的人是一补益良方。

上述平性的食物,无偏盛之弊,应用很少顾忌。但寒凉与温热两种性质的食物,因其作用恰好相反,正常人亦不宜过多偏食。如是舌红、口干的阴虚内热之人,忌温热性的食物;若是舌淡苔白、肢凉怕冷的阳气虚而偏寒的人,就应忌寒凉性的食物。讲究饮食必须这样考虑,如有违反,益增其偏,反而加重病情,为害匪浅。

2.五味

所谓"五味",即指饮食所含的酸、苦、甘、辛、咸五种味道。另外有淡与涩两种味道,古人认为"淡味从甘,涩味从酸",故未单独列出来,统以"五味"称之。饮食的味道不同,其作用自有区别。

酸味的食物。具有收敛、固涩、安蛔等作用。例如,碧桃干(桃或山桃未成熟的果实)能收敛止汗,可以治疗自汗、盗汗;石榴皮能涩肠止泻,可以治疗慢性泄泻;酸醋、乌梅有安蛔之功,可治疗胆道蛔虫症等。

苦味的食物。具有清热、泻火等作用。例如,莲子心能清心泻火、安神,可治心火旺的失眠、烦躁之症;茶叶味苦,能清心提神、消食止泻、解渴、利尿、轻身明目,为饮料中之佳品。

甘味的食物。具有调养滋补、缓解痉挛等作用。例如,大枣能补血、养心神,配合甘草、小麦为甘麦大枣汤,可治疗悲伤欲哭、脏燥之症;蜂蜜、饴糖均为滋补之品,前者尤擅润肺、润肠,后者尤擅建中气、解痉挛,临症宜分别选用。

辛味的食物。具有发散风寒、行气止痛等作用。例如,葱姜善散风寒、治感冒;芫荽能透发麻疹;胡椒能祛寒止痛;茴香能理气,治疝痛;橘皮能化痰、和胃;金橘能疏肝解郁等。

咸味的食物。具有软坚散结、滋阴潜降等作用。例如,海蜇能软坚化痰;海带、海藻能消瘦散结气,常用对治甲状腺肿大有良好功效。早晨喝一碗淡盐汤,对治疗习惯性便秘有润降之功。

食物补益要按照辨证进补的原则,因人、因时、因病而异,不能盲目。例如,老年人脏腑功能减退,从中医的理论而言,主要是阴阳平衡失调。因此食补也要根据人体阴阳偏盛偏衰的情况,有针对性地进补,以调整脏腑功能的平衡。如热性体质、热性病者宜适当多食寒凉性食物;寒性体质、寒性病者,就要适当多食温热性食物。只有这样的食补才能相宜,才能达到预期的效果。

(二)食补的种类

1.粥补

粥在我国已有近 3000 年的历史了。古人认为,粥是"第一补人之物"。祖国医学认为,粥能补益阴液,生发胃津,健脾胃,补虚损,最宜养人。

粥是我国饮食文化中的一绝。其最大特点是,除主要原料为粮食外,还往往辅以具有药用价值的各种配料,如莲子、薏米、百合、扁豆、红枣、茯苓、山药、胡桃等;或辅以营养丰富的羊肉、牛肉、鱼肉、骨髓或蛋类等。在经过不同的加工方法熬制后,使其不仅营养丰富、味道鲜美,而且更具有滋补、祛病和养身之功。

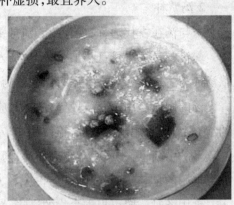

皮蛋瘦肉粥

由于地理、气候、物产及民俗的不同,粥的原料、配料及制作方法也有所不同。这些粥的营养成分不同,风味也各异,可根据个人的口味及身体状况选择。不少种类的粥,还具有食疗作用,如莲子薏米粥能健脾养心、百合木耳粥能益肺补肾、菊花绿豆粥能养肝明目、党参肉骨粥能大补元气、芝麻粥能润肠通便和治大便秘结、荷叶粥能降脂减肥等。

粥补有滋补脾胃、易于消化的特点。补药、补品与大米、小米、糯米、大麦、小麦等煮熬成粥，既能发挥米粥的补气健脾的功用，又能发挥补药、补品的滋补调养作用。"糜粥浆养"适宜病后、产后脾胃功能虚弱，或从事脑力劳动、消化吸收功能较差的虚症病人食用。补药、补品可直接食用的如枸杞子、薏米、莲子、桂圆肉等可直接放入。一般烧煮时，易熟者迟一点放入，难熟者早一点放入，只要煮熟即可食用。也可将所用补品加工成极细的粉末，在粥将稠时调入，再煮沸，粥稠后即成。补药、补品中不宜直接食用者，加水浸一小时后，如常法煎取汁，待粥将稠时调入，稍煮后即可食用。

在稀饭里面加入药物或药汁服食以祛邪除病的粥补，特别适宜于老年人。老年人牙齿损坏者多，脾胃功能一般比较虚弱，粥补为老年人所首选。李时珍曾对此补法倍加赞成，他说："每日起食粥一大碗，空腹虚，谷气便作，所补不细，又极柔腻，与肠胃相得，最为饮食之妙诀也。"

粥补可根据每个人的不同体质、疾病，选用适当的药物制作成粥品服用，坚持长期服食，一定会取得治病、健身、益寿的奇效。另外，还可根据季节、气候不同，做一些粥品，如夏季食芦根粥、绿豆粥、荷叶粥等，有生津止渴、辛凉明目、清热解暑的功效。冬季可食用生姜粥、羊肉粥、牛肉粥等，可发散风寒、温中祛寒、防寒补养。

2.汤羹补

羹与汤在古代通称，现今的区别是羹比汤浓稠，故有人称之为浓汤。

羹汤补是用少量食物加中药，再加入较多量的水或另外精制好的汤汁，烹制成以汤汁为主、汤多菜少，食用时以喝汤为主的一类调补方。

汤的制作多用汆、煮、炖等方法，水应一次加足，中途不应再添加冷水。在火候的掌握上，应先用旺火煮沸，再改用中、小火加热至汤成。若所用的配方中含有渣滓较多的中药，可先用中药制成汤汁，汤成后去除中药，然后与食物一同烹制食用。如果选用的是名贵原料，为了保护原料，提高效果，还可采用蒸或隔水炖的方法加工。食用汤时一般可根据食物的滋味、性能加入适当的调味品。

羹的制作一般采用煮、炖、煨、熬等方法，加热的时间与汤的制作相比相对较长。制羹用的原料多需细切，如细丁、细丝、碎粒等，动物性原料在制羹前应剔净骨、刺，果品原料一般应剔去果核。若羹的配方中含有不宜直接食用的中药，则可先用中药煮取汤汁，或羹成后除去中药，然后进食。

3.茶饮补

日常生活中,各种饮料制宜得法,对人体的补益作用是很大的。如水果汁、蔬菜汁、各种茶饮以及白开水等等,其保健功能、营养成分虽各不相同,但经常服用,可在补充体液的同时,又满足了机体对各种营养素的需求。茶、鲜汁、饮、露是常用的饮料调补方,四者在制作和使用方法上有一定的区别。

鲜汁多由汁液丰富的植物果实、茎、叶或根,经捣烂、压榨取得,一般现用现做,不宜存放,如蔬菜汁、果汁等。

饮是以具有芳香挥发性成分的药材或食物为原料,经沸水冲泡、温浸而成的一种专供饮用的液体。一些植物的花、叶、果实、皮、茎枝、细根等,常用来制作饮品原料,其制作特点是不宜煎煮。服用时可以像喝茶那样,频频饮用。

露是指用自然界的花、果植物或其他材料经蒸馏而得到的一种液体,如金银花露。

茶的种类很多,是我国人民生活中的一种常用饮料。茶一般是随喝随沏,经常饮用。

白开水含有丰富的矿物质,是体液的主要补充物质。成人每天约需补充2000毫升的水。经常补水,并能做到持之以恒,对健康和延年益寿很有好处。

4.药酒补

酒和中药结合,将中药浸泡于白酒中,使药物的有效成分析出溶于酒中而制造出药酒,通过饮用药酒,使酒中的药性在体内发挥作用。

在长沙马王堆3号汉墓出土的一部医书《五十二病方》,被公认为是公元前3世纪末、秦汉之际的抄本。其中用到酒的药方不下35个,其中又有5方可认为是酒剂配方。这说明药酒的历史已经很悠久了,唐宋时期药酒就开始由治疗性作用向补益强身的保健作用发展了。

调补的药酒制作方法一般有三种:

(1)冷浸法:这是最常用、最方便的制作方法。即把适量中药浸泡在一定浓度的白酒中,有的可全药入酒,有的研成粗末状入酒,经常振摇,浸泡一个时期即可饮用。

(2)热浸法:又称煮酒法,一般采用隔水煮炖的间接加热法,先用药材与酒同炖一定时间,然后置凉冷却后饮用。

(3)药米同酿法:把药料研成细粉状,或药汁与米同煮后,再加入酒曲,经过发酵制成含糖成分较高的醴或醪,俗称酒酿。

注意事项：使用药酒补益应是无肝肾病症且无酒精过敏的人才能酌量服用，最好是在医生的指导下服用。

5.膏滋补

膏，有膏腴、润泽的意思；滋，是滋养、滋补的意思。膏滋的制作，一般是把鲜果或中药经过两次煎煮所得的汤液，反复过滤、沉淀后，再以小火煎熬浓缩，炼成纯膏。膏以不渗纸为度，此时称清膏，再化入糖、蜂蜜或阿胶等，再用微火煎熬至浓稠时即成，可装瓶密闭备用。

膏滋用的中药比较多，少则十几味，多则几十味。膏滋一般适用于慢性虚损，需要长期进补者，而且一般适宜于冬季服用。熬膏的容器以陶器为好，忌用铁器。宜贮于大口瓶内，置于阴凉避光处保存。

6.药膳补

药膳是祖国医学的瑰宝。其传统的制作方法是以中医辨证论治理论为指导，将中药与食物配伍，经过加工制成色、香、味、形俱佳的特殊食品。因其膳中有药，兼具营养和治疗的双重功效，深受人们的喜爱。

在中药药材中，可供做滋补品和食补药膳的达到500种之多，约为全部中药材的1/10。目前，我国的进补药膳已经形系列，有减肥药膳、美容药膳、增智增力药膳、明目聪耳药膳，以及益寿、防病、抗衰老药膳等等。

一般来说，可作为食补的药类食物有四类：一类如生姜、桂皮、茴香、胡椒、甘草等，它们既是药物，又是传统的食物调料；另一类是莲子、百合、藕、薏米、赤小豆、红枣、龙眼肉、山药、黑芝麻、马齿苋、荠菜、白茅根等，它们既是药物又可作为食物充饥；第三类是动物脏器，如猪肝、羊肾、阿胶、鹿茸等；第四类则是具有补益功能的各种补药如人参、黄芪、白术、灵芝等。药膳中加入的药物应有严格的数量和剂量限制，药物的选择应以本草学为依据，注意药食的四气、五味、归经、升降沉浮等理论，注意保护胃气，要求"四时皆以胃气为本"。防止盲目进补，补不对路，反而有损健康。

二、补充微量营养素

（一）身体缺乏的营养素

专家们把脂肪、蛋白质、碳水化合物称为宏量营养素，而把人体内含量很少的维生素、矿物质（又叫无机盐）称为微量营养素。根据调查显示，我国人群中严重缺乏的微量营养素有维生素 A、B_2 和钙,普遍缺乏的有维生素 B_1、B_6 和 C 等。此外,儿童缺锌、妇女缺铁、中老人缺乏维生素 C 的情况更为严重。我国 5 岁儿童体重不足的检出率为 10%~20%,生长迟缓的检出率为 35%,铁、碘、维生素 A、D 缺乏造成的营养性疾病也很多,这种状况将影响到儿童的健康和智力发育。同时维生素和矿物质的缺乏或不均衡,还会导致其他营养素不能被人体利用,并可引发多种疾病,甚至会导致死亡。故保持微量营养素全面均衡,是十分重要的。

维生素是维持生命必不可少的一类元素,它在人体内既不产生热量,也不构成组织细胞,但在维持人体生长发育、调节生理功能等方面,却起着极为重要的作用。矿物质也有其各自的重要功能,有的是构成人体骨骼和牙齿的主要成分;有的能调节人体多种生理功能,如能使肌肉具有伸缩能力、使神经具有兴奋性、维持血液的酸碱平衡、调节组织的渗透压和供给消化液等等。

1.维生素类

(1)维生素 A(视黄醇、胡萝卜素):维生素 A 是脂溶性维生素。人体对维生素 A 的消化与吸收离不开脂肪和矿物质。维生素 A 可贮存于体内,并不需要每日补给。维生素 A 有两种形态,一种是视黄醇,是最初的维生素 A 形态,它只存在于动物性食物中;另一种是胡萝卜素,它可以从植物性及动物性食物中摄取,在人体内转变为维生素 A 的预成物质。

维生素 A 的生理功能为维持眼睛在黑暗情况下的视力和上皮组织的健康,促进生长发育,保持机体组织或器官表层的健康,增强对传染病的抵抗力等,并有助于免疫系统功能正常。维生素 A 缺乏时可患干眼病、夜盲症和上皮增生角化等疾病。以下食物含维生素 A 较高:鱼肝油、牛奶、胡萝卜、甘薯、蛋黄、动物肝脏、黄绿叶蔬菜、水果、玉米等。

(2)维生素 B_1(硫胺素):维生素 B_1 是水溶性维生素。如果从食物中摄取多余的维生素 B_1 将不会被贮存于人体内,而会被完全排出体外。所以,必须每天补充维生素 B_1,成人每日需要量是 1.0~1.5 毫克,孕、产妇每天需要量是 1.5~1.6 毫克。维生素 B_1 具有促进体内氧化,维持神经组织、肌肉、心脏的正常活动,改善精神状况,并增进食欲的功能。维生素 B_1 缺乏时可患脚气病、胃肠功能障碍。其主要来源于米糠、麦麸、酵母、牛奶、豆类、动物内脏、瘦猪肉和大多数蔬菜之中。

(3)维生素 B_2(核黄素):维生素 B_2 是水溶性维生素。它很容易被消化和吸收,但也很容易被排出流失。与其他 B 族维生素一样,维生素 B_2 不会贮存于体内,所以需要经常从食物和营养补品中摄取补足。成人的每日摄取量是 1.2~1.7 毫

·食疗食补·

图文珍藏版

克,孕期妇女需要 1.6 毫克。维生素 B_2 作为呼吸酶的辅酶,参与生物氧化,促进身体发育和细胞再生,从而维持人体健康。维生素 B_2 缺乏时可患口角炎、舌炎、角膜炎、白内障、脂溢性皮炎、阴囊炎等。其主要来源为动物肝,肾、乳类、蛋类、酵母、鱼类、螃蟹、豆类、绿叶蔬菜等。维生素 B_2 会在烹煮的液体中分解、丢失,所以调制食品时,不宜烹煮过时。

(4)烟酸(维生素 B_3、尼克酸、烟酰胺):烟酸是水溶性维生素 B 族中的一种。人体可利用色氨酸自行合成烟酸,但若是体内缺乏维生素 B_1、B_2、B_6 的人,不能由色氨酸合成烟酸。烟酸是少数存在于食物中而又相对稳定的维生素,即便是经烹调及储存也不会使其大量流失。成人每日摄取量为 13~19 毫克,孕产妇每日则需摄入 20 毫克。

烟酸是体内制造两种在细胞内释出能量的辅酶的重要物质,它还是构成神经介质所必需的重要物质。它能促进消化系统的健康,使人体充分利用食物来增加能量,它还有促进血液循环、降低胆固醇及甘油三酯的作用。烟酸与肾上腺皮质激素、甲状腺、胰岛素一样是合成性激素不可欠缺的物质,还能防止口唇炎症、防治口臭。

体内烟酸不足会使人体感到疲劳和抑郁,皮肤易起皮疹和患糙皮病(一种使人腹泻、患皮肤炎和痴呆的疾病)。烟酸主要来源于动物肝肾、瘦肉、鱼、禽肉及豆类、坚果、鳄梨、椰枣、无花果之中。

(5)维生素 B_5(泛酸):维生素 B_5 是水溶性维生素 B 族中的一种。广泛存在于各种动、植物食物之中,人体肠内有益菌可自行合成维生素 B_5,通常只有严重营养不良的人才会缺乏维生素 B_5。维生素 B_5 是某种辅酶的组成物质,该种辅酶使人体从食物中获取某种能量。因而,维生素 B_5 是脂肪和糖类转变成能量时不可缺少的物质。维生素 B_5 还能帮助细胞的形成,维持机体和中枢神经系统的正常发育。

(6)维生素 B_6(吡哆素、抗皮炎素):维生素 B_6 是水溶性维生素。人在摄取食物后,多余的 B_6 会很快排出体外,所以每天需要不断地从食物中来补充。因为肠内有益菌具有合成维生素 B_6 的能力,所以多吃含有纤维的蔬菜对合成 B_6 是非常重要的。成人的摄取量是每天 1.6~2.0 毫克,孕产妇是 2.2 毫克左右。维生素 B_6 在蛋白质和脂肪的代谢过程中具有重要作用,可促进核酸的合成,防止组织器官的老化,防止神经和皮肤的疾病发生,缺乏时可发生皮炎、舌炎和婴儿贫血等。维生素 B_6 主要来源于谷类胚芽、甘蓝、糙米、花生、豆类、蛋黄、肉类、酵母之中。

(7)维生素 B_{12}(钴胺素):维生素 B_{12} 是水溶性维生素。人体对维生素 B_{12} 的需要量很少,1.5 微克即能满足成人一天所需,但它很难被人体吸收,在吸收时需要与钙结合才能有利于人体的机能活动。任何含有动物性蛋白质的饮食中都含有足够的维生素 B_{12},以供人体所需。

维生素 B_{12} 是细胞生长和分裂,以及制造红血球所必需的物质。恶性贫血通常是因人体不能吸收维生素 B_{12} 而引起的红血球合成异常,若不予以治疗可能会致命。维生素 B_{12} 还能促进儿童发育,增强体力,使注意力集中,并增强记忆力与平衡感。缺乏维生素 B_{12} 会引起恶性贫血、脑障碍等疾病。

(8)叶酸(维生素 m):叶酸是水溶性维生素 B 族中的一种,也被称之维生素 m。叶酸实际上是一组化合物,它不仅对于细胞分裂,以及脱氧核糖核酸(DNA)、核糖核酸(2NA)和蛋白质的合成具有重要作用,同时对维持生殖系统功能和构成血红蛋白中用来制造红血球的含铁蛋白质也至关重要。叶酸能促进乳汁的分泌,增进皮肤的健康,防治肠内寄生虫和食物中毒,预防贫血、防止口腔黏膜溃疡的发生。缺乏叶酸易患巨幼红细胞贫血,并可引起胎儿畸形。

成人每天摄取量为 180~200 微克,孕产妇需加倍。富含叶酸的食物有:深绿色蔬菜如花茎甘蓝、胡萝卜、动物肝脏、蛋黄、杏、南瓜、坚果、豆类及全麦粉。

(9)维生素 C(抗坏血酸):维生素 C 是水溶性维生素。大多数动物体内可自行合成维生素 C,但是人类却必须从食物中摄取。又由于维生素 C 是一种不稳定的维生素,光线和高温易使其氧化而受到破坏,所以维生素 C 的最佳来源是新鲜且未经烹煮的水果和蔬菜。成人摄取量每天为 60 毫克,孕产妇每天 70~95 毫克。维生素 C 参与细胞间质的形成,维持牙齿、骨骼、血管、肌肉的正常功能,促进伤口愈合,增强对疾病的抵抗力,还具有解毒和降低血液中的胆固醇含量,防止动脉硬化、减少静脉中血栓的发生及防癌作用。中老年人维生素 C 严重缺乏可能与吸收不良有关。维生素 C 缺乏,可导致牙龈和皮下出血,严重时可致坏血病。维生素 C 的主要来源是新鲜蔬菜、水果、红枣、山楂等。

(10)维生素 D(钙化醇、麦角甾醇、麦角骨化醇):维生素 D 是脂溶性维生素。来自食物和阳光,有"阳光维生素"之称。阳光中的紫外线作用于皮肤中的油脂而制造出维生素 D,所以它被称之为"阳光维生素"。虽然人体不能大量贮存维生素 D,但是夏季由皮肤合成的维生素 D 也足够人体全年所需。所以大多数人无须特意从饮食中摄取,只有老人和孕妇每天需摄取 5~10 微克。维生素 D 可促进人体对食物中钙、磷的充分吸收,促使骨骼和牙齿的生长发育。缺乏时儿童易患佝偻病,成年人易得骨软化病,老人易患骨质疏松症。富含维生素 D 的食物有蛋黄、鱼

（11）维生素 E（生育酚）：维生素 E 是脂溶性维生素。但它和其他脂溶性维生素不一样，在人体内贮存的时间比较短，且每天摄取量的 60%～70% 随着排泄物排出体外。所以人体需要经常补充维生素 E，成人每天的摄取量是 8～10 毫克。

维生素 E 有很强的抗氧化作用，它可以防止因细胞膜上多不饱和脂肪酸的氧化而引起的损害，它是一种很重要的血管扩张剂和抗凝血剂，它还能与维生素 A 共同产生作用，抵御大气污染，保护肺脏。缺乏维生素 E 会引致溶血性贫血和损害神经系统，以至肌肉的变性、贫血症和生殖机能障碍。富含维生素 E 的食物有：麦芽、大豆、植物油、坚果、甘蓝、绿叶蔬菜以及蛋类和全麦品。

（12）维生素 H（生物素）：维生素 H 是水溶性维生素 B 族中的一种，可以在肠内由有益菌合成。成人的摄取量是每天 100～300 毫克。

维生素 H 是合成维生素 C 的必要物质，它对于维持脂肪和蛋白质的正常代谢作用是不可或缺的物质。它可以缓解肌肉的疼痛，防止白发生长和预防或治疗谢顶。缺乏维生素 H 会有碍于脂肪代谢，以及极度疲劳、食欲不振、脱发、抑郁和体面部湿疹。富含维生素 H 的食物有：牛奶、水果、动物肝肾、鸡蛋、糙米等。

（13）维生素 K（甲萘醌）：维生素 K 是脂溶性维生素。由一组化合物组成，可以在肠道内由细菌自行合成。因饮食而导致维生素 K 缺乏的情况很少见，但若因胆囊疾病而无法正常吸收脂肪或过度摄取维生素 E，则可能会发生这种情况，严重时会影响血液凝结。成人的摄取量为每天 65～80 微克。

维生素 K 是参与血液凝固作用的化学物质之一，是形成凝血酶原不可或缺的物质。它被用于防止内出血和痔疮、治疗月经过量，它还被用于制造保持骨骼和人体组织健康所需要的其他蛋白质。缺乏维生素 K 会导致小儿慢性肠炎、结肠炎、腹泻等疾病发生。富含维生素 K 的食物为：鱼肝油、鸡蛋黄、绿叶蔬菜、酸奶酪等。

2.矿物质类

（1）钙：人体内的矿物质含量中，钙的含量最多，约有 1000 克之多，大部分存在于骨骼和牙齿之中。钙和磷相互作用，制造和维持健康的骨骼和牙齿。大多数人只知道补钙的目的是为了壮骨、防治骨质疏松，其实这是非常片面的。钙和镁相互作用，可以维持健康的心脏和血管，以及有规则的心律。缺钙是引起高血压的重要因素，有些患者可不用任何药物，只提高钙的摄取量，就能控制血压。钙还有助于降低血液中的胆固醇，防止心脏病的发生。经常补钙，每天可以多排除体内的饱和脂肪酸 6%～13%，使胆固醇总量下降 6%，并使低密度脂蛋白（坏的胆固醇）下降

11%。钙还是一种抗过敏剂,它能增强机体对外界一些特异性过敏物质的抵抗能力。钙还可以帮助体内铁的代谢,强化神经系统,特别是刺激传导机能、缓解失眠症等等。

成人骨骼中的钙每年都有 20% 被再吸收或更换,所以必须不断地补钙才能满足机体的需要,维持机体的各种正常功能。

成人对钙的摄取量是每天 800~1300 毫克。

(2)锌:锌在人体内参与各种酶、核酸及蛋白质的合成,调节体内各种功能的有效运作,影响细胞的分裂、生长和再生。它是合成蛋白质、稳定血液状态、维持体内酸碱平衡、促进生育器官发育的重要物质,对处在生长发育旺盛期的婴儿、儿童和青少年非常重要。另外,锌能维护人体免疫系统,有加速创伤愈合、减少胆固醇蓄积、促进生长发育和使大脑思维敏捷的作用。缺锌的防治,应从婴幼儿开始。首先,母乳的初乳中含锌量最高,新生儿应尽量哺喂初乳,如母乳不足,也可用牛羊乳补足。其次,婴儿应按时添加含锌量多的辅食,如蛋黄、鱼、肝末、肉末等。再次,儿童膳食中,也应添加含锌量较高的蛋白质,如乳类、蛋类、肝、鱼及肉类等。

成人对锌的摄取量是每天 12~15 毫克。

(3)铁:铁是维持生命的主要物质之一,是制造血红素和肌血球素的主要物质。缺铁会引起缺铁性贫血,影响儿童体格和智力的生长发育,降低机体对疾病的抵抗力、易疲劳等。缺铁性贫血是世界上最广泛的健康问题,它最大的危害是影响 6~24 个月的儿童的智力发育。铁还是促进 B 族维生素代谢的必要物质。在我国,钙和铁是儿童、妇女和老年人最缺乏的矿物质。缺铁的防治应从以下两方面着手:首先,多吃含铁丰富的食物,如海带、紫菜、木耳、香菇、豆制品、肉类、禽蛋、动物肝肾和高蛋白食物;其次,应用铁制炊具烹调菜肴。

成人对铁的摄取量是每天 10~15 毫克。

(4)碘:碘是人体内制造甲状腺激素的主要原料之一。身体内的碘有 2/3 存在于甲状腺中。甲状腺可以控制代谢、而甲状腺的功能又受碘含量的影响,体内缺碘会引发甲状腺肥大,导致甲状腺功能减退,代谢紊乱,并有可能引起心智反应迟钝、变胖以及活力不足。大多数人只要经常食用富含碘的食物如海带、海藻、碘盐和洋葱即可满足体内的需要,没有医生的特别要求,则最好不要服用碘的补品或药品。碘缺乏症的食补方法:长期食用碘盐,多吃海带和紫菜等食物。对那些严重缺碘的克汀病患者,则需服用碘化物和干甲状腺制剂等。

成人对碘的摄取量是每天 150 微克。

（5）镁：镁是钙、维生素C、磷、钠、钾等在人体内的代谢过程中必需的矿物质。它能防止钙在机体组织中和血管壁上的沉淀，协助钙的吸收，并防止肾结石、胆结石的发生。镁还具有降低血压、调节心率平衡、减少心脏病发生、促进心血管健康的作用。镁还可以协助抵抗抑郁症的发生，并有改善消化不良的作用，对增强生殖能力也有重要作用。

由于镁会转化为一种酶，有助于身体对维生素 B_1、B_2、B_6 的吸收、利用，因此缺乏镁就有可能引起 B 族维生素的缺乏症状，即肌肉的痉挛。镁和钙、磷、维生素 A 一起服用，效果最佳。一般正常饮食的人不会缺镁。对可疑缺镁者，可适量吃一些含镁量较高的食物，如鱼、虾和有根茎的蔬菜即可。

成人对镁的摄取量是每天 250～350 毫克。

（6）磷：磷存在于人体的所有细胞中，它几乎参与所有生理上的化学作用，是维持正常的骨骼和牙齿、维持肾脏正常的机能、促进心脏有规律地跳动和传达神经刺激的重要物质。它还有促进身体的成长以及组织器官的修复，协助脂肪和淀粉的代谢的作用。缺乏磷时，烟酸不能被机体吸收，还能发生佝偻症、牙龈脓漏等疾病。含磷较多的食物有：米、面、豆类、内脏、蛋、奶、瘦肉、鱼、家禽、葵花子等。

成人对磷的摄取量是每天 800～1200 微克。

（7）钾：钾是保持细胞、神经和肌肉正常功能所必需的物质。在人体内，钾和钠一起作用维持人体细胞和组织中的体液和电解质的平衡，调节血压并维持心律的正常。它还能输送氧气到大脑，增进思绪的清晰，降低血压，帮助处理体内废物和有助于缓和因摄入过量钠而产生的不良影响，如水肿与高血压的发生。

血糖低的人失去钾的可能性较大，经常喝酒和喜欢吃甜食的人，有可能会缺钾。缺乏钾的早期症状主要是情感冷漠、全身乏力、精神错乱和极度口干，也可能表现为心搏异常和其他心脏疾病。

患肾病的人因无法排除多余的钾，所以应从饮食中避免再摄入过度的钾。血液中钾水平过高会阻碍心肌收缩，导致嗜睡、呼吸肌麻痹和心搏缓慢等。

钾的摄取量未定，只要注意饮食，多吃绿色蔬菜即可摄取充足的钾。

（8）钠：钠与钾几乎是同时被发现的矿物质，二者是正常生长发育中不可或缺的物质。钠是体液的组成部分，它与钾结合可调节体液在体内的平衡，控制血液中电解质的水平，还有助于调节神经和肌肉的功能，防止因过热而引起的疲劳和中暑。钠还可使钙等其他矿物质溶于血液之中。

大量出汗可使人体呈低钠状态，通常缺钠的主要症状是抽搐，严重时导致脱水和血压降低、呕吐等。人体缺钠的情况较少见,倒是过量摄入钠的危害更显著。食盐是人体钠的主要来源,食盐过量是我国饮食普遍存在的问题。摄入过量的食盐(钠)将导致体内钾的不足,经常过量摄取会导致水肿高血压,进而导致心力衰竭、中风或肾衰竭。

(9)硒:硒是一种含抗氧化剂的矿物质,与维生素 E(也含抗氧化剂)配合使用,抗氧化的效果更好,可防止因氧化而引起的机体组织老化、硬化,至少可以减低其变化的速度。

硒能保护身体组织免受自由基的损害,同时具有调节前列腺素水平的功能。硒对人体的正常生长和生殖发育非常重要,肝脏要维持其正常功能少不了硒,硒还对维持毛发、皮肤的健康,以及视力的正常均有重要作用。

食物中的硒含量与植物生长的土壤中的硒含量呈正相关,中国某些地方的克山病就是由缺乏硒而引起的。缺乏硒的结果是未老先衰,摄入过量硒的情况很罕见。富含硒的食物有:海产品、动物肝脏、洋葱、番茄、绿菜花以及柑橘类水果和全谷类食物。

硒的每天摄取量成人为 50~70 微克,孕产妇则需要 65~75 微克。

(10)锰:锰与其他矿物质一样,具有多种功能。它不仅可以激活多种必要的酶,使维生素 H、B、C 能顺利地被人体利用,尤其是与软骨合成有关的酶而发挥重要作用。锰是制造甲状腺激素和性激素所必需的物质,对胆固醇的合成与胰岛素的生成也很重要,还是构成正常骨骼所必要的物质,有解除疲劳、增强记忆力、预防骨质疏松症的作用。锰缺乏将导致运动失调症,但缺乏锰的情况很罕见,目前也没有摄入过量锰而危及人体健康的报告。富含锰的食物有:坚果类、绿叶蔬菜、豌豆、全麦品等。

锰的摄入量还没有被确定,但建议成人每天摄取 2~5 毫克。

(11)铬:铬在体内与胰岛素协同作用,进行糖的代谢,并协助输送蛋白质到所需要的地方。铬对人体生长发育、预防高血压有重要作用,而且有助于控制血液中的脂肪和胆固醇的水平。缺乏铬可导致胆固醇水平偏高,并影响胰岛素的功能,这可能是动脉硬化和糖尿病的发病原因之一。富含铬的食物有:酵母、牛肝、蛋黄、鸡肉、蛤类、全谷类和玉米油等。

虽然尚未确定铬的每日摄取量,但建议成人的摄取量约为 50~200 微克。

(12)铜:铜是许多酶的组成部分,对结缔组织的形成具有重要作用。铜也是骨骼健康生长所必需的矿物质之一,并有助于人体吸收食物中的铁。铜还是人体内的铁转化制造血红素时不可缺少的物质,所以缺乏铜的人大多会患有缺铁性贫血。铜缺乏还会导致浮肿、骨骼疾病,并有可能引起风湿性关节炎。只要摄取足够的动物内脏、未精制谷类、新鲜的绿叶蔬菜,一般不必担心体内缺铜。富含铜的食物有:豆类、坚果、蘑菇、全麦、动物内脏、虾、贝类等。

(二)如何补充维生素

维生素是食物中所含的天然物质,即使是维生素补品——如胶囊、片剂、粉末、液体等等不同的维生素制剂,也都是从食物中提取制造的。还有一些维生素是由两种以上的维生素经由人工合成的复方制剂,它们的初始来源也是从天然的食物中提取的。例如:维生素 A 通常是从鱼肝油中提取制造出来的;复合维生素 B 是从酵母或由动物肝脏中提取制造出来的;维生素 C 则是从玫瑰的果实中制造出来的;而维生素 E 通常是从大豆、麦芽或玉米中提取的,所以最简单的方法是从天然食品中获取维生素。

在所有有机物中皆含有维生素,只是含量的多寡和种类的不同而已,只要我们坚持均衡且正确的饮食行为,则可摄取全部必要的维生素。这种想法在理论上是可以成立的,但问题是,几乎没有人可以调配出使摄入的食品完全符合营养素搭配理想的食谱。

以维生素 C 为例。要满足人体 1 天的维生素 C 的推荐量,需要摄入 5000 克富士苹果,这显然是做不到的。胃的容积只有那么大,何况人体还需要含有将近 50 种营养物质才能维持生存。特别是每天还需要含有 65 克以上的蛋白质、20 克以上的脂肪食品,才能维护组织器官的更新与修复。

那怎么办呢? 专家给出的答案是:饮食平衡补充,药物适量辅助,用量切勿过度。

1.从食物中平衡补充必需维生素

维生素广泛存在于各种食物之中,若想平衡补充,只有尽可能食用品种多样的食品。中国营养学会 1988 年推荐建议,一般轻体力劳动者每日应摄入约 20 种各类食物大约 1500 克左右,才能基本保证膳食平衡。

以下是部分营养素在食物中的分布:

富含维生素 A 的食物有:动物肝脏、奶类、蛋类、胡萝卜、菠菜、小白菜、柿、杏等。

富含维生素 D 的食物有:蛋黄、动物肝脏、牛奶等。

维生素 E 为脂溶性,广泛存在于各种蔬菜、粮食的提炼植物油中。

维生素 B_1 在花生米、麦麸、动物内脏、肉、蛋、蔬菜中含量丰富。

维生素 B_6 在豆类、谷类、蛋、肉、酵母中较多。

酸枣、山楂、柑橘、草莓、油菜、西红柿中则含有丰富的维生素 C。

一份面面俱到的营养餐,还可能会因为在贮藏、加工、烹调过程中的不科学使营养素在不知不觉中被破坏了。所以若想从食物中获取营养素的最大化,还必须注意以下问题:

(1)蔬菜不宜长时间浸泡:如想从蔬菜中获取充分的维生素 B 族和 C 的话,就不要洗菜时将蔬菜长时间浸泡在水中,而应用流水冲洗。

(2)炒菜时间宜短:在烹调时,炒菜时间越短越好,尽量少加水,这样可使营养素的破坏减至最低。同时,若想从蔬菜中摄取充分的维生素 B_1 或 C 的话,在烹调时不要使用小苏打。

(3)烹调器皿很重要:在烹调时,用不锈钢、玻璃及搪瓷器皿可避免失去更多的营养素。用铁锅虽然可提供铁元素,但会破坏维生素 C,用铜锅时会破坏维生素 E 和叶酸。

(4)每餐应有凉拌菜:在每餐的饮食中,应经常保持 1~2 个生拌菜,以摄取更充分的营养素。

(5)凉拌菜宜现做现吃:吃生菜沙拉或凉拌菜时,最好现做现吃。因为切好后的水果或蔬菜的放置的时间越长,维生素的损失会越大。

(6)保存加工有讲究:从市场买回来的蔬菜、水果应马上放入冰箱,以保持营养不丢失。要把新鲜蔬菜或水果切开或切碎时,应用锋利的菜刀,因为当蔬菜和水果的组织受到损害时,维生素 A 和 C 均会被破坏掉。

(7)有些菜叶不应丢弃:莴笋的外层绿叶比内层绿叶老,但却含更丰富的钙、钛及维生素 C。绿菜花的叶比其芽、茎部分含有更高的维生素 A。许多蔬菜的叶子,比如芹菜的叶子中含有更多的营养素,应该充分利用。

2.患下述疾病需要额外补充维生素

人类身体在不同时刻、不同年龄、不同状态下的维生素需要量并不总是一样的,在特别的症状下,就要吃特别的维生素,服用不同的营养补品。

(1)粉刺:粉刺是爱美的青年男女倍感头痛的一件事,那么试试坚持服用一段时间的维生素补充剂:

维生素 E,400 国际单位,每天 1~2 次。

β 胡萝卜素,25000 国际单位,每天 1~2 次。

（2）口臭：口臭是令所有人心烦的事，无论是口臭患者或是与口臭患者对话的人，它常常使人尴尬万分。在保持口腔清洁的情况下，可以试一下：

叶绿素的片剂或胶囊剂，每天 1~3 次，每次 1 粒。

锌 50 毫克，每天 1 次。

（3）痔疮：痔疮是约 1/2 的 50 岁以上的中老年人的苦恼，食用含有刺激性的饮食、运动不足、解便时过度用力都是造成痔疮的原因。除了纠正不正常的饮食习惯、加强运动、促进胃肠蠕动外，还可以试试：

未加工的麦麸一汤匙，每天 3 次。

复方维生素 C，1000 毫克，每天 2 次。

（4）痛经：痛经是很多女性每个月都会碰到的麻烦事，如果能够方便、轻松地减轻这种不快，也就减少了很多苦恼。可以试一下：

维生素 B_6，50 毫克，每天 3 次。

复合维生素 B，100 毫克，上下午各 2 次。

月见草油，500 毫克，每天 3 次。

（5）牙龈出血：老年人常因吸烟、饮酒、手术、心肌梗死等原因引起维生素 C 缺乏，表现为牙龈出血、牙齿松动等。德国学者的一项研究显示，维生素 C 通过减少血管内皮细胞死亡而有益于充血性心衰病人。最新美国《循环》杂志报道，适量补充维生素 C 可以预防动脉硬化，尤其是患有高血压的男性或体重过重的人。如果血液中维生素 C 含量偏低，患中风的概率更高。所以老年人每天应补充维生素 C500 毫克，维生素 E200~400 国际单位。

（6）维生素 D 缺乏病：老年人因肝肾功能不良，调节钙磷代谢功能明显降低，易患维生素 D 缺乏症，故老年人需适量补充维生素 D。另外，美国研究人员发现维生素 D、钙合用可使血压下降，当然维生素 D 加钙并不能代替降压药物。

（7）老年性白内障、更年期综合征：老年性白内障、更年期综合征患者每天应适当补充维生素 E200~400 国际单位和维生素 B_2、钙各 500 毫克，镁 250 毫克。

（8）其他疾病：糖尿病患者服用维生素 E 可以减少患心脏病和中风的危险，有抗氧化功能的维生素 C 和 E 的饮食有助于降血压。凝血障碍、血液不易凝固或出现老年性紫癜，补充维生素 K 是必要的。发生老年瘙痒症时建议服用维生素 A、E、B、B_2、B_6 及谷维素等。

3. 患下述疾病慎重补充维生素

血脂高者慎用维生素 E。肾功能较差的人不宜多服维生素 C，长期超剂量使用维生素 C 可引起胃酸增多、胃液反流,甚至导致泌尿系结石。长期服用维生素 E 易引起血小板凝集,形成血栓,过量服用还可引起出血、高血压、糖尿病或加重心绞痛,甚至可致乳腺癌。维生素 D 过量可致高钙血症,引起厌食、呕吐、蛋白尿、血尿等,严重的可致肾功能衰竭。

4.维生素和蔬菜的关系

维生素不能代替蔬菜。蔬菜还含有矿物质、微量元素、碳水化合物、纤维素等非维生素类营养成分,营养更全面。因此,想用维生素制剂代替蔬菜是错误的。

蔬菜也不能代替维生素制剂。例如维生素 C,不是所有的蔬菜都富含维生素 C。水溶性维生素 C 在洗菜时容易丢失,在烹调时温度过高或加热时间过长会被大量破坏,还容易被空气中的氧气氧化。

三、不同年龄阶段的食补

人的一生,要经历各个不同的时期,每个时期各有不同的生理特点,一般可分为幼儿期、青少年期、中年期和老年期。只有了解和掌握人生各个不同时期的特点,才能更好地做好养生保健工作。同样,根据不同年龄段的生理特点予以进补是健康进补的重要一环。

人的体质会随着年龄增长的不同时期而产生生理上相应的变化,这种变化有一定的规律。但每个人的生物学年龄与实际年龄并非都刻板同步,在相同年龄人中往往相差较大:有的未老先衰,有的却显得年轻,生物学年龄甚至可相差 10 年以上,故至今国际上对年龄分期尚未统一。就体质特征来说,只能大致地分为幼年时期(包括婴儿阶段:满月~1 岁;幼儿阶段:1~3 岁;幼童阶段:3~7 岁;儿童阶段:7~14 岁)、青少年时期(包括少年阶段:14~18 岁;青年阶段:18~25 岁)、中年时期(壮年阶段:28~45 岁;更年阶段:45~60 岁)、老年时期(60 岁以后)。

(一)幼年时期以调为补

幼年时期属阴阳气血尚未充盛,为"稚阴稚阳"之体,对其调补应以促进脾胃功能、助长发育为原则。人从出生到满月为新生儿,此时机体柔弱,患病概率较高,全靠母乳喂养。婴儿生长发育最迅速,营养需求也高。婴儿断乳后,幼儿从母体获得的免疫力逐渐消失,以粥和软饭为主要食品。这个时期要注意两方面的问题:一方面要应注意充实营养物质,饮食要定时定量;另一方面,幼童大脑发育迅速,对新生事物模仿力强,儿童大脑发育已达到成人水平,综合分析能力逐渐提高,对他们除了供给富含营养的食品外,还应增加开发智力的食物。总之,处在幼年时期的小孩,年龄越小脏腑越娇嫩,越要选择容易消化而又有营养的食品。忌吃不易消化的大鱼大肉,油煎、辛辣或过酸过咸食物;不吃零食,不偏食,以免脾胃受损。

1.婴儿阶段(满月~1岁)

婴儿从出生到满月,应按需日夜供给乳汁,不限于按时定量。婴儿出生后6小时起即开始喂乳,不必挤去第一次乳汁,因初乳营养最为丰富,有助于婴儿增强抗病力。但往后每次哺乳前,都要清洗双手,以温开水洗净乳头,并挤去几滴宿乳,这可除去夏天"热乳"、冬日"寒乳",以免婴儿吮入后患病。在喂乳前用手按摩乳房,使乳汁通畅,然后让婴儿躺在乳母怀中,用食指和中指轻按乳晕部位,以免乳房堵塞婴儿鼻孔,或因乳汁过涌而致婴儿呛咳。喂完乳轻拍婴儿背部,使其打嗝排出胃中空气。

婴儿满月后,要养成按时定量的喂乳习惯,切勿一哭就喂,否则过量反而伤害婴儿脾胃。喂乳时间一般为:白天4小时1次,夜间6~8小时1次。其间酌情添加一些辅食,如果汁、菜汤、肉汁、鱼肝油、蛋糕等。到第6个月时,夜间可逐渐不喂乳,除白天照常喂乳外,宜增加辅食,如米粥、馒头、饼干、肝泥、菜泥等,为断乳做好准备。

随着婴儿不断地发育,营养需求量急剧增加,故需在逐渐增加辅食而减少喂乳次数的基础上,于1周岁时断乳为宜。如此时适逢盛夏,则应等到秋凉后再断乳,因炎热夏天,婴儿消化功能差,突然改变其饮食习惯,容易引起腹泻。

婴儿贵在以母乳喂养。中医学认为"有儿初生,借乳为命",视母乳为婴儿最理想的天然补益食品。母乳性平味甘咸,能补五脏,令人体健,悦皮肤,润毛发。现代营养学研究表明,人乳的营养价值高于其他任何乳制品,所含蛋白质多为易消化的乳白蛋白,其中有大量促进人体生长发育的氨基酸;脂肪中含脂肪酸较多,因颗粒细小,吸收利用率比牛乳高1倍;还有一种糖类可促进脑神经发育,这在牛乳中是没有的。人乳中又含有多种维生素、无机盐、酶和多种抗体,是婴儿生长发育和增强抵抗力所不可缺少的物质。所以,母乳是婴儿身心健康成长的需要,应尽量用母乳喂养。如果哺乳期乳母患有肝炎、肺结核、糖尿病等疾病,乳母体质差,又带菌毒,则不宜哺乳;乳母在哺乳过程中如患乳腺炎或急性感染病时,需暂停哺乳。

2.幼儿阶段(1~3岁)

婴儿断乳后进入幼儿阶段,必须全靠摄取其他食物,以供全身对营养物质的需求。幼儿阶段机体处于生长发育高峰,饮食必须含有丰富的营养。

祖国医学对幼儿的食养卫生一贯非常重视,其幼儿食养的观点可归纳为以下两点:

　　第一,小儿脾常不足。脾胃为后天之本,主受纳运化水谷,为生化之源。由于小儿生机蓬勃,发育迅速,所需水谷精气的供养相对地比成人更为迫切,但饮食的质和量则必须与各个时期的需求恰当地配合。若乳食不当,或过饥过饱,均会影响其脾胃功能,导致疾病的发生。故小儿脾胃病较多见,如呕吐、泄泻、虫症、疳积等,均属常见疾病。

　　第二,小儿为纯阳和稚阴稚阳之体。纯阳之体是指小儿生机蓬勃,发育迅速,犹如春天的花木,欣欣向荣,代谢异常旺盛,对水谷精气等营养物质要求殷切,需要不断补充。另一方面小儿机体柔弱,脏腑娇嫩,阴阳二气尚属不足,由于生机蓬勃,往往相对地感到阴液的不足,对水液的代谢需要较成人为高,故易于伤阴而有失液之虞,这就是小儿的稚阴稚阳的情况。在小儿的食养中必须充分注意这些生理特点,调乳母、节饮食、慎医药是小儿食养的总原则。

　　幼儿处在不断发育成长的旺盛时期,尤以婴幼儿全身各种器官都在相应地按比例快速生长,是整个小儿时期中最旺盛的增长阶段,因此对热量和各种营养素的需要量也格外大些。婴幼儿所需的主要营养素如下:

　　(1)蛋白质:它在婴幼儿体内除了修复过程以外,还需要其构成新的细胞和组织,因此所需要的蛋白质较成人为多。若长期缺乏蛋白质,则会影响婴幼儿生长、发育(尤其是脑的发育),使身长及体重增长缓慢,肌肉松弛,或出现贫血、水肿等情况,使免疫力下降,易于生病。一般而言,动物蛋白的生理价值较植物蛋白大,当然不同的动物蛋白利用价值也有高低之别。

　　(2)脂肪:婴幼儿每日所需热量大约有40%是靠脂肪来满足的,故每日每公斤体重需要的脂肪比成人为高,达4~6克,6岁以上儿童需要3克或更多一些,约占膳食中总热量的30%~50%。脂肪除供给热量外,还促进脂溶性维生素的吸收和利用。脂肪内的亚油酸、亚麻油酸、花生四烯酸(人乳中含量最高)等不饱和脂肪酸为婴儿所必需,缺乏时可引起体重下降、皮肤干燥粗糙以及患维生素 A、B 缺乏症。

　　(3)碳水化合物:它是供给人体热能最主要、最经济的来源,也是构成身体组织不可缺乏的原料。婴儿对碳水化合物的需要量(婴幼儿每日每公斤体重需要碳水化合物在12~15克之间)比成人多,约占总热量的50%。若食物中碳水化合物过多,在肠内发酵过强,可产生大量低级脂酸,则易引起腹泻;若摄入蛋白质量不

·食疗食补·

图文珍藏版

足,但摄入碳水化合物过量,会不正常地积存一些脂肪,出现虚胖或水肿,并且易于感染;若碳水化合物供应不足,则会出现低血糖,并会影响其他营养素的消化吸收和利用,使体内蛋白质消耗增加,形成营养不良症。因此当婴儿体重不增时,可在膳食内适当增加一些糖分,以提高热量;当体重增加后,糖分供应量就应降低。

(4)无机盐和微量元素:目前认为有 14 种微量元素是人类所必需的,其中除氟和碘外均为金属元素,它们绝大多数与体内有机物构成复合物,以酶、激素及组成细胞结构等形式,维持人体正常的生理和生化功能。若微量元素缺乏,可导致多系统功能紊乱,并可引起胎儿畸形及肿瘤,过多则可产生毒性作用。

(5)维生素:它并不供给热量,也不是构成身体组织的原料,但参与人体中许多重要的生理过程,是维持生命活动必不可少的物质。目前已知的有 20 多种,可分水溶性和脂溶性维生素两大类。水溶性维生素有维生素 B 族(B_1、B_2、尼克酸、叶酸、维生素 B_{12}、泛酸等)、维生素 C 等;脂溶性维生素有维生素 A、D、E、K 等。婴儿维生素的需求量很大,需要从饮食中得到不断且充足的供应。总之,现代医学和营养学要求,应根据儿童各年龄期的生理特点给予科学的喂养,要求膳食的组成能满足儿童迅速成长和消耗的需要,各种营养素的质量与数量要分配合理,比例确当。

但值得注意的是,不要使营养过剩而导致不良后果。诚如《大生旨要》云:"小儿无知,见物即爱,岂能细节?节之者,父母也。父母不知禁忌,畏其啼哭,无所不与,积成痼疾,追悔莫及。"这番话对今人大有启示。现在人们生活水平普遍提高,又均为独生子女,多备受父母溺爱。面对市场上资源丰富的食品,父母总是顺应幼儿的心意,要啥就买啥,往往使幼儿过食、偏食及零食不离口,结果忽视了"食贵有节"而造成营养过剩。比起营养不良,幼儿营养过剩是更为普遍严重的问题。

营养过剩会造成两种不同的后果:一是养出个胖墩儿。肥胖不等于健康,如服了含性激素的小儿"保健品",结果不仅使小孩易发胖,还可出现性早熟而引发后患;肥胖儿还会为成年后埋下糖尿病、高血压的祸根。二是摄入过多的食品,孩子不但没有发胖,反倒越多吃越瘦弱。这是由于食之过多,多而不化,伤害了娇嫩的脾胃,使消化吸收功能发生障碍,饮食的营养不能为机体所用,反而形成了营养不良的现象。因此,对小孩的饮食调理,既要富于营养,又要利于消化;既要满足机体生长发育的需要,又要防止营养过剩。

3.儿童阶段(3~14 岁)

儿童调补须根据小儿体质和病症变化特点进行,儿童脏腑娇嫩,以肺、脾、肾三脏最为显著,如明代医家万密斋所说:肺常不足,脾常不足,肾常虚。因此,补肺、补脾、补肾为调补最常用的方法,也是调补的重点所在。

儿童卫外功能不固,肺脏功能较弱,易受寒热刺激而发病。中医认为,肺虚使整个机体抵抗力降低,所以在调补,尤其是用药食调补时应该注意补益肺气、固表,以增强儿童的抵抗力。

脾为后天之本,主运化水谷精微,为气血生化之源。由于儿童脾常不足,运化功能相对薄弱,在使用药食调补时应以健脾益胃为准则,同时需量其脾胃运化能力而给予,不可操之过急,短期内大量施补;或过用滋腻之品,以致碍滞气机,反而损伤脾胃。值得一提的是儿童对食品的营养益气,相对质量比成人要高。儿童"五脏六腑,成而未全……全而未壮",这就需要比成人相对高的营养来促进其迅速成长发育。与此同时,由于儿童"血气未充……肠胃脆薄,精神怯弱"(《育婴家秘》),故供给儿童的饮食必须适应其肠胃的消化能力。又由于消化能力从初生到成年是逐渐增加的,所以儿童的饮食营养供给也应逐年阶段性地调整,否则即会给小儿造成偏食而缺乏营养的后患。

肾为先天之本,肾中元阴元阳为生命之根,关系到人的禀赋体质与成长,各脏之阴取之于肾阴的滋养,各脏之阳依赖于肾阳的温养。对于先天不足的儿童,在调补时应着重补肾,以促进小儿生长发育及增强抗病能力,但也要注意防止温补太过而适得其反。

总之,儿童处于生长发育时期,尤其是患病后若及时予以调补,可促进其早日康复。反之,若不注意及时给予调补,迁延日久,必然造成营养缺乏,脏腑功能失调,生长发育迟缓。因此,审辨虚症,及时调补,并补之得当,需要高度重视。

4.不要给孩子盲目进补

盲目给孩子滥用补品、补药有害无益。因补品中多含有药品,比如有的含有女性激素如雌二醇,或男性激素睾丸酮。有的家长为了提高孩子的智商,增强记忆力,给孩子补充赖氨酸及含赖氨酸的强化食品,大量服食的赖氨酸超过了身体的吸收能力,不但在经济上是一种浪费,更重要的是增加了排泄器官的负担。有的家长在无医嘱的情况下,每天给孩子大量服用钙片、多种维生素、磷维他,总认为孩子缺这缺那多补一些保险。其实这是很盲目的,他们不懂得人体营养素需要平衡,过量与不足同样有害。某些补品、补药对患有营养不良性疾病和发育迟缓的孩子确有一定帮助,但需要经过医生的诊断和检测,并在医生的指导下有的放矢,按规定剂量和疗程给予。对于绝大多数身体健康的孩子,则根本没有必要进食专门的补品和补药。

一般情况下，只要坚持平衡膳食，儿童是不会出现营养缺乏症的，因为比例合理的膳食中，各种营养是丰富的、全面的。但有许多家长在对待儿童的营养问题上有误解，他们认为孩子用保健品、滋补品，如蜂乳、蜂王浆、花粉等，便可使他们获得更多的营养，有利于他们的成长发育、健壮结实，实际上这样做有时会适得其反，弄巧成拙。不合理的营养补充，无助于身体健康，不但影响正常生长发育，而且妨碍体内器官功能的平衡，招来疾病。

5.食物与儿童疾病

(1)快餐与肥胖症：快餐因其良好的就餐环境、便捷的方式以及诱人的风味，特别受到儿童的青睐。但不少儿童却因此而成了小胖墩，与高血压、糖尿病、脂肪肝等多种"文明病"结了缘。这是因为，快餐大多是高脂肪、高热量食品，而维生素含量却较低。加之油炸、煎、烤的烹饪方式，致使各种营养素比例严重失衡。

通常一份洋快餐提供的热量可达 1000 千卡以上，已占 3 岁儿童每日供给量标准的 88%～113%，其中脂肪提供的热量又占总热量的 40%～59%。如此多的热量进入儿童体内，必然超过正常代谢所需，于是转化成脂肪堆积于体内，使儿童不断地肥胖起来。

明智之举：尽量控制吃快餐的次数，最好不用快餐做晚餐。平时，也不宜让孩子多吃薯条、香肠、苹果派等高热量的食物，应多选择有蔬菜的食物。

(2)酸性食物与孤独症：酸性食物并非指食物的味道，而是指各种肉、蛋及糖类。这些食物往往被家长认为是高营养品，但它们在人体的最终代谢产物为酸性成分。过多的食用这些酸性食品，可使血液呈酸性，有可能导致儿童形成酸性体质，使参与大脑正常发育和维持大脑生理功能的钾、钙、镁、锌等元素大量消耗掉，从而引起思维紊乱，使儿童患上孤独症。

明智之举：调整三餐结构，减少高蛋白、高脂肪、高糖类食物在饮食中的比重，增加菜、水果等富含碱性成分的食物，使血液酸碱度重新恢复平衡，有助于儿童孤独症的康复。

(3)精食与近视眼：很多家长经常给孩子吃精米精面。医学专家认为，长期吃过于精细的食物，会由于减少了 B 族维生素的摄入而影响儿童神经系统的发育。而且，还会因损失过多的铬元素而影响视力发育，成为近视眼的一大成因。

铬是人体内一种重要的荷尔蒙，铬不足时会使胰岛素的活性减退，调节血糖的能力下降，致使食物中的糖分不能正常代谢而滞留于血液之中。最终，导致眼睛的屈光度改变而形成近视眼。

明智之举:人体每天需从食物中摄取到50~200微克铬元素。而加工过的精米白面已丧失了80%的铬,因此,要适当给儿童进食一定量的粗粮糙米,以保证足量铬元素的摄取。

(4)咖啡与矮个症:咖啡中含有较多的咖啡因,而咖啡因可阻碍儿童的骨骼发育。经常饮用咖啡、吃咖啡糖果或咖啡饼干的儿童,有形成矮个症的危险。

明智之举:让孩子多喝白开水或纯天然果汁,少接触咖啡。

(5)方便面与营养不良症:方便面是普遍的快餐食品之一,是用油炸面条加上食盐、味精所组成。

由于它的特殊风味,使很多儿童都喜欢吃,于是家长便经常把它作为儿童饮食中的主要食物。其实,方便面最大的弊端就在于缺乏蛋白质、脂肪、维生素以及微量元素,而这些营养素恰恰是儿童各个器官和组织发育时必不可少的养分。

明智之举:不能让方便面成为儿童的主食,否则会诱发营养不良。

(6)巧克力与遗尿症:随着巧克力的多种保健功能(如保护心脏、防癌、减肥、振奋情绪等)被相继发现,已越来越受到保健专家的瞩目与提倡,因而逐渐"热"起来,成为一种时尚食品。

然而,儿童应该适当限制食用巧克力,否则易与遗尿症结缘。因为,巧克力可在儿童体内产生过敏反应,使膀胱壁膨胀,容量减少,平滑肌变得粗糙,因而使膀胱产生痉挛。同时,这一过敏反应又使幼儿睡眠过深,使他们在尿液充盈时也不能及时醒来,总是发生尿床,最终形成遗尿症。

明智之举:平时应该少给或不给儿童吃巧克力,尤其在临睡之前。

(7)鱼片与氟斑牙:鱼片干是由海鱼加工制成,其中不仅含有丰富的蛋白质、钙、磷等营养元素,而且味道鲜美,一般幼儿很爱食用,但其中氟元素含量较多。据测量,鱼片中的氟元素是牛、羊、猪肉的2400多倍,是水果、蔬菜的4800多倍。而人体每日对氟元素的生理需要量仅为1~1.5毫克。如果每天从食物等摄入的氟元素超过4~6毫克,氟就会在体内积蓄起来,时间一长会引起慢性氟中毒。

慢性氟中毒首先会影响儿童的牙齿发育,会使牙齿变得粗糙无光,牙面出现斑点、条纹,呈现黄色,形成氟斑牙。氟斑牙一旦形成,则再也无法恢复。

明智之举:鱼片偶尔可作为两餐之间的零食,绝对不可经常让幼儿大量摄入。

(8)冷饮与肠套叠:一到夏季,不少儿童没完没了地要冷饮吃。殊不知,儿童的肠管相对较大人的肠管长而薄,肠系膜松弛,固定能力又差。一旦受到冷饮刺激,很容易导致肠管平滑肌痉挛和蠕动增强,进而诱发肠套叠、肠道梗阻而危及生命。

明智之举:给儿童吃冷饮的量要少,尤其是2岁以下的幼儿。限制儿童吃冷饮的数量,饮料每天只给喝1瓶,雪糕每次吃1根,而且不要在餐前吃,一般饭后1小时较为合适。刚从冰箱里拿出的冷饮,则要在室内放上一会儿再给孩子吃。

(二)青少年时期以食为补

青少年时期身体迅速增长,中枢神经系统及下丘脑随之发育成熟,性器官也趋向成熟,男女生理特点尤其第二性征表现更为明显。这一时期男女青少年的体质趋向定型。为保持并获得健壮的体魄,这一时期要调整饮食结构,增加动物性食物,从中摄取更多的优质蛋白质,以平衡阴阳、积累精气、填补精髓。

1.发育旺盛要求饮食精足

青少年时期是从儿童转到成人的过渡时期,从生理上的表现是从男、女性的特征出现开始,一直到体格、性发育停止为止。

从脱离儿童时期进入少年时期,再从少年过渡到青年,身心进入一个高速生长期。首先是身长和体重的迅速生长,尤其是体重的增加更为显著。一般女孩进入快速生长的时间比男孩平均早1~2年,即在12~13岁时往往达到生长的高峰期,男孩一般要到14~15岁时进入生长的最高速度。虽然男孩的快速生长期出现得较晚,但其增长的幅度却比女孩要大。

其次是机体各组织器官的生长发育迅速,两性特征的出现标志着青春期的来临。从性别特征的出现到发育转变为性成熟的青年,使男女两性的身体与心理的变化很大。这些身心的变化,使这一时期的男女青年脾胃功能旺盛,运化力强,食欲特别好。这时的食补以各种营养素的补充为主,以适应身体迅速发育的需要。

从身体方面看,这一时期将为其一生的健康状况打下基础,所以青少年食补应以充足的营养为主。如果调补得当,原来体质较差的儿童,一二年内就可从原来的孱弱体质变为健壮;有些在儿童期体弱多病的儿童,如患有哮喘、佝偻病、过敏性疾病以及小儿麻痹症等,通过食补可以显著减轻其症状,甚至使病症消失。同样,如果青春期忽视调补或摄食不当,那些尽管有些儿童期内体质并不算差的孩子,也往往会招致百病,比如肺结核、月经不调等病症发生。

2.青春期注意身心双补

青春期的男女学生,开始步入复杂多变的社会,他们对于一切都是好奇心,特别是随着各种知识的不断丰富、积累,逐渐形成了自己的思维模式。这时期的青少年,情窦初开,对异性的好奇,对家长以及家庭的束缚表现出的叛逆意识,使他们在情绪上、志趣上、思想修养上,处于一个躁动不安的敏感的形成时期。或情绪易于激动,志趣游移不定;或应付环境缺乏修养,憧憬未来好高骛远;或处顺流而易骄任性,或处逆境而易乱违理。

这些情绪方面的变化,与这一时期生理、体质上的变化紧密相关。一方面除要对青少年进行正确人生观的指导和疏引,一方面还要注意是否为饮食失调、或为情志不遂、或为气质偏胜、或为调治失时等多方面的因素所致,这些都需要食养扶正祛邪、身心双补,以资其健康成长。

青春期进补的要求,除了补充各种营养丰富的物质外,还需注意摄入具有补益精血作用的药食,以保持这一时期肾气常盈,肾精常充。从营养学角度分析,动物性药食含优质蛋白质比较丰富,这种蛋白质的供应充足,将对青春期男、女同学的生长发育和机体免疫功能的产生,发挥重要的作用。如优质蛋白质供给不足,则导致发育迟缓、抵抗力降低。日常饮食还必须富含矿物质,如钙、磷、铁、碘、镁、锌等。其中尤其锌元素对机体生长和性器官的发育特别重要,若缺锌,则会使生长和性器官发育停滞。缺乏钙、磷,则可发生轻度佝偻病或骨质疏松症;缺乏铁,则发生贫血。而这些营养物质,又均以动物性食物含量最为丰富,吸收利用率也最高。所以,青少年时期进补应以摄取动物性药食为主。

此外,青少年大多在校就读,要维持上午排满的课程所消耗的能量,脑细胞需要充足的营养才能更好地进行思维活动。故早餐不可简单应付,一定要吃饱吃好,如牛奶、奶粉、豆浆、面包、肉、馒头、煮鸡蛋等。有条件的学校,可在课间按需酌情加餐,选择既有营养又能快速摄入的点心,这样既可避免脾胃受损,又有助于上课思想集中,提高学习成绩。

3.青少年时期的食补要点

青少年时期在营养方面,对蛋白质、钙、维生素 D 等的需要量,一般比儿童期为高。女孩在月经初期之前,铁和钙的代谢旺盛,因此在这一阶段若不注意这些特点,营养素供应不足或过度,就有可能引起种种疾病。

此期饮食营养要注意以下几点:

(1)供给充足的热量和蛋白质:除有肥胖症之外,一般应供给充分的热量食物,饮食应富含优质蛋白质。正常人每日每公斤体重供给蛋白质 1.5~2.0 克,以奶类、蛋类、动物内脏和豆制品作为蛋白质的主要来源;热能可按每公斤体重 40~45 卡供给。

(2)供给充足的维生素:食物中的维生素供给应充分,除水溶性维生素,如 C

以及 B₁、B₂、B₁₂等外,还特别要注意脂溶性维生素的供给,如维生素 A、D 都很重要。凡含有上述维生素的食物如粗糙谷物、蔬菜、水果等,要多吃一些。

（3）供给充足的微量元素:食物中应供给必要的无机盐和微量元素,应多吃一些含钙食物如奶类、鱼、虾、排骨汤、鱼汤、豆类,含钾较多的水果如橘子等,含有较多微量元素的如动物肝脏、瘦肉、蔬菜、硬壳果类等,含铁较多的食物如鱼子、芝麻、蛋黄、动物肝、黄豆粉、豆腐皮、腐竹、紫菜、海带、绿叶蔬菜、泥鳅等。

（4）少吃甜食。

（5）限制刺激性食物:如辛辣、酸味食品不宜多食,因其可增加兴奋性,易使神经系统失去平衡而致精神及情绪改变等。特别要禁止喝酒和抽烟,对浓茶和浓咖啡也以不饮为宜。

（6）供给充足的膳食纤维:多吃一些含有粗纤维的植物性食物,如芹菜、大白菜、卷心菜、茼蒿菜、豆芽、笋及笋干等,可以促进胃肠蠕动、通调大便,排除肠道毒物,对有肥胖倾向的青年,还有饱腹而无热量太过之功。

4.中年心血管病,根在青少年

21 年前,芬兰库尔图大学的研究人员对 2200 名儿童和青少年进行了一系列的身体检查,每个人的检查、化验结果详细记录在案。21 年后他们又再次对这些人进行了检查。他们用超声波检查了现在已 30 多岁的跟踪对象的颈动脉——这是目前唯一的无需介入的动脉硬化检查方法。

研究人员发现,血压过高、"坏"胆固醇水平过高、体重超重和抽烟,与早期动脉硬化有密切联系。几乎在同时,远在美国的研究人员在另一项研究中也得出了类似的结论。不仅如此,美国研究人员进一步得出结论认为:高胆固醇含量是预测心血管疾病的最好指标。他们认为:童年时期和少年时期的高胆固醇含量是引起中青年时期动脉硬化的最持续和独立的因素。

这两份研究报告的结论是:中青年人的动脉硬化起源于青少年时期。那些体重超重、血压和"坏"胆固醇含量过高的青少年,当他们进入 30—40 岁的时候,就会出现动脉硬化症状。

这就明确地告诉我们:在儿童阶段和青少年时期,应为未来打下良好的健康基础,如若营养过剩和饮食不当则会为未来的健康埋下祸根。

（三）中年时期调补应持恒

如果从中医进补的观点来看,严格意义上的进补应该从中年开始。中年时期分为壮年期(28~45岁)和更年期(45~60岁)两个阶段,是人一生中的鼎盛时期。中年前期(壮年期)体质健壮,活动力旺盛,疾病少、胃口好,吃得多。但也因此误食而导致病从食入,动脉硬化、脂肪肝、肥胖症、冠心病之类的疾病,往往其祸根多于此时潜伏。中年后期(更年期)强壮的体质呈现转衰的趋势,如气血渐虚,各器官功能渐弱,新陈代谢速度渐缓,消化功能减弱,性功能减退,抵抗疾病能力也有所下降。但延缓诸如此类的衰退是可以做到的,其中极为重要的一环就是抓住时机辨证施用药食进补。如此时适当补充气血、补益肝肾,只要持之以恒,一定会收获老年时期的健康长寿。诚如古代名医张景岳在《景岳全书》中指出:"人于中年左右,当大为修理一番,然再振根基,尚余强半。"于是"人到中年当大修"也就成了现代中年人的警句。

1.人到中年当大修

何为"大修"?中医学认为,"人始生,先成精","精者,生之本也"。人体所有的器官与功能,都受制于"精气"。人体就像一座水库,体内精气的盈与亏好比水库里的水位。中年人生理功能退化,再加上处于敬业出成果最佳期,易致精力透支,就像水库里的水不断外流,水量锐减,水位下降,如再不警觉,多种疾病就会接踵而来。因此,"中年修理,重振根基",深刻揭示了中年进补的重要性和必要性。

40岁正当壮年,精力充沛,阅历丰富,是人生干事业的最佳年龄。但是身体的内部却在不知不觉地起着重大的变化,中年是人体一生中由盛而衰的转折点。中医认为"年四十而阴气自半也,起居衰矣;年五十,体重、耳目不聪明矣。"《景岳全书》记载:人生35岁"血脉满盛,故好步",40岁皮下肌肉开始松弛,"腠理始疏,故好坐",50岁"肝气衰败目不明",60岁则"心气衰,故好卧"。古代中医这些朴素的认识,在现代医学中渐渐地得到了阐明和发展。人自35~40岁以后,身体内部开始出现了一系列由盛而衰的变化,其主要的变化特征是:

(1)中年脂肪蓄积,人开始发胖:如40岁、身高170厘米的男性,标准体重应为65公斤左右,当体重超过75公斤时即为肥胖;30岁、身高165厘米的女性,标准体重应为55公斤左右,当超过65公斤时即为肥胖。中年肥胖是由于中年人的新陈代谢较青年时期减慢的原因,加上中年好静、活动减少,能量消耗相应减少,其尚未消耗部分就转化为脂肪而贮存于体内,如果过多就会发胖,血脂亦随之增高。肥胖有很多危害,它会导致动脉硬化,使冠心病、高血压、中风、胆结石、脂肪肝、糖尿病、胰腺炎等发病率增加,病死率亦随之增高。

(2)免疫功能降低:40岁以后人体免疫功能较青年时期要降低一半左右,因此

·食疗食补·

图文珍藏版

中年人容易感冒，易于罹病，并且不易自愈，病情反复而引发一些慢性病变。此外，肿瘤的发病率也逐渐随之上升。

(3)记忆力减退：40岁左右的人，虽然思维能力、活动能力还在旺盛时期，可是记忆力却在缓慢地减退，容易遗忘事情，这是衰老的自然现象。

(4)性功能减退：在生活中，有一部分中年人，受内外因素的影响（尤其是精神因素和慢性病），使内分泌和神经功能失调，较早地出现了性功能减退或较早地出现更年期，甚至阳痿。而女性在43岁以后，雌激素水平下降，性功能减退，情绪不稳定，进入了更年期。

(5)身体由盛而衰的其他变化：除以上方面外，中年人尚有毛囊萎缩而开始脱发、白发；眼球晶状体弹性减退而出现视力模糊、老花；听力减退；结缔组织逐渐硬化和弹性逐渐降低而见肌肉松弛，出现退行性改变而患颈椎病、腰椎肥大症等。

中年人对进补药食的要求都有哪些呢？从进食总的营养方面来说，应该是充足的优质蛋白质、丰富的维生素、多种无机盐、低脂肪、适量糖。中年进补重在补肾精。首先要适当增加"血肉有情之品"，中药类如阿胶、鹿茸、海马等；食物类如瘦肉、鸡肉、鸭肉、兔肉、鱼类等。因为此类药食所含优质蛋白质颇丰，诚如清代医家叶天士所云："血肉有情之品，能栽培体内精血。"原理就在于"同气相求"的功效。其次是经常服用药食兼优的食物，如大豆、核桃、黑芝麻、蜂蜜、花粉、菌菇类等，均有延年抗衰老作用，尤其核桃肉、黑芝麻、黑豆等补肾作用较为突出。古代方士曾有"辟谷术"的神奇传说，进食的就是黑豆与火麻子仁配制的食品。传说中的耐饥进补作用虽夸张了一些，但根据现代科学研究，食之确能身轻体健，延缓衰老。又如我国最早药典《神农本草经》均列黑芝麻与蜂蜜为上品，黑芝麻有"补五内，益气力，长肌肉，填脑髓"的功用；蜂蜜有"安五脏诸不足，益气补中，止痛解毒，除众病，和百药"的功效，只是需要久服方能生效。

值得注意的是，中年人的饮食菜肴口味必须清淡。因为人到中年，肾气始衰，而咸味入肾，肾中咸味过多，则伤耗肾气：若嗜咸则加速肾衰，肾气衰竭必将影响各器官功能。现代医学认为，老年人的高血压、动脉硬化等疾病，重要诱因之一就是摄盐过量。而这些致命的疾病，多为在中年时期埋下的祸根，对此理应引起足够的重视。

衰老是自然现象，问题是在中年时要善于保养而使老化速度减慢，少生疾病，尤其是危害性严重的疾病。中年时修补身体不但可使中年时期生活得强壮，也是为老年时期打好延年益寿的基础。防止提前衰老的食物，应当具有能延缓衰老，延缓纤维的硬化，提高免疫、内分泌功能，防止肥胖等作用，也可与抗衰老的中药结合。常用的与抗衰老有关的食物有蜂乳(又名蜂王浆)、花粉(常见的有松花粉、油菜花粉、菊花粉、桂花粉、玫瑰花粉、金针菜花粉等)、豆类(如大豆、刀豆、蚕豆等)、菇类(香菇、平菇、草菇、蘑菇)、银耳、鱼类、甲鱼(又名团鱼、鳖)、芝麻、胡桃、蒲笋和蒲黄、松子仁。

2.心气平和胜于补

古代中医称抗衰老为"摄生""养身""养性""健身"等,并且十分明确地提出了"治未病",即预防为主的思想。中医传统的养身方法主张人至中年要注意情绪稳定、性格开朗,处理事务需平心静气、和谐宽容,尤其不要竭力追逐名利。在日常生活中要遵照"饮食有节、起居有常、劳作有序"的原则。饮食有节就是要求进食时间要有规律,定时定量,避免过饥过饱、过冷过热,不挑食,注意精粗、荤素搭配。尤其脾胃功能衰退的中年人,食物更应以清淡为宜,厚腻炙烤、辛辣生冷等饮食都应慎食或节食。起居有常是指日常工作、活动要按照一定的节律进行,注意动静结合、弛张有度,生活丰富多彩。劳作有序是指无论体力或脑力劳动,连续工作均要注意适宜的量,避免疲劳。用脑用体要互相调节,尤其脑力工作者要交替敞肢体活动、室外活动、精神放松,以减轻紧张状态造成的机体损伤。

经过长期的实践,中医对有虚实偏衰的中年人使用相应的药物和食物调理、补养积累了丰富的经验。长期研究表明,中年人中虚症占有相当大的比例,常呈现"精血俱衰"的征象。即使有时虚症与实症相互夹杂,也是以虚为主,有时同时可出现多种或多脏虚症,而在五脏虚症中又以肾虚出现率为最高。在调补过程中,要针对不同类型的虚症,选用相应的补虚药物。中年人服用补养药物以防病抗衰为主,但要注意补勿过偏、补勿过滥,贵在平调中和。人至中年,脏腑功能逐渐减弱,正气易伤而难复,服用补益药物应在有医生指导的条件下,针对本人体质,"因人施补",并宜服用平和之剂,缓缓调养,流通气血,协调阴阳,增强机体的抗病能力,达到延缓衰老的目的。补药虽可防治慢性、虚弱性疾病,但亦应与饮食调养结合起来以达到补养的目的,即"药补不如食补","以药治病,以食为养"之意。

3.中年"挑食"保平安

从人的生理特点来看,正常的男子在 40 岁以后各器官及脏腑功能便开始衰退,出现所谓"肾衰"现象;女子则是在 35 岁以后精力常感不济,头发逐渐焦枯,面容开始憔悴。这两个年龄阶段也是心脑血管病、糖尿病、癌症的高发期。在这个身体健康发生潜在衰退性变化的时期,应引起所有中年人的警惕,注意平衡膳食、科学进补,以延缓、推迟这种变化的到来。

40岁以前,血气方刚,争强好胜,在事业上打拼,在社会上交际,饮食无度,昼夜颠倒使中年人的身体消耗巨大,也可能潜藏着一些诱发疾病的危险因素。此时若不能调整心态,关注自己的生活、饮食状况,极易引起健康危机。从进补的角度来看,人到中年,需要在饮食上引起重视,切忌肥甘厚腻、暴饮暴食。这时应适当地控制体重,多吃植物性食品,针对自己的身体状况,挑选一些适合自己的食品,在补充全面营养素的同时,利用食品的偏性来调整机体的功能。

(1)柿子预防心脏病:柿子含有大量纤维素、矿物质和石碳酸(一种抗氧化剂),这些都是阻止动脉硬化的要素。柿子的纤维含量比苹果多一倍,石碳酸和钾、镁、钙、铁、锰等元素的含量均比苹果高出许多,只有铜、锌含量略低于苹果。因此,人到中年适度多吃点柿子,对预防心脏病大有裨益。

(2)生吃番茄抗血栓:番茄抗血栓的作用显著,对于预防脑梗死和心肌梗死等疾病有很高的价值。每天晨起正值体内水分不足之际,血液容易凝结,这时正是生吃番茄的好时机。为最大限度地发挥番茄的这一作用,以生吃最佳。

(3)常喝骨汤延缓衰老:随着年龄的增长,人体骨髓内造血细胞的功能逐渐衰退,此时人们就需要从食物中摄取造血物质,来增强骨髓制造血细胞的能力。而富含造血物质的食物首推各种脊椎动物的骨头,只要持之以恒,常喝骨头汤可延缓人的衰老速度。

(4)喝葡萄酒防治胃病:葡萄酒的杀菌能力相当强,可杀死引起胃病的螺旋杆菌。医学的解释是:葡萄酒在酿制过程中产生了一种被称为"多酚"的物质,正是这种物质起到了杀菌的作用,给胃在无形之中增添了"保护膜"。

(5)黑木耳防治尿道结石:尿道结石症患者,若能坚持每天吃黑木耳,会缓解疼痛感。这其中的奥妙在于:黑木耳中含发酵素与植物碱,可刺激腺体分泌,润滑管道,促进石头排出。

(6)草莓医治失眠症:医治失眠的方法除了依赖药物,多吃草莓也有医治失眠的神奇功效。这种功效主要得益于草莓所含丰富的钾、镁两种元素,钾有镇静功能、镁有安抚机体的作用,两者结合就可达到安眠的功效。

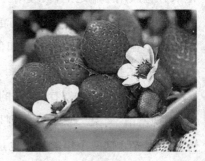

草莓

(7)南瓜子防治前列腺病:前列腺肥大是50岁以上男性的一大苦恼。经常食用南瓜子可使前列腺肥大第二期症状恢复到初期,并且明显改善第三期病情。因为南瓜子中的活性成分可消除前列腺初期的肿胀,同时还有预防前列腺癌的作用。

(8)鱼肉预防糖尿病:鱼肉之中含丰富的欧米加—3脂肪酸,可增强人体对糖的分解、利用能力,维持糖代谢的正常状态,鲱鱼、鳗鱼、墨鱼、金枪鱼等皆为预防糖尿病的佳品。

4.人至中年须补肾

肾关系着人的生长、发育与衰老,人至40岁以后逐渐会出现肾虚征象,如头晕、目昏、耳鸣、失眠等,但经改变生活方式或饮食调养,这些症状就会得到改善。

近年来,有关补肾药及保健品的广告比比皆是。什么人肾虚? 何种药补肾?这是中老年人最关心的问题之一。

"肾虚"为中医专业术语,中医学认为,肾为人体阴阳之根本,肾阴对人体各脏腑起着濡润滋养的作用,肾阳对人体各脏腑起着温煦生化的作用。肾阴肾阳统称人之精气,又称元气。

何为肾虚呢? 凡肾精不足引起的病症,即是肾虚,又称肾亏。它是一组具有内在本质联系的症状群所组成的症候,并非疾病名称。引起肾虚的病因有禀赋不足、营养失调、房事不节、用脑过度等。中医学有"久病及肾"之说,故久病之人常有肾虚,如中老年人常见的糖尿病、高血压、低血压、动脉硬化、中风后遗症、冠心病、慢性心衰、慢性肝炎、肝硬化、慢性肠炎、慢性气管炎、肺气肿、支气管哮喘、慢性肾炎、慢性肾衰、肾上腺皮质机能减退、腰肌劳损、神经衰弱等,都会出现肾虚症候。但肾虚症候有肾阴虚、肾阳虚、肾气虚、肾精虚之分,不能简单以"肾虚"二字概括之。

(1)肾阴虚症:指肾之阴液不足,滋养及濡润功能减弱所引发的病症,以腰膝酸痛、头晕耳鸣、失眠多梦、潮热盗汗、咽干颧红、舌红少津、脉细为主症。中老年肾阴虚症,多兼见齿发早脱、便秘等。

常用药物:生地、山萸肉、女贞子、何首乌、天门冬、龟板、鳖甲、知母等。

常用方剂:六味地黄丸、左归饮、大补阴丸。

(2)肾阳虚症:指肾之阳气不足,温煦功能减弱所引发的病症,以腰膝酸痛、形寒肢冷、阳痿早泄、精神困倦、舌淡胖有齿痕、脉虚弱为主症。中老年肾阳虚症,多兼见夜尿多或尿后余沥等。

常用药物:附子、肉桂、仙茅、仙灵脾、锁阳、肉苁蓉、葫芦巴、补骨脂等。

常用方剂:金匮肾气丸、右归饮、四神丸。

(3)肾气虚症:指肾之元气不足,生理功能减弱所引发的病症,以腰膝酸软、神疲乏力、听力减退、小便频数、男子滑精、女子带下清稀、面白少华、舌淡苔白、脉微弱为主症。中老年肾气虚症,多兼见气短、动则气喘等。

常用药物:黄芪、党参、山药、莲须、胡桃仁、芡实、白果、益智仁等。

常用方剂:参芪地黄汤、大补元煎、刺五加胶囊。

(4)肾精虚症:指肾精空虚,不能充养脑髓等所引发的病症,以眩晕耳鸣、腰膝酸软、性机能减退、男子精少、女子月经早竭、早衰、神疲健忘、舌淡苔少、脉沉细为主症。中老年肾精虚症,多兼见思维呆滞、行动迟缓等。

常用药物:鹿角、龟板、杜仲、枸杞子、紫河车、熟地、山萸肉、桑葚等。

常用方剂:河车大造丸、七宝美髯丹、五子衍宗丸。

除了用药物补肾外,还可以常吃些补肾食品。

补肾阴食品:松子、黑芝麻、黑豆、鸽肉、鸭肉、龟肉、鳖肉、猕猴桃、蜂蜜、木耳等。

补肾阳食品:羊肉、鸡肉、狗肉、鹿肉、虾、胡桃仁、蚕蛾、韭菜等。

补肾气食品:山药、栗子、猪肾、鹌鹑、黄鳝、泥鳅、胡萝卜等。

补肾精食品:海参、蛤蚧、麻雀肉、牛骨髓、墨斗鱼、淡菜等。

临床上,各种肾虚症候,常会合并出现,或呈肾气阴两虚症,或呈肾阴阳两虚症等。因此,上述药物与方剂,应在医生指导下选用。补肾食品也要有针对性,而且不可久服,以免产生补阴生寒、助阳生火之弊。

(四)老年时期食补为先

老年人经受了60多年人生坎坷,饥饱劳碌,五脏六腑的功能逐渐衰弱,尤其是肾气和肾精处于弱退之势,这就需要通过补养脾胃,以后天水谷的精气填补先天肾气和精气的亏虚,并用以滋养机体各脏腑,增强各器官的功能,维持健康长在。这一时期尤要考虑老人消化功能减弱的特点,重视脾胃的调养、宜忌,总的饮食要求是营养丰富、全面、质精而量不宜多。

1.老年时期的生理特点

老年人时期,各系统的功能都有显著的改变,如消化吸收功能减退,内分泌功能失调,新陈代谢过程减弱,机体抵抗力降低,免疫功能减弱等,这些生理活动的改变,也决定了他们对营养需要的特殊要求。

老年人的各个内脏系统均有不同程度的衰老。就老年人消化功能的改变来说,首先是牙齿的脱落,影响到咀嚼和消化;其次是味觉功能减退,所以喜爱嫩软的食物;同时唾液、胃酸和消化酶分泌减少,故食欲都较差;加上胃的运动功能减退,蠕动减少,肌肉萎缩,故胃的消化排空较慢,因而易于发生胃扩张。又因食糜滞留在胃,易发酵,当发酵的食物进入肠管时,发酵产生的气体会使结肠充气,则容易发生腹部胀痛;食糜在升结肠以后通过更慢,故有时在横结肠处可触及粪块。老年人直肠肌肉亦常萎缩,张力减退,故易出现便秘,也易脱肛。中医认为人体的消化、吸收功能与脾胃的运化和受纳有关,因老年人的气血不足,脾运不健,纳化功能较差,易发生纳呆、饱胀、大便失常(腹泻或便秘)等症,在体形上易出现胖而不实或肌肤失濡而虚羸。

2.进入老年,食补为先

老年人随年龄的增长,其活动、体力及代谢功能亦逐渐降低,每日需要的营养物质、热量也相应降低,这就要求摄入的食品要量少而质精。根据老年人的生活特点,各种营养素的补充应注意以下几方面:

(1)热量:因为老年人身体组织萎缩,代谢过程降低,故老年人的基础代谢一般比成年人降低 10%~15% 左右;又因为老年人体力活动减少,相应热量消耗也降低,故老年人膳食中的热量也相对减少,大约相当于青年人总量的 80%。60 岁以上的老年人每日能量可按每公斤体重 32~36 千卡计算(当然有个体差异),一般来说每天有 1500~2000 千卡热量,就可满足需要了。如果过多的给予老年人热量供应,不加控制其食量的话,过剩的热量常是造成老人肥胖的重要原因。而肥胖对老人的健康是非常不利的,老年人常见的高脂血症、动脉硬化症、高血压、冠心病、糖尿病等的发病都与肥胖有着密切的关系。

(2)蛋白质:蛋白质在老年人的营养上是非常重要的,因为老年人体内代谢过程以消耗(分解代谢)为主,所以需要较为丰富和质量高的蛋白质来补偿组织蛋白的消耗。以蛋白质的量来说,老年人每天需要的量一般为每公斤体重 1 克,这一标准虽然并不比青年人的标准高,但因老人代谢降低,所以实际上也已足够了。如果老年人蛋白质的摄入量每公斤体重少于 0.7 克的话,就可能对老年人健康不利,会加快衰老进程;而过多的蛋白质将会加重肝、肾的负担,增加体内的余氮量。

对老年人来说,蛋白质除了要保证数量外,更重要的是保证其质量。蛋白质是由氨基酸组成的,目前已知人体蛋白质中有 23 种氨基酸,其中有 10 种人体不能合成而必须靠食物来提供的氨基酸(即必需氨基酸),能供应这些必需氨基酸的蛋白质,叫作完全蛋白质;而人体对各种食物所含蛋白质的利用率也不同,利用率又叫生物价,生物价高的蛋白质营养价值就高。这种蛋白质应占老年人摄取蛋白质总量的 50% 以上,如鱼类、乳类、豆类、肉类都是质量较高的完全蛋白质,所以老年人应当经常食用这些食品。

另外,老年人多进食植物蛋白比动物蛋白有利。世界卫生组织在 30 个国家调查后认为,肉、蛋等动物蛋白都可促使冠状动脉硬化性心脏病的发生,而进食植物蛋白则可使冠状动脉硬化性心脏病的发病率降低。

(3)碳水化合物:碳水化合物是多糖(如淀粉)、蔗糖、麦芽糖、乳糖、葡萄糖的总称,是供给能量的主要来源。以我国的饮食习惯来说,它主要来自大米、小麦等粮食中的淀粉。对老年人来说,果糖相对比较适宜,因为它能比较迅速地转化为氨基酸,而转变为脂肪的可能性却比葡萄糖等小。所以在老年人的饮食中,可供给一部分含有果糖的碳水化合物,如蔗糖、蜂蜜、某些糖果等。但老年人(尤其是肥胖者及冠心病者)仍需注意限制碳水化合物的摄入量。

(4)脂肪:老年人体内脂肪组织随年龄而逐渐增加,因为过多的脂肪不但不利于心血管和肝脏,而且对其较虚弱的消化功能也是一种不利因素,故脂肪的摄入量一定要有所节制,可根据总热量的 17%～20% 供给。但是,过分地限制也会影响到脂溶性维生素的吸收,从而影响其健康。一般而言,重要的是要尽量选用含不饱和脂肪酸较多的油脂,减少膳食中饱和脂肪酸和胆固醇的摄入量,这比单纯限制饮食中的脂肪更为有利。我国的饮食习惯中,吃植物油(不饱和脂肪酸含量较高)的人较多,对健康较为有益,特别是菜油中绝大部分是不饱和脂肪酸,其他如花生油、豆油、玉米油等植物油,也对身体较为有利。

(5)矿物质和水:老年人的饮食中需保证钙和铁的含量。由于老年人的胃酸分泌减少,常会影响到铁和钙的吸收,易造成贫血、骨质疏松等情况,故平时要选择一些富含钙质而又较容易吸收的食物,以豆类、豆制品、奶类、奶制品等为佳;同时,也要补充含铁的食物。老年人对盐分一般并不缺少,钠的需要量每天 0.5 克左右即可,所以食盐的摄入量每天只需 2～3 克,若过量则对健康不利。老年人常缺碘,故应适当多吃一些海带、海蜇、紫菜一类的海产品。此外,老年人还应该每天保证一定量的饮水,因为老年人的结肠、直肠的肌肉萎缩而致排便能力较差,以及肠道黏液分泌量少,所以给予一定的水分是必需的。

(6)维生素:老年人的消化和代谢功能下降,会影响维生素的利用,故在老年人的饮食中,维生素的供给要充足。新鲜的蔬菜、水果、肉类等都具有比较丰富的维生素,但因老年人消化功能减退,所以在对这些食品进行烹调和加工时,可制成果汁、菜泥、肉糜等形式食用。足够的维生素饮食可增强老年人的抵抗力,促进食欲。

3.老年人饮食七忌

合理饮食可以使人强健,益寿延年,而饮食不当则是导致疾病和早衰的重要原因之一。一般而言,老年人的饮食要注意以下几个方面:

(1)饮食宜清淡,忌过咸:中医自古以来主张老年人的饮食要清淡,这与现代医学的观点是相同的。如果老年人的饮食过咸,机体摄入的盐就可能过量,而盐容易造成高血压病并影响心、肾功能。据调查,每天进食4克以下食盐的人群中,很少患高血压病,相反每天进食26克食盐的人群中,高血压患病率高达40%,因此有人认为进食过量的盐就等于慢性自杀。此外,所谓清淡饮食,除了少进食盐之外,还包括在食物加工上应多采用煮、蒸、炖、煨等方法,少用煎炒、油炸等加工方法。

(2)饮食宜多样,忌偏食偏嗜:老年人的食物多样化,就能保持营养平衡,摄入身体所必需的氨基酸、维生素、微量元素,从而有利于健康长寿,反之则会因为缺乏某种营养素而影响健康。应该注意的是,食物种类的多样化是必要的,但总的摄入量应该少,以八成饱为宜。再者不能偏嗜咸、酸、甜、苦、辣等饮食,只有这样对老年人的健康才有益处。

(3)饮食宜节制,忌暴饮暴食:因为老年人的消化能力减退,肠胃适应能力较差,故切忌暴饮暴食。老年人暴饮暴食不但会造成消化不良,而且还是诱发心肌梗死的主要原因之一。因此,老年人饮食要有节制和有规律,尽可能少食多餐。不饥饿、不过饱,饮食定时、定量,还要养成细嚼慢咽的习惯,这将大大有利于健康长寿。正如《养生避忌》说:"故善养生者,先饥而食,食勿令饱;先渴而饮,饮勿令过;食欲数而少,不欲顿而多"。

(4)饮食宜新鲜易消化,忌过冷过热:因为过热、过冷的饮食,都易刺激消化道黏膜,特别是食道黏膜,而影响消化功能和营养吸收。老年人应多吃易于消化的饮食,食物应尽量切碎煮烂,肉可做成肉糜,蔬菜宜用嫩叶,但也不宜过细,因为适当的纤维素有利于大便通畅且对预防动脉硬化有利;并且宜多吃新鲜蔬菜、水果,因为它们含有丰富的维生素等营养成分,对健康长寿有益。

(5)忌肥甘厚味:所谓肥甘厚味,就是中医所说的膏粱厚味,一般是指非常油腻、甜腻的饮食物。这样的饮食物虽然营养价值较高,但因为脂肪和糖的含量也很高,容易造成老年人身体肥胖、体重增加、血脂升高,氧消耗量要较正常增加30%~40%,从而影响呼吸系统及循环系统的功能,甚至可导致心肺功能衰竭。肥胖者还极易并发糖尿病、胆石症、胰腺炎等疾病。同样,肥胖或高脂血症的老年人,也易造成动脉粥样硬化,进而形成冠心病、脑动脉硬化以及高血压、肾功能减退等一系列的心、脑血管病变,影响到老年人的健康和寿命。再者过度的油腻饮食对消化能力减弱的老年人来说,还会造成消化不良、胃肠功能紊乱,影响老年人对营养的正常吸收,所以对健康极为不利。

(6)戒烟酒:烟酒的害处谁都知道,故不赘述。

(7)忌怒后进食。

4.长寿食品,长寿可期

历代医学家和民间总是在寻求"长生不老"的食物和药物,祖国医学典籍在这方面的知识和方药是非常丰富的。古代所谓的长寿食品,其作用、机制以及实际效果尚有待于全面的科学验证,但它们都是含有丰富营养素的有益健康的食品,这是确定无疑的。这里仅根据历代记载和经验,结合现代研究介绍如下:

(1)有益老年健康的植物类食物:常见的有茯苓、枸杞子、黑豆、菱角、大枣、猕猴桃、胡麻仁、胡桃、葡萄、莲子等。古代医药书中还记载着很多植物类食物具有延年益寿的功效,如芡实、高粱米、山药、刺五加、龙眼、桑葚子、柏子仁等。一般说古代中医和民间所认为的长寿植物类食物都具有补气益血、调补内脏的功效。从现代药理研究来说,这类食物大都具有降低血糖、降低血脂、降低血压以及保护心血管、增加免疫功能、调节内分泌和抗肿瘤等作用。

(2)有利老年健康的动物类食物:常见的有蜂蜜、蜂乳、花粉、龟、鳖等。古今中外还有很多医书和民间流传着某些动物类食品也具有一定的延年益寿的功效,如鹿茸、人乳、酸牛奶、马奶酒、蚂蚁、牡蛎等。一般来说,中医和民间所认为的长寿动物类食品都具有益肾填精、补养气血的功效。从现代医学研究来说,大都具有增强抗病能力、强壮机体、降低血糖、调节内分泌、促进细胞再生以及抗肿瘤等功效。当然,其中有很多食物的抗衰老作用尚未被现代医学研究所证实。

5.老人"食必忌杂"又一说

唐代百岁大医学家孙思邈在《千金翼方》中说:"虽有水陆百品珍馐,每食必忌于杂,杂则五味相扰,食之不已,为人作患。"所谓"每食必忌于杂",是指每一次膳食切忌品种过多。而当前不少人受"营养互补"一说的影响,以为每次吃得越杂,获取营养就越多,越能互补营养之不足。其实,这是一种误解。中医学认为,一次吃得过杂,则五味相扰,反倒不利于食物中营养作用的发挥。一些现代营养学家认为,杂食会导致"营养拮抗",即同时摄入繁多的食品,各种营养成分之间会产生相互抑制或抵消的作用。如纤维素抑制某些微量元素的吸收,从而造成人体微量元素的不足。又因每次饮食过杂,易使脾胃负担过重,人的脾胃不能同时消化两种高浓度食品,消化了其中一种而另一种则处于积滞状态,长期下去则引起消化功能紊乱。更何况老人的脾胃本来就处于弱势,岂不越发加速了脾胃衰竭?所以,老人更应强调每食忌杂,每次进餐以节俭为上。至于提倡杂食分餐,意指每餐菜肴有所变化,日日菜食有所更换,把多样品种菜肴分散在不同餐次中。这样,既避免了每餐过杂而造成"营养拮抗"的弊端,又能体现出从多餐杂食中得到"营养互补"的目的。

6.粥最补益老年人

据说,粥在我国已有近3000年的历史,是"第一补人之物"。粥的最大特点是,除了主要原料是粮食外,还往往辅以具有药用价值的配料,如莲子、茯苓、山药、薏米、百合、核桃仁、大枣等,或辅以营养丰富的羊肉、牛肉、鱼肉、骨髓或蛋品等。在经过加工熬制后,薄稠相宜,不仅味道鲜香,易于消化,而且营养丰富,具有补益阴液、祛病养身之功,尤适宜于老年人食补之用。

联合国规定的长寿地区标准是每百万人口中有百岁老人75位。而在我国江苏如皋市的145万人口中,百岁老人已达到172位,90岁以上的老人超过4000位,远远超过联合国的标准。专家对这一现象进行了调查、访问,结论之一是这与当地"两粥一饭"的饮食习惯有关。百岁老人中有74%每天都是早晚吃粥,中午吃饭。

喝粥养人这是事实,但也并不是要求人人都去喝粥。一方面,在全面补充营养的基础上,进行粥补;另一方面,要针对每个人的个体差异来进行粥补。工作体力消耗很大的人就不适宜粥养。对于那些体质较好,工作不是特别劳累,热量消耗少的人来说,喝粥减少了热量的摄入,也减少了肥胖及高血压、心脏病、糖尿病等疾病的发生。因而,粥补宜人。

老人之所以尤宜食粥,宋代《粥记》有极妙的描述:"每日起食粥一大碗,空腹胃虚,谷气便作,所补不细,又极柔腻,与肠胃相得,最为饮食之良。"粥可调养老人已衰的脾胃,其大量的水分可补充体液的不足,其中的营养成分有利于后天之本的培补。

加入中药煮成的药粥还可以疗病。据历代医家记载,药粥适用于30多种疾病,其中咳嗽、便秘、泄泻、痢疾、感冒、中暑、虚损等病症较为常用,这些也是老年人的常见病。现代临床实践表明,适宜的药粥对高血压、高脂血症、冠心病、动脉硬化、糖尿病等中老年人的常见病,还有辅助治疗作用。

（1）玉米山药粥

玉米90克,山药60克,分别碾成细粉,混合后慢慢投入沸水锅内,搅拌煮数沸。

（2）小麦龙眼粥

小麦米（麦仁）150 克，糯米 60 克，龙眼肉 15 克，红枣 6 枚，如常法煮粥，加白糖适量。

（3）龙眼莲子芡实粥

龙眼肉 15 克，莲子肉 6 克，芡实 15 克，粳米 60 克，煮至粥稠，加白糖适量。

（4）薏米糯米红枣粥

薏米 30 克，糯米 60 克，红枣 10 枚，煮至粥稠，入红糖少许。

这些粥品均有补益作用，老人四季尤为适宜。若临寒冬，老人还可吃人参粥（人参粉 3 克，粳米 100 克，煮至粥稠服食），可补气养肺益寿。若逢盛夏，可食绿豆粥（绿豆 50 克，入水煮至半熟，加粳米 100 克，煮成稀粥食用），功能消暑止渴解毒。用粥补益老年人，若坚持经常服用，必能取得祛病延年的功效。

7.老年人平补更相宜

老年人身体器官功能逐渐减退，血流速度减慢，血流量也有所减少，多有不同程度的贫血。随着年龄增长，会出现肌肉萎缩、落齿、咀嚼能力差、头发白而稀少、耳聋、眼花、健忘、夜尿多、失眠、骨质疏松等症状。中医认为，这些都是肝肾不足的结果。此外，老年人肠胃功能减弱，常发生营养不良，易出现头昏眼花、精力不足、容易感冒、皮脂腺萎缩等症状。针对这些情况，可适当地用滋补肝肾的中药和补品来补益身体，既增加抗病能力，又能延缓衰老、祛病延年。

老年人在食物的选择上不宜多食油炸、黏性大及不易消化的食物，也不宜多食含胆固醇高的食物，如猪油、牛油、羊油、肥肉、动物内脏等。平常可选用人参、何首乌、枸杞、杜仲、冬虫夏草、蜂蜜、核桃仁、鸽肉、海参等补药和补品，以及苋菜、西红柿、柑橘、黄豆、牛奶、鸡蛋、青菜、胡萝卜、菠菜、油菜、扁豆及含钙、磷、铁、维生素多的其他食品，以保护老年人肠胃的消化功能。

老年人患病以虚症为多，所以药多用"补"。然而无论多么好的药，只有"对路"才能发挥它的作用，否则有可能"事倍功半"，甚至"南辕北辙"。老年人是否需进补，要根据每个人的具体情况而定。一部分老年人，虽年事已高仍身强体壮、精神矍铄，这类老人原则上不提倡进补。但绝大部分老年人，随着年龄的增长，精血不断衰耗，脏腑生理功能减退，体内气血阴阳平衡能力及对外界反应能力降低。因此，有人认为"虚"是引起衰老的原因，也是导致老年人疾病的根本。所以适当进补可以起到预防疾病、延年益寿的作用，尤其是对于病后、术后及平素体质较差、容易患病的老年人，适当进补更具有重要意义。

对于平素身体虚弱,但无大病之人宜用平补或食补。即选择药性平和的药物或将亦药亦食之品做成药膳,在进食的同时进补,从而起到强身防病的作用,但要注意用量适当。对于病重之人,在用药攻邪的同时,亦应注重补虚。特别是对于亡阴、亡阳者宜峻补,应选用高效、速效补剂以挽其危重。对于真元大亏、五劳七伤者宜选用味厚药物以填其精髓。老年人患外感热病之后,常出现阴液耗伤,此时宜补而兼清,即在扶正的同时兼清透余邪,如单纯用滋补之品易导致余邪不去,有闭门留寇之嫌。对于病后、术后之人,因疾病或手术的"打击"常导致老年人极度虚弱,此时急宜进补,但要注意根据老年人的体质及气血盛衰、虚损程度选择不同的补药。对阴虚者,养阴药不可过于滋腻;对于阳虚者,补阳药不可过于刚燥;对于气血俱虚者,用药当通补结合,以免滞塞不通。

到老年以后,由于新陈代谢的功能逐渐减弱,排泄功能日益降低,废物停留体内的时间延长,势必造成气血流行阻滞,影响身体健康。这时适当进补,能促使机体气血流畅,消除代谢废物,使脏腑、气血恢复和维持正常的功能,从而保持动态平衡。专家发现,人体衰弱的主要原因不是"虚",而是气血失畅失衡、淤血作祟,所以主张以动养生。如果将补药与活血药合在一方之内,动静结合,补而不滞,既能消除补药的黏腻之弊,又可发挥补药的功效,可谓一举两得。

8.中老年人重在补养脾肾

人的寿命有一定极限,个体的禀赋也各不相同,但都离不开后天脾肾的养护。若能善于保护脾肾,调节饮食化源,则元气就显得充沛,就能长久健康。

当前主张延缓衰老的观点有补脾说和补肾说。

补脾说　主张怡养性情,摄生适宜,劳逸均不可太过,膏粱厚味要有节制,也可适当采用药补或食疗。例如人参的作用主要就是益气健脾,所含成分可增加免疫功能和提高红细胞的超氧化物歧化酶,使代谢过程中产生的有害氧自由基被及时清除,从而延缓老化。

补肾说　认为个体生长、生育、衰老由肾起主导作用,衰老与肾虚有本质联系,所以强肾可以延缓衰老。现代研究认为,在人脑下部有一部分称下丘脑,像时钟一样控制生命的成长及衰老过程,有人就叫它"老化钟",肾阳虚老人多为下丘脑一垂体一肾上腺系统功能衰退。还有人研究发现,人体微量元素锌含量的变化曲线与人体肾之盛衰的变化曲线是一致的,从而得出一些老年病可能与体内缺锌有关的结论。根据补肾说,一些补肾药物被精心配伍,制成多种延缓衰老方药。

当然,如何进补及进补什么方药,还要由医生根据个体不同情况,辨明邪正虚

·食疗食补·

图文珍藏版

実,权衡气血阴阳,进行具体考虑。传统进补季节多在冬天,但也不必过分拘泥。

（1）中老年人进补的常识：老年人精血日渐衰亏,适当进补,能起到扶正去邪、强健身体、延年益寿的作用;反之进补不当,则有害于身体,促进和加速机体的老化,甚至造成一些副作用。因此,老年人进补应注意以下几点：

首先,老年人的脾胃也和其他脏器一样,日渐衰退,消化、吸收功能也逐渐下降。而补药多是一些富含营养的药物或食物,若需服用,只能少量多次,不宜急补、大补。过量的补品只会增加老年人肠胃的负担,于健康无益。

其次,老年人有病时,当以治病祛邪为主,先逐病邪,但治病攻邪不可用过分猛烈之药物。

再次,老年人若确需进补,必须辨证进服补药。要掌握因人而异、因病而异、因地而异、因时而异的原则,分清是气虚、血虚还是阳虚、阴虚,或者二者、三者、四者皆虚,再选用适当的药物进补。如鹿茸、红参是温补药,阴虚火旺者不宜用,否则可致口干舌燥、咽痛便秘、烦躁不安;白木耳、天门冬、女贞子、生地是滋阴的药,但阳虚痰湿重者不宜服用;当归、阿胶、熟地是养血药,对血虚者有补益作用,但服用时间过长会影响食欲,造成腹胀腹泻。

第四,老年人患有感冒、急性肠胃炎等病时,均不宜进补。

第五,老年人进补时,需明白补药也是药物,同时也有适应证、禁忌证,应严格掌握。除必要时服用外,老年人不宜过分依赖补品。人之长寿,并非补药就可达到,而是与许多因素有关,包括精神、营养、遗传、生活环境等诸多因素。

因此,老年人应在大夫的指导下进补而不宜随意进补。

（2）介绍几种常见的延缓衰老的药物：延缓衰老的药物主要有甘菊花、巴戟天、肉苁蓉、补骨脂、杜仲、萆薢、核桃肉、肉豆蔻、何首乌、牛膝、龟甲、龙骨、远志、菖蒲、当归、白芍、丹参、柏子仁、干地黄、牛膝、桂心、菟丝子、巴戟天、五味子、人参、黄精、女贞子、麦冬、肉桂、石决明、枸杞子、槐实、白术、茯苓、泽泻等。

应用延缓衰老中药应根据每个人的症状、舌脉,按中医理论寒热虚实等辨证论治而有选择地采用,只有这样才能切中病机,效果才会好。

下面择要简单介绍几种常用的延缓衰老中药：

何首乌。何首乌能补益肝肾、益精血、壮筋骨。著名的延缓衰老方剂"首乌延寿丸""七宝美髯丸"就是以何首乌为主药制成的。服用何首乌可改善老年人的衰老征象,如白发、齿落、老年斑等,能促进人体免疫力的提高,能抑制让人衰老的"脂褐素"在身体器官内的沉积。何首乌还能扩张心脏的冠状动脉血管、降血脂、促进红细胞的生成,所以对冠心病、高脂血症、老年贫血、大脑衰退、早衰征象等,都有预防效果。何首乌的常用量为每日 10~15 克。

黄精。黄精有补脾养肺、益气养阴的作用。在动物实验中,证明它可延长生命期。临床上应用后,能明显地增加人体的免疫功能、保护肝细胞、降血脂、降血糖、扩张冠状动脉等。黄精的每日用量为 10~30 克。

人参。人参大补元气,许多药学典籍中说它可"轻身延年"。现代研究证明,人参能延长培养细胞的生命期,能改善大脑功能、提高免疫抗病能力、保护心肌不受损害、抗辐射、促进血细胞生长、改善性功能、降血糖、降胆固醇、增进食欲、消除疲劳等。中老年人如果长期服用人参,应以小量为宜,每 1~2 日含服人参片 1 克。

茯苓。在《本草纲目》一书中,称茯苓有"定魂、定魄、益寿"之功,既可健脾补中、安神以扶正,又可利水渗湿而祛邪,故将它列为"益寿上品"。现代研究认为,茯苓能提高免疫功能、护肝、使受损的红细胞再生、降低血清丙氨酸转氨酶。用白茯苓研为细末,每次 20 克与粳米 100 克一起煮粥,对老年人体虚、精力不足有效。

黄芪。黄芪有补益五脏的作用,所以历代的养生者多用它单味熬膏服用,以求延年益寿。现代研究表明它可以延长培养细胞的生命期,能提高免疫能力,诱生干扰素;还能改善心、脑、肾等重要脏器的血液循环,保护肝脏,抑菌抗病毒等,所以用以防治上呼吸道感染、肝炎、慢性肾炎、消化道溃疡、白细胞减少、消化吸收不良、脑中风后遗症等。用法为每日用黄芪 10 克、甘草 2 克,用沸水冲泡代茶饮。

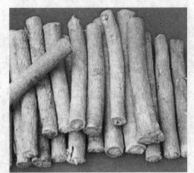

黄芪

地黄。地黄有滋补肝肾的作用,所以在许多抗病延寿的方剂中,如"六味地黄丸""金匮肾气丸"等,都以熟地(黄)为主药。《本草纲目》中记载,用熟地调蜜为丸,"(服)百日面如桃花,(服)三年轻身不老"。现代研究发现,它能护肝、降血压、降血脂、强心、抗炎及调节免疫功能。熟地每日常用量为 15~30 克。

白术。白术能益气、健脾、燥湿,有"延年不饥"之效。现代研究发现,它能提高免疫力,有升高白细胞、抗凝抗血栓形成、护肝等作用。白术每日用量为 5~10 克。

灵芝。灵芝有养心安神、益气补血、健脑强身、延年益寿的作用。现代医学研究发现,它可以强身、止咳喘、增加冠状动脉的血流量、减少心肌的耗氧量而保护心脏,而且还有保肝解毒、促进肝细胞再生等作用,所以用来防治高脂血症、慢性支气管炎以及防止脑力衰退等。灵芝的每日用量为5~10克。

(3)冬日阳光胜过补药:冬季阳光对老年人的健康十分有益。有研究表明,老人冬天适当多晒太阳,不仅能防治骨质疏松症,而且还能减少老年人中较为多见的精神抑郁症。

美国巴尔的摩联合纪念医院的老年病专家,曾对244名65岁以上的老人进行分组对比研究,结果发现,那些长期待在室内,少到户外去接受阳光照射的人,普遍出现维生素D缺乏症状,主要表现为身体虚弱、反应迟钝及骨骼质量下降等。研究还发现,那些很少出门,常隔着玻璃窗晒太阳的老人,也同样会出现维生素D缺乏症状。研究人员解释,这是由于窗户玻璃滤掉了部分紫外线,而这些紫外线对促进人体合成维生素D是必不可少的。因此,在冬季鼓励老年人多去户外晒晒太阳,活动一下身体,将有助于预防老年骨质疏松症的发生。

调查还发现,老人在隆冬季节,容易出现精神抑郁症,表现出精神萎靡、疲乏、大脑反应迟钝及昏昏欲睡等症状。有关专家研究认为,这除了与冬季活动量较其他季节减少有关外,很重要的原因是与冬天昼短夜长、光照不足有关。因为阳光是一种电磁波,犹如一种天然的"兴奋剂"。阳光辐射到人体会造成一系列生理变化,如红外线"热"的作用,会使毛细血管扩张,加快血液循环。紫外线的作用可以使黑色素氧化,皮肤中维生素D和组胺增高,胃酸分泌增加,还会使血液中血红蛋白、钙、磷、镁等含量上升等。此外,阳光通过眼睛与神经纤维相联系,能促进肾上腺素、甲状腺素及性腺素增加。肾上腺素和甲状腺素是唤起人体细胞工作的激素,含量相对减少时,细胞就会处于抑制状态,因而整个人体的功能也就处于抑制状态。冬季光照强度及时间相对减少,老年人接受阳光少,常出现情绪低落、萎靡不振、精神疲惫等,这正是与上述激素分泌水平降低有关。

所以,对于老年人来说,冬季的阳光也是难得的补药。

9.老慢支冬病夏治有妙方

"老慢支"的全称是"老年慢性支气管炎"。往往在秋冬寒冷季节发作,咳嗽痰多,伴有胸闷气急,经过治疗后会暂时缓解,但稍一不慎受寒就会发作。因此,为数不少的老慢支患者常常每年秋风乍起时开始住院,到次年春暖花开时才出院。

老慢支的根本病因在于肺、脾、肾三脏的虚损。中医最讲究"治病求本",所以,补益肺、脾、肾三脏的虚损是治疗老慢支的关键。

然而,由于秋、冬季老慢支的发作呈持续状态,无法进补。中医认为,此时寒痰或痰热壅盛,若盲目进补,会阻碍痰浊的排出,加重胸闷、痰不易咯出等气机阻滞的症状。

夏天是老慢支的相对缓解期。抓紧时机,在这相对缓解期内补益肺、脾、肾三脏的虚损,就有可能从根本上控制和缓解老慢支在秋、冬季的发作。

中医的这种"冬病夏治"的医学理论经过几千年的实践,证明是十分有效的。老慢支的夏天进补,可选择以下补方:

(1)黄芪炖乌骨鸡

黄芪60克,乌骨鸡1只。将乌骨鸡洗净,切成小块,与黄芪一起放入锅中,待鸡肉酥烂后,加调味料后,饮汤食肉。可分做3~4次食用,坚持食用1个月。

本方重在滋补肺气,增强抵抗感冒的能力,对平素稍有"风吹草动"即发作的老慢支尤其适宜。

(2)虫草炖公鸭

冬虫夏草10克,老公鸭1只。将冬虫夏草放入鸭腹内,加水炖熟。一般需要连续食用两次,有条件者连服1个月左右最好。

(3)四仁羹

白果仁、甜杏仁各1份,胡桃仁、花生仁各2份。共研细末,每日清晨取20克,鸡蛋1个,煮羹1小碗食用,连服半年。一般从初秋开始,一直食用到第2年春暖花开时最好。

对咳喘日久的老慢支较为适用。

(4)人参蛤蚧粥

人参粉3克,蛤蚧粉2克,糯米100克。先将糯米煮成稀粥,待粥成时加入人参、蛤蚧粉,搅匀,趁热食用。

本方滋补肺肾、益气平喘,肺肾两虚者适宜。

(5)紫河车粉

每次吞服紫河车粉3克,每日早晚2次。一般宜坚持食用2~3月为宜。

四、不同人群的食补

(一)男性食补壮元阳

男性在今天的社会生活中,承担着来自社会、家庭的责任和压力,因而对各种营养素的需求量特别大。脑力和体力劳动以及性生活都在消耗大量的营养素,如能及时得到合理的补充,对提高身体素质、保证身体健康,维持男人的体魄、力量和男人的魅力以及提高性生活的质量都十分重要。

男子的精液是靠体内各种食物的营养成分供给生成的,尤其是维生素A、维生素E、钙、磷、锌、铁、铜等,如果摄入不足,就会影响男性精液的质量。上述营养素还参与体内多种酶和胰岛素的代谢过程,促进性激素和性腺的分泌。

微量元素锌是人体必不可少的一种元素,它与新陈代谢、生长发育以及其他多种生理功能的关系极为密切,特别是对维持男性生殖系统的完整结构及功能起着重要作用。男性在每日膳食中经常食用海产品,如青蛤、牡蛎等贝类,即可摄入足够的锌元素和铜元素。有人把锌称为"夫妻和谐素",就因为它是男子精液的重要成分。含锌丰富的食物有鱼、猪肝、牛肝、牛肉、虾、贝类、紫菜、芝麻、花生、黄豆和豆制品。缺锌会造成儿童生殖器发育不良,成人性功能减退、生精障碍。因此,新婚男子或性功能减退的男子,应适当多吃含锌丰富的食品。

精氨酸有增强男子性功能和生精的作用。精氨酸是精子形成的必需成分。多吃富含精氨酸的食品,能使精子质量得到改善。含精氨酸丰富的食品有冻豆腐、豆腐干、豆腐皮、花生、核桃、大豆、芝麻、紫菜、豌豆、鳝鱼、章鱼、海参、鳗鱼等,这些食品都是男性的营养佳品。

动物内脏中含有较多的胆固醇,其中10%左右是肾上腺皮质激素和性激素,适量食用,对增加性功能也有一定的作用。

多吃一些富含钙的食物,对改善男子生殖能力会有一定的帮助。含钙丰富的食物能不同程度地改善男子的性功能和增强生精能力。虾皮、芝麻酱、海带、牛奶、豆类及蔬菜中含有较多的钙,应注意补充。

1.房事过度怎么进补

房事劳伤是指因房事过度而引起的全身性虚损疾病。婚后性生活是夫妻双方的一种生理需要,正常适度的性生活应该以房事后第二天没有疲倦不适感为标准。若房事后感到周身无力、精神不振、头晕头昏、四肢无力、心悸气短、食欲减退、腰酸背痛、整日昏昏沉沉的,说明性生活已经过度,此时应该及时加以节制,再适当进补调养,或者到医院就诊。

房事劳伤的类型包括以下三种:

(1)色欲伤:指房事过度,或思欲太过、所欲不遂引起的人体气血阴阳损伤。

(2)精脱:指在性交过程中发生的射精后大汗淋漓的病症。

(3)色厥:指在性交过程中、性交高潮或性交结束时发生的突然四肢厥冷、意识丧失的病症。

2.阳痿患者如何进补

阳痿是指性交时阴茎不能有效地勃起致性交不满足,其表现形式多样。合适的进补,对治疗该病是有一定好处的,特别是食物进补。阳痿患者可以选用以下食物进补:

(1)蔬菜类:如卷心菜、花椰菜等,它们都含有较为丰富的维生素E,有助于体内性激素的分泌。

(2)干果类:如葵花子、芝麻、花生、韭菜子、桃核仁等,它们都有一定的补益作用。

(3)肉类:如狗肉、羊肉、牛肉、鹿肉等,它们都含有优质蛋白质,能促进性激素的分泌。

(4)鱼类:如鳝鱼、海参、墨鱼、章鱼、鲍鱼等,对身体有滋补作用。

(5)含锌食物:如牡蛎等,体内缺锌可影响发育,并使性功能降低。

中医认为阳痿属肾阳虚败者居多,药膳通过补肾壮阳对多数阳痿有较好的疗效,如桂圆肉党参炖牛肉、核桃炖蚕蛹、杞叶羊肉粥等补益食疗方是行之有效的。阳痿患者进补时应根据病情,忌食温热油腻或寒凉的食物。另外,烟、酒、咖啡、煎熏之物更属忌口之品。

3.早泄患者如何进补

早泄是指男子在阴茎勃起之后,未进入阴道之前,或正当纳入,以及刚刚进入而尚未抽动时便已射精,阴茎也自然随之疲软并进入不应期。早泄患者的进补原则,以补肾益精为主。中医认为早泄一般与肾虚有直接关系。因此,选用适当的补肾食物,如韭菜、核桃、蜂蜜、蜂王浆、狗肉、羊肉、猪肾、羊肾、狗肾、鹿肉、鹿鞭、牛鞭、黄雌鸡、乌骨鸡、牡蛎肉、蛤蜊肉等,也可以将其做成菜肴或汤佐餐,对治疗早泄有很好的作用。但进补时要忌食一切辛辣燥热食品,还要严禁酗酒。

4.遗精患者如何进补

遗精是指在没有性交活动时的射精。有梦而遗的叫梦遗;白天精自滑出者,叫滑精。成年人未婚或已婚偶尔有睡中遗精,不属病态。中医认为遗精以虚为主,饮食可以偏于补益,然相火偏旺者,必须避免温补。主食除一般米、面以外,可配合服食玉米面、小米面、核桃仁、黑豆、莲子、油菜、白菜等。如果体质属于阴虚火旺或湿热下注者,应禁止饮酒和吃辛辣动火助阳之物,如葱、蒜、韭菜、羊肉、狗肉等。

5.男性不育如何进补

男性不育症的原因较为复杂,有虚症,也有实症,还有虚实夹杂症。治疗男性不育应到正规医院进行必要的检查,查明原因,有针对性地进行治疗。

在临床上,确有不少不育症的患者体质虚弱,睾丸造精功能低下,精子数量少,属于中医所说的虚症。这些患者适当服用具有大补功效的药物,诸如枸杞子、鹿角霜、仙灵脾、何首乌、山萸肉、女贞子、熟地、人参、紫河车、鹿茸、仙茅等。对增加精子的数量和质量、调整精子的异常症状有着非常显著的作用,可使相当多的不育患者摆脱烦恼,享受到"天伦之乐"。

6.男用阿胶补肾阳

阿胶是女性进补的珍品,但用阿胶进补并不是女性的"专利",实际上,阿胶对于男性的滋补作用并不亚于女性。

单从男性最常见的阳痿、早泄、不育、前列腺炎来说,这些疾病都是由于肾阴或肾阳不足所造成的。在治疗上也以补肾为治疗大法,用阿胶配伍他药来补益肾阴、肾阳,能取得显著的效果,以下各举一方来说明阿胶的功效。

(1)治疗阳痿:阿胶 15 克,紫河车 10 克,高丽参 10 克,黄柏 20 克,当归 20 克,金樱子 20 克,怀牛膝 6 克,黄酒适量。

先将阿胶放杯中,加黄酒,再把杯子放锅中,隔水炖烊阿胶。将紫河车、高丽参等一并放砂锅中,加水浸 2 小时,煎取汁,连煎 2 次,合并 2 次煎汁,兑入阿胶浆。每日 1 剂,分 2 次于空腹时温服。

(2)治疗早泄:阿胶 10 克,野山参 3 克,熟地 30 克,山萸肉 15 克,五味子 12 克,莲须 6 克,远志 12 克,黄酒适量。

先把阿胶放杯中,加黄酒,再把杯子放锅中,隔水炖烊阿胶。将野山参加工成粉末,过筛备用;将其他各药同放砂锅内,加水浸 1 小时,煎取汁,连煎 2 次,将 2 次药汁混合,兑入烊化的阿胶浆。

(3)治疗不育:阿胶 80 克,鹿角胶 80 克,龟板胶 80 克,雄蚕蛾 80 克,枸杞子 80 克,菟丝子 80 克,肉苁蓉 80 克,紫河车 100 克,淫羊藿 30 克,韭菜籽 30 克,覆盆子 30 克,鸡胚 10 个,黄酒适量,蜂蜜适量。

受精鲜鸡蛋孵化 14 日后成为鸡胚,将其去壳烘干,研为细末。将阿胶、鹿角胶、龟板胶捣碎,加黄酒炖烊,将其余各药加工成粉末,过筛。锅内加水 500 毫升,放入烊化的 3 种胶剂,再倒入其余各种粉末后搅匀,加适量蜂蜜制成蜜丸,晾干后用蜡纸包封备用。每日 3 次,每次 6 克,于空腹时用温开水送下。

本方为治疗男性不育症的经验方。有提高精子质量、增加精子活力、治疗精子形态异常的作用。

（4）治疗前列腺炎：阿胶 10 克，薏米 15 克，生地 15 克，枸杞 15 克，茯苓 15 克，黄柏 10 克，石苇 10 克，萆薢 10 克，桃仁 10 克，三七 3 克，赤小豆 30 克。

先把阿胶放杯中，加沸水，再把杯子放锅中，隔水炖，边炖边搅动，直至阿胶完全烊化。将生地、枸杞等一并放砂锅中，加水浸 1 小时，煎取汁，连煎 2 次，合并 2 次煎汁，兑入烊化的阿胶浆。每日 1 剂，分 2 次于空腹时温服。

从以上各方可以看出，阿胶添精补肾，与补肾药同用，能使肾阳充盈，所以能治阳痿。阿胶益肾补精，使肾气充足，封藏有权，所以能治早泄。阿胶可以提高精子质量，增强精子活力，治疗精子形态异常，所以能治不育。阿胶补肾有助于肾的固援功能，所以能治前列腺炎、小便余沥不尽等。

总而言之，无论大人小孩、男性女性，只要符合阿胶的适应证，就可用阿胶进补。

7.蜜月新郎需进补

正在欢度蜜月的新郎也需要进补吗？是的，在宴尔新婚，欢度蜜月之时，新郎最容易出现一些不尽如人意的小问题。万一出现，会让新娘十分沮丧，严重的还会给以后的性生活蒙上阴影。

万事开个好头是很重要的。那么，新郎该如何进补才能养精蓄锐，以逸待劳呢？只要记住三句话：

（1）以睡补神：作为新郎，在新婚之前一定要注意休息，不要过分的劳累。当发现身体有疲劳的感觉时，就需要放下手头的活儿歇一口气。要有这样的思想准备：宁愿把婚期延后，也不打疲劳战；宁愿把婚事办得简单一点，也不要因为办得热闹气派而暗耗神气。保证充足的睡眠是补神的最佳方法之一。

（2）以食补气：人的中气、肾气充足，全依赖饮食来提供足够的能量。多吃一些富含高蛋白的食品，如鱼、肉、蛋可以弥补人体"气"的消耗。绿色蔬菜、动物肝、植物油、青豆等食物富含维生素，都有补气的作用。羊肉、狗肉、鹿肉、虾、麻雀肉、麻雀蛋、胡桃肉等等都有补益肾气的作用。可选用：

韭菜炒虾：虾肉 50 克，待锅中油烧热后，与韭菜 250 克同炒熟，加盐等调料食用。

羊肉麻雀蛋汤：麻雀蛋 2 只，羊肉 250 克，加盐及调料，煮汤食用。

麻雀粳米粥：麻雀 3~5 只，粳米 100 克，如常法煮粥，空腹食用，可加盐等调料调味。

·食疗食补·

图文珍藏版

（3）以药补精：新婚宴尔，房事难免过频，往往会导致新郎暂时性的肾精亏损，产生头晕乏力、全身疲倦、精神萎靡等症状，严重的甚至会出现早泄、阳痿。此时必须注意适当地控制性生活的次数，服用人参养荣丸以补精。也可用补精的食疗方：

虫草虾：虾 50 克，冬虫夏草 10 克，九香虫 10 克。同水煮后，食虾喝汤，每日1 剂。

虫草鸭：老雄鸭 1 只，洗净，冬虫夏草 15 克，放入鸭腹中。加清水适量，隔水炖熟后食用。

做到以上三点，新郎即可神清、气足、精满，恩爱缠绵，心想事成，过一个名副其实的甜甜蜜蜜的蜜月。

（二）女性食补调气血

女子和男子在生理、病理上有着显著的不同。特别是在生理上，女子担负着生育的责任。生理功能的需要，女人从十二三岁的月经初潮开始，会经历妊娠、分娩、哺乳、更年期绝经等一系列生理变化特征。因而在病因病理方面，形成妇女特有的疾病。针对生理上的这些变化，中医认为女人在其生命的每一个阶段都要重视调补气血。女人生命的约一半时间是在经期中度过的。在月经产生的机理中，中医学以为血是物质基础，气是血脉运行的动力，若气血不和，则可导致月经不调，并引致一系列伴随月经而来的疾病。所以，在月经期应以调理气血为主。在妊娠期，妇女怀孕后，胎儿赖肾气以维系其生命的形成，而以血为形成的物质基础。所以孕妇如果身体虚弱，饮食不节会导致营养不良、气血不足，对胎儿不利。因此妊娠期妇女要以补肾气、健脾胃、益气血为主。分娩时，如产妇身体虚弱、气血不足时可导致产时无力，引起滞产、难产，气虚不能固摄血液则可引起产后大出血。产妇在产时耗伤气血，产后处于阴血骤虚、气血亏损状态，若不能及时进补，很容易感受外邪而致病。哺乳期的妇女，只有当其脏腑健旺、气血充沛，乳汁才能分泌正常。所以对产后虚弱、少乳、缺乳的产妇亦应以补气血、健脾胃为主。更年期的妇女，不管其是否有月经紊乱、心慌失眠、烦躁易怒、潮热烘汗等更年期症状，为减少因生理剧变而导致的体质变化，以及贫血、骨质疏松等疾病的发生，更应补肾气、益气血，安度更年期。

女性的一生可以有三次机会改变自己的体质，它们分别是月经来潮前的少女时期，包括月经、妊娠、生产、哺乳的青壮年时期和绝经后的更年期。

1.少女时期要奠定营养基础

12岁以前的少女，一般月经尚未来潮，大多身体都比较健康，不需要特殊的进补。然而，由于其他原因也可产生营养不足，造成发育迟缓和体弱多病，这样就需要考虑适当地进补。而这个时期的进补，应主要侧重于食补，多吃一些含有丰富蛋白质、碳水化合物、纤维素、维生素、钙、磷、锌等多种营养成分的食物，以满足身体生长发育的需要。

现代科学研究表明，锌对青少年的生长发育，起着非常重要的作用。体内摄入足量的锌，可使女子体态丰满、皮肤细腻，反之，将会阻碍少女的生长发育。因此，少女应多吃一些猪、牛、羊肉及蛋、芝麻、花生、核桃仁等含锌丰富的食品。当然，对于一些由于先天因素造成的体质特别虚弱的少女，就要选择食补与药补相结合的方法，适当选用桂圆、枸杞、熟地、当归来调补体质，然后再进行食补，以防"补而不受"。少女时期体质的好坏，直接关系到以后各时期的生理功能是否正常，是成人后形体健美、肤脂嫩腻的基础。

2.青年时期恒补铁

从少女时期过渡到青壮年时期，也就进入了女人一生中的重要的月经期。正常情况下，每次月经持续时间约为3~7天，失血总量约为30~100毫升。如果月经量偏多，或月经期时间长，或月经紊乱，失血量则更多。因此，这些损失必须从膳食中得到足够的补充，特别是铁的补充。

铁是组成血红蛋白的重要成分，故有补血作用。妇女正常月经期每日需铁量为15毫克，如果得不到及时补充，铁的供应量长期不足时，则会引起缺铁性贫血。所以，在月经期应多吃动物肝、心、腰子和瘦肉、蛋黄、大豆及豆制品、红枣、红糖等含有一定数量铁元素的食物。

这一时期女性的新陈代谢旺盛，生理变化明显，除月经来潮外，还会发生妊娠、生产、哺乳等情况，因此，消耗的营养物质比较多，易造成气虚、血虚、气血两虚、肾虚和肝肾两虚等虚症。气虚可导致脾气虚弱，失去统血功能，造成冲任之脉不调，以致月经淋漓不净，经期延长；血虚可引起女子月经先期、推后和量少，造成消化不良、腰酸腿软、头晕眼花、面色萎黄、心悸心慌等表现；气血两虚可引起妇女痛经、闭经和产后乳汁不足，以致精神倦怠、面色苍白、头晕目眩、饮食减少等；肾虚可引起妇女月经量少和不孕，这主要是由先天肾气不足、精血不足造成的；而肝肾两虚也可引起妇女闭经，并出现月经量少、头晕耳鸣、面色暗淡等表现。

女子这个时期的虚症，主要表现为气血亏虚，进补时应着重于调补气血，可选用当归补血汤、四物汤、养血补肾汤、羊肉粥、归地烧羊肉、阿胶、归脾丸、人参养荣

3.孕产期进补要对症

妊娠前后是青年妇女特有的一个时期。妇女受孕后体内各脏腑系统都会发生相应的变化,能量、水、电解质、微量元素等的供应要相应增加,以适应母体和胎儿生长发育的需要,以及临产分娩和产后哺乳的需要。母体在妊娠以后基础代谢率逐渐增高,至妊娠晚期可达 15%~20%,能量总需要量约为 2500 千卡/日(非孕状态时为 2100 千卡/日),临产时所需要的能量相当于轻度或中等度劳动量;产后哺乳期由于乳汁分泌的需要,能量总需要量约为 3000 千卡/日。

母体所需能量靠饮食摄入量的增加和饮食性质的改变(包括碳水化合物、蛋白质、脂肪的量的增加和比例的改变)来供应,但热能的主要来源(尤其在妊娠后半期)仍然是碳水化合物。脂肪类物质的增加主要是为产后哺乳做好准备。蛋白质一般每天 60~70 克足够,非孕期血浆蛋白质平均为 7.25 克/100 毫升,妊娠期下降为 6.25 克/100 毫升,产后逐渐恢复正常,这主要由于生理性稀释促使血浆蛋白下降所致。加上为了适应增大的子宫、胎儿和增加的血循环系统的需要,导致了一种适应性改变的血容量增加,但血容量的增加超过红细胞和血浆蛋白的增加,产生了相对性贫血和低蛋白血症,影响到毛细血管的通透性而引起水肿。因此,为了母亲的孕育和哺乳的需要,为了母婴的健康,合理安排孕妇的饮食是一个很重要的问题。

总的来说,孕妇的饮食应有足够的热量,应多样化,避免偏食,要根据妊娠不同阶段的需要和可能来拟定饮食。

妊娠早期由于绒毛分泌的激素影响到脾胃功能,常会出现不同程度的恶心、呕吐,这种现象称为孕吐,严重时可出现脱水、酸中毒。这一阶段孕妇的摄入量往往处于负平衡状态,加上饮食不合适或情绪不佳也易引起呕吐、拒食。因此这个时期饮食的安排应尽量投其所好,主要是使孕妇能进食、少吐,不要过多讲究禁忌,宜少食多餐。一般妊娠在 2.5~3 月后孕吐开始消失,孕妇胃纳渐增,进食增多。此时食物中应富含蛋白质,如动物性的有瘦猪肉、鱼、鸡蛋等,植物性的有大豆制品,并多吃新鲜蔬菜、水果(内含维生素、果糖、纤维素等,这有助于消化和大便通畅)。少食盐或盐渍的食物,如咸鱼、咸菜、咸蛋等,因其含钠较多,易促进水钠潴留而引起水肿;刺激性食物如辛辣之品应尽量避免,特别是烟、酒,如果长期服用将会影响胎盘供血,从而影响胎儿的正常发育,引起早产和新生儿体重过轻等。

妊娠后期常会出现水肿、高血压、蛋白尿的病理反应,即妊娠高血压综合征,此时更需注意食物"宜淡不宜咸"。除一般的正常饮食外,还可进食有利水消肿作用的"鲤鱼汤"和有利尿消肿作用的"赤小豆粥"。赤小豆的蛋白质及热量含量较高,还含有钙、钾、铁、磷等元素。妊娠后期是胎儿长骨骼、牙齿的阶段,对钙的需要量增加,平均每天为1.5克,产后哺乳期每天需2克,一般饮食达不到此要求。对铁的需要量在妊娠后期也大增,平均6~7毫克/日,因此食物中需要有丰富的铁、钙,可多食猪肝、鸡肝、肉松、豆制品等,同时可加服硫酸亚铁、乳酸钙、葡萄糖酸钙等,但总的摄入量亦应有所控制,不宜过多,以免胎儿过大导致难产。

临产阶段,孕妇体力消耗较大,如体能不足会影响子宫收缩和产程的正常进展,所以在将生产前需进饮食,则可免饥渴乏力。可服"母鸡汁稀粥",鸡能补虚温中,又富营养,易消化,为孕产妇所宜。

产后阶段,由于产时体力的大量消耗和出血,产妇处于极虚弱状态,加之又有哺乳的需要,因此应多进些高热量的饮食,如脂肪、蛋白质之类。但由于产后数日内,产妇的脾胃功能常处于虚弱状态,所以进食量之增加应采取渐进方式。一般在产后二三日内尽量少食盐,因为咸能耗血,影响乳汁分泌;勿食生冷坚硬,勿食肥腻厚味,免伤胃气;可频食白粥,渐食羊肉、猪蹄少许,产后可食新鲜精肉汤、羊肉汤、鸡汤,以及猪蹄汤、鲫鱼汤等。此外,产妇在产后常会出现大便困难,故除多食蔬菜外,可加服"芝麻粥",此物有滋阴、润肠、通腑的作用。

随着胎儿的长大,母体需求的营养相应增多,应在饮食上供给丰富的营养,如多食含蛋白质、磷、钙的食物,因为这些营养物质是胎儿大脑发育不可缺少的。此外,还可适当地进行调补,进补时也应着重于气血两方面,因为此时最易造成气血不足,加上气随血走,血虚也就易引起气虚。孕妇产前宜用甘淡清凉之品,不宜用辛温大热之补剂,这样有利于安胎保胎,此时可以多吃一些水果。

产后宜采用温补之法,可选用的动物性补品,如鸡、鸭、瘦肉等,这些滋腻之品有利于产妇体力的早日恢复。当然,也可选用十全大补丸、八珍丸等中成药。

4.更年期饮食调养有讲究

更年期是从壮年向老年过渡的一个必经阶段,是女性卵巢功能逐渐衰退,到最后趋向消失的过渡时期,其中最突出的生理表现为绝经。妇女的更年期一般发生在45~55岁之间,这个时期长短不一,可由几个月到数年。在这一阶段中,大部分妇女都能适应生理的变化,在不知不觉中度过。但也有人一时不能适应此种转变,会出现月经紊乱、头晕耳鸣、心慌失眠、烦躁易怒、烘热汗出等症状,对此除了应采取适当的治疗措施外,还必须注意合理地安排更年期的饮食及各方面的调养,以安全度过更年期,减少更年期综合征的发生。

(1)心理调节:要从心理上认识到更年期是一个正常的生理过程,经过一定时间即可自然缓解,因而不必有精神负担。现已发现,更年期综合征的发生与神经质的个性有关,故应避免精神过度紧张、疲劳和不良精神刺激,消除无谓的恐惧和忧虑,保持愉快乐观的情绪及心理平衡。

(2)动静结合:人到更年期,体质已衰,要防止工作负担过重,要积极参加适当的体育锻炼活动,可进行散步、打太极拳、练太极剑、做气功、慢跑等,来调节神经功能,改善睡眠。此外,更年期妇女在冬季往往特别怕冷,总感到手脚不暖和,腰部或全身发冷,致使情绪不佳,行动欠利索,这在医学上称为"冷感症",是由于局部或全身的血液循环不良所致。通过运动可以提高身体的新陈代谢,加强血液循环,产生更多的热量,抵御寒冷。

(3)饮食调养:更年期膳食与营养的要求是:膳食平衡、清淡、富有营养、容易消化。因为更年期身体的基础代谢明显降低,活动量逐渐减少,故每日需要的热量也减少,应不吃或少吃肥肉、动物内脏及动物油脂,少吃白糖、甜食,防止更年期肥胖、高血压、糖尿病、高脂血症、冠心病及脑血管病等。

日常饮食应多选用高质量的优质蛋白,如鸡蛋、牛奶、鱼虾、瘦肉、豆制品等。要设法增加膳食中的含钙量,预防骨质疏松症。

(4)补充钙、铁:更年期出现的月经紊乱极易导致贫血,故也应注意铁质的摄取。富含钙和铁质的食物有:牛奶、瘦肉、禽蛋、海蜇、虾皮、芝麻、黑木耳、豆制品等。

(5)补充维生素:更年期妇女多有植物神经紊乱现象,故应增加维生素 B 的摄取,如小米、玉米、糙米、燕麦片、蔬菜、水果等,可起到维持神经健康、促进消化功能,防治头昏头晕、记忆力减退、促进食欲,增强抵抗力的作用。足量的维生素 E 可防止血管中胆固醇沉积,保持动脉弹性,使血流畅通,延长细胞寿命,因此,可多食富含维生素 E 的食物,如花生、核桃、芝麻、植物油、谷麦胚芽等。此外,维生素 C 与维生素 O 也是强化血管功能的营养素,含有上述营养素的食物有茄子、西红柿、金橘、鲜枣、猕猴桃及绿叶蔬菜等。更年期更宜低盐饮食,一日食盐摄入量控制在 5 克左右,忌食刺激性饮料如浓茶、咖啡、酒以及辛辣食品。

中医认为,更年期妇女是处在肾虚阶段,故可以进食一些补肾的中药及食品,如西洋参、太子参、枸杞子、山药、何首乌、杜仲、桑葚、百合、莲子、白果、核桃仁、黑芝麻等。

过了更年期,妇女开始步入老年,这时肾气渐衰,精血已减,同时体质也渐趋衰老。随着人体的衰老,体内各组织器官功能都呈退化状态,疾病相应地增加,引起与衰老有关的虚症。老年妇女进补,除选用延缓衰老之剂外,还应选用补益气血之品,以达强壮身体、益寿延年的目的,如适当选用当归、大枣、蜂乳、枸杞子等。此外,老年妇女的造血功能渐失,还应多吃一些含铁丰富的食品,如鸡蛋、肝脏、瘦肉等,以使身体有更多铁元素的补充。老年妇女进补,无论是食补还是药补,都应循序渐进,否则不但得不到相应的补益,反而会使病情加重。

女性如能抓住一生中的这几次机会进行适当调补,必然会使自己身体健康,青春永驻。

5.经期补血食当家

血是人体最宝贵的物质之一,它内养脏腑之气,外濡筋骨、皮和毛发,维持人体各脏腑组织器官的正常功能活动,使目能视、脚能行、掌能握、指能捏、神志清晰、精力充沛等,这些都有血的功能。

月经期是女性特殊的生理阶段,补血对于青春期的女性很重要,经期的膳食安排是否科学合理直接影响健康状况。经期各种营养素的供给量和能量都应有相应的提高。制定出合理的饮食结构,安排适宜的食谱,满足经期女性摄取充足营养是十分必要的。

女性青春前期宜选用促进红细胞生长、增强身体免疫力的食物,如猪肝、大枣、蛋类、海带、豆类、糙米等。体质弱的少女,可适当采用滋补药膳进行调补,如在食物中加入当归、枸杞、熟地等滋补类药物。

青春期出现周期性的月经,内分泌腺、皮脂腺、汗腺功能增强,性发育日益成熟,头屑、黑斑、痤疮、油性皮炎等纷纷出现。此时的女性宜多食羊肝、猪肝、鸡蛋、瘦肉、大枣、山药、扁豆等,应避免进食全脂牛奶、肥肉、高脂肪类食物。食物佐料宜清淡,应及时补充铁质、钙质,多食蔬菜和坚果,加食骨类和虾皮、虾酱等食物。另外,可适当吃些含碘的水产品如海带、紫菜、海鱼等。

经期女性每日应喝杯牛奶或酸奶,以获得优质蛋白质和钙。另外还需摄入一定量的蛋及蛋制品,各种动物的肉、肝、豆制品以及各种新鲜的时令蔬菜、水果和植物油等。

6.怀孕进补勿盲目

现在国家提倡少生优生。有些人认为孕期吃些补品总不会错,于是擅自进补,结果补出了问题,有的甚至还导致流产、难产、早产。

国学经典文库

中华食疗大全

·食疗食补·

图文珍藏版

据报道,有一孕妇妊娠期间一味大补,就想生个胖儿子,结果事与愿违,胎儿被她滋补得过大,未足月就夭折在母腹中。虽然产妇距离预产期还有 1 个月,可死去的胎儿体重已达 6000 克。这位孕妇告诉医生,她怀孕后,买了大量营养方面的书,每天照着书不停地吃,什么鱼肉虾蟹、蛋禽果蔬,健脑的、补钙的顿顿不能少,结果讲究了营养,忘记了科学。临产前 1 个多月进行检查时,医生就发现她的孩子比一般妊娠足月的胎儿都大,准妈妈很高兴,以为总算没有白补,她的孩子也一定比别人的孩子健康聪明。没想到离预产期还有近 1 个月时,胎儿却出现了异常,没有了胎动,到医院一查,胎儿已经死亡。医生认为孩子的死亡与其发育过大有关。

有些妇女怀孕后,就多吃补药补品,希望胎儿长得快、长得好,不管是人参还是鹿茸,样样吃。其心情可以理解,但做法实不可取,这样进补对孕妇和胎儿,实在是弊多利少。

人参虽属老少皆宜的大补元气之品,但如果孕妇怀孕后久服或用量过大,就会气盛阴耗,阴虚则火旺,亦即气有余,便是火。人在内服 100 毫升 3% 的人参酊后,就会感到轻度不安和兴奋。如内服 200 毫升后,可出现中毒症状,如出现玫瑰疹、瘙痒、眩晕、头痛、体温升高和出血等。孕妇滥用人参,容易加重妊娠性呕吐、水肿和高血压等,也可促使阴道出血而致流

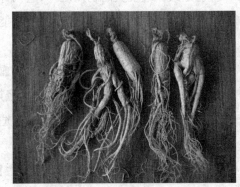

人参

产。胎儿对人参的耐受量很低。曾有报道,某妇女怀孕后 7 个月开始常服人参,2 周后出现心悸、胸闷、头痛、失眠、鼻腔出血和下肢浮肿等症状,继而出现阴道流血,待 4 个月后检查时,胎儿已死亡,所以孕妇不可滥用人参。

孕妇除了不可滥用人参外,因鹿茸、鹿角胶、核桃肉等也属温补助阳之品,孕妇也不宜服用。如果病情需要,应在医生指导下服用。孕妇如想进补,不如注重日常生活中饮食搭配的多样化,多食新鲜蔬菜和水果,注意调养,这样做比吃补药强。

7.女性进补,首选阿胶

女性以血为本,一生之中,经、带、胎、产,耗气伤血,哺育婴儿,损心劳神。乳汁乃人体血液所化,所以女性最容易造成血虚。

阿胶为"补血圣药",早在 2000 多年前,药物学专著《神农本草经》中就把阿胶列为上品。清代药物学专著《本草思辨录》中还说,阿胶是"血肉有情之品",善于

补血而治疗血虚所引起的各种病症。阿胶能补益气血、补肺生津;能强筋健骨、流利关节;能滋润肌肤、美容养颜;能抗衰老、延年益寿,作用很多。但是阿胶的主要功能,正如历 30 年写成《本草纲目》的明代医学家李时珍所说的一句话:"大要只是补血与液。"阿胶的药性平和,作用显著,其所具有的功能正与女性的生理状态相符合,所以女性的各个时期都适宜选用阿胶进补。

青年女性用阿胶进补,有利于建立正常的月经周期,提高免疫能力及经期的抗病能力,同时对多种妇科疾病都有很好的预防作用。

中年女性选用阿胶进补,能改善睡眠、饮食的不良状况,能增进精力、抵抗疲劳。阿胶还能促进钙的吸收,有助于皮肤保湿,因而起到护肤、养颜、美容的效果。

更年期女性选用阿胶进补,能补血养心、滋阴除烦,预防及减轻更年期综合征的不适症状,促进钙的吸收,还能防治老年性骨质疏松症。

五、不同季节的食补

《黄帝内经》在谈到人如何才能长寿时,就明确指出:"智者之养生——必顺四时而适寒暑",即聪明人的一条重要养生原则是:必须顺从春夏秋冬四季阴阳消长的规律,适应一年寒热温凉的气候变化,人体才能保持健康,人类也才能够长寿。这就是中医养生学的一个重要思想。而作为其中一个重要组成部分的饮食养生,则要根据在不同季节的气候特点和人体生理病理特点,决定不同的饮食原则和要求。但需要指出的是,我们所说的与四季相对应的是农历,是指以我国中原地区为中心的气候特点,东北、西北、南方等地带就不一定如此,就世界范围而言则更不一样,故划分四季不能固定于我国农历的某某月,应以气象学和物候学的特征为依据。只要符合其特征的,不管当时是什么月份,均可视为是相应的季节,并按照各季节的饮食养生来调理。

(一)春季食补

1.春季气候特点对人体的影响

春季,包括了立春、雨水、惊蛰、春分、清明、谷雨等 6 个节气,其气候特点是温暖潮湿。当春归大地之时,自然界阳气开始生发,万物复苏,带来了生气勃发、欣欣向荣的景象,正如俗话"雨后春笋"所表达的意思,说明了自然界的一切生物在迅速地生长起来。但是,一些对人体有害的东西,如致病的微生物、细菌、病毒等,也就会乘机而动、乘虚而入,各种病虫害猖獗,给人们造成巨大的祸害,在我国南方这种情况尤为明显。

中医学认为,春天的气候特征是以风气为主令,而风邪既可单独作为致病因素,也常与其他邪气兼夹为病。当风邪侵袭人体后,一般可产生下述病理变化:一是伤人上部,如伤风感冒中常见的头顶疼痛、鼻塞、流涕、咽喉痒痛等症状,又如风邪起初也以眼睑水肿为多见。二是病变范围广,由于风邪善行数变,变化无定,往往上下窜扰,故病变范围较广,在表可稽留于皮毛或肌肉腠理之间,或游走于经脉之中;逆于上,可直达额顶;犯于下,可侵及腰膝胫腓等。三是"风胜则动",其症以动为特点,故凡见肢体运动异常,如抽搐、痉挛、颤抖、蠕动,甚至角弓反张、颈项强直等症往往责之于风,而列为风病。四是兼杂为病,即指风邪常与其他邪气相兼合并侵犯人体。如在长夏之季,风邪常与湿邪一起侵袭脾土,往往可见消化不良、腹胀、腹泻等脾胃受损的症状;若与热合则为风热,与寒合则为风寒,或风寒湿三气杂至而侵袭人体,即人们常说的风热外感、风寒外感、风湿痹痛等。此外,风还可与体内之病理产物如痰相结合而成风痰,风痰上犯又可引起种种病症。

医疗气象学证实:在大风呼啸时,空气中的冲撞摩擦噪音会使人心里感到烦躁不适,特别是在音频过低,甚至达到"次声波"的标准时。科学家们已经发现次声波是杀人的声波,它能直接影响人体的神经中枢系统,使人头痛、恶心、烦躁,甚至置人于死地。同时,猛烈的大风常使空气中的"维生素"——负氧离子严重减少,导致那些对天气变化敏感的人体内的化学过程发生变化,在血中开始分泌大量的血清素,让人感到神经紧张、压抑和疲劳,并会引起一些人的甲状腺负担过重。此外,大风使地表蒸发强烈,驱走大量水汽,空气湿度减小,这会使人口干唇裂,鼻腔黏膜变得干燥,防病功能亦随之下降,使许多病菌乘虚而入,从而导致呼吸道疾病发生,如支气管炎、流感、肺结核等。这些疾病的广泛流行,也往往是"风助病威"的结果,故《黄帝内经》里又说:"风者,百病之始也。"

2.春季食补要养阳

阳,是指人体之阳气,中医认为"阳气者,卫外而为",即指阳气对人体起着保卫作用,可使人体坚固,免受自然界六淫之气的侵袭。春天在饮食方面,要遵照《黄帝内经》里提出的"春夏补阳"的原则,宜多吃些能温补阳气的食物,以使人体阳气充实,增强人体抵抗力,抗御风邪为主的邪气对人体的侵袭。医圣李时珍在《本草纲目》里亦主张"以葱、蒜、韭、蓼、蒿、芥等辛嫩之菜,杂和而食"。另一方面,由于肾阳为人体阳气之根,故在饮食上养阳,还应包括温养肾阳之意。春天时人体阳气充实于体表,而体内阳气都显得不足,所以应在饮食上多吃点培补肾阳的东西,如谚语所说"夏有真寒,冬有真火"即为此义。目前除了蓼、蒿等野菜已较少食用外,葱、蒜、韭等都是养阳的佳品。

(1)宜多食甜、少食酸:唐代名医孙思邈说:"春日宜省酸,增甘,以养脾气。"意思是当春天来临之时,人们要少吃点酸性的食品,多吃些甜味的饮食,这样做的好处是能补益人体的脾胃之气。祖国医学认为,脾胃是后天之本,人体气血化生之源,脾胃之气健旺,人可延年益寿。但春为肝气当令,根据中医五行理论,肝属木,脾属土,木土相克,即肝旺可伤及脾,影响脾的消化吸收功能。中医又认为,五味入五脏,如酸味入肝、甘味入脾、咸味入肾等,故若多吃酸味食品,会加强肝的功能,使本来就偏亢的肝气更旺,这样就能伤害脾胃之气。有鉴于此,在春天,人们要少吃些酸味的食物,以防肝气过于旺盛;而甜味的食品入脾,能补益脾气,故可多吃一点,如大枣、山药、锅巴等。

(2)多食蔬菜:人们经过冬季之后,大多数会出现多种维生素、无机盐及微量元素摄取不足的情况,如春季常见人们发生口腔炎、口角炎、舌炎、夜盲症和某些皮肤病等,这些都是因为新鲜蔬菜吃得少而造成的。因此,随着春季的到来,各种新鲜蔬菜大量上市,人们一定要多吃点新鲜蔬菜,如菠菜、芥菜、莴笋、芹菜、油菜、香椿等。若是初春,新鲜蔬菜较少,可以充分利用冷藏、干制、腌渍、罐藏、酱渍等多种方法加工贮藏的蔬菜,如腌制的萝卜、姜、葱头、白菜、大芥菜、榨菜、辣椒等等,营养都较丰富,均可食用。

这里要说明一点,有的人在蔬菜少的春天,常常用多吃些水果的方法来代替蔬菜,这种做法不可取。因为尽管水果和蔬菜确有不少相似之处(如都含有较丰富的维生素、纤维素和有机盐等),但两者之间毕竟存在区别,故水果不能代替蔬菜。水果和蔬菜虽然都含有碳水化合物,但水果所含的多是葡萄糖、蔗糖和果糖等一类化学上称为单糖和双糖的碳水化合物,而蔬菜所含的碳水化合物则多是淀粉一类的多糖。当摄入前者,胃和小肠可以不加消化或稍加消化,便很快进入血液中,如果食用过多,则会使血液中的血糖急剧上升,进而刺激胰腺分泌大量的胰岛素,使人的精神不稳定,出现头昏脑涨、疲劳乏力等症状,而且葡萄糖、果糖大量进入肝脏后,很容易转化为脂肪,使人发胖;而后者多是淀粉,需要各种消化酶帮助消化溶解之后才能被逐渐吸收,因而可使体内血糖保持稳定,更有利于身体健康。

3.春季食补有讲究

一年四季气温不同,人体生理功能也随之变化,故而饮食也需要进行相应的调整,以适应季节变化,更有利于养生保健。春季气温上升,人体阳气相应旺盛,皮肤比较疏松,易于出汗,心的功能活动较为旺盛,生活规律也易发生较大的变化,健康人能很快适应,一般不需进补。但有旧病之人,极易复发,可以适当进补,以提高身体素质,使身体得到康复。

由于人体的内环境开始由冬季向春季转化,人体之阳气亦随之升发,此时应养阳,因此,在进补的同时,于饮食上要有所注意。

(1)忌食生冷黏滞之物:春季忌食生冷黏滞油腻之物,以免伤害脾胃。忌多食酸,以免引起胃酸分泌障碍,影响消化吸收。春季菜肴以辛温清淡为主,中晚餐以一荤三素为宜,汤不宜厚味,宜清淡。食汤菜要有利于益气健身,有利于渗湿健脾,有利于祛寒祛热。荤菜以补益为主,猪瘦肉、牛肉、鸡肉、鸽肉、鱼肉均可,但不能日日专吃一样,应交替食用,量宜适中,过则为患。做荤菜应放生姜、橘皮丝等调料。

(2)春不食肝:春天进补,应以食补为主。如多吃一些瘦猪肉、大枣、鸡肉、鸡蛋等。汉代名医张仲景说"春不食肝",也就是说在春季人体肝气比较旺盛,在饮食方面无需多吃补肝的食物,否则会由于肝气太盛而导致脾气衰弱。然而,对于有明显虚症的患者,仅用食补是不够的,还必须选用补药进行调养。

(3)顾护脾胃:对于春季出现的脾胃虚弱而致的胃下垂、子宫脱垂、脱肛,可选用有补中益气、健脾益胃、提升脱垂脏器作用的补中益气丸或补中益气汤。

(4)进补应因地制宜:我国幅员辽阔,春季南北气候温差较大,对人体的影响亦不同,春季进补还应因地而论。初春,北方寒气未退,仍宜用温补,随着气候渐暖,阳气渐升,温补不宜过多,可适当选用桂圆等温平之品。南方春季低温与暖湿天气经常交替出现,阴雨天气湿气太盛而脾受困,宜选择健脾运湿的豆浆、鲫鱼等补品,待温暖之日,可进补性凉的食物。

进补是一门复杂的养生科学,春季进补除上述的要点外,还应遵循"虚则补之"的原则,因人、因地、因时地掌握进补方法,以达到有病治病、无病防病的目的。

4.春季进补吃什么

中医认为,春季进补必须根据春天人体阳气逐渐生发的特点,选择其平补、清补的饮食,以免适得其反。以下几种人适宜于在春天进补:中老年人有早衰现象者;患有各种慢性病而体形屡瘦者;腰酸眩晕、脸色萎黄、精神萎靡者;春天气候变化大,受凉后易复发感冒者;过去在春天有哮喘发作史,而现在未发作者;到黄梅天容易疰夏(即夏季长期发热的病,患者多为小儿。多由排汗机能障碍引起)。凡属上述情况者,均可利用春天这个季节,根据个人体质及病情,选择适当的食补方法,以防病治病。

老年人或有上述情况者,可采用平补饮食。具有这种作用的食物有鲤鱼、墨鱼、赤小豆、黑豆、豇豆、四季豆、丝瓜、木耳、百合、莲子、大枣、花菜、土豆、黄花、鸭蛋、杏仁、葡萄、桃子、无花果等。春天食用的药膳菜肴有清炒竹笋、玫瑰花烤羊心、何首乌肝片、丁香鸭、果仁排骨、莲子猪肚、泥鳅豆腐、川贝雪梨等,可长期服用。

老年人如有阴虚内热者,可选用清补的方法。这类食物有梨、莲藕、荠菜、百合、甲鱼、螺蛳等。此类食物食性偏凉,食后有清热消火作用,有助于改善不良体质。病中或病后恢复期的老年人进补,一般应以清凉、素净、味鲜可口、容易消化的食物为主。可选用粳米粥、薏米粥、赤豆粥、莲子粥、青菜泥、肉松等,切忌食用太甜、油炸、油腻、生冷及不易消化的食品,以免损伤胃肠功能。

春季容易出现头晕、头痛、失眠的现象,常常食用梨、香蕉、橘子、绿豆、花生、芹菜等,除可预防上述疾病的发生,对防治高血压也有益处。患有糖尿病、心血管疾病或大病恢复期,要选用清凉、新鲜的食物,如梨、莲藕、苋菜、甲鱼、百合、螺蛳、青菜,忌食油腻、煎炸、黏甜等不易消化的食物,以防止食积胃肠。

(二)夏季食补

1.夏季气候特点对人体的影响

夏季,包括了立夏、小满、芒种、夏至、小暑、大暑等6个节气。夏季的气候特点是炎热,是个酷暑蒸人的季节。《黄帝内经》曰,"夏三月,此谓蕃季",而"蕃季"就是茂盛、华美的意思,即指在夏季里,气候炎热,万物茂盛。在我国南方,除了气候从温转热之外,因经常下雨,时而细雨绵绵,时而狂风暴雨,天地之气相交、蒸腾闷热,所以有热不可耐、烦躁不安的感觉。人生于天地之间,从大自然吸取氧气、水和各种营养食物来养育自身,也不例外将受天地变化的影响。根据气象学说,正是由于地球的自转与公转改变了太阳辐射的角度和强度,从而产生了一年四季交替不断的运动变化。我国地处北半球,夏时阳光正射在北半球上,小暑、大暑时节就是一年中太阳辐射时间最长、最强,地面水分蒸发最多、空气湿度也最大的季节,尤其进入"三伏天"后气温达到最高峰。

暑、湿二气为夏季主令,且常夹有火热之气。在正常情况下夏季不同的气候变化,并不伤人致病,只有当气候急骤变化或人体的抵抗力下降时,它们才会成为致病因素。一般来说暑为阳邪,性炎热外散,易伤津耗气,故当暑热之邪伤人时较速,发病初起多为暑犯肺卫和暑入阳明胃经;因暑热之邪最易伤元气,尤多耗伤津液;因夏令雨湿较多,或因天暑下逼,地湿上蒸,湿热之邪易于相伴为病,故此暑又常有挟湿之症;又因炎暑亢盛,贪凉冷饮,或乘凉太过,暑热之邪易为湿所逼,故有暑兼寒湿者。湿为长夏之气,以其正当夏秋之交,阳热下降,氤氲熏蒸,水汽上腾,潮湿充斥,故夏季为一年之中湿气最盛的季节。湿为阴邪,湿性重浊、黏腻、停滞,易阻遏气机,损伤阳气。湿邪致病常与其他病邪相混合,且有外湿、内湿之分。外湿多由于气候潮湿、涉水淋雨、居处潮湿等侵袭人体后所致;内湿多由于脾失健运、水湿停聚而生。

中国传统医学认为,人体是统一的整体,它与周围环境是统一的。人类生活于自然界之中,自然界存在着人类赖以生存的必要条件,并时刻影响着人体。随着自然界的运动变化,人体脏腑经络、气血津液也相应发生变化,而这种变化有严格的季节性。由此,在夏季,人类为了适应大自然的变化,在漫长的进化过程中,形成一种能悉知外界环境变化的能力,并能自动调节其生理活动以适应环境的变化。其生理变化主要体现在以下几点:一是气血运行旺盛。夏季主阳,是阳升之极,阳气盛、气温高,充于外表,人体阳气运行畅达于外,气血趋向于体表。此外,即使在一天之中,昼夜晨昏气温的变化也对人体气血盛衰产生相应的影响,人体的阳气"一日而主外,平旦阳气生,日中而阳气隆,日西而阳气已虚,气门乃闭"。可见,人体阳气的盛衰是随着昼夜阴阳盛衰消长的变化而呈节律性变化的,这就为饮食养生的每日三餐的选择与调配提供了理论依据。

2.夏季食补宜清热利湿

重视夏天饮食调养是很重要的。一方面由于人在炎热的环境中工作时,体温调节、水盐代谢以及循环、消化、神经、内分泌和泌尿系统都发生了显著的变化,这些变化最终导致人体代谢增强,营养素消耗增加;另一方面因天热大量的出汗,常导致许多营养素从汗液流失,加上夏天人们的食欲减低和消化吸收不良,又限制了营养素的正常摄取。所有这些情况,都可能导致机体营养素代谢紊乱,甚至引起相应的营养缺乏症或其他疾病,故夏天的饮食调养是十分必要的。

首先,要注意补充各种营养素:

(1)补充足够的蛋白质:在高温条件下,人体组织蛋白分解增加,尿中肌酐和氮排出增多,从而易引起负氮平衡,因此,蛋白质的摄取量应在平常的基础上增加10%～15%,每天的供给量需达100克左右,并注意补充赖氨酸。蛋白质以鱼、肉、蛋、奶和豆类中的蛋白质为好。

(2)要补充维生素:在高温环境下维生素的代谢会增加,加上汗液排出水溶性维生素增多(尤其是维生素C),极易造成维生素含量的不足。有人测定,每毫升汗液中维生素 C 可达 10 微克，如果排汗 5 毫升将损失 50 微克，因此夏天人体维生素的需要量比普通标准要高 1 倍以上。大剂量维生素 B_1、B_2、C 乃至维生素 A、E 等，对提高耐热能力和体力都有一定的作用。鲜蔬菜及夏熟水果(如西红柿、西瓜、杨梅、甜瓜、桃子、李子等)含维生素 C 极为丰富，维生素 B 族在粮谷类、豆类、动物肝脏、瘦肉、蛋类中含量较多，故在夏季人们可适当地多吃这些食物，亦可适当地口服些酵母片。

(3)补充水和无机盐：当身体大量出汗或体温过高时，不但可造成体内水分不足，而且还会流失大量的钠、钾等元素，缺钠又可加重缺水，所以要注意补充水分和无机盐。一般而言，水分的补充最好是少量、多次，这样可使机体排汗减慢，减少人体水分的蒸发量；钠的补充，要视出汗多少而定，如果一个人工作 8 小时，出汗量不超过 4 毫升，则每天从食物中摄取 18 克食盐就可以了，若出汗量超过 6 毫升，则需另从饮料中补充；钾盐的补充为每日 2 片钾片，每片钾片含钾 25 毫克当量，还可食用含钾高的食物(如水果、蔬菜、豆类或豆制品、海带、蛋类等)。此外，汗液中还含有钙、镁、铁、铜、锌、硫、磷、锰、铬等，若不及时补充，同样也能引起机体水盐代谢和酸碱平衡的紊乱，影响人体的耐热能力，极易诱发中暑等情况。所以夏天一定不要忘了补充水和无机盐。

(4)多吃些能清热利湿的食物：常食的清热食物有西瓜、苦瓜、桃子、草莓、西红柿、绿豆、黄瓜等，并巧用大蒜、姜、醋等调味品以增强食欲；健脾利湿的食物应在长夏时吃，如冬瓜、南瓜、苦菜、姜、莲藕、莲子、薏米、山药等。

夏季的饮食调养，除了要着眼于清热消暑外，还要注意不要损伤了脾肺之气。《养生论》里说："夏气热，宜食菽以寒之，不可热也。"它们的意思是，夏天尽管天气热，但人们不可进食苦味的食物太多，一定要多吃点辛味的食物，这样可避免心气偏亢(中医认为苦味入心)，有助于补益肺气(心属火，肺属金，火克金，心火不盛，则肺气平和)；此外，夏天一定要少吃热性的食物，如羊肉、狗肉等。现代医学认为，夏季炎热的刺激，使神经中枢处于紧张状态，分泌腺的活动水平也有改变，从而引起人体消化能力减低，胃口不开，不思饮食。因此，夏季最好吃些清淡少油、易消化的食物，如果吃含脂肪多的食物，则易使胃液分泌减少，胃排空减慢，食欲不振。

3.夏季食补宜忌

夏季饮食一般以温为宜，食暖物即是为了助阳气，符合"春夏养阳"的原则。人们如何进食暖物呢？

(1)早晚宜食粥：养生家们认为，在早、晚餐时喝点粥是大有好处的，这样既能生津止渴、清凉解暑，又能补养身体。如赤豆粥有补肾、利水、消肿而治脚气的功能，肾功能较差的人可多食用；蚕豆粥能辅助治疗水肿和慢性肾炎；荷叶粥能解暑热、清胃润肠、止渴解毒，可治嗓子痛；莲子粥能健脾和胃，益气强志，对腹泻、失眠、遗精、白带多等均有一定的疗效；百合粥能润肺止咳、养心安神，最适合肺阴不足的老年人食用；冬瓜粥有利水消肿、止渴生津的功能，并有降低血压的作用；银耳粥有生津润肺、滋阴养肺的功能；黄芪粥则可治虚症所致的水肿；豆浆粥和皮蛋淡菜粥则可治疗血管硬化、高血压和冠心病，等等。

（2）饮食忌贪生冷：一般地说，夏季气候炎热，常致腠理开泄，出汗很多，人们时时会感到口渴，所以喝点冷饮，能帮助体内散发热量，补充体内水分、盐类、维生素，起到生津止渴、清热解暑的作用。但中医养生家们认为，夏季由于人体阳气在外，阴气内伏，胃液分泌相对减少，消化功能低下，故切忌贪凉而暴食冷饮。如果过量，易引起胃肠道疾病，出现腹痛、腹泻等。此外，大汗之后不要过量饮用冷饮，因为冷饮饮用太多，不仅不能尽快地补充和调节体内盐类、水分的丢失，反而冲淡了胃液，降低胃液的杀菌力，从而引起胃炎、肠炎、痢疾等疾病。尤其是某些慢性病患者，吃冷饮更要有所选择和节制，例如冠心病、哮喘、慢性支气管炎等患者，就不宜多吃冰冻的食品，以免加重病情或诱使旧病复发；胃溃疡、胃酸过多的疾病，不宜多喝含酸味的冷饮；糖尿病患者，在自制冷饮中，应少加或不加糖。还需说明的是，喝饮料不能替代饮水，因为大部分饮料均含有一定的糖分，饮料中的糖分越高，渗透压也越高，越不易为细胞所吸收，反而会带走细胞内水分，容易引起体内失水，而且冷饮解渴常难以达到目的，却会导致频繁暴食，对消化道是一个很强的冷刺激，易引起消化道的异常蠕动和功能紊乱，从而导致腹痛、腹泻等。

（3）喝水有学问：一是饮水莫待口渴，不少人的生活习惯是以口渴与否来决定是否喝水，实际上这是不科学的。因为口渴表明人体水分已失去平衡，细胞开始脱水了，故古人主张"不欲极渴而饮，饮不过多"，就是防止渴不择饮的科学方法。如果一旦出现大渴难耐的情况，应缓慢、少量、多次饮用，避免使身体受到伤害。二是睡前不宜多饮水，因为当处于睡眠状态时，人体只是维持基础代谢，各种代谢活动都进行得非常缓慢，不需要过多的水分，而且睡前饮水过多，会导致夜尿过多而不利于夜间休息。三是用餐时不宜喝水，因为进餐时饮水会冲淡消化液，不利于食物的消化吸收，长期如此将对身体造成不利的影响。四是晨起喝水有助健康，因为早晨饮水可补充夜间所消耗的水分，降低血液浓度，促进血液循环，维持体液的正常水平。

（4）注意饮食卫生：夏季饮食调养，还要注意饮食卫生。因为夏天喝水多，胃液被冲淡了，易降低胃液的杀菌力，使致病微生物容易通过胃进入肠道；而且湿热的气候环境也适合微生物的生长繁殖，食物极易腐败变质，故夏天必须把好"病从口入"这一关。具体的措施有几点：一是要注意生吃瓜果时的消毒。二是要注意鲜肉、海鲜、蔬菜、鲜蛋、水果等食品的保鲜。三是不要忽略家庭菜板的消毒。有人对家用菜板进行检查发现，在直径1厘米的菜板上可检出大肠杆菌数以万计，所以，家庭使用的菜板必须使用洗涤剂充分洗刷（特别是对缝隙、切痕更应注意），然后用清水冲净，立放待其自然干燥。另外，菜板最好应根据生熟食品分开使用，刀具亦应分为"生""熟"专用。四是要适当多吃些大蒜，这是由于大蒜含有挥发性的蒜辣素，具有很强的杀菌作用，同时对阿米巴原虫、蛲虫、钩虫等也有很好的杀灭作用，有的专家甚至认为大蒜对某些细菌的抑制能力比青霉素、磺胺类药物还强，而且还能帮助消化、增进食欲，故是夏季调味解暑的佳品。

4.夏季进补重养心调神

中医认为，心属火，夏亦属火。盛夏季节，心气火旺，故需要重视养心。养心养性可称是养生之道的"道中之道"，调理精神为调理机体之先。人生三宝精、气、神，这三者中调神为最重要，神是精、气的集中体现。

夏季进补养心当注重以下几个方面：

（1）凝心神：调神安神，实为养心之首要，故《医钞类编》中说："养心在凝神，神凝则气聚，气聚则形全。"所谓凝神，实际上就是要保持精神上的安谧和清静，这样人的神气自然就会心平气和、血脉流畅。

（2）节情志：情志泛指人的情绪，包括喜、怒、忧、思、悲、恐、惊等七情。情绪对人的影响极大，而对心的影响就更大。因为心主管情志，七情中尤以怒、悲、恐等对心脏影响为大。在日常生活中常见不少人因大怒、大悲、恐惧等，诱发心脏病，所以善养心者必须节制情绪，不使过激。

（3）善运动：通过运动，使气血流畅、百脉俱通、毫无淤滞，自然心气充盛，这亦为现代医学证实。适量运动使心肌得到锻炼，同时加强了心脏的冠状动脉血流量，这对预防和改善冠心病等，均有很大帮助。常见的运动方式如慢跑、散步、拳操、游泳、骑车等。

（4）调饮食：夏季，心气旺盛，此时不宜过食温补润腻之物，否则易犯火上浇油之错，宜清淡，宜多食蔬菜。

5.炎夏脾虚宜清补

·食疗食补·

图文珍藏版

盛夏时节,天气炎热,人体出汗多,睡眠少,体力消耗大,消化功能差。许多人一到夏季,体质有所下降,常常是"无病三分虚"。一些平素阴虚体弱者,更易产生精神疲惫、食欲不振、口苦苔腻、脘腹胀闷、体重减轻等"疰夏"症候。因此,炎夏时对体虚者尤需重视饮食调补。

中医认为,"脾主长夏""暑必挟湿"。脾虚者夏令养生,可采取益气、健脾养胃、清暑化湿的清补原则,饮食调养宜选用新鲜可口、性质平和、易于消化、补而不腻的各类食品。入夏应市的蔬菜、水果甚多,如茄子、冬瓜、丝瓜、西红柿、黄瓜、芹菜、西瓜、葡萄等,可轮换搭配食用。老年人食补可选用银耳羹、莲子汤、荷叶粥、绿豆粥、豆浆、玉米糊等消渴生津、清热解暑之品。对患有高血压、高脂血症的老人,还可用海蜇、荸荠等,洗净后加冰糖适量煮成"雪羹饮",每日分 3 次服用。若伴有消化不良、慢性腹泻者,用鲜白扁豆 100 克、粳米 50 克,加水适量煮粥吃,也可收到食疗之效。

清补,当忌辛辣生火助阳和肥甘油腻、生痰助湿类食品,但并非禁忌荤食。阴虚体弱者在安排膳食时,可选择瘦猪肉、鸭肉、兔肉、白斩鸡、咸鸭蛋、清蒸鲜鱼等富含优质蛋白质的食品,以增加蛋白质的摄取量。

6.苦味食品有益健康

为了提高食欲增加营养,还可适当吃些带苦味的食物。苦味食物中含有许多生物碱类物质,具有消炎退热、促进血液循环、舒张血管、清心除烦、醒脑提神及调整人体阴阳平衡的作用。

苦味食品大多可调节生理功能,有益健康。我国历来有"苦口良药"之说,存在于食物中的苦味物质与药中的基本一样。组成苦味物质的主要成分有生物碱、萜类、糖苷等,这些物质各具药用价值和独特的保健作用。生物碱,如咖啡碱、可可碱、茶碱等,都是嘌呤类衍生物,是食物中主要的苦味物质,具有兴奋中枢神经系统、利尿、强心、助消化等药理作用,具有预防心血管系统疾病、防癌、延缓衰老、抗糖尿病等多种保健功能。萜类化合物种类繁多,如香豆萜(橘油)、莴苣苦素、苦瓜苷等,具有防止口臭、改善脑和末梢神经血流、利尿、延缓衰老等保健功能,能够促进代谢、降低胆固醇、调节神经、抗疲劳,还有防止体内脂质过氧化而引起衰老等作用。

人们在日常生活中常吃些苦味食品,对健康是有很大裨益的。

(1)能促进食欲,帮助消化:苦味食品能刺激舌头上的味蕾,激活味觉神经,刺激胃液和胆汁的分泌,溶解脂肪,促进食物消化,使人吃得有滋味,精力也更旺盛。

（2）对保护心脑血管有益：苦味物质具有增加心肌和血管壁弹性的作用，有益于提高微血管弹性和扩张血管的功效，因此苦味食品能预防血压上升、动脉硬化而造成的心脏血管疾病。苦味物质还能提神益思、消除疲劳，因为生物碱在生理上具有刺激中枢神经系统、引起兴奋、加强肌肉收缩的作用，所以能使机体解除疲劳。

（3）能泄热通便、排毒养肠：中医认为，苦味属阴，能除燥湿，有疏通作用。苦味物质还能清除人体内的污物和有害物质，促使肠道内有益菌群繁殖，抑制有害菌群生长，使其保持正常平衡状态，并使体内的毒素和积热随粪便排出体外，具有"除邪热、祛污浊、清心明目、益气提神"之功效。

在众多的苦味食品中，以下几种食品以其特有的苦味为人们所喜爱：

苦瓜。《本草纲目》记载：苦瓜能"除邪热、解劳乏，清心明目"。取鲜苦瓜捣烂外敷，能治热毒疔疮、消炎退肿和消除痱子。苦瓜烧汤服用，可以防治中暑、痢疾、目痛、皮炎和胃肠炎等疾病。苦瓜中所含的大量奎宁，是古老的王牌抗疟疾药。我国科学工作者近年来发现，苦瓜的新鲜浆汁具有良好的降血糖作用，现已从中提炼出有

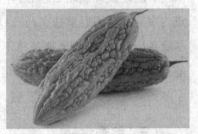

苦瓜

效成分，用以治疗糖尿病并收到了令人鼓舞的效果。

杏仁。杏仁是传统中药，《本草求真》记载杏仁能发散风寒、止咳平喘、清热解毒和通便。杏仁富含维生素 A、维生素 B、维生素 C 和钙、磷、铁等多种矿物质，能加强记忆、减轻忧郁失眠、防止贫血，长久食用可强健体魄、润肤驻颜、延缓衰老。杏仁中还含有苦杏仁苷，是一种天然的抗癌活性物质。

荞麦。荞麦中的苦味素有清热、降火、健胃的功效，能消食化滞、除湿解表，可以治疗肾炎、烧烫伤和便秘。荞麦中还含有芦丁、多种维生素和微量元素。长期食用荞麦，能保护视力，对糖尿病、肥胖症和高血压病患者有医疗保健作用。

7.冬病夏治愈顽疾

冬病夏治法源于《素问·四气调神大论》中提出的"春夏养阳"的治疗法则。现在，北京已经有了专门进行冬病夏治的特色门诊，在对哮喘、老年慢性支气管炎及风湿的治疗实践上取得了不错的效果。

根据中医阴阳四时消长变化论，人体阳气在春夏多生发而旺盛，在秋冬多收敛而衰弱，这是人与自然相应的结果，是受自然界春夏阳热影响而产生的。即使人体处于病理状态下，亦时时受到自然界变化的影响，人体活动也处于长期与自然相应

而形成的阳气变化年节律的调控中。所以阳虚者尽管四季均为不足,但因受夏季自然界阳气隆盛的影响与促动,虚阳也有欲动而趋于好转之态势,因此,体内凝寒之气也有易除易解的可能。冬病夏治就是乘其势而治之,往往可收到事半功倍之佳效。

冬季,自然界阳气失旺,人体亦处于阳气年节律变化的低谷值,虚阳失却变化的动力,即使补之,疗效亦难尽如人意。体内凝寒之气,在自然界冬季严寒之气的作用下,体内虚阳不足的状态祛之亦难。

由此可见,冬病夏治法的基本思想是:一方面借助自然界夏季阳旺阳升,人体阳气有随之欲升欲旺之趋势,体内凝寒之气易解的状态,对阳虚者用补虚助阳药,或内寒凝重者用温里祛寒药,以求更好地发挥扶阳祛寒的治疗目的;另一方面为秋冬储备阳气,阳气充足则冬季不易被严寒所伤。依据中医"发时治标,平时治本"的原则,在夏天未发病时,可"培本"以扶助正气。人体正气旺盛,抵抗力增强,到了冬天就可以少发病或不发病。

(三)秋季食补

1.秋季气候特点对人体的影响

秋季,指我国农历七、八、九月,包括立秋、处暑、白露、秋分、寒露、霜降6个节气。秋季的气候特点主要是干燥,人们常以"秋高气爽""风高物燥"来形容它。秋季是一个金风送爽、气候宜人的季节,这是因为人们刚刚度过了炎热的盛夏,每当凉风吹来的时候,不觉为之头脑清醒、精神振奋、行动潇洒。但由于其天气不断收敛,空气中缺乏水分的濡润而成为肃杀的气候,这时候人们常常会觉得口鼻干燥、渴饮不止、皮肤干燥,甚至大便干结等。所以人们常把初秋的燥气比喻为"秋老虎",其意思是指燥气易伤人。

燥邪为病,有外燥、内燥之分:外燥是自然界燥邪从鼻窍、皮毛而入,常从肺卫开始,又有温燥、凉燥之别;初秋之气,由于禀受了夏季炎热气候的余气,刚烈肃杀,形如老虎咬人之凶猛,故称之为温燥;深秋之气,由于接近寒冷的冬季,寒意加深,则称为凉燥。内燥多由汗下太过,或精血内夺,或年老液亏,以致机体阴津枯涸所致。

燥邪为病的主要病理特点是:一是燥易伤肺,因肺喜清肃濡润,主呼吸而与大气相通,外合毛皮,故外界燥邪极易伤肺和肺所主之地。二是燥胜则干,在自然界可出现田地龟裂、禾苗枯槁、树叶焦黄等现象;在人体,燥邪耗伤津液,也会出现一派干涸之象,如鼻干、喉干、咽干、口干、舌干、皮肤干燥皱裂,大便干燥艰涩等等。故无论外燥、内燥,一旦发病,均可出现上述津枯液干之象。当然,内燥不限于肺,其他脏器的阴亏液竭,亦可形成内燥之症。

初秋,暑气余威尚盛,又兼雨水甚多,所以中医学将农历七月称为长夏。长夏主湿,脾主长夏,故早秋七月以脾胃病居多。脾喜燥恶湿,湿邪留滞,最易困脾。湿为阴邪,易阻遏气机,损伤阳气,致脾阳不振,运化无权,水湿停聚,发为水肿或腹泻;何况长夏七月,天气尚热,人们喜食生冷瓜果、冰冻饮料,更助湿邪,损伤脾阳,所以秋七月易见腹满、腹泻之症。脾阳不振,不能运化水湿,水湿停聚而生痰。早秋脾伤于湿,可为冬天的慢性支气管炎等疾病的复发种下病根,所以《素问·阴阳应象大论》说:"秋伤于湿,冬生咳嗽"。湿性重着,外湿之邪,侵犯经络筋骨,使经筋阻痹,可出现"湿痹""骨痹"。

从上述可见,由于秋季气候变化复杂,不但多见其主气"燥"所引起的各种病症,还可见长夏湿邪为患所致的多种疾病,并为冬季常见的慢性病种下了病根,所以秋季食补就需针对天地变化特征、人体生理病理特点而选择相应的饮食。

2.秋季食补宜滋阴润燥

秋季进补主要针对秋季的特点及这些特点对人的影响两个方面来确定的。秋天的气候特点主要是干燥,容易伤及人的肺脏,燥邪会导致人口干、咽干、皮肤干燥、唇裂、鼻干出血、大便难解等。同时秋天景色萧条,万物凋谢,容易使人产生悲世郁闷的情绪。针对这些情况,秋天进补则要以补肺润燥为总的原则。因为秋燥也容易伤阴,导致阴虚,因此,还必须注意滋阴。同时又因为肺主忧悲,所以神补则要以解除忧悲为原则。

补肺润燥,要多用芝麻、蜂蜜、水果等柔软、含水分较多的甘润食物。这样一方面,可以直接补充人体的水分,以防止口唇干裂等气候干燥对人所产生的直接伤害;另一方面,通过这些食物或药物补养肺阴,防止机体在肺阴虚的基础上再受到燥邪的影响,产生疾病。这样从内外两个方面来防止燥邪对人体的伤害。正如《饮膳正要》中所说:"秋气燥,宜食麻,以润其燥。"甘润的食物,除了能濡润肺脏、补养肺阴以外,还能起到润肠通便的作用。我国古代就有"朝朝盐水,晚晚蜜汤"的说法。晨饮淡盐水,晚饮蜂蜜水,既是补充人体水分、防止便秘的好方法,同时也是养生保健、延缓衰老的重要内容。

对于秋燥,一方面要进食甘润之品,以补肺润燥;一方面要注意不要进食辛辣烧烤上火之品。辛辣之品主要包括辣椒、花椒、桂皮、生姜、葱、酒等。烧烤一般以鸡肉、牛肉、羊肉等为原料，置于明火或微波炉内烧烤。这些食品一是本身性温；二是烹饪过程中，食物的水分散失较多，进食的过程中需要较多的唾液来参与消化。食入后容易上火，加重秋燥的症状。为此，秋季最好忌食这些食物。当然以少量的葱、生姜、蒜作为调味品，或以性温的一些肉、禽类食物烧汤，并佐以一些银耳之类滋阴润燥的食物，是不会加重秋燥的。

秋季不宜食生姜生姜是药、食两用且药用广泛的一种食物。生姜含挥发油，有加速血液循环的作用。生姜含姜辣素，有刺激胃液分泌、兴奋肠管、促进消化的作用。生姜所含的姜酚，能抑制前列腺素的合成，减少胆汁中黏蛋白的形成，从而能减少胆石症的发生和发作。但有人讲秋天不能服用生姜，这是什么原因呢？这是因为秋天天气干燥，燥气伤肺，再吃辛温发散的生姜，则肺津更伤，干燥更甚。传统又有"秋天食姜，天人天年"之说，有些书上还提出"一年之内，秋不食姜"，"一日之内，夜不食姜"。因此，秋天吃生姜或其他一些辛温的食物，对人抵御秋燥，防止燥邪所伤，是十分不利的。

3.秋凉食补宜先调脾胃

秋天一到，气温逐渐下降，人们便习惯地想到进补。因为人们经过炎热的夏天，身体耗损大，而进食较少，当天气转凉时节，调补一下身体，是有必要的。不过，该怎样调补才有益健康呢？有人认为，补就是吃补药补品，于是，不管身体情况如何，把许多补药补品，如人参、鹿茸、鸡肉、猪肉等集中、突击食用，称之为"大补"。其实，这种补法是很不科学的，不但于健康无益，而且浪费财力物力，甚至会损害健康！

大家知道，夏天气温高，人们胃口不好，多不思饮食，因此，日常吃的大多是瓜果、粥类、汤类等清淡和易消化食品，脾胃功能亦减弱，秋凉后如马上吃大量猪、牛、羊、鸡等炖品，或其他一些难以消化的补品，势必加重脾胃的负担，甚至损害其消化功能，这正如跑步，必须先慢跑后才能逐渐加快一样。如一下吃进大量难消化的补品，胃肠势必马上加紧工作，才能应付这突然的需要。结果，胃肠功能势必紊乱，无法消化，营养物质就不能被人体所吸收利用，甚至还会影响身体健康。

夏天的进补原则是既要营养滋补，又要容易消化吸收。例如芡实就具有这些特点，它含有碳水化合物、蛋白质、脂肪、钙、磷、铁、核黄素和抗坏血酸、树脂等，具有滋养强壮、补中益气、开胃止渴、固肾养精等作用，如将芡实与瘦肉或牛肉共煮，不但味道鲜美，也是适时补品。民间有用芡实60克、大枣10克、花生30克，加入适量红糖合成大补汤，易消化，营养高，有调补脾胃、益气养血等功用，对体虚者以及脾胃虚弱的产妇、贫血者、气短者有良好疗效。

4.秋季食补三要点

秋季食补主要是根据气候和自然环境的变化特征进行调理。历代养生家曾对此有详细的论述,如元代瞿佑编写的《四时宜忌》一书,对秋季每月的饮食宜忌都做了详细的记述,如九月宜"取枸杞浸酒饮之,令人耐老","初九日,佩茱萸,食饵糕,饮菊花酒,令人长寿无疾。"因此,为了能够保健防病,宜从以下几点入手:

(1)多吃能滋阴润燥的食物:秋季,由于气候和环境干燥,故在饮食调养方面,首先要遵《黄帝内经》提出的"秋冬养阴"的原则,也就是说,要多吃些滋阴润燥的饮食,以防秋燥伤阴。一般而言,可吃银耳、甘蔗、燕窝、梨、芝麻、藕、乌骨鸡、猪肺、鸭蛋、龟肉、蜂蜜、饴糖、豆浆、菠菜、橄榄、萝卜等凉润之品,以及胡桃粥、花生粥、杏脯、桂花酒、葡萄酒等温润之品。

(2)要"少辛增酸":所谓少辛,就要少吃一些辛味的食物,这是因为肺属金,通气于秋,肺气盛于秋,少吃辛味就是以防肺气太盛。中医认为,金克木,即肺气太盛可损伤肝的功能,故在秋天要"增酸",以增加肝脏的功能,抵御过盛之气的侵入。根据中医营养学的这一原则,在秋天应该少吃一些如葱、姜、蒜、韭、椒、肉桂、蔻仁等辛味之品,而要多吃一些酸味的水果和蔬菜,例如苹果、石榴、葡萄、芒果、柚子、柠檬、山楂等。

(3)提倡早晨喝粥:中医养生学家还提倡在秋季每天早晨吃粥,尤其是初秋时节,不少地方仍然是湿热交蒸,以致脾胃内虚,抵抗力下降,这时若能吃些温食,特别是喝些热药粥对身体很有好处。作为药膳重要成分的粳米或糯米,均有极好的健脾胃、补中气的功能,前人对此颇多赞誉。在秋季,目前较为推崇的粥有甘蔗粥、玉竹粥、沙参粥、生地粥、黄精粥等。

(四)冬季食补

1.冬季气候特点对人体的影响

冬季,包括立冬、小雪、大雪、冬至、小寒、大寒等六个节气,即农历的十、十一、十二月。冬季的气候特点主要是寒冷。冬季是万物生机潜伏闭藏的季节,此时天寒地冷、万物凋零,一派萧条零落的景象。在北方,寒冬腊月,冰天雪地,如唐代柳宗元在《江雪》中描写冬天的景象一样,"千山鸟飞绝,万径人踪灭。"自然界的许多动物都纷纷回归巢穴,进入"蛰伏"的冬眠状态之中。即使在南方也因为天气寒冷,日短夜长,人们大都相对减少户外活动,早睡早起;平时则添衣加被,避免受寒潮之侵袭。因此,在冬季由于气候寒冷,使人容易发生各种风寒引起的疾病。到了冬季,寒气当令,人体阳气收藏,气血趋向于里,皮肤致密,水湿不能从体表外泄,经肾、膀胱的气化,少部分变为津液而散布周身,大部分化为水,下注膀胱成为尿液,无形中就加重了肾脏的负担。所以,到了冬季,肾炎、肾盂肾炎、遗尿、尿失禁、水肿等病就容易复发或加重。冬季以寒气为主,若人们不能应时增添衣被,就可使人抵抗力下降,心、胃、肺等脏器的功能紊乱,甚至引起气管炎、胃痛、冠心病复发,使感冒、关节痛、咳嗽、风湿性关节炎、高血压等病发生或加重。

2.冬季补充营养,储备能量

严冬季节,寒气逼人,人体的生理活动需要更多的热能来维持。中医学认为,冬季应是人体阳气潜藏的时候,也就是说,人体的生理活动有所收敛,并将一定能量贮存于体内,以为来年的"春生夏长"做好准备;同时,又要有足够的能量来维持冬季热能的更多支出,提高机体的抗病能力。所以,冬季饮食养生,要注意顺应自然、适寒热以维持人们的身心健康。

冬季膳食的营养特点应该是:增加热量,保证充足的、与其曝寒和劳动强度相适应的热能。根据产热营养素的适宜比例,蛋白质、脂肪和碳水化合物以分别占13%~15%、25%~35%和60%~70%为宜,即是说蛋白质供应量可限制在常温下的需要量水平,而热量的增加部分,应以提高碳水化合物和脂肪的供应量来保证。摄入足够的动物性食品和大豆,以保证优质蛋白质的供应;适当增加油脂,其中植物油最好达到一半以上;保证蔬菜、水果和奶类供给充足;无机盐类供应量,可同常温下需要量。若能达到上述要求,人们则可抵抗冬季的寒冷,基本保证身体的健康。但目前在我国一些地方,人们的饮食仍然是以淀粉为主的碳水化合物,这样就往往满足不了人体对各种营养素的摄取需要,结果造成机体功能衰退和抗病能力低下,易使哮喘、气管炎等旧病复发。对于一般人来说,冬季饮食应当遵循"秋冬养阴""无扰平阳"的原则,即是食用滋阴潜阳且热量较高的膳食为宜,如藕、木耳、胡椒等物皆是有益的食品。为了避免维生素缺乏,还应多吃些新鲜的蔬菜,如菠菜、油菜及绿豆芽等。此外,冬季饮食切忌黏腻、生冷食物,因为此类食物属阴,易使脾胃之阳受损。除前面提到的食物之外冬季宜多食的食物还有羊肉、狗肉、鹅肉、鸭肉、核桃、栗子、白薯、萝卜等。

冬季吃火锅好现在越来越多的人喜欢在冬天吃火锅,这样对身体是很有益的,因为这样能温补人体阳气。

冬季应少食咸多食苦这是因为冬季为肾经旺盛之时,而肾主咸,心主苦,从祖国医学五行理论来说,咸胜苦,肾水克心火。若咸味吃多,就会使本来就偏亢的肾水更亢,从而使心阳的力量减弱,故此时应多食些苦味的食物,以助心阳,这样方能抗御过亢的肾水。

3.老年人适宜冬季进补

冬季是我国传统的适宜于进补的季节,也是防病强身、补益虚弱、自我保健的重要时机。

中医学有个很重要的核心思想,就是天人相应,天人合一,人身是一小天地。古人根据一年四季中春生夏长、秋收冬藏的自然规律,认为一年中冬天阳气内潜,有益于精气的充养和积聚,故尤适宜于进补,就好比冬天农民壅田施肥一样,有利于来年播植丰收。老年人机体功能减退、抵抗能力低下等,在寒冷季节更宜进行补益,这对改善营养状况,增强机体免疫功能,促进病体康复等方面,更能显示出药物所不能替代的效果。

按照中医辨证论治原则,进补也要根据各人的具体情况,弄清脏腑阴阳、寒热虚实,哪些人可以进补,哪些人可以不必进补。对于那些该进补的人来说,补什么、怎样补,也应有所不同、有所区别对待。一般地说,冬令进补应该根据患者脏腑气血阴阳的不同亏虚情况,有的放矢地进行。当然,进补主要是针对体质虚弱的人来说的,而体虚又应根据气虚、血虚、阴虚、阳虚的不同,分别选用适当方法辨证施补,才能收到良好效果。

冬令进补应顺应自然,注意养阳,以滋补为主。根据中医"寒则温之"的原则,在膳食中应多吃温性、热性食物,特别是多吃温补肾阳的食物进行调理,以提高机体的耐寒能力。冬季食补,应供给富含蛋白质、维生素和易于消化的食物。可选以下食物,如粳米、籼米、玉米、小麦、黄豆、豌豆等谷豆;韭菜、香菜、大蒜、萝卜、黄花菜等蔬菜;羊肉、狗肉、牛肉、鸡肉及鳝鱼、鲤鱼、鲢鱼、带鱼、虾等肉鱼;橘子、椰子、菠萝、荔枝、桂圆等水果。

狗肉和羊肉是老人冬季滋补佳品。老年人每日晨起服人参酒或黄芪酒 1 小杯,可防风御寒活血。体质虚弱的老年人,冬季常食炖母鸡、精肉、蹄筋,常饮牛奶、豆浆等,可增强体质。将牛肉适量切小块,加黄酒、葱、姜,用砂锅炖烂,食肉喝汤,有益气止渴、强筋壮骨、滋养脾胃的功效。阳气不足的老人,可将羊肉与胡萝卜加肉苁蓉 15 克、巴戟天 15 克、枸杞子 15 克同煮,肉烂后食羊肉、胡萝卜,饮汤,有兴阳温运之功效。现代医学认为,冬令进补能提高人体的免疫功能,促进新陈代谢,使畏寒的现象得到改善。冬令进补还能调节体内的物质代谢,使营养物质转化的能量最大限度地贮存于体内,有助于体内阳气的升发,为来年的身体健康打好基础。俗话说"三九补一冬,来年无病痛",就是这个道理。

4.冬季食补宜滋阴养肾

中医认为,肾为先天之本、生命之源,有藏精主水、主骨生髓之功能。所以肾气充盈,则精力充沛、筋骨强健、步履轻快、神思敏捷;而肾气亏损,则阳气虚弱、腰膝酸软、易感风寒、发生疾病。冬季肾脏功能正常,能调节机体以适应严冬的变化,否则,会使新陈代谢失调而引发疾病,所以,冬季注意对肾脏的保养是十分重要的。

对于养肾防寒来说,饮食调摄也很重要。冬天宜选食如羊肉、狗肉等温肾壮阳、产热量高的食物,这对素体虚寒者尤其有益。还可选取一些具有补肾益肾功能的食品,如核桃、栗子、桂圆等。"黑色食品"能入肾强肾,亦宜选食,如黑米、黑豆、黑芝麻、黑枣、黑木耳、乌骨鸡、海带、紫菜之类。冬日宜常食各类温性热粥,若将上述食品置入粥中煮食,既能祛寒,又可补养,还能疗疾。冬季滋阴补肾除饮食调补外,还应遵循以下原则:

(1)起居有规律:冬天的生活起居要有规律,在平时日常生活中积累滋阴补肾的能量。宜多开展力所能及的体育活动,这不但能增强与人体免疫有关的肾气功能,提高抗病力,还因"肾主纳气",而帮助肺脏呼吸,预防多种慢性呼吸系统疾病。

(2)叩齿:"肾主骨",冬天经常叩齿,有益肾、坚肾之功。

(3)吞唾:肾"在液为唾",冬日以舌抵上腭,待唾液满口后,慢慢咽下,能够滋养肾精。

(4)热水泡脚:肾之经脉起于足部,足心涌泉穴为其主穴,冬夜睡前最好用热水泡脚,并按揉脚心。

(5)冬季日光浴:冬天人处于"阴盛阳衰"状态,宜进行日光浴,以助肾中阳气升发。

(6)注意保暖:肾与膀胱,一脏一腑,互为表里,膀胱经脉行于背部,寒邪入侵,首当其冲,故冬天应注意背部保暖,穿件棉背心或毛背心,以保肾阳。

(7)忌房事过度:古人认为,"肾者主蛰,封藏之本",因而,冬天切忌房事过度,工作、运动不可过多出汗,防止肾之阴精亏损、阳气耗散。

5.冬季进补要注意几个问题

冬令进补的对象主要有两种类型:其一是年老或体弱者要求补虚。人的功能随年龄的增加而减退,故要适时进补;或因体质素虚、劳力过度或重病后、手术后身体虚弱者,也需要进补。其二是以疗疾为主而进补,如肿瘤病人化疗、放疗后,慢性病如胃病、肝病、贫血、哮喘、心血管病、关节痛等。但有些人通过冬令进补，自身体验效果并不理想，甚至事与愿违，这是为什么呢？

（1）忌盲目进补：身体强壮的人不需要进补。对于体虚者，补虚也有气虚、血虚、阳虚、阴虚之别，并且还要兼顾气血阴阳，不可一味偏补，过偏则反而引发疾病。因此，冬令进补最好在医师指导下进行。一般地说，中年人以健脾胃为主，老年人以补脾肾为主。

（2）不可过于滋腻厚味：对于身体虚弱、脾胃消化不良的患者来说，腹泻、腹胀是家常便饭，他们不论吃下什么补药都不会有太好的效果。因此，他们的冬补重点在于恢复脾胃的功能上。正常人过于滋腻厚味进补也不会收到好的效果，还有可能引起消化不良，因此，冬令进补应以易于消化为准则。

（3）补要恰到好处，不可过偏：过偏则反而成害，导致阴阳失调，使机体遭受又一次损伤。例如，虽为阴虚，但一味养阴而不注意适度，补阴太过，反而遏伤阳气，致使人体阴寒凝重，出现阴盛阳衰之候。又比如，虽属气虚，但一味大剂补气而不顾及其他，补之太过，反而导致气机壅塞，出现胸腹胀满、升降失调。因此，补宜适度，适可而止，千万不可过偏。

（4）勿受广告误导：现在有些广告是很不负责的，广告语说得天花乱坠，俨然一副"万灵妙药"，实际上夸大功能骗人的不少。其实，能够适用所有人的补药是没有的，即使是中成药或成方、验方，亦须严格辨证使用。所以对广告要加以分析，切莫上当。

（5）勿受庸医误诊：在利益的驱使之下，许多医院、医生为了创收开大方，动辄给患者开出上千元的中药，总量大得惊人，有的竟用麻袋装且数月都吃不完，更有一方四五十味药的，什么君臣佐使，简直成了漫无重点的百草方。还有的医师专业不精，不管张三李四、气虚阳虚，千篇一律，方方雷同。在这样的庸医误诊之下，进补会变成进毒，求诊变成害命。所以，需要在医生指导下进补的患者择医要谨慎。

（6）人群不同，补益方法也不同：对于脑力劳动者来说，常因思虑过度而耗伤心血，故要以补心血为主，可食用桂圆肉、莲子、牛奶等；而体力劳动者，在劳动中消耗体力大、出汗多，中医认为，汗为津液受阳气推动从汗孔排出而成，出汗多便耗损气阴而使气阴不足，补益气阴可选用太子参、玉竹、鸽肉等。

掌握上述原则，冬季进补一般会产生明显效果。若是进补知识懂得不多的人，就要在医生的指导下进补，千万不要盲目进补，应在辨明虚实、确认属虚的情况下，有针对性地进补。冬季进补固然重要，但其他季节的养生方法亦不可忽视。药、食进补的养生方法如最好能与其他养生法结合起来,如气功、吐纳、运动锻炼、节房事、避风寒等,这样有益于药、食的吸收、利用,相得益彰。

六、食物清洗有讲究

食物的清洗很有讲究。一般来说食物清洗的次数越多,浸泡时间越长,营养就损失得越多。可是若清洗不彻底,却又会增加食物中毒的危险。那么如何清洗才能做到既安全又能较好地保留营养呢?

(一)常见的食物清洗方法

1.清水冲洗。清水冲洗蔬菜瓜果是最常用的一种方法,注意一定要用流水冲洗,不要浸泡,并且次数不要太多。

另外还要注意,若需去皮的食物,应先洗后再去皮,不要切开或削皮后再洗;直接生食的食物应用流水冲洗2~3遍,接着浸泡10分钟,再用流动水冲洗1遍,最后用饮用水再清洗1遍。

2.碱水浸泡。水中放上一小撮碱粉,或无水碳酸钙,或冰碱,或结晶碳酸钠等,搅匀后再放入蔬菜。浸泡5~6分钟后,把碱水倒出来,接着用清水漂洗干净。也可用小苏打代替,但需适当延长浸泡时间,一般需15分钟左右。

3.开水烫。对残留农药最好的清除方法是烫,如青椒、菜花、豆角、芹菜等,在下锅前最好先用开水烫一下,此法一般可清除90%的残留农药。

4.日光照。蔬菜经阳光照射后会发生多光谱效应,蔬菜中部分残留农药会被分解、破坏。据测定,蔬菜、水果在阳光下照射5分钟,有机氯、有机汞农药的残留量可减少60%。由于空气中的氧与蔬菜中的色酶结合后会对残留农药有一定的分解作用,所以购买蔬菜后,应在室温下放24小时左右,这样残留农药平均消失率可达5%左右。

5.淘米水浸泡。我国目前大多采用有机磷农药杀虫,这些农药一遇酸性物质就会失去毒性,所以,蔬菜在淘米水中浸泡10分钟左右再用清水洗,能减少残留的农药。

6.去皮法。削皮是一种较好的祛除蔬菜表面农药污染的方法。可用于黄瓜、胡萝卜、冬瓜、南瓜、西葫芦、萝卜等,但要注意避免削过皮后再次污染。

7.贮存法。农药在环境中随着时间,能够缓慢地分解为对人体无害的物质。所以,对于一些易保存的蔬菜可适当多放置一段时间,以减低农药残留量。但此法只适用于不易腐烂的蔬菜(如冬瓜、南瓜、土豆等),且一般多适用于冬天。

8.加热法。氨基甲酸酯类杀虫剂会随着温度升高,加快分解。芹菜、菠菜、小白菜、圆白菜、青椒、菜花、豆角等蔬菜类就可采用加热的方法去除残余农药。具体操作时先用清水将表面污物洗净,再放入沸水中2~5分钟捞出,然后用清水冲洗1~2遍即可。

实际生活中,几种方法若联合使用,会得到更好的清除效果。

(二)常见食物的清洗小窍门

1.巧洗葡萄。盆里倒入少量淀粉(也可用面粉)后,再倒入清水,以浸过葡萄为准;然后把葡萄放入水中来回涮过,最后用清水冲洗干净即可。这样葡萄即不易掉,又洗得干净。

2.碱水去鲜桃毛。在清水中放入少许食用碱,将鲜桃放入浸泡3分钟,搅动几下,桃毛便会自动脱落,清洗几下桃毛就没有了,很方便。

3.菜叶小虫巧清除。用淡盐水浸泡菜叶,小虫受到盐的刺激,便很快和菜叶分开。由于盐水的比重较大,小虫会浮在水面上,很容易从盆中倒出。

4.青椒的清洗。清洗青椒时,最好去蒂然后再清洗,这是因为青椒独特的造型与长势,易使农药积在凹陷的果蒂上。

5.巧洗蘑菇。蘑菇表面有黏液,粘在上面的泥沙不易被洗净。洗蘑菇时在水里放少量食盐,泡几分钟后泥沙就比较容易洗净。

6.巧洗木耳。将木耳放在盐水里浸泡1小时左右,然后用手抓洗,再用冷水洗几次,即可清除沙子。

7.巧洗猪油。猪板油脏了不容易洗干净。如果将猪板油放进30~40℃的温水中,用干净的包装纸慢慢地擦洗,就比较容易将油洗干净。

8.猪肝和猪心的清洗。猪肝和猪心都有一种秽气,放些面粉在上面擦一下,就可使其洁净,并能清除秽气。

9.巧洗猪肉。生猪肉粘上了脏物,用水冲洗时油腻腻的,不但难洗净,甚至可能坐出现越洗越脏的状况。如果用温淘米水先洗2遍后,再用清水冲洗,脏物就容易除去了;也可拿一团和好的面,在脏肉上来回滚动,就能很快将脏物粘下。

10.巧洗冷冻食品。将冻过的肉放在啤酒中浸泡10分钟,捞出后再用清水洗净,就可消除异味;或者放在姜汁中浸泡30分钟左右再洗,也较为容易清除脏物,并去除异味,甚至还有返鲜的作用;解冻时,若放在冷盐水中,其解冻速度会相对较快,且成菜后味道更好。

11.草莓的清洗。清洗草莓时,最好用自来水多冲洗几遍,洗干净后也不要马上吃,最好再用淡盐水或淘米水浸泡5分钟,然后再次冲洗后再食用。注意清洗前不要去除草莓蒂,也不要用洗涤灵等清洁剂浸泡草莓。

(三)食物清洗的误区

1.用盐水清洗。有些人认为"用盐水浸泡能有效清洗果蔬",这种说法有一定道理,因为这与用一些清洁剂清洗相比确实要安全一些。但是也不要盲目相信盐水清洗的效果,它可能并没有想象中那么好。这是因为一般来说,盐水洗只能除去果蔬表面的部分农药,这样来说它与清水冲洗并无太大差别;甚至于对一些脂溶性农药而言,盐水清洗效果还不如清水;如果再加上盐分控制不当,钠离子就会渗入果蔬,造成日常饮食盐分摄入过量。长时间的盐水浸泡还可能导致果蔬细胞脱水,并使得B族维生素、矿物质等易溶于水的营养物质大量流失。另外,还有些人习惯用碱性水(如淘米水、小苏打水等)来清洗果蔬。这样虽然可以分解部分农药,但有些农药在碱性条件下分解后的产物可能比其本身的毒性更强、更危害健康。因此在使用时,也要注意品种的选择。

2.久泡清洗好。很多人为防止蔬菜受农药残留物的污染,就用清水长时间浸泡后,以为这样就可以去除大部分残留物,但是这种方法也需要有针对性地选用。一般来说,蔬菜中残留的农药有害物多为有机氯和有机磷,而由于有机磷易分解,在水中长时间浸泡后,农药在水中有了相对浓度,农药也可能仍在蔬菜中残留一部分,可以说,这种方法对蔬菜的清洗实际上起不到多大作用,其效果并不如想象中的那么好。因此若要浸泡,时间也不宜过长,而且浸泡后,还要用流水再清洗一两遍。

3.绿色、天然食品无需洗干净。很多蔬菜虽然有"绿色"和"天然"的头衔,很多人就此以为它们就可以不用费力清洗,其实这些蔬菜、野菜也需要仔细清洗。虽然我国蔬菜按安全性从低到高分为"放心菜""无公害蔬菜""一般产品""绿色食品""有机食品",但这并不意味着它们就随着级别的增高而更加干净。因为"绿色蔬菜"并不意味着没有农药,只不过在农药的种类、剂量、残留上有相对较多一些的限制;至于"天然野菜",它们虽然是自然生长,但如果生长地的土壤或空气不佳,它们也难免被影响。因此,它们的清洗工作也不可忽视。

七、烹调有法留营养

各类食物中所含营养素的数量一般是指烹饪前的含量,大多数的食物在烹制前就可能已经损失了一部分营养成分,而若烹饪方法不当,营养损失就更大了;而若烹饪得当,不但会有杀菌、增进食品的色、香、味之功效,还可能提高其所含营养素在人体的吸收利用率。因此,如何加工和烹饪食物,最大限度地保留食物中的营养素,也就是一个很关键的问题了。

(一)常见的烹饪方法

1.水煮。水煮也是一种较为常见的方法,这种方法对糖类及蛋白质会有部分水解作用,而对脂肪影响不大,但会使一些水溶性维生素(如 B 族维生素、维生素 C)及矿物质(如钙、磷)溶于水中,减少其吸收利用率。

2.蒸。也就是隔水蒸制。这种方法对食物营养的影响与水煮法有些相似,但一般来说矿物质不会受到损失。

3.炖。这种方法会使水溶性维生素和矿物质溶于汤内,但因其可带汤食用,所受影响相对较小,但一部分维生素却会受到破坏。

4.焖。一般来说,焖制时间的长短同营养素损失的多少成正比,因此焖制时,要注意时间尽量不要过长,熟透后即可。焖熟的菜肴有一个好处,就是较易于消化。

5.煎炸。由于温度高,对一切营养素都有不同程度的破坏。其中蛋白质因高温而严重变性;脂肪也可能因而失去其原有功能。

6.爆熘。因原料外裹上了一层蛋清或湿淀粉构成的糊,形成保护膜,从而减少了营养素的损失。

7.熏烤。这种方法是一种对营养素破坏很大的烹制法。因为它不但使维生素A、B 族维生素、维生素 C 受到相当大的破坏,而且脂肪也受到了部分损失;而若用明火直接烤,还可能使食物产生某种致癌物质。

8.旺火快炒。这是目前最能保留营养素的一种烹饪方法,尤其适用于一些绿叶蔬菜。烹制时,要尽量减少食物在锅中停留的时间,大火快炒出锅;而且油的使用最好不要过多,以尽量减少水溶性维生素的丢失;为免损失维生素 C,蔬菜在烹饪前切较好。

（二）烹调应注意的事项

1.炒菜时油的使用。一要注意不要使用过多的油；二要注意控制油温，不要使油温过热，以八成热为宜，这样可使蔬菜中的维生素得到较好的保存。

2.肉、骨烧煮时忌加冷水。肉、骨中含有大量的蛋白质和脂肪，烧煮中若突然加冷水，汤汁温度骤然下降，会使蛋白质与脂肪迅速凝固，而肉、骨的空隙也会骤然收缩而不易变烂。此外，肉、骨本身的鲜味也会受到影响。

3.盐的使用。做菜时，盐最好在熟后快出锅时再放，这是因为盐的主要成分是氯化钠，过高的温度会使其发生变化；对于肉类来说，则易使其中的蛋白质发生凝固，使肉块缩小、肉质变硬，且不易烧烂。

4.味精的使用。加味精时不可长时间煎煮，无妨起锅时拌入；同时也不可使用过量，否则会丧失补充营养和调味的作用；另外，做鸡蛋时不要放味精，味精会破坏鸡蛋的天然鲜味；在做酸碱食物时，也不宜放味精。

八、相生相克有宜忌

中医认为，食物之间是存在着相生相克关系的。这也就是说食物之间（包括各种营养素、化学成分）存在着营养互补、相辅相成与相互抵抗、相互制约两种完全不同的关系，如果搭配得当，会得到比单独食用更好的效果；而若搭配不当，会使食物营养利用率降低，甚至发生中毒反应，这就是食物的相生与相克。

很多人对吃很"讲究"，不但吃的食物品种齐全，而且配料也多种多样，但身体机能却并未有明显的改善，或者说反而越吃越差了，这是为什么呢？原因说起来可能有很多，而食物的相生相克可能就是其中之一。若我们了解一些食物相生相克的道理，会有助于我们在平时的饮食中加强食物的营养利用效果，而避免一些因食用不当所产生的不利影响。那么我们经常吃的食物中有哪些是相生的，而又有哪些是相克的呢？下面我们就分别来做一下了解。

（一）相生类搭配

1.鸡蛋

（1）鸡蛋和海鲜。海鲜和鸡蛋都是良好的蛋白质来源；海鲜类食物可以提供丰富的锌、铁等微量矿物质，加在柔软易消化的蒸蛋中，简单易行。

（2）鸡蛋和韭菜。两者一起炒食，有补肾、行气、止痛的作用；对阳痿、尿频、肾虚、痔及胃痛亦有一定疗效。

（3）鸡蛋和百合。百合有滋阴润燥、清心安神的功效，又可消火、祛痰、补虚；而蛋黄则能除烦热、补阴血，若一起加糖调理、效果更佳。

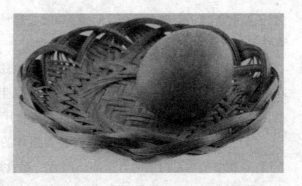

鸡蛋

（4）鸡蛋和菠菜。含有丰富的优质蛋白质、矿物质、维生素等多种营养素，孕妇常吃可预防贫血。

（5）鸡蛋和苦瓜。苦瓜、鸡蛋同食能帮助骨骼、牙齿及血管的健康，使铁质吸收得更好，有健胃的功效，能治疗胃痛、眼痛、感冒、伤寒和小儿腹泻呕吐等。

2.鸡肉

（1）鸡肉和菜心。菜心含丰富叶绿素、维生素A、维生素C和钙，具有帮助消化、促进新陈代谢、调脏理肠的作用；鸡肉含蛋白质、脂肪、糖类、钙、磷、铁、维生素，有填精补髓、活血调经的功效。

（2）鸡肉和豆角、木耳。豆角具有解渴健脾、补肾止泻、益气生津等功效；木耳有益气养胃、润肺、凉血止血、降脂减肥等作用；鸡肉亦有填精补髓、活血调经的功效。一起食用对高血压病、高血脂症、糖尿病、心血管病有防治作用。

（3）鸡肉和金针菇。鸡肉有填精补髓、活血调经的功效；金针菇富含蛋白质、胡萝卜素及人体必需的多种氨基酸。一起食用可防治肝脏及肠胃疾病，开发儿童智力，增强记忆力及促进生长。

（4）鸡肉和辣椒。含有丰富的蛋白质、维生素和矿物质，对儿童的生长发育很有帮助。

3.豆腐及豆制品

（1）豆腐和鱼。豆腐中氨基酸含量较少，而鱼体内氨基酸含量非常丰富；而且豆腐中含钙较多，而鱼中含维生素D，两者合吃，可提高人体对钙的吸收率。豆腐煮鱼还可预防儿童佝偻病、老年人骨质疏松症等。

（2）豆腐和生菜。两者一起食用呈高蛋白、低脂肪、低胆固醇、多维生素状态，具有滋阴补肾、增白皮肤、减肥健美的作用。

（3）豆腐和虾仁。豆腐宽中益气、生津润燥、清热解毒、消水肿；虾仁为高蛋白、低脂肪食物,钙、磷含量高。豆腐配虾仁,容易消化,高血压病、高脂血症、动脉粥样硬化者食之尤宜,更适合老年肥胖者食用。

(4)豆腐和韭菜。韭菜有促进血液循环、增进体力、提高性功能、健胃提神等功效;豆腐宽中益气、清热散血、消肿利尿、润燥生津。适宜于阳痿、阳衰、早泄、遗精、遗尿、妇女阳气不足、大便干燥、癌症患者食用。

(5)豆腐和金针菇。金针菇具有益智强体的作用,对癌细胞具有明显的抑制作用;豆腐中植物蛋白质的含量高。两者一起食用对营养不良、高血脂症、高血压病、高胆固醇血症、糖尿病、肥胖症、癌症等患者有增强营养、辅助治疗的作用。

(6)豆腐皮和香菜梗。香菜梗含大量水分,主要营养成分有蛋白质、脂肪、糖类、矿物质和大量维生素。与豆腐皮一同食用可以促进麻疹透发,亦可健胃,驱风寒,除尿臭、阴臭。

(7)豆类与油脂类和蔬菜。油脂类与蔬菜和豆类同吃不仅难以形成新的脂肪,反而消耗体内原有脂肪,是肥胖者的减肥餐。

(8)豆奶和菜花。具有美化肌肤的功效。

(9)豆干和韭菜。含丰富的蛋白质和维生素,是素食者最好的蛋白质补充来源。

4.牛奶

(1)牛奶和木瓜汁。木瓜是水果中维生素 A 含量较多的水果,与牛奶做成木瓜牛奶是一道富含高维生素 A 的爽口饮品。

(2)牛奶和大枣。两者做成粥,含有丰富的蛋白质、脂肪、糖类、钙、磷、铁、锌及多种维生素,能补血、开胃健脾。

5.牛肉

(1)牛肉和鸡蛋。不但滋补营养,而且能够促进血液的新陈代谢,延缓衰老。

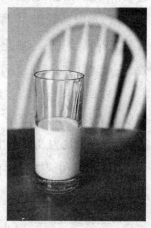

牛奶

(2)牛肉、白萝卜和洋葱。白萝卜富含多种维生素,有清热解毒、开胃健脾、止咳止痢等功效,可防治夜盲症、眼病、皮肤干燥;牛肉补脾胃,滋补健身,营养价值高;洋葱具有祛风发汗、消食、治伤风、杀菌的作用,更有诱导睡眠作用。

(3)牛肉和芹菜。牛肉补脾胃,滋补健身,营养价值高;芹菜清热利尿,有降压、降胆固醇的作用,还含有大量的粗纤维。两者相配既能保证正常的营养供给,又不会增加人的体重。

6.黄瓜

(1)黄瓜和木耳。生黄瓜有抑制体内糖转化为脂肪的作用,有减肥的功效;木耳具有滋补、和血作用,可以平衡营养。

(2)黄瓜和乌鱼。黄瓜可抑制糖类转变为脂肪,起到减肥的作用;乌鱼含有丰富的蛋白质,多种维生素,多种人体必需的氨基酸,具有补脾利尿的功效。两者相配可清热利尿,健脾益气,健身美容。

(3)黄瓜和豆腐。黄瓜具有清热解毒、消肿利尿、止泻、镇痛的作用;豆腐含有较高的蛋白质和钙。适宜于有高血压、肥胖症、癌症、水肿、清热烦渴、咽喉肿痛等病症患者食用。

(4)黄瓜和黄花菜。此搭配补虚养血,利湿消肿。

7.冬瓜

(1)冬瓜和鸡肉。鸡肉有补中益气的功效;冬瓜能防止身体发胖,有清热利尿、消肿轻身的作用。

(2)冬瓜和海带。冬瓜有益气强身、延年益寿、美容减肥的功能;海带有清热利尿、祛脂降压的功效。

8.豆苗

(1)豆苗和虾仁。对体质阴寒怕冷、低血压、食欲不振、精力衰退等均有食疗效果。

(2)豆苗和猪肉。猪肉对保健和预防糖尿病有较好的作用;豆苗含钙、B 族维生素、维生素 C 和胡萝卜素,是豌豆的嫩芽,有利尿、止泻、消肿、止痛和助消化等作用,它对晒黑的肌肤也有一定治疗效果,可使肌肤清爽不油腻。

9.其他

(1)地瓜和猪排。小排骨和地瓜一同烹制,可以去除油腻感,易于入口。而营养丰富的地瓜,不仅提供身体所需的热量,更能提供充足的膳食纤维。

(2)凤尾菇和木瓜。木瓜除一般成分外,还含有木瓜蛋白酶和脂肪酶,其脂肪酶对脂肪有很强的分解能力,有一定减肥作用,并有健胃、助消化的作用;而凤尾菇有补中益气、减脂、降压以及提高免疫力的作用。

(3)韭菜和绿豆芽。韭菜有温阳解毒、下气散血的功效;绿豆芽有解毒的功效。韭菜配绿豆芽可解除人体内的热毒,有补虚作用,有利于肥胖者对脂肪的消耗,加之韭菜含粗纤维多,通肠利便,有助于减肥。

(4)韭黄和平菇。韭黄能增加体力,促进肠胃的蠕动,对于增进食欲和防治消化不良有疗效,此外还具有解毒作用;平菇具有增强人体免疫力的作用,是心血管病、肥胖症患者的理想食物。

(5)豆角和土豆。豆角的营养成分,能使人头脑宁静,调理消化系统,消除胸膈胀满。豆角和土豆一同食用可防治急性肠胃炎及呕吐腹泻。

(6)菜花和番茄。菜花含有维生素 A、维生素 B_1、维生素 B_2、维生素 C、维生素 E、维生素 K、维生素 U 等特殊成分,能清血健身,增强抗毒能力,预防疾病,可治疗胃肠溃疡、便秘、皮肤化脓及预防牙周病;番茄可健胃消食,对高血压病、高血脂症患者尤为适宜。

(二)相克类搭配

1.肉类

(1)猪肉。猪肉与豆类同食,易形成腹胀、气壅、气滞;与菊花同食严重者会导致死亡;与羊肝共烹炒易产生怪味;与田螺同食易伤肠胃;与茶同食易产生便秘;与百合同食会引起中毒;与杨梅同食严重者会导致死亡;与鸭梨同食会伤肾脏。

(2)猪肝。猪肝与富含维生素 C 的食物同食,会导致面部产生色素沉着;与番茄、豆芽、辣椒同食,会破坏其中的维生素 C,使其氧化为脱氢抗坏血酸而失去原来的功能;与菜花同食,会降低人体对两物中营养元素的吸收;与荞麦同食会影响消化;与雀肉同食会导致消化不良,还会引起中毒;与何首乌同食,会引起身体不适。

(3)牛肝。牛肝与富含维生素 C 的食物同食,会使维生素 C 氧化为脱氢抗坏血酸而失去原来的功能;与鲇鱼同食,可产生不良的生化反应,有害于人体;与鳗同食,可产生不良的生化反应。

(4)羊肉。羊肉与豆酱功能相反,不宜同食;与乳酪功能相反,不宜同食;与竹笋同食会引起中毒;醋宜与寒性食物相配,而羊肉大热,不宜配醋。羊肉与半夏同食,会影响营养成分吸收;与红豆同食会引起中毒;与竹笋同食会引起中毒;与鸡蛋同食伤元气;与柿子同食严重会导致死亡。

(5)鸡肉。鸡肉与鲤鱼性味不反但功能相乘;与芥末共食,恐助火热,无益于健康;与菊花同食会中毒;与糯米同食会引起身体不适;与狗肾同食会引起痢疾;与芝麻同食严重会导致死亡。

(6)兔肉。兔肉与橘子同食,易引起肠胃功能紊乱,导致腹泻;与芥末性味相反,不宜同食;与鸡蛋同食,易产生刺激肠胃道的物质而引起腹泻;与姜同食,易致腹泻;与小白菜同食容易引起腹泻和呕吐。

（7）狗肉。狗肉与鲤鱼同食，二者生化反应极为复杂，可能产生不利于人体的物质；与茶同食，易产生便秘，代谢产生的有毒物质和致癌物积滞肠内被动吸收，不利于健康；与大蒜同食助火，容易损人；与姜同食会腹痛；与朱砂同食会上火；与狗肾同食会引起痢疾。

（8）马肉。马肉与木耳同食易得霍乱。

（9）驴肉。驴肉与金针菇同食会引起心绞痛，严重会致命。

鱼类

（1）鲤鱼。鲤鱼与咸菜同食，可引起消化道癌肿；与猪肝同食会影响消化；与甘草同食会中毒；与南瓜同食会中毒；它还与赤小豆相克。

（2）鲫鱼。鲫鱼与猪肉同食，会起生化反应，不利于健康；与冬瓜同食会使身体脱水；与猪肝同食会加重疮痈热病患者的病情；与蜂蜜同食会中毒。

（3）虾。虾与富含维生素 C 的食物一起同食，易生成砒霜，有剧毒；虾皮与大枣同食会中毒；虾皮与黄豆同食会影响消化。

（4）螃蟹。螃蟹与梨同食易伤人肠胃；与茄子同食易伤人肠胃；与花生仁同食易导致腹泻；与冷食同食必导致腹泻；与泥鳅的功能正好相反，不宜同吃；与石榴同食会刺激胃肠，出现腹痛、恶心、呕吐等症状；与香瓜同食易导致腹泻；与地瓜同食易在体内凝成柿石；与南瓜同食会引起中毒；与芹菜同食会影响蛋白质的吸收；与大枣同食容易患寒热病。

2.蔬菜类

（1）芹菜。芹菜与蚬、蛤、毛蚶、蟹同食，会将其中所含的维生素 B_1 全部破坏；与鸡肉同食会伤元气。

（2）黄瓜。黄瓜与芹菜、菜花、柑橘、辣椒、菠菜同食，会将其中的维生素 C 分解破坏，降低营养价值。

（3）葱。葱与豆腐同食，易形成草酸钙，造成钙的吸收困难，导致人体内钙质的缺乏。

（4）胡萝卜。胡萝卜与白萝卜同食，白萝卜中的维生素 C 会被胡萝卜中的分解酶破坏殆尽。

（5）萝卜。萝卜与橘子同食易诱发或导致甲状腺肿；与木耳同食会患皮炎。

（6）辣椒。辣椒与胡萝卜同食，辣椒中的维生素 C 会被胡萝卜中的分解酶破坏；与南瓜同食，辣椒中的维生素 C 会被南瓜中的分解酶破坏。

（7）韭菜。韭菜与牛肉同食容易中毒；与白酒同食，无异于火上加油。

·食疗食补·

图文珍藏版

(8)菠菜。菠菜与豆腐同食,菠菜中的草酸与豆腐中的钙形成草酸钙,使钙无法吸收;与黄瓜同食,其中的维生素C会被破坏尽;与乳酪同食,乳酪中所含的化学成分会影响菠菜中丰富的钙质的吸收;与鳝鱼同食易导致腹泻。

(9)南瓜。南瓜与富含维生素C的食物同食,维生素C会被南瓜中的分解酶破坏;与羊肉同食会令人肠胃气壅;与虾同食会引起痢疾。

(10)番茄。番茄与白酒同食会感觉胸闷、气短;与地瓜同食会导致呕吐、腹痛、腹泻;与胡萝卜同食,番茄中的维生素C会被胡萝卜中的分解酶破坏;与猪肝同食,猪肝使番茄中的维生素C氧化脱氧,失去原来的抗氧化功能;与咸鱼同食易产生致癌物;与毛蟹同食会引起腹泻。

(11)土豆。土豆与香蕉同食面部会生斑;与番茄同食会导致食欲不佳、消化不良。

(12)黄豆。黄豆与酸奶同食,黄豆所含的化学成分会影响酸奶中丰富的钙质的吸收;与猪血同食会导致消化不良。

(13)醋。醋与猪骨汤同食会影响人体对营养的吸收;与青菜同食会使青菜的营养价值大减;与胡萝卜同食,胡萝卜素就会完全被破坏。

(14)红糖。红糖与豆浆同食,不利于吸收;与竹笋同食易形成赖氨酸糖基,对人体不利;与牛奶同食会使牛奶的营养价值大大降低;与皮蛋同食会引起中毒;与生鸡蛋同食会引起中毒。

(15)糖精。糖精与蛋清同食会中毒,严重会导致死亡。

(16)咖啡。咖啡与香烟同用,容易导致胰腺癌;与海藻、茶、黑木耳、红酒同食会降低人体对钙的吸收。

(17)豆浆。豆浆与蜂蜜同食,豆浆中的蛋白质比牛奶高,两者冲兑,产生变性沉淀,不能被人体吸收;与鸡蛋同食会阻碍蛋白质的分解。

九、食物好也要科学食用

有了好的食物,也还得会吃,吃得科学才能真正起到养生的功效。那么如何才能做到科学饮食呢? 下面是一些相关的介绍。

(一)科学饮食六原则

1.注重食物种类多样化,不失谷类的主导地位。食物种类多样,而各种食物所含的营养成分也不尽相同,人体所需的营养必须通过食用多种食物才能达到要求,这就要求我们在日常的饮食中要注意多样搭配。但是谷类食物是人体能量的主要来源,提供人体最主要的糖类、蛋白质、膳食纤维及B族维生素等,因此在饮食中应以谷类为主,需摄入足够的分量,并注意粗细搭配。

2.多吃蔬菜、水果和薯类。蔬菜、水果和薯类都含有较丰富的维生素、矿物质、膳食纤维和其他活性物质。饮食中适量增加一些此类食物,对保护心血管健康、增强抗病能力、预防某些癌症等均有重要作用。

3.坚持每天摄入一定量的奶类、豆类及其制品。奶类含丰富的优质蛋白质、维生素以及较高的钙量,而且它们也都有较高的利用率,是一种较好的补钙食品;豆类含丰富的优质蛋白质、不饱和脂肪酸、钙以及B族维生素,加工成豆制品后这些营养素会更易消化,在日常饮食中适当增加豆类及其制品的比例是很有益于身体健康的。

4.注意食用鱼、禽、蛋、瘦肉等富含优质蛋白质、脂溶性维生素和矿物质的食物,少吃肥肉和荤油。

5.进食量要与热能消耗相平衡,保持适宜体重。体重的控制与进食量和活动量关系密切。食量过大而活动量不足会导致肥胖,反之会导致体质虚弱。两种情况都不利于身体健康,都应尽量避免,因此日常饮食的数量应与平时的活动量保持平衡。

6.日常膳食应注意保持清淡少盐。饮食不应太油腻、太咸或食用过多的动物性食物及油炸、烟熏食物;而每人每天摄入的食盐量不宜超过6克;同时还要注意减少酱油、咸菜、味精等高钠食品的摄入量,以免因食盐摄入过多而增加高血压病发生的危险。

(二)隔夜食物的食用

头天的菜吃不完,第2天接着再吃,对很多人来说都是一件再正常不过的事了,可是有些隔夜菜,如隔夜的绿叶蔬菜、海鲜等是吃不得的,而有些菜隔夜菜若食用不当可能导致食物中毒。

1.不吃隔夜茎叶菜。这是因为部分茎叶类蔬菜中含有较多的硝酸盐类,熟后再久置,硝酸盐在细菌的分解作用下,会还原成可致癌的亚硝酸盐,而这种致癌物即使通过加热也无法去除。因此晚上做菜时要注意,尽量不要让茎叶菜剩到第2天食用。此外,鱼、海鲜、绿叶蔬菜、凉拌菜等隔夜后也不宜再食用;因为鱼和海鲜隔夜后易产生蛋白质降解物,会损伤肝、肾功能。凉拌菜相对来说,隔夜后变质的可能性更大,最好现做现吃。

2.自带午餐多加选择。自带午餐对一些人来说是一种较好的选择,但一般也会是隔夜菜,即使是早上再做,也会经过一个上午的存放时间,食物中的营养也会有相对严重的流失,所以自带午餐的选择性也较重要。自带食物的选择上,蔬菜类可选择丝瓜、藕、芹菜、蘑菇、萝卜等非茎叶或绿叶蔬菜;肉食上应选择牛肉、鸡肉等脂肪较少的肉类;另外还要配以适量的谷类、豆制品类、奶制品及水果。总之,就是要保证蛋白质、维生素和矿物质等必不可少的营养成分的摄入。

3.饭菜打包也有选择。饭店聚餐,一般总免不了有剩菜,打包回来后的再食用既经济也环保,但在食用时也要多加注意。一般来说,蔬菜是不宜打包的;肉类再食用时,一定要加热至透,但不宜过久;海鲜类再加热食用时,要注意加入一些葱、姜、蒜或酒,以起到杀菌消毒作用。

(三)蔬菜的科学食用

1.生吃熟吃,由食用效果来决定

在蔬菜的食用上,很多人都不太清楚到底是生吃好,还是熟吃好。有些人认为,蔬菜在烹调后,营养素很容易受到破坏,而生吃可以最大限度地获得其营养价值。这种说法确实有其道理所在,蔬菜中大都含有一种叫作干扰素诱生剂的免疫物质,能抑制人体细胞癌变并抵抗病毒感染,但这种免疫物质不耐高温,因此只有生吃才能发挥其作用。所以,凡是能生吃的蔬菜,最好生吃;不能生吃的蔬菜,也不要炒得太熟,以尽量减少营养的损失。适宜生吃的蔬菜有胡萝卜、黄瓜、柿子椒、卷心菜、茄子、菜花、洋葱、芹菜等。生吃的方法包括饮用自制的新鲜蔬菜汁以及凉拌等方法。

但是,因为人体肠胃的影响,并不是任何蔬菜都可以生吃;而从营养平衡的角度来讲,熟吃蔬菜也是必不可少的。颜色深绿或橙黄的蔬菜中含有丰富的胡萝卜素,采用高温短时加热的方式可以提高其中维生素 K 和类胡萝卜素的吸收利用率。此外,熟食还可以提高蔬菜中钙、镁等元素的利用率。

事实上,生吃蔬菜和熟吃蔬菜各有长处,如果能够将生吃与熟吃有机地结合起来,每天既吃些生菜,又吃些熟菜,就可以取长补短,达到科学、合理的饮食目的。

2.蔬菜营养食用的误区

(1)先切菜后冲洗。日常生活当中,很多人有这样的习惯:先切菜然后再洗菜。这是一种很不科学的方式,因为会使其中大量的维生素流失到水中。

（2）小火炒菜留营养。有些人认为小火慢炖营养高，这种观点对于一些肉食的烹制是没错的，但对于一些绿叶蔬菜来说，大火快炒才能留住更多的维生素C。

（3）为了方便好看而丢了营养。有的人在吃豆芽时只吃上面的芽而将豆瓣丢掉，却不知豆瓣中含有的维生素C比芽的部分高出2倍多；做蔬菜饺子馅时为了不出汤而把菜汁挤掉，却不知70%的维生素就随汤而丢失了；也有的在吃完菜后，最后的菜汤就理所当然地扔掉了，却不知大部分维生素也就随之扔掉了。

（4）不吃肉要减肥。很多女性为了减肥只吃蔬菜，不吃荤腥，却不知只吃素食对身体健康不利多：一是缺少必要的胆固醇，而适量的胆固醇具有抗癌作用；二是严重缺锌，而锌是保证机体免疫功能健全的一种十分重要的微量元素，一般蔬菜中都缺乏锌；三是维生素B_2摄入量不足，会导致维生素缺乏；四是蛋白质摄入量不足，消化道肿瘤发病的可能增高。

（四）鸡蛋的科学食用

鸡蛋吃法多种多样，就营养的吸收和消化率来讲，煮蛋为100%，炒蛋为97%，嫩炸为98%，老炸为81.1%，开水、牛奶冲蛋为92.5%，生吃为30%~50%。可以说，煮鸡蛋是最佳的吃法，但要注意细嚼慢咽，以免影响吸收和消化；而对儿童来说，蒸蛋羹、蛋花汤要更适合他们一些，因为这两种做法使蛋白质更易于消化吸收。

1.鸡蛋制作与食用时的注意事项

（1）摊鸡蛋时要注意火候。忌用大火，否则会损失大量营养，因为温度过高易破坏分解鸡蛋中的蛋白质；火太小了时间相对长，水分丢失较多，摊出的鸡蛋发干，影响质感。因此，摊鸡蛋最好用中火。

（2）煮鸡蛋注意时间。一般以8~10分钟为宜；若煮得太生，蛋白质没有松解，不易消化吸收；若煮得太老，蛋白质结构由松变得紧密，同样不易被消化吸收。

（3）食用不要过多。鸡蛋是高蛋白食物，如果食用过多，可导致代谢产物增多，同时也增加肾脏的负担。一般来说，孩子和老人每天1个，青少年及成人每天2个比较适宜。

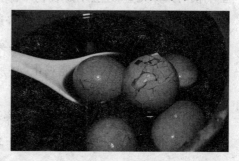

茶叶蛋

（4）少吃茶叶蛋。因为茶叶中含酸化物质，与鸡蛋中的铁元素结合，对胃起刺激作用，影响胃肠的消化功能。

国学经典文库

中华食疗大全

·食疗食补·

图文珍藏版

（5）炒鸡蛋忌加味精。鸡蛋本身含有多量的谷氨酸及一定量的氯化钠,加温后这两种物质会生成一种新的物质——谷氨酸钠,即味精的主要成分,若加入味精,鸡蛋本身的鲜味反而被掩盖。

2.营养观念纠错

（1）错观念之一,产妇吃鸡蛋越多越好。产妇在分娩过程中体力消耗大,消化吸收功能减弱,肝脏解毒功能降低,大量食用鸡蛋后会导致肝、肾的负担加重,引起不良反应。食人过多蛋白质,还会在肠道产生大量的氨、羟、酚等化学物质,对人体的毒害很大,容易出现腹部胀闷、头晕目眩、四肢乏力、昏迷等症状,导致"蛋白质中毒综合征"。蛋白质的摄入应根据人体对蛋白质的消化、吸收功能来计算。一般来说,产妇每天吃 3 个鸡蛋就足够了。

（2）错观念之二,红壳鸡蛋比白壳鸡蛋好。许多人买鸡蛋只挑红壳的,认为红壳蛋营养价值高。其实并非如此,蛋壳的颜色主要是由一种"卵壳卟啉"的物质决定的,而这种物质并无营养价值。分析表明,鸡蛋营养价值的高低关键取决于饮食的营养结构。

（3）错观念之三,常吃鸡蛋导致胆固醇偏高。蛋黄中含有较丰富的卵磷脂,是一种强有力的乳化剂,能使胆固醇和脂肪颗粒变得极细,顺利通过血管壁而被细胞充分利用,从而减少血液中的胆固醇。而且蛋黄中的卵磷脂消化后可释放出胆碱,进入血液中进而合成乙酰胆碱。乙酰胆碱是一种神经递质,可提高脑功能,增强记忆力。

（4）错观念之四,毛鸡蛋营养价值高。毛鸡蛋即"死胎蛋",这种蛋所含的营养成分（蛋白质、脂肪、糖类）在孵化过程中已被胚胎利用掉了,营养价值并不高。而且,此类蛋中含有许多大肠杆菌、葡萄球菌、伤寒杆菌、变形杆菌等。所以吃这种鸡蛋不仅对人体无益,还会引起食物中毒和其他疾病。

（5）错观念之五,"功能鸡蛋"比普通鸡蛋好。随着科学技术的发展,富含锌、碘、硒、钙的各种"功能鸡蛋"问世。其实,并非所有的人都适合食用"功能鸡蛋"。因为并不是每个人都缺"功能鸡蛋"中所含的营养素。因此,消费者在选择"功能鸡蛋"时应有针对性,缺什么吃什么。

（6）错观念之六,生鸡蛋更有营养。生吃鸡蛋不仅不卫生,容易引起细菌感染,而且也不营养。生鸡蛋里含有抗生物素蛋白,可影响食物中生物素的吸收,导致食欲不振、全身无力、肌肉疼痛等"生物素缺乏症"。另外,生鸡蛋内含有"抗胰蛋白酶",会破坏人体的消化功能。

（五）肉类的科学食用

肉食因其良好的口感和丰富的养分，成为很多人喜欢的食物，但肉食食用过多，又存在着脂肪食用过多、肥胖可能增加甚至影响脑功能的弊端。那么怎样食用才能减轻这些弊端呢。可以从以下几个方面多加注意。

1.多禽少畜。食用畜肉多者患肠癌的风险比普通人要高出很多；而嗜吃畜肉可引起脑萎缩、降低智力甚至诱发痴呆；禽肉所含脂肪的化学结构接近于橄榄油，不仅无害于心脏，还有保护作用。因此喜欢肉食者，不妨适当增加禽肉的比例，而减少猪、牛、羊等畜肉的比例。

2.多骨少肉。眼睛不要只盯在肉上，肝、胃、肠、骨等更是美味佳肴。中老年人在一日三餐中多安排一点猪骨，既可减少猪肉的食量，又可获得更多更全面的营养。

3.多炖少炒。就猪肉的烹调方式而言，在蒸、炒、炖等多种方式中，炖食使得猪肉中有益的不饱和脂肪酸增加了，而有害的胆固醇含量大大下降，吃起来既安全，口感又好。

4.和大蒜一起食用。吃肉时应适量吃一点蒜，可解腥去异味，还能增强营养吸收的效果，但注意烹调时间不宜过久。在量上，以每天一瓣生蒜或两三瓣熟蒜即可，不宜多食，以免引起肝阴、肾阴不足，出现口干、视力下降等症状。

5.喝汤也要食肉。很多人认为炖肉时，汤比肉更有营养，因此往往更倾向于选择喝汤；其实这是一个误解，其实肉汤的营养绝大多数还在肉里，连吃带喝是最好选择。另外，还要注意炖汤的时间不宜过长，以免引起蛋白变质；喝肉汤时也不宜过量饮用，以免增加血脂。血脂偏高者如果要补充蛋白质，可以用豆腐菜汤取代肉汤；同时，肉汤中嘌呤含量高，嘌呤代谢失常的痛风患者和血尿酸浓度增高者应慎食。

（六）鱼类的科学食用

鱼肉是肉食中最好的一种。它的肉质细嫩，比畜肉、禽肉更易消化吸收，对儿童和老人尤为适宜。此外，鱼肉的脂肪含量低，不饱和脂肪酸占总脂肪量的80%，对防治心血管疾病大有裨益。鱼肉脂肪中还含有一种对活化大脑神经细胞、改善大脑功能、增强记忆力和判断力都很重要的脂肪酸。因此，人们常说吃鱼有健脑的功效。鱼肉虽好，但食不得法，也有可能损害身体，甚至致人死命。

1.河豚食用要小心。其中含有河豚毒素及河豚酸,烹制不当食用后可使人中毒致死。

2.腐败变质的鱼不可吃。腐鱼中含有大量致病菌及毒素,食后会引起肠胃疾病或食物中毒;另外,有些鱼即使未变质,食用时也要注意新鲜度,如鲤鱼、金枪鱼等,放置时间长后,食用了就可能引起组胺过敏,轻则出现皮肤潮红发痒,重则引发头痛、哮喘等症状,甚至可能危及生命。

3.烹制时注意成熟度。做鱼时,一定要注意炖透,以免因不熟而感染病菌生病;而半生的鱼肉是不可进食的。

4.新鲜的鱼最好清蒸。因为这样营养受破坏较少,味道也鲜美;若鲜度差,则宜红烧。在烹调时可加适量醋,以保证维生素的稳定性及促进钙的溶出,有利于人体对钙的吸收。

5.一些人不宜吃鱼。如痛风患者、出血性疾病患者、肝硬化患者、结核病患者,以免诱发或加重病情。

6.现杀鱼最好用保鲜膜覆盖后放置4~5个小时再烹制食用。这是因为现杀的鱼蛋白没有完全分解,味道不够鲜美,营养成分也不充分;其次,将剖腹洗净的鱼放置几小时,毒素挥发得差不多,这可降低有毒物质对身体的危害;此外,刚宰杀的鱼有很多的寄生虫和细菌,在常温下或者在冰箱中贮存4~5个小时,会杀死一部分寄生虫和细菌,食用起来更卫生。

7.海鱼食用有选择。孕妇、计划怀孕女性、哺乳期女性以及六岁以下婴幼儿,最好不要食用金枪鱼、牡蛎、海鲈、梭子鱼等海洋鱼类,主要是因其水银含量过高,食用后会影响胎儿和新生儿的神经系统发育。如果特别喜欢,要尽量选择较少地食用,而且在烹饪之前注意去掉鱼皮及脂肪,尤其是腹部和头部的鱼皮和脂肪,并且要去掉所有内脏;另外还可以在烹饪前将鱼稍炸一下,以避免污染物进入鱼肉内。

(七)水果的科学食用

水果是很多人都喜爱的一种食物,而且有些人认为水果对身体肯定有益,应多多益善。其实事实并非完全如此,有些水果在某些时候对部分人群是有害的,甚至是危险的,如果处理不当,还会引起疾病,因此食用水果也有必要掌握正确的方法。

1.水果食用应注意的事项

(1)少食反季水果。应尽量少吃反季水果,尤其是儿童更应少吃。一方面是因为反季水果多是温室栽培,缺少光照,其营养成分较自然成长的相对较差;另外,有些反季水果还是使用一些催熟剂催熟的,更可能对身体产生危害。选择应季水果食用,才能更好地发挥水果的营养效用。

(2)均衡食用水果。有些人偏好于某一种水果,就经常只大量食用一种水果,这并不是一种很科学的食用方法。因为不同的水果有不同的营养价值和保健功效,不能因为水果的营养价值高,就打破日常膳食的平衡,过量食用水果;更不能因为自己偏好某种水果而大量食用。过食也可能适得其反而引起身体不适,比如龙眼、荔枝食用过多易生热上火,造成成人的血糖下降,甚至出现鼻衄及牙龈肿痛出血等"荔枝病"。

(3)体质不同,水果选择也有不同。食用水果前应对自己的体质及水果的属性有所了解,以结合季节的更替、天气的冷热选择搭配、科学合理地食用水果,收到良好的补益效果。比如体质寒凉者,应当尽量少吃或不吃西瓜、梨子、柚子、柿子、香蕉等性质寒凉的水果,可适当食用大枣、樱桃、龙眼等性质温热的水果;热性体质者则恰好相反。另外,男女、年龄的不同,在水果食用上也要有所不同。

(4)不要食用过多酸性水果。酸性水果(如杨梅、梅子、李子等),所含的酸性物质不易被氧化分解,容易导致体内偏酸,一般不宜多吃;软皮酸性水果中所含的单宁酸,与海味同食后会与蛋白质凝固,沉淀于肠道内,引起呕吐、腹痛、腹泻和消化不良;而且水果中的酸味会同胃酸一起刺激胃黏膜,因此溃疡病患者也不宜吃酸性水果;同时便秘的人也应少吃酸性水果,以免加重便秘。

(5)有些水果不宜空腹食用。番茄、柿子、橘子、山楂、香蕉、杏仁等都不能空腹吃。因为番茄中含果胶、杭胶酚、可溶性收敛剂等,如果空腹吃,就会与胃酸相结合而使胃内压力升高引起胀痛;柿子所含鞣质与胃酸凝结则形成"柿石",患有胆结石、肾结石的患者吃柿子也要慎重,以免导致病情恶化;橘子中含大量糖分和有机酸,空腹食之则易产生胃胀、呃酸;山楂味酸,空腹食之则产生胃中嘈杂如饥甚至疼痛;香蕉中的钾、镁含量较高,空腹吃香蕉,会使血中镁量升高而对心血管产生抑制作用。杏子不能空腹吃,也不能在吃了肉类和淀粉食物后吃,这有可能引起胃肠功能紊乱。

(6)食用水果也要注意温度。很多人爱把水果放冰箱里冻着吃,虽然冰镇过的水果口感好,但是太凉的水果会刺激肠胃蠕动,引起消化不良,尤其是对一些有胃寒或轻度胃炎等症状者来说,更不宜食用冷藏后的水果。

2.一些常见水果介绍

（1）西瓜。性味甘凉，凡暑热口渴、心胸烦热，可适当吃些西瓜以解暑清热，但多吃则不利于身体健康。这是因为西瓜性寒，过多食用易造成胃寒、腹满腹胀、肠胃消化力下降等不良症状；另外，西瓜含有极丰富的糖分，吃多了就会摄入大量的糖分，多余的糖类物质在体内积存变成脂肪，使体液变成酸性环境，影响人体健康，而且还会影响饮食平衡，使蛋白质、矿物质等摄入减少，从而引起营养失衡。

（2）柿子。在水果中，柿子的甜味居于首位，被人们称为"最甜的水果"，而由柿子做成的柿子饼，那就更甜。柿子不仅味道鲜美，而且营养丰富。但柿子也有不足之处，食之过多也有危害。柿子中含有一定量的单宁，柿皮含量更高，单宁有很强的收敛作用，在胃内易与胃酸结合，从而凝固成块；其中的鞣酸与蛋白质结合易产生沉淀，故多食、特别是空腹带皮食用会增加结石的可能。

（3）山楂。山楂酸甜可口，具有消食化积的特殊作用，是增进食欲、帮助消化的最佳果品之一，但食用过多有害无益。山楂食用过多会伤人中气，因为山楂含有大量的维生素 C 和果酸等成分，脾胃虚弱或正服食人参等补气药的人不宜食用；而儿童处在换牙时期，如经常大量食用，对牙齿的生长不利，而且会影响食欲。

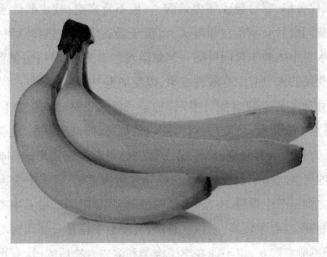

香蕉

（4）香蕉。香蕉香糯可口，且有润肠通便之功效；但多食并不利身体健康。这是因为香蕉中含有较多的镁、钾等元素，这些矿物质元素虽然是人体健康所必需的，但若在短时间内一下子摄入过多，就会引起血液中镁、钾含量急剧增加，造成体内钾、钠、钙、镁等元素的比例失调，对健康产生危害。此外，多吃香蕉还会因胃酸分泌大大减少而引起胃肠功能紊乱和情绪波动过大。

（5）苹果。苹果味道酸甜鲜美、营养丰富、食用方便，还能治疗多种疾病，深受人们的普遍喜爱，但如果过量食用或暴食苹果也可能会带来许多弊病。这是因为苹果含有大量的糖类和钾盐，其中每百克苹果含 100 毫克钾，而含钠仅 14 毫克，钾与钠比例过于悬殊，摄入过多不利于心脏、肾脏健康。特别对患有冠心病、心肌梗死、肾炎、糖尿病的人，更是加重了其心脏和肾脏的负担。一般食用量以每日 1~2 个为宜。

（6）葡萄。葡萄中的多量果酸有助于消化，适当多吃些葡萄能健脾和胃；另外，葡萄中含有钙、钾、磷、铁等矿物质以及多种维生素 B_1、维生素 B_2、维生素 B_6、维生素 C 等，还含有多种人体所需的氨基酸，因此常食葡萄对神经衰弱、疲劳过度大有裨益。但因其含糖量高，多吃易引起内热，并可导致腹泻、烦闷等状况，也容易引起蛀牙及肥胖，因此不宜过量食用，尤其是对一些肠胃虚弱者。

（7）荔枝。荔枝是我国南方特有的佳果，味道十分可口、鲜美，但也不宜多食，否则可能患"荔枝病"。因为荔枝所含的单糖大部分是果糖，果糖被机体吸收后须经一系列酶的催化，才能变为葡萄糖供能或转变为糖原贮存，被组织细胞氧化利用。如果一次食用过多荔枝，摄入过多果糖，易导致血糖含量比正常降低许多而引起低血糖症。尤其是儿童，更应注意不能多吃，否则会严重影响健康。

（8）菠萝。菠萝营养丰富，含多种维生素，其中维生素 C 含量很高；此外，钙、铁、磷等含量丰富。少量食用可增进食欲，但过量食用会引起胃肠病；而且有些人吃菠萝后会引起过敏，在食用 15 分钟~1 小时即出现腹痛、恶心、呕吐、腹泻，同时出现过敏症状，如头痛、头昏、皮肤潮红、全身发紫、四肢及口舌发麻，严重的会突然晕倒，甚至会出现休克等症状。故有菠萝过敏史者忌食。

十、食物营养的"食物钟"

合理的时间吃合理的食物能达到事半功倍的效果。我们知道人的身体有生物钟，其实食物也有属于自己的"营养食物钟"；饮食时，若按照最佳的"食物钟"来进食，就能在充分享受美食的同时，吸收最多量的营养。

（一）吃饭讲究先后顺序

很多人吃饭时都习惯于先吃菜再吃饭然后喝汤，最后吃水果，或者汤和饭一起吃，事实上这是不科学的。正确进食顺序应为：汤 蔬菜—饭—肉，半小时后再进食水果。

各类食物中,水果的主要成分是果糖,无需通过胃来消化,而是直接进入小肠就被吸收;而米饭、面食、肉食等淀粉及含蛋白质成分的食物,则需要在胃里停留一两个小时,甚至更长的时间。如果进食时先吃饭菜,再马上吃水果,消化慢的淀粉、蛋白质会阻塞消化快的水果;所有的食物一起搅和在胃里,水果在体内 36～37℃ 下,容易腐烂产生毒素。这就是身体病痛的原因之一。至于饭后马上吃甜点或水果,最大害处是会中断、阻碍体内的消化过程,胃内食物容易腐烂,被细菌分解成酒精及醋一类的东西,产生气体,形成肠胃疾病。饭后再喝汤则会冲淡食物消化所需的胃酸,从而影响消化。

(二)常见食物营养的"食物钟"

1.喝水的 6 个"黄金时段"

水是人们每天都要大量摄入的,但何时喝水也有是一定讲究的。下面就介绍几个较佳的喝水时间。

(1)早晨 7 点。晨尿后需要补充水分,这杯水可以冲淡人体内的毒素,还能洗涤肠胃,喝完了水,多数人会有想大便的感觉,正是这一杯水起到了润肠的作用。

(2)上午 9 点。到办公室后先别急着喝咖啡,给自己 1 杯温开水,因为上班路上的颠簸,已使体内无形中开始缺水。到办公室后赶紧喝 1 杯水,确保体内不缺水分,并精神百倍地投入到工作中。

(3)中午 11 点。活化一下细胞,更滋润一下肠胃,毕竟午饭时间快到了。

(4)中午 12 点半。午饭以后再喝 1 杯,帮助消化。

(5)下午 3 点。以 1 杯健康的矿泉水代替午茶与咖啡等提神饮料,可提神醒脑。

(6)回到家后。喝 1 大杯水,可以缓解一天的疲劳,更主要的是能增加饱腹感,这样就不会因晚饭吃得很多而影响消化了。

另外,要注意在寒冷的秋冬季节,最好不要在下班前喝水,因为水会促进新陈代谢,尤其是对热量的代谢,所以在喝多了水以后会觉得特别冷。

2.吃水果的 4 个时段

(1)早餐前 10 分钟。此时吃水果可以增进维生素的吸收,同时水果中的果酸也起到开胃的作用,很多人不爱吃早餐,所以用水果开胃很不错。适合餐前吃的水果最好选择酸性不太强、涩味不太浓的,如苹果、梨、香蕉、葡萄等。但有胃病的人,不宜在这个时段吃水果。

（2）上午 10 点左右。这个时段正是工作压力大的时间，多数人会感到心情烦躁。此时，如果能吃个水果，其酸甜滋味可让人感觉神清气爽，有助于缓解紧张和急躁的情绪。

（3）午餐后 1 小时。此时吃水果，有助于消食，而且适合吃富含蛋白酶的菠萝和猕猴桃，以及含有机酸较多的橘子、柠檬、山楂、杏等。

（4）下午 4 点左右。此时容易饥饿，水果可以作为下午加餐。在水果的选择上，可以跟早餐前 10 分钟吃的差不多。如果怕水果生冷，可以在吃水果之前喝 1 杯热水，保证胃肠的舒适。

专家认为，在这 4 个时间段中，早饭前和下午时吃水果最好，早餐前吃水果可以让维生素更好地吸收，下午加餐吃水果可以让一下午的工作劳累和紧张得到缓解与放松。另外，果汁宜在饭前半小时或两餐之间饮用，这是因为果汁含有丰富的有机酸，可以帮助消化，并增进钙、磷的吸收。

3.健康早餐时间很关键

早餐也要定时定点，否则会影响消化、吸收。一般来说，最佳的早餐进食时间在 7~8 点。起床即吃早餐容易消化不良，一般在起床 20~30 分钟后再吃为佳；有早起习惯的人，早餐可安排在 7 点以后吃较好；不要因为赶时间就吃得太快，以免损伤消化系统；而早餐过后的时间所吃的食物并不能代替早餐的功用，所以不吃早餐全靠加餐是不科学的。

4.薯类食物最好中午吃

薯类食物不但能保障糖类的供应，更能提供多种维生素和人体必需的微量元素。但有些人喜欢在饭后加吃一些薯类，结果很容易吃撑，而且其中的营养素也不容易被消化和吸收，实在可惜。红薯、土豆、南瓜这些薯类食物最好在中午正餐时间吃，而且最好能够取代正餐的米饭、馒头，作为主食来吃。这是因为薯类中所含的钙质需要在人体内经过 4~5 小时才能吸收，而下午的日光照射正好可以促进钙的吸收；而午餐时吃薯类，钙质可以在晚餐前全部被吸收。另外，薯类食物中的糖类含量很高，而糖类是保障人运动的重要元素，中午食用可以让整个下午的精力更加充沛，工作效率相应得以提高。

5.吃鱼也要讲时间

鱼肉是一种高蛋白低脂肪的食物，对减脂、塑型非常有好处。也因此许多人喜欢在健身后，美美地吃上一顿鱼肉，以为这样可以有效地补充营养、恢复体力、减轻疲劳。但事实恰好相反，运动后吃鱼更容易疲劳。这是因为体力劳动或大量运动后,身体内会产生大量乳酸,很容易觉得疲惫;而鱼肉是酸性食物,运动后吃鱼肉,会使血液酸化,再加上体内产生的大量乳酸,反而会更加重疲劳的程度。因此运动后不宜吃鱼类。

6.甜品的时间有讲究

很多人喜欢吃甜食,尤其是女孩子,可它偏偏又是努力保持体型的人们餐桌上的大忌。其实甜食若在适当的时间食用,不但不会增胖,而且还会有利于身体健康。一般来说,上午10点和下午4点左右是食用甜品的最佳时间,此时间段适当品尝一点甜食,对于工作劳累了半天的身体来说,可说雪中送炭,有消除疲劳、调整心情、减轻压力的功效。但是要注意,是"点"到为止,不可多食。

7.酸奶饭后1小时再喝

酸奶可以帮助消化,改善胃肠功能,但是并不是任何时间喝酸奶都能起到这样的效果。一般来说,饭后1小时是喝酸奶的最佳时间。酸奶好喝,但是想让活性乳酸菌发挥功效,还是要下一番心思。通常状况下,人的胃液 pH 值在 1~3。空腹时胃液是酸性的,不适合乳酸菌生长,只有 pH 值高于3的时候,才能让酸奶中的活性乳酸菌好好生长。而饭后1小时左右,胃液被稀释,pH 值上升至 3~5,此时喝酸奶,其中的营养素最容易被吸收。

8.下午4点吃零食

人们都知道,多吃零食对健康是不利的,但若在适当时间吃一些零食,不但不会影响健康,反而还对身体有利。下午4点左右是一天最疲劳的时候,此时比较适合吃零食。这是因为食物在食用4小时后,糖类就基本上消耗殆尽,此时大多数人都无法集中精力,而且还会感觉非常疲倦;而对于午饭与晚饭间隔时间较长的上班族来说,零食就是这一时间段里最好的能量补充。此时适当吃一些零食,不但能缓解饥饿,还能成为下班路上战胜严寒的最重要武器。

在零食的选择上,最好是那些富含营养素,而糖类和脂肪相对较低,防腐剂含量也少的,适合作为日常营养补充的零食,比如低脂乳酪、花生、无花果、海苔、水果等;还有超市里销售的果蔬干片,口感非常香脆,但并不是油炸或者膨化的食品,而是高温烘干水分制成的,不仅营养损失小,脂肪热量也很低,不会导致肥胖。但也要注意,零食的食用量也不要过多,以免影响晚餐的进食,打乱正确的饮食规律。

9.睡前半小时喝牛奶

人们多喜欢早餐来上一杯奶,其实牛奶也有其饮用的最佳时间,这个时间并不是早晨,而是晚上睡觉前。牛奶的蛋白质要经过胃和小肠的分解形成氨基酸后才能被人体吸收,而在早晨的空腹状态下,胃肠的排空是很快的,喝下的牛奶胃肠还来不及吸收就被排到了大肠,这无疑是一种浪费。晚上热量消耗小,蛋白质得以保存,况且牛奶还有助眠的作用。晚上睡觉前半小时左右喝牛奶最好。喝早了,可能牛奶和晚饭一起消化,增加困意,导致饱着肚子睡觉,影响胃肠功能,容易引起肥胖;睡觉半小时前喝牛奶,可以避开晚餐消化时间,半小时后正好困意来临,酣然入梦。

第四章 食疗药补

一、药补常识

药补即药物补益,药补是针对身体出现的气、血、阴、阳等方面的不足,遵照"虚什么,补什么"的原则有目的地进补,从而见效较快的补益方法。药补的关键在于药补用的是"药"。补药都有明确的寒、热、温、凉之性,又有补气、补血、补阴、补阳的不同功用,所以应用时尤其要分清使用者的体质及其病症的寒、热、虚、实和阴虚、阳虚、气虚、血虚的不同,并以此为依据来选用合适的补药。如果不注意这一点而仓促用药,不仅达不到补益目的,相反会对人体造成各种伤害。补药具有补虚扶弱、抗老防衰功效的作用。补,即补养、补充。人的体质虚弱,需要补养;营养不足,就要补充。补养体质,大多用药物;补充营养,大多靠食物。一般认为,当身体已出现明显的气、血、阴、阳方面的不足,依靠食补已不能纠正其亏损时,则应运用药补。

久病体虚、劳伤过度、年老体弱而出现种种虚弱的表现,单靠食物的补充营养这时就犹显不足,因此,需要借助于药物来进行补养。但食用补药,不可盲目。人的体质不同,药物的作用程度及身体的药性反应也不相同,而且俗话说,"是药三分毒",药物犹如一把"双刃剑",在具有治疗、补养作用的同时,有时也存在不良反应。所以,需在医生指导下有针对性地选择、使用药物进行补养。

(一)辨证施补与辨证施治

中医临床中讲究辨证论治。根据不同的病情,结合病人的精神、体质以及环境等各种因素全面综合分析,从而正确地辨认出不同的"症",然后针对不同的"症",施以恰当的药物治疗。

而在用药上,中医强调用药物偏性来治疗疾病。如药性温热的药物可治疗畏寒肢冷、脘腹冷痛的虚寒病症;药性寒凉的药物可治疗高热烦渴、面赤脉数的实热病症。这种结合病情综合分析,用不同药性的药物治疗不同性质的病症,以达到治愈疾病的目的,称为"辨证论治"。这是中医治病的基本原则,这一原则贯穿于中医八法之中,自然也贯穿于进补的概念之中。运用补药、补品、食品进补,为了达到最佳的健康状态,同样也要"辨证施补"。

进补一般可分为有病者调补与无病者强身两类。有病(虚症)者要根据病情,按照中医的辨证诊断,选用相应的补药、补品,扶助正气以祛除病邪,使身体早日康复;需进补的无病者,一般多为亚健康人群,适当地服用补益药物膳食,以达到增强体质、预防疾病、延年益寿的目的。但也应根据自身的情况,辨清是属于何种虚弱。

人体虚弱类别很多,归纳起来,则有气虚、血虚、阴虚、阳虚四类。因此,运用的补药、补品也可相应的分为补气、补血、补阴、补阳四大种类。在生命的代谢过程中,气、血、阴、阳不是孤立存在的,而是密切联系的,在虚损不足的情况下将相互影响。所以,气血阴阳的虚弱也常相兼挟或同时并见。因此,在服用补药、补品时,气血阴阳之药物也可配合应用。如气血两虚者,可气血双补;阴阳两虚者,可阴阳并补。

人体虚弱有轻重缓急之分,运用补益药物亦有峻缓强弱之别。峻补,就是急补、强补的意思,适用于虚弱较重者,如元气暴脱者用独参汤。一般虚弱体质,则不能操之过急,宜用平补法,缓缓取效。所以,进补还需根据虚弱情况,分别予以峻补、平补等不同补法。

人的体质有偏寒、偏热之分,服用调养药物亦有温补、清补之别。温补法,适用于虚寒的体质,中医辨证属于阳虚者,可选用偏温性的补药、补品;清补法,适用于虚热的体质,中医辨证属于阴虚内热者,可选用偏凉性的补药、补品。可见,进补还需根据体质类别,分别予以温补、清补等不同补法。

(二)虚症的分类和表现症状

1.气虚

脏腑功能减退所表现的症候,见头晕目眩、少气懒言倦乏力、自汗,动则加剧,舌淡、脉虚无力等。还可伴见脘腹坠胀,食后更甚,脱肛,子宫脱垂或见崩漏,便血等。一般可表现为心气虚、肺气虚(兼卫气虚)、脾(胃)气虚、肾气虚等类型:

(1)心气虚:表现为心悸气短,动则更甚。兼见面色苍白、神疲体倦、自汗少气、舌淡苔白、脉细弱或结代等症。多见于心阳虚所见的疾患。

(2)肺气虚(兼卫气虚):表现为神疲体倦、咳喘乏力、动则气短、声音低怯、面色苍白、舌淡、脉象虚弱等症状。因卫外功能减退,故尚见畏风怕冷、自汗、易感冒等卫气不足的病症。多见于慢性支气管炎、肺气肿、肺心病等疾患。

（3）脾（胃）气虚：表现为食少纳呆、食后腹胀、大便不实、少气懒言、四肢倦怠、消瘦面黄、舌淡苔白等症状。若伴见脾气下陷，可有言语低怯、气短乏力、食后即胀、脘腹重坠、便意频数，或久泻脱肛，或子宫脱垂等症。脾气虚不能统血，可见便血、皮肤紫癜，妇女月经过多或淋漓不净等。多见于肠胃功能减退，胃下垂、脱肛、子宫脱垂，血小板减少性紫癜，崩漏等疾患。

2.血虚

表现为面色苍白或萎黄、头晕眼花、失眠心悸、健忘、唇色淡白、舌淡、脉细无力等症状。可有心血虚、肝血虚不同类型：

（1）心血虚：除上述症状外，以心悸怔忡、健忘、失眠、多梦等症候为主。多见于贫血、神经官能症、习惯性流产等疾患。

（2）肝血虚：除上述血虚症外，以眩晕耳鸣、寐少梦多、眼睛干涩、视物模糊或雀目、肢体麻木、筋脉拘急、肌肉颤动、爪甲不荣、妇女经量减少或闭经不行等症为主。多见于贫血、神经官能症、月经不调、夜盲等疾患。

3.阴虚

一般表现为营养物质不足而偏于热象，可见潮热盗汗、颧红骨蒸、手足心热、口燥咽干、心烦失眠、头晕耳鸣、夜梦纷纭、遗精、舌红苔少、脉细数等症状。临床上有心阴虚、肺阴虚、肝阴虚、脾（胃）阴虚、肾阴虚等不同类型：

（1）心阴虚：表现为心悸健忘、失眠多梦、五心烦热、盗汗、口燥咽干、舌红少津、脉细数等症状。多见于营养障碍、神经官能症、贫血、甲状腺功能亢进（甲亢），以及某些先天性心脏病、心动过速、心律不齐等心脏疾患。

（2）肺阴虚：表现为干咳少痰或咳痰挟血、口咽干燥、声音嘶哑、形体消瘦，甚则午后潮热、五心烦热、盗汗颧红等症状。多见于慢性支气管炎、肺结核等疾患。

（3）肝阴虚：表现为眩晕耳鸣、头痛且胀、面红目赤、急躁易怒、失眠多梦、健忘心悸、舌红绛、脉细弦数等症状。常兼见肾阴不足、肝阳上亢等症。多见于高血压、甲亢、神经官能症、贫血等疾患。

（4）脾（胃）阴虚：表现为口舌干燥、饥不欲食、脘痞不畅或干呕呃逆、大便干结、小便短少、舌光红少苔、脉细数等症状。多见于萎缩性胃炎、慢性消化不良、便秘等疾患。

（5）肾阴虚：表现为腰膝酸软、形体消瘦、眩晕耳鸣、视力减退、健忘少寐，或伴咽干口燥，入夜更甚，或五心烦热、午后潮热、盗汗颧红，或女子经少经闭或崩漏、男子遗精，或舌红少苔、脉细数等症状。常兼见心阴虚、肝阴虚、肺阴虚类型。多见于高血压病、神经官能症、心动过速、甲亢、肺结核、慢性支气管炎、糖尿病、无排卵型功能性子宫出血等疾患。

4.阳虚

一般表现为功能减退而偏有寒象,可见形寒肢冷、面色苍白、精神萎靡、舌淡胖嫩、苔白或薄白、脉弱无力等症状。临床上又可分为心阳虚、脾阳虚、肾阳虚不同类型:

(1)心阳虚:除了上述症状外,兼见面色滞暗、心胸憋闷,或心前区疼痛、舌色紫暗。常与心气虚同时存在,严重时可伴见肾阳虚症状。多见于慢性心力衰竭、心绞痛、心肌梗死、心律不齐、先天性心脏病,以及全身衰弱、神经官能症等疾患。

(2)脾阳虚:除阳虚共有症状外,兼见面色不华、食少纳呆、食后脘腹胀满隐痛、喜按喜温、大便溏薄,或肢体水肿、小便不利,或白带清稀量多、脉弱而沉细。常伴见肾阳虚症状。多见于慢性消化不良、泄泻等肠胃功能减退性疾病,以及水肿、带下等慢性疾病。

(3)肾阳虚:除上述症状外,畏寒肢冷、腰膝酸软、面白神疲等症更为明显,男子阳痿,女子宫冷不孕、带下清冷。可兼见脾阳虚之症,伴五更泄泻、大便顽固不化、腹部冷痛,或伴严重水肿,按之皮肤凹陷不起,也常与心阳虚等症同时并见。多见于全身性衰弱、慢性消化功能障碍、慢性肾功能减退、性功能减退等疾患。

(三)补药不宜过量服用

补药、补品有益于人体健康,那么进补之际,补药是否如"韩信点兵,多多益善"呢? 其实进补用药有缓急之分,对急性虚脱者,宜大补峻补,以救脱固阳,敛阴复脉;而对一般慢性虚弱,或进补以图强身者宜小剂量缓慢调养。长期或过量服用补药,也会对自身产生不良后果。如大补元气的人参,尽管动物实验表明其毒性很小,但因过量服用而产生毒副反应仍时有所见,连续过量服用人参粉可导致失眠、抑郁、头痛、心悸、血压升高、性功能减退、体重减轻等。

国内曾报道,一个34岁的男子,用7根人参和一只老母鸡、一些黄芪炖汤进补,3天内喝完汤,吃完人参和鸡,结果导致脑蛛网膜下出血,出现头痛、头晕、兴奋、失眠、口干唇燥、烦躁不安,抢救了十几天,才得以缓解。还有一例内服人参酊剂而导致死亡的报道。这些都是较典型的服用人参过量而导致中毒的病例。补药不可以随便吃,更不能"多多益善",服用过量,补药也会置人于死地。

补药不宜过量服用,具有补益作用的食物也不宜过量服用。不要因为某些食品对自己有补益作用，就恣食无度，或急于取效，大量进食，一次进食量太多，会损伤脾胃，有害无益。所以要"饮食有节"。懂得食养之人，应细水长流，这样对机体的吸收利用才有好处。

二、不同体质的药补

体质，即机体素质。它和疾病的发生、发展及治疗有密切关系。《灵枢·寿夭刚柔》曰："人之生也，有刚有柔，有弱有强，有短有长，有阴有阳。"研究体质，是健康进补的基础。现代名医岳美中也说："了解素质寒热虚实之偏，饮食喜暖喜凉、嗜酸嗜咸，对于施治均有参考价值。"故针对体质进补，才能有的放矢，用药进食方能贴切。一般来说，阴虚补阴，阳虚补阳，气虚补气，血虚补血，阴阳无偏颇者，当宜缓和之品，全面而补，力求避免药物的不良反应，恢复已衰退的功能，增强机体的抗病能力。

每个人的体质大凡由先天所决定，通常情况下相对稳定；但随着人的生长、发育、衰老等后天因素的影响，正常人的体质可发生病理变化；反之，病理状态的机体也可转变为正常体质。辨别不同体质施行药食进补，是防病、治疾、强身的关键所在。

进食丰富的蛋白质、脂肪、糖类、维生素、微量元素等人体所必需的多种营养素，可直接补充体内物质的不足，有效防治多种营养不良性疾病。补养药食中则含有不少促进这些营养物质吸收并合成的成分，如人参所含蛋白质合成促进因子，可促进核糖核酸及蛋白质的合成。补养药食所含大量微量元素，对机体代谢起着极为重要的作用，可有效防治某些微量元素不足而引起的疾病。据科学测定发现，补气、补血、补阴、补阳的药食中铁、锰、锌、铜的含量各不相同，这也是补虚药食通过进补所产生不同效果的物质基础之一。

人的体质有偏实、偏虚之别，偏虚者主要归纳为气虚、血虚、阴虚、阳虚等。进补时必须辨别清楚，并根据不同体质的虚亏情况，选择相应的补益药食种类，或将药物合理调配成适宜的剂型，或以食物烹调成适宜的药补方，从药与食两方面有的放矢地分别对气虚体质、血虚体质、阴虚体质、阳虚体质进行调补，就可收到补有所得的预期效果。

此外，还应注意到人体是个统一的整体，在生命代谢过程中气、血、阴、阳并非孤立存在，而是密切联系的。人的体质在出现偏盛偏衰的情况下，气虚、血虚、阴虚、阳虚也常常相兼或同时并见。比如偏于气血两虚体质者,可选用气血双补的人参养荣汤、八珍丸、十全大补膏等;偏于气阴两虚体质者,可选用生脉饮、麦门冬饮等;偏于阴阳两虚体质者,可选用阴阳并补的左归丸、右归丸、龟鹿二仙胶等。

(一)气虚体质的药补

稍有点生活经验和医学常识的人,都听说过"精、气、神"的概念。它们是人体不可缺少的东西,三者密不可分,相互依赖,相互影响。什么是精、气、神呢?简单地说,精是人体生命活动的物质基础;气就是在精的营养作用下,人体内的各种生理功能;神就是各种功能活动的外在表现。在体内各种复杂的生理活动中,气起着十分关键而重要的作用,它犹如一种无形的力量,推动、促进人体生命活动的完成。中医对气有如下的一些认识:

元气:即先天之气,它是人体中最重要、最基本的一种气,是生命活动的原动力,所以称之为元气。元气主要由先天之精化生而来,有激发和推动脏腑功能活动的作用。若元气充足,则脏腑功能强盛,抗病力强,身体康健而少病;反之先天禀赋不足,或因久病劳损,则会出现元气衰惫而诸种病变丛生。平时人们所常说的"元气伤了",即说明病变的严重性,因为是人的根本之气伤了。

宗气:它是由肺吸入的自然界的清气和由脾胃运化得来的水谷精气,在胸中结合而成。人身的呼吸、声音、语言的强弱与宗气的盛衰相关。又由于宗气贯心脉,以行气血,所以气血的运行、肢体的寒温和活动能力等也与宗气有关。

卫气:是本于肾中的阳气,但必须依赖于中焦脾胃化生的水谷精微的不断充养,才能发挥其作用,而卫气的散布,又必须依靠肺气的宣发。卫气的主要功能是温煦脏腑、润泽皮毛、保卫肌表、抵御外邪、司汗孔开合、调节体温。若卫气虚,可见皮肤干枯、毛发失泽,或易感风寒,或表虚自汗、津液自泄。

营气:营有营运和营养两个含义。营气主要由脾胃运化的水谷精气所化生,是水谷之气中富有营养的物质。在经脉之中,是血液的重要组成部分,营运于全身而发挥其营养作用。

如果人体的某一方面生理活动出现低下或感到气力不足而"力不从心",甚至出现某种病变时,就称之为气虚。

气从哪儿来呢?气有先天、后天之分。"先天之气"主要从父母而受,是生来就有的,就是我们通常讲的"元气"。"后天之气"是出生后所获得的,主要来源于每天所吃的食物,之所以强调增加营养,就是希望从食物中获得更多的"后天之气"。气虽然有先天、后天之分，但两者是密切相关的。先天不足的人，可以通过加强后天营养来满足人体生长发育的需要，但反过来说，一个早产儿，即使后天再补，也总比不上生下来就体格健壮的人，这个道理是不言而喻的。所以有了上面有关气的来源的论述，就不难了解气虚的原因了。造成气虚的常见原因有：

（1）先天禀赋不足：即生来体质较差，如早产儿、低出生体重者，或父母双方中一方体质较弱，或母亲怀孕期间营养不够。

（2）长期患有慢性疾病：尤其是肠胃疾病或突患重病、手术等致气消耗太过。

（3）饮食、营养不足致营卫之气生成不足。

（4）房劳过度或年老精气亏耗等。

气虚有哪些表现呢？要说明这个问题，就得先谈气在人体内有哪些功用。气有防御、固摄等功能。防御功能就是人体抵抗疾病的能力，即西医学所说的免疫力。固摄功能是指气可以控制人体汗液等体液的排出。因此，气虚可表现为少气懒言（不想说话）、疲乏懒动、两腿发软，平时容易出汗，有的还会出现出血现象，容易感冒或生病，动则气短乏力更甚，还会伴有头晕、视力减退、面色苍白没有光泽等症状。

在临床上，气虚可见于多种疾病，最常见的如贫血、血小板或白细胞减少症，或癌症化疗之后、重病后、手术及产后等。由于脾（胃）在后天之气的生成中起着关键的作用，故进补中健脾就成为补气的主要手段。

气虚者的进补重在补气，可根据需要选用补气药如人参、党参、西洋参、太子参、黄芪、白术、山药、大枣等。也可以根据不同的情况选用四君子汤、参苓白术散、补中益气丸、玉屏风散等方剂。在服用方剂的同时可以适当地服用一些补气的食物，如鸡肉、菱角、板栗、糯米、泥鳅等。

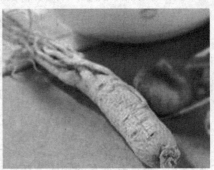

西洋参

心气虚。主要表现为心悸、气短、自汗、易惊、健忘、面色淡白、少气懒言、神疲乏力、难以入眠、舌苔白、舌质淡、脉细弱等症状。其补养的方法为补益心气，代表方为养心汤。此外还可以根据不同的情况选用人参、茯苓、酸枣仁、五味子等中药，辅以猪心、羊心、莲子等。

脾气虚。主要表现为食少、腹胀、便溏、面色白、气短、肢体乏力、舌苔淡白、脉缓细弱等症状。其补养方法主要为补益脾气,代表方为四君子汤和参苓白术散。同时可以根据不同情况选用党参、白术、黄芪、薏米、山药、猪肉、兔肉、鸽肉、青鱼、鲫鱼、粳米、大豆、扁豆等。

胃气虚。主要表现为纳呆、口淡无味、不思饮食、胃脘微痞、舌质淡、脉细弱等症状。其主要补养方法为补中益气,可以采用补中益气汤等。同时可以根据不同情况选用人参、太子参、黄芪、白术、茯苓、山药、乌骨鸡、鸡肉、兔肉、牛奶等。

肺气虚。主要表现为少气懒言、倦怠无力、常自汗出、声低气促、咳喘无力、痰多清稀、易患外感、舌质淡、苔薄白、脉虚弱等症状。其主要补养方法为补益肺气,代表方为补肺汤。同时可以根据不同情况选用党参、黄芪、巴戟天、人参、补骨脂、猪肺、胡桃肉、糯米等。

肾气虚。主要表现为腰膝酸软、神疲乏力、小便频数甚至遗尿,男子还可表现为滑精早泄,女子还可表现为白带清稀、舌苔淡白、脉沉弱等症状。其主要补养方法为补益肾气、固肾摄精,代表方为桑螵蛸散。还可以根据情况选用杜仲、蛤蚧、仙茅、海马、巴戟天、胡桃肉、板栗、豇豆、猪肾、鸡肝、鸽蛋等。

(二)血虚体质的药补

血即血液,它是构成人体和维持人体生命活动的基本物质之一,运行于人体的脉管之中,分布到全身,对全身的脏腑、组织起着滋润和营养作用。《景岳全书》在概括血的功用时,称其可"灌溉一生,无所不及",具有柔筋骨、丰肌肉、滋脏腑、安神魂、充营卫的作用。血主要由脾胃所化生,是脾胃消化我们日常所食的饮食、水谷,吸收其精华部分逐步转化而成的。跟血有密切关系的内脏除了脾胃以外,还有心、肝、肾:心主管血液的运行;肝主管血液的贮藏;肾主藏精,其所藏之精可化生部分血液。

血虚是指血液不足,脏腑、组织、经脉得不到充分的营养所出现的症状。值得一提的是,中医所讲的血虚,具有质、量两方面的含义,它既有"量"的不足,也包括"质"的下降。其临床表现有头晕、视物模糊、面色苍白而缺乏光泽、口唇淡白、指甲色淡、心慌、失眠或手足发麻等症状,妇女还可出现月经量少,色淡,甚至闭经。造成血虚的原因有:

(1)外伤、手术或内出血(如胃溃疡等出血),以致失血过多;

(2)长期患有胃肠疾病致血液生成不足;

(3)七情过度或思虑过度,致阴血暗耗;

（4）肠寄生虫症，使血液亏耗；

（5）妇女月经过多或生产失血过多。

同气虚一样，这里所讲的血虚，是广泛意义上的血虚。由于各人所表现的症状有差异，具体可表现为心血虚、肝血虚等。

心血虚。主要表现为心悸或怔忡、心烦、不寐、健忘、头晕目眩、面白无华、唇舌色淡、指甲苍白、脉细弱等症状。其补养的方法为补血安神，常以四物汤加安神药进行补养。同时可以根据不同的情况选用猪心、鸡蛋、鹌鹑蛋、大枣、桑葚、葡萄、龙眼肉等。

肝血虚。主要表现为两眼干涩、视物模糊或雀目、头晕、面白无华、唇舌色淡、指甲苍白、胁痛、经少或经闭、脉弦细等症状。其主要补养方法是补养肝血，代表方为补肝汤。同时可以根据不同的情况选用当归、熟地黄、白芍、枸杞子、猪肝、鸡肝、牛肝、牛蹄筋、菠菜、胡萝卜等。

由于血虚与心、肝、脾关系极为密切，所以补虚主要补以上三脏，而以补脾为主，因为脾是人体气血生化之源。

血虚者进补宜注重补血。中医认为，血是水谷精气转化而成，其生成与心、脾、胃、肾有着密切关系。生成后的血由心、肝、脾分别主宰其运行管理和储藏，故有心主生血、肝藏血、脾统血之说。血与气关系密切，不仅血的生成与气有关，而且血的运行亦需靠气的推动。故气虚常导致血虚，血虚亦有气虚存在，补血时应照顾到补气。

血虚体质者常需要选用补血药，如熟地、制何首乌、当归、白芍、阿胶等均有补血作用。在选用补血药时，还应适当加些补气药如黄芪、党参等，增强补血效果。可以根据不同的情况选用四物汤、八珍丸、十全大补膏、河车大造丸等补血的方剂，同时可以选用猪心、猪肝、龙眼肉、花生、菠菜等食物以补血。

（三）阴虚体质的药补

阴即阴液，广义地讲，阴虚是泛指人体内一切阴液亏损所导致的病症。由于肾为水火之脏，藏真阴，肾藏之真阴为人体一身阴液之本，所以狭义地讲，阴虚只指肾阴虚。人体之中的五脏都有阴液，由于造成阴液亏损病因不同，涉及的脏腑不同，所以每个阴虚病人的表现不尽相同，有的表现为心阴虚，有的表现为肺阴虚等。但无论哪个脏腑的阴液不足，其表现都有共同点。一方面，阴液具有滋润作用，阴液不足使脏腑组织得不到充分的滋润而出现干燥症状，如口干咽燥、目涩、肌肤干枯、大便干结等；另一方面，人体内的阴阳具有相互制约作用，阴液不足，势必造成阳的相对偏亢，中医称其为"水不济火""阴虚阳亢"或"阴虚火旺"，即通常所称的"内火重"，可见午后发热、手足心发热、夜间睡眠中出汗（盗汗）、午后脸颊发红，有热向外透的感觉，并有头晕眼花、心情烦躁（阴液不足，心火偏亢所致）或腰酸遗精等。以上是阴虚病人的共同表现，但在同一病人身上并不一定同时出现。若患有慢性疾病，且有上述症状中的两个以上就可以判定是阴液不足，出现症状的多少及轻重程度常与阴液亏损的程度成正比。临床上阴虚可以单独出现，亦可以与气虚、血虚、阳虚等并见。造成阴虚的病因有：

（1）热病伤阴，如感冒发烧之后，人常感无力、口干等，这种病人经过调理，很快就可以恢复。

（2）各种慢性疾病，如糖尿病、高血压、肺结核、妇女绝经后综合征、各种癌症等。

（3）思虑太过或房劳不节，耗伤肾阴；或年老体弱、肾阴自然亏损，所以年老之后，皮肤就会松弛、干燥；或长期的情志抑郁、肝气郁结，也可以化火伤阴。无论何种原因造成的阴液亏损，病久了都可以导致肾阴虚。因为肾阴是人体阴液的根本，所以补充人体阴液的不足，就离不开补肾（阴），益肾滋阴是临床补阴尤其是慢性疾病补阴的主要手段，但应根据阴虚出现的脏腑，兼而调之。

在临床上，阴虚具体地表现为心阴虚、脾阴虚、肺阴虚、胃阴虚、肾阴虚等几种类型：

心阴虚。主要表现为心悸或怔忡、心烦、不寐、潮热或低热、五心烦热、盗汗、唇燥咽干口苦、尿黄便结、舌红少津、无苔或薄黄苔、脉细数等症状。其补养方法主要为滋阴安神，代表方为补心丹。同时可以根据不同的情况选用柏子仁、玉竹、麦门冬、猪皮、鸡蛋等。由于心阴靠肾水的上济滋养，即水火相济，故心阴虚患者进补时，当佐以滋养肾阴之剂。若心阴不足以抑制心火，容易导致心火旺盛，而心火旺盛则容易耗伤心阴，两者互为因果。但心阴虚症属于虚症，心火旺症属于实症，阴虚火旺为本虚标实，进补时必须分清标本而给予相应药剂。

脾阴虚。主要表现为消瘦乏力、纳呆不思食、食之腹胀、唇干口燥、五心烦热、尿黄便结、舌红苔少、脉细数或涩等症状。脾阴虚者的进补，宜注重甘润养阴，选择温而不燥、凉而不寒、淡而不利的药物，其补养代表方为中和理阴汤。此外可以根据不同情况选用山药、扁豆、薏米、莲子肉、黄精、玉竹、沙参、麦冬、葛根、粳米等。

肺阴虚。主要表现为颧红、潮热、盗汗、五心烦热、口燥、声嘶、干咳无痰或少痰、痰中带血、尿黄便结、舌红少苔、脉细数等症状。肺阴虚者的进补,宜注重养阴润肺,代表方为百合固金汤。此外可以根据不同情况选用沙参、麦冬、百合、玉竹、西洋参、山药、猪肺、银耳、豆浆、梨、甘蔗等。

胃阴虚。主要表现为口渴咽燥、饥不欲食、大便干燥、干呕呃逆、舌光红、少津、脉细数等症状。其补养方法为滋补胃阴,代表方为益胃汤。同时根据情况可以选用黄精、玉竹、石斛、沙参、天门冬、麦门冬、西洋参、银耳、木耳、豆腐、猪肉、粳米等。

肾阴亏虚。主要表现为腰膝酸软、头晕耳鸣或耳聋、遗精、形体消瘦、五心烦热、潮热或低热、盗汗、颧红、口干咽燥、尿黄便结、舌红少苔少津、脉细数等症状。肾阴虚者的进补,宜注重滋补肾阴为主,代表方为六味地黄丸。此外可以根据不同情况选用何首乌、枸杞子、女贞子、熟地黄、桑葚子、黑豆、黑芝麻、乌骨鸡、猪皮、猪脑等。

肝阴亏虚。主要表现为两眼干涩、视物模糊、胁痛、潮热或低热、五心烦热、盗汗、唇燥咽干、口苦、尿黄便结、舌红少津、无苔或薄黄苔、脉弦细数等症状。其主要补养方法为滋补肝阴,代表方为一贯煎。此外可以根据不同的情况选用女贞子、龟板、石斛、乌骨鸡、鸽肉、鹌鹑等。

补阴的药物有:麦门冬、天门冬、生地黄、北沙参、南沙参、石斛、玉竹、黄精、玄参、山茱萸、乌梅、五味子、女贞子、墨旱莲、龟板、鳖甲、紫河车、楮实子、蛤士蟆油等。

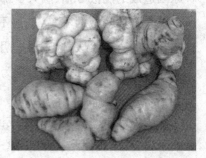

生地黄

(四)阳虚体质的药补

阳是相对于阴而言的,具有温热的特性,由于气属于阳,故通常将"阳气"并称。阳气在人体内起着维持、推动或激活人体生命活动的作用,即温养作用。具体表现在两个方面:一方面,阳气可以激活人体内各脏腑组织的生理功能。如心脏只有心阳充足时,才能发挥其推动血液的功能;脾脏只有脾阳充足时,才能完成其消化吸收功能;肾脏只有肾阳充足时,才能发挥它对人体生长发育的促进作用等等。另一方面,阳气对全身组织具有温煦作用,简单地说,阳气可以维持人体正常的体温。

有了上面对阳(气)功能的认识,就不难理解阳(气)虚的病变。所谓阳虚或阳气虚(阳虚和气虚只是程度上的不同),就是指阳气虚衰、脏腑功能活动减弱以及阳气虚衰失去对身体组织的温煦作用而产生的以阴寒偏盛为基本特点的症候,即通常所说的"阴盛阳衰"。同阴虚一样，阳气虚也有广义、狭义之分，广义的阳是指一切阳气虚衰的症候，狭义的是指肾阳虚衰。

由于阳虚而形成阴寒内盛的内在病理变化，故畏寒怕冷就成为阳虚者的主要表现。其他表现还有四肢不温、面色虚胖发白或灰暗，口唇舌质淡白或舌体偏肿，疲乏无力、腰疼膝冷、大便溏软、小便次频且量多，或见有胃脘部或小腹冷痛，个别严重的患者甚至连舌头都怕冷或夏天身凉无汗等，男子还可有遗精、阳痿、早泄、不育，女子有月经不调、痛经、不孕等症状。这类病人平时穿着总比别人多，部分病人手、脚易患冻疮。阳虚症候形成的常见病因有：

（1）年老肾亏，以肾阳虚衰为主，或称命门火衰；

（2）长期久病，伤及肾脏致肾阳虚衰（这里包含肾脏本身的疾病及其他脏腑的病症日久影响到肾）；

（3）房事不节，耗伤肾阳；

（4）过用寒凉药物而伤及全身的阳气。

临床上，阳气虚可见于多种疾病，尤其是慢性久病，如慢性支气管炎、慢性肾炎、前列腺炎或前列腺肥大等。有的人不一定有具体的病症，但有阳虚的表现，属于阳虚体质。只要见有畏寒怕冷、四肢不温的表现，就可以诊为阳虚或阳气不足。由于肾阳是人体阳气的根本，故补阳离不开补肾阳。

在临床上，阳虚表现为肾阳虚、脾阳虚、心阳虚、胃阳虚等几种类型：

肾阳虚。阳虚症与肾有密切关系。因肾为先天之本，内藏元阳，对机体各脏腑有温煦生化作用，如肾阳虚则一身阳气皆虚。临床主要表现为怕寒、四肢冷、腰膝酸软、夜尿频、便溏或五更泄泻及男子阳痿早泄、女子带下清稀等症状。这就需要选用补阳药，如鹿茸、蛤蚧、紫河车、冬虫夏草、山萸肉、淫羊藿、肉苁蓉、杜仲等，以温补肾阳。

脾阳虚。进补宜注重温中健脾。脾阳虚弱主要表现为面色白、形寒肢冷、口淡不渴、纳呆食少、食后腹胀、尿清便溏，或见浮肿、尿少，或白带清稀、舌淡苔白滑、脉沉细迟弱等症状。其补养方法主要为温补脾阳，代表方为理中丸或五苓散。此外可以根据不同的情况选用益智仁、补骨脂、骨碎补、肉桂、巴戟天、狗肉、羊肉、鸡肉、鲢鱼、刀豆、糯米等。

心阳虚。进补宜注重温通心阳。心阳虚的主要表现为心悸或怔忡、易惊、健忘、难寐、面色白、自汗神疲、少气懒语、畏冷肢凉、苔白、舌质淡润、舌体胖、脉细弱迟等症状。心阳衰微则大汗淋漓、四肢厥逆，甚者昏迷，脉微欲绝或见结代等。其补养的方法主要是温补心阳,代表方为保元汤。此外还可以根据不同的情况选用人参、黄芪、刺五加等。

胃阳虚。主要表现为胃脘疼痛、作胀、吞酸嘈杂、呕吐呃逆、四肢厥冷、舌苔白滑、脉沉迟、喜热饮等症状。其补养的方法为温补胃阳,可以根据不同情况选用羊肉、黄牛肉、鸡肉、鲢鱼、刀豆、糯米、饴糖等。

(五)脾胃虚弱体质的药补

中医认为,脾与胃是人体的消化器官,共同主管饮食物的消化、吸收,使我们所食用及饮用的饮食物变成人体生命活动所必需的营养物质——气与血等,并且通过脾的作用布散到全身,以供养五脏六腑、四肢百骸以及皮毛、筋肉等组织器官。所以脾与胃被称为"后天之本""气血生化之源"。所以,脾胃不倒,病再严重,终有回天之机。若脾胃已败,即神医在世亦无济于事。顾护脾胃,保护脾胃生机,当于日常食补谨慎,然而若脾胃虚弱之态已显,病在体内缠绵,又必用药补,方可见效。足见要想有个健康的体魄,就要有个好的脾胃。

如果脾胃虚弱,其消化、吸收能力就会下降,并影响到人体内气血的生成,从而出现一系列临床表现,如脘腹部胀痛、大便稀软不成形、食欲不振、全身消瘦、疲乏困倦、四肢软弱无力、气短懒言、头昏自汗、面色发黄、舌质淡白或见有齿印等。重症患者会出现内脏或器官下垂,如胃下垂、肾下垂、子宫下垂、直肠脱垂等。

既然脾胃是消化系统的主要器官,影响脾胃功能的因素就与饮食有关。常见病因有:

(1)饮食不加节制,脾胃之气受损。如进食不定时、饥饿失常,过分食用辛辣、生冷之品,嗜酒或过食油腻之品,食用腐败变质食物等。

(2)长期患有慢性疾病而影响到脾胃的消化功能。

(3)急性重病之后或误食药物等,脾胃功能没有得到及时的调理。

脾胃虚弱在病机上属于气虚范畴,也有部分属于虚寒症候。常见于慢性胃炎、胃溃疡、十二指肠溃疡、胃下垂、慢性肠炎等病。

在使用滋补药时,第一要顾护脾胃。这是因为脾胃为后天之本,百虚皆由于脾胃。如久病大病之后或年老体弱的虚衰,常非一脏一腑,多见五脏皆虚、气血阴阳俱不足,此时进补当遵孙思邈"五脏不足,调于胃"思想,通过补脾胃,使脾气先旺,这样使气血阴阳化生有源,五脏六腑皆得其养。

在"虚不受补"的情况下,也要首先顾护脾胃。所谓"虚不受补",是指体质虚弱较甚或阴阳气血俱虚,当用补药滋补时,若脾胃不健,反可致气机壅滞,加重脾胃之虚,药力难行,愈体虚愈甚。所以此时用补,要以运脾为先。又因为滋补药多腻滞,尤以滋补阴血之品为甚,往往会滞胃呆脾,故在运用补药养生时,常应配以调理脾胃之品,如陈皮、木香、藿香、佩兰、苍术、厚朴等。上述各药不仅能使脾胃功能健旺,而且能防补药腻滞之弊。

三、药补原料选择有讲究

要在家制作补药,首先需要选择合适的药材。中草药有新鲜的,有经过干燥、盐渍、蒸煮等处理的,它们的药性和药效有很大差异。有一些药材名称相同,却是完全不同的药。此外,市场上的中药也有真假优劣。针对这些情况,购买者一定要根据药补的具体目的,仔细加以分析、选择。

(一)辨别药材的真伪

随着药品市场放开程度日益提高,中药经营者越来越多。然而,中药属于特殊产品,种类、品级繁多,质量不容易辨别,整个市场处于鱼龙混杂的状态,鱼目混珠的情况广泛存在。药品质量关系到人的生命,可是目前有些药店不具备中药辨识、炮制的能力,真伪优劣药材混杂出售,对中药材不挑不拣,用生药代替制药,严重影响了疗效。

中药品种上千,而假冒伪劣品种则多达数千。几乎每一种正品药材,都有几种类似药品可以用来冒充。比如水红花子,正品应是红蓼的成熟果实,却有好几种外观类似的种子可冒充。青葙子是青葙的成熟种子,有的商家却以鸡冠花子代替。此外,柚子用来冒充香橼,佛手瓜用来冒充佛手,水绒草经常用来冒充白花蛇舌草,亚香棒虫草用来冒充冬虫夏草,党参子用来冒充车前子,滇刺枣仁用来冒充酸枣仁,荃皮用来冒充地骨皮,蒲黄中掺杂着滑石粉、玉米面等。而假沙苑子、假菟丝子、假血竭、假柴胡、假龟甲等,更是有很多。

不法分子制造出来的假冒药材,不但消费者难以识破,经验不足、专业水准不高的店家也往往被其骗过。比如人参、鹿茸、沉香等贵重药材,往往被不法分子以低劣材质仿制,外观以假乱真,实质却大相径庭;又如中药讲究红、黄、青、白、黑五色,而不法分子却用红色染制假枸杞子,用黄色染假金槲、黄连等,不但不能起到中药应有的"红属心、黄属脾、青属肝、白属肺、黑属肾"的功用,反而对五脏大有损害。这样的假冒药材一旦被患者服用,往往治病不成反添病,甚至危及生命,其恶劣后果是不堪设想的。

辨别中药真伪,必须具备丰富的专业知识,要消费者自行辨识是不现实的,这就要求中药经营者担负起一份责任,为消费者把好质量关。而要做到这一点,必须具备强烈的责任感和极高的专业水准。当前市场上药店林立,竞争也十分激烈,为了压缩成本而为假冒药品作伪者确实存在。还有一些中药店,不具备鉴别药材的专业能力,为消费者把关更是无从谈起。因此,要购买到中药真品,只有选择品牌信誉好、专业素质高的中药店,才能得到保障。

(二)辨别药材的优劣

中药材的产地、品级多样,而且中药炮制大有学问,任何一个环节的差异,都有可能导致中药质量以及疗效差别显著。如何辨别中药的优劣呢?专家给大家指出了几个方面,可供大家在选药时做参考。

1.辨别中药的产地、品级:防止商家以次充好,自己上当受骗。以次充好,就是用非正品冒充正品,用其他等级品冒充甲级品或一级品。比如麦冬,以浙江、四川所产为正宗,其味甘微苦,湖北产麦冬则气、味逊之,疗效也有所不及;如枸杞,以宁夏中宁地区所产为最佳,甘肃、河北所产则次之,二者形状、色泽、口味均有不同;防风,以东北、内蒙古所产为道地,并且必须是野生的,药效才强,如果人工种植,外形似牛膝,又似条党,气味似前胡,疗效也大打折扣。再比如川贝母,必须为四川所产才是正宗,如果将其他地方所产的贝母当川贝母出售,就属于冒充。而川贝母中,又包括松贝母、青贝母等几种,松贝母疗效最好,青贝母略次,其他更次。现在市场上多见用小坪贝、小浙贝冒充松贝母,用伊贝母、坪贝冒充青贝母,这都属于以次充好。中国自古有"非道地则假"之说,正是指这一点而言。

2.要注意中药的取材:同样一种药材,取自不同的部位,或在不同时间采集,其药用功效就大不相同。比如金银花,"不开头、一根针"方为上品,如果采摘时间把握不准,金银花开了头,即为次品,开败了更是下品,价格相差很大,疗效也不能相比。再比如当归,一棵全当归有四种功能,当归头止血而上行,当归身养血而守中,全当归活血而不走,当归尾破血而下流;这几个部位的成本,也不尽相同,全当归、当归腿、当归尾价格悬殊,现在市场上就经常见到以当归尾斜切片冒充全当归。

3.必须了解中药的炮制工艺:中药最讲究遵古炮制,炮制工艺是否讲究,手法是否得当,会使药效的差别很大。以蝉蜕为例,必须经过挑拣、水洗、搓碎、箩、簸五道工艺方可入药,而经过这几道工序,原药材会损耗50%左右,很多药店为了节省成本,往往省略工序,其药效也就无法保证。再比如说菟丝子,原材含有大量泥沙杂质,必须经过淘洗、炒、簸、挑拣、入药,如果不按工艺处理,不但不能治病,反而影响整体药效。此外,很多药材的炮制成本非常高,有的药材要用酒炙,有的要用羊尾油制,有时候甚至炮制成本高于药材成本。而且,中药炮制需要多种配置、多种专用设备及专业人员,这也不是每家药店都能具备的。

对于一般消费者而言,即使了解了这些中药材的专业知识,恐怕还难以辨别中药的优劣。要保证买到优质的中药,专家建议到品牌信誉好的名店购药,质量才有保证。

(三)常见上好药材鉴别

市场上的滋补药材非常多,但其中不乏假冒伪劣产品,在购买时怎样鉴别呢?

1.人参

常见的正品人参有生晒参、野山参、红参、白参、朝鲜红参几种。

(1)生晒参:主根呈圆柱形或纺锤形,上端连接较细的根茎(芦头),有不定根和稀疏的碗状茎痕(芦碗)4~6个交互排列,下部分出2~4支根及少数侧根,表面淡黄色,有不规则纵皱纹及细皱纹,主根横纹细密,断质成环。断面黄白色,可见放射状裂隙散有黄棕色小点,具特异香气,味微甘、苦。

(2)野山参:芦头长,四面密生芦碗。主根上端有细而深的螺旋纹,中下部一般无纹。多见两个主要支根,参须稀疏细长,上面有明显的疣状突起。

(3)红参:侧根大多已除去,表面红棕色半透明或微有光泽,质坚硬,折断面红棕色,较平坦,角质状,味甘、微苦。

(4)白参:体表泡状松软,呈淡黄色或黄白色,味道甘甜。

(5)朝鲜红参:产于朝鲜,原植物与国产人参相同,只是加工方法略有差异。芦头短,多环节;表面呈红棕色,上部显出"黄衣",参体四周有明显纵棱纹,质地紧而重,断面呈角质,有菊花纹。气味香浓,味道甘甜、微苦。

在有些地区,少数人为了牟取暴利,引种和销售与人参外形类似的品种,加工后冒充人参等来坑害消费者。常见的假人参有茄科植物华山参的根、豆科植物豇豆的根、商陆科植物商陆的根。

(1)茄科植物华山参的根:产于陕西华山等地。加工后呈棕褐色,顶端有一个或几个根茎,质地硬脆,断面有细密的放射状纹理,味道微苦,有点麻舌头。有毒,服用后常引起中毒。

（2）豆科植物豇豆的根：呈圆锥形或纺锤形，分支少，略微扁曲，没有芦碗。表面呈红棕色，有横向浅色皮孔和纹沟，没有人参特有的横纹，外表剥离时呈纤维性。横断面略呈1~2层棕色环。味道淡，有豆腥气味。

（3）商陆科植物商陆的根：呈圆柱形，分支少，比较饱满肥大，表面呈红棕色。上端残留圆柱形茎，中空。横断面有多层明显淡棕色同心环纹。味道微甜，嚼一嚼发苦，嚼久了麻舌头。生用有毒。

2.燕窝

正品燕窝，按采摘地点分为天然的洞燕、人工饲养的屋燕和加工燕三大类。按可食用程度分为金丝燕、草燕、毛燕，金丝燕是清洁后可食用的燕窝，草燕的燕窝含量极少，不能食用；毛燕是没有清洁的燕窝，清洁后可以食用。按照燕窝形状分为燕盏、燕条、燕碎、燕饼、燕角、燕网，前三种是依据采摘运输后的破损程度划分；燕饼是由加工后的毛燕、洞燕压制而成的。按照颜色分为白燕、黄燕、血燕，黄燕优于白燕，血燕最珍稀。

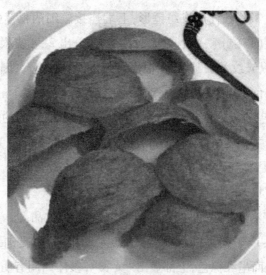

燕窝

市场上常见由海藻和淀粉等制成的假燕窝，这些假冒品几乎可以乱真，购买时千万要注意鉴别。

正品燕窝外围整齐、内部粗糙、富有弹性，为丝状结构，如丝瓜网络，由片块状结构构成的不是燕窝。燕窝的气味比较特殊，有鱼腥味或油腻味道的为假货。取一小块燕窝用水浸泡，松软后取丝条拉扯，弹性差，一拉就断的为假货；用手指揉搓，没有弹力能搓成糊糊状的是假货。

3.鹿茸

鹿茸的正品是梅花鹿或马鹿的雄鹿未骨化密生茸毛的幼角,前者是花鹿茸,后者是马鹿茸。市场上鹿茸有鹿茸整枝和鹿茸切片两种形态。整枝的鹿茸按采摘方式分为砍茸和锯茸,砍茸是先将鹿头砍下,再将茸连头盖骨锯下;锯茸是只锯掉鹿角,锯后鹿角可以再生长出来。

(1)花鹿茸的锯茸:呈圆柱状分支,多数有一个侧枝,枝顶钝圆。主枝长14~20厘米,锯口直径3.3厘米;侧枝长9~15厘米,直径较主枝稍细。外皮呈红棕色或棕色,覆盖着黄色或灰白色细茸毛。下部毛稀少,上部毛浓密。锯口面呈白色,有蜂窝状小孔,外围没有骨质。体轻,气味微腥,味道微咸。

(2)花鹿茸的砍茸:茸形与锯茸相同,脑骨前端平齐,后端有一对弧形骨分列两旁,俗称“虎牙”。外面附有脑皮,皮上密生茸毛,气味也与锯茸相同。

花鹿茸以粗大、挺圆、顶端丰满、质嫩、毛细、皮红棕色、有细润光泽者为上品。

(3)鹿茸片:通常呈椭圆形,直径1~4厘米,片极薄。外皮呈红棕色。锯口面为黄白色至棕黄色,外围有一明显环状骨质或没有,外围颜色较深。里面有蜂窝状细孔,中间渐宽或呈空洞状,有的呈棕褐色。体轻,质地硬而脆。气味微腥,味咸。一般来说,鹿茸片以体轻、断面蜂窝状、组织致密者为上品。

市场上的假冒伪劣鹿茸有多种。有的是用同科属的白鹿、白唇鹿和水鹿等的角代替鹿茸,有的是同科不同属的驼鹿、驯鹿等的角混用为鹿茸。还有一些是纯粹的仿冒产品。

胶质仿制鹿茸是将各种胶质物灌注到某些动物尾皮、四肢皮、羊角等包裹套中制成,或直接用模型压制成型,一般为整枝的原药材。这种伪品的形状不自然,看它的断面可见胶质样,没有孔洞。一般用加热法就使胶质热熔,热熔冷凝法可鉴别出各种胶质,也可结合显微理化鉴别定性。

鹿茸片有三种假品,一种是鹿茸粉加适当的辅料黏结加工切片而成,有鹿茸的成分和效用;一种是鹿角粉加工成的,不可作鹿茸片用;还有一种是用生产鹿茸精等制剂提取过的废渣加工而成,有效成分已被提去,不可作鹿茸片用。

市场上常把正品鹿茸片近顶处的部分切下,叫作“血片”,价格非常昂贵。而很多假冒血片是用白芍、赤芍、人参等植物性物质制成,切片后涂胶,有的外圈包裹着毛皮。也可用加热煮沸法鉴别,热熔脱胶后可见植物性组织特征,外圈皮散出。

4.阿胶

正品阿胶是用驴皮熬制而成的。一般制成长方形块状,长形平正,色泽均匀,对光照视呈半透明状,黄透如琥珀色,且干燥坚实,不弯曲,夏天也不变湿变软。没有异常臭味。

将胶块放在手中,用手往桌面拍,胶块立即断成碎块,断面光滑似玻璃,没有异物者为真。如果拍打不碎,不透明,天热变软,断面不光滑,用火烧会发出臭味者是伪品,不能入药。而且,假品色泽灰暗,有的呈油墨黑,用手掌下按就能使其变形,折断后断面暗淡无光。

5.麝香

正品麝香为鹿科动物林麝、马麝或原麝成熟雄体香囊中的干燥分泌物。捕到成年雄麝,将腺囊连皮割下,检净皮毛杂质,阴干,称"毛壳麝香"或"整麝香"。割开腺囊,将其中麝香掏出,称"麝香仁"或"散麝香"。新鲜麝香呈稠厚黑褐色软膏状,干后为粉末状或颗粒状。麝香有强烈而特异的香气,味微苦而略辣。

鉴别麝香真伪的方法如下。

(1)用鼻子闻:真品有极浓郁的袭人香气,经久不散,没有前浓后淡或久闻不香的感觉。伪品或掺杂品的气香不袭人,闻时间长一点香气就散了,甚至夹有血腥等气味。

(2)用舌头尝:真品味微苦而辣,有窜舌感,俗称"钻舌",并有清凉味渗入舌根,香气沁人心脾,伪品就没有这种感觉。

(3)用手揉搓:真品用手压时有扩张性,将它放在手掌中用手指搓揉能(手感细腻)成条而不粘手、不染手、不结块。

(4)用热水泡:颗粒状真品依然坚结,粉末状真品略微溶于水,水略微发黄,澄清而不混浊;伪品则完全化开;掺杂品则水混浊且有纤维渣等出现。

(5)放在锡纸上烧:真品烧时,刚开始进裂,随即熔化、沸腾、膨胀起泡似珠,香气浓烈四溢,没有毛、肉烧焦的臭味,灰烬呈白色而有芳香气味。如果烧时不香而有异常恶臭,或出现黑色残渣者为伪品。

6.天麻

天麻为兰科植物天麻的块茎,通常呈长椭圆形,扁缩而略弯曲,长4~12厘米,宽2~6厘米,厚1~3厘米。一端稍微粗一些,有红棕色干枯的芽,习称"鹦哥嘴",有的为开花后残留的茎基;另一端有从母麻脱落后的圆脐形瘢痕,习称"肚脐眼"。外皮剥落后部分残存,表面黄白色或淡黄棕色,可见几圈点状的退化须根痕组成的横纹、麻点皱纹和轮节。质地坚实,半透明,不易折断,断面平坦,角质状,有光泽,嚼之发脆有黏性。

国学经典文库

中华食疗大全

·食疗药补·

图文珍藏版

目前较常见的假天麻有大丽菊的干燥块茎、柴莱莉的干燥根，以及土豆、红薯的加工品。伪品一般不透明，没有麻点皱纹和轮节，也没有"鹦哥嘴"和"肚脐眼"特征，断面纤维明显，质地较轻，或者容易折断。

7.冬虫夏草

冬虫夏草为麦角菌科植物，由干燥的虫草体与菌座相连而成，全长 9~12 厘米，虫体像老蚕，长 3~6 厘米，粗 0.4~0.7 厘米。虫体头部生出的菌座呈棒状，弯曲，上部略膨大，表面灰褐色或黑褐色，长达 4~8 厘米。有自然的冬菇香气，而且略带腥味。

市场上的假冬虫夏草多为唇形科植物草石蚕的干燥根茎（又称地蚕），形状似纺锤，表面淡黄色至灰黄色，环节明显比真品少，只有 2~11 个，腹部无足，形似幼虫，无子座，质地脆，容易折断，断面白色，粉状，嚼之粘口，无草菇香味，味道微甜。此外还有用淀粉、面粉、玉米粉，加少许胶质，调以色素，压制成的假冬虫夏草，还有在虫体内插入金属丝的劣质冬虫夏草等，不宜购买。

假冬虫夏草色泽比真冬虫夏草好看。草原冬虫夏草与森林冬虫夏草不一样；草原冬虫夏草为棕黄色，虫体肥大，肉质松软；森林冬虫夏草为棕褐色，虫体饱满结实。两种冬虫夏草只要是真冬虫夏草，折断后肉体为白色，有暗点并有髓腔。另外，真冬虫夏草的虫头部分与夏草连接处吻合得很好，没有明显的黏合痕迹。

假冬虫夏草用开水浸泡 10 分钟后，会慢慢显出原形，黄色开胎脱落，假菌座也开始脱落，与虫体分开。菌座慢慢变成类白色的黄花菜，黑褐色的颜色完全退掉，浸泡的开水渐渐变成浅黑色，微有黏性。真冬虫夏草用开水浸泡，虫体变膨大而软，菌座颜色加重成为黑褐色，虫体和菌座紧密相连，不脱落。浸液微有臭味。

四、补药的制作工具

选择好了药材原料，就需要对原料进行加工制作，制成我们需要的补药。制作补药有很多讲究，需要专门的器具，比如煎药时用的锅、泡药酒时用的容器等。不同的器具对制作的药物有不同的影响，有些器具会改变药物的性质，影响药效。而且，用不同的器具制药，所需时间也有长短的差别。在制药时需要结合器具的特点、药材的特性，以及个人的各方面需要，来选择合适的器具。

（一）选择煎药的器具

许多中药材在家庭药补中，都需要煎煮。可是应该选用什么样的煎药器具呢？

煎药器有传统的,也有现代化的。传统器皿的材质可分铁铜铝器皿、瓦罐、搪瓷、不锈钢、砂锅、紫砂等,现在生产出了一些自动化的煎药工具,如外热或内热式家用煎药器。

1.铁铜铝器皿

铁铜铝器皿属于忌用的器具。铁质煎器,虽传热快,但是化学性质很不稳定,能在煎煮过程中与中药所含的多种成分发生化学反应,影响中药疗效。有的经过长时间的煎煮给药液带入铁锈味,甚至引起恶心和呕吐。铜器、锡器会在煎药过程中析出微量铜离子、锡离子,与某些药材生成碱式碳酸铜、碳酸锡,影响药理药性。铝器不耐强酸、强碱,从pHl~2或pH10的煎液中便可检出铝离子,容易引起人体某些疾病。不少中药的有效成分是生物碱,而生物碱必须和鞣质或有机酸生成盐之后,才能溶于水;如用铁锅或其他金属器皿煎药,则容易使中药里的鞣质化合成鞣酸铁或其他成分,影响生物碱的利用,使中药有效成分的浸出减少,降低治疗效果,甚至生成有毒物质,危害人体健康。目前,有些中药成分尚不清楚,用铜器、铁器煎药时将发生的化学反应尚难估计,因此不宜采用。

2.砂锅、瓦罐、搪瓷器

陶器砂锅煎药能避免在煎煮过程中与药物发生化学变化,煎出的汤剂质量好,而且砂锅传热性均匀、缓和,价格低廉,自古沿用至今。玻璃和搪瓷制的煎煮器也可用来煎药。

为了便于煎药时的操作,可以在家用搪瓷或陶器自己制作中药煎煮器。中药煎煮器的构造可分以下几个部分:木制手柄;有底的陶器(搪瓷)圆柱锅;连着盖子的有底圆筒,筒底悬离锅底,筒心直径约等于锅心的一半,筒身上有很多小孔;圆筒凸出于盖上的部分如漏斗状;一个活动的塞子,可以自由上下,用以压出生药的含有物。

煎药时先将称量好的中药从漏斗的入口放进罐中,再以漏斗加适量的水入锅,使生药湿润,然后加水至水能淹没生药为度,再塞上活塞,在文火上煎煮,煎煮时常用活塞压榨生药,这样做不但可以最大限度地压出生药的含有物,还可以搅拌药液。

这种中药煎煮器有很多优点。煎煮器的圆筒装置适当,在煎药时能将生药成分很平均地熬出来。生药不在容器的底部,在水沸腾之前,生药中的有效成分已被水逐渐浸出来,被抽提的时间较长。药物残渣中往往含有少量的有效成分,用这套装置,不用手接触药材就可以挤压药渣,而且熬好以后,不用过滤,就可以得到较干净的药液。

　　只是砂锅、瓦罐容易干裂,煎煮过程中也容易粘渣,一般需要搅拌,所以必须有专人看管,否则一不小心就容易漫溢、烧糊、裂缝。同时,砂锅、瓦罐、搪瓷表面都涂有釉层,釉一般含铅,由于中药具有弱酸性或弱碱性,使釉层中的铅容易析出。用陶土烧制的沙罐有许多细小的沙孔,煎药时药剂渗入其中,再次使用时便与新药混合;如果使用间隔的时间长了,罐壁霉变,则给下次使用带来污染。

　　3.不锈钢锅

　　不锈钢锅是十分优良的煎药器具。不锈钢是一种化学性质稳定,很难和其他物质发生化学反应的高强度、抗酸碱的金属。用不锈钢压力锅煎制中药,除了锅体不会与药物成分发生反应,还有很多优点。可以节省时间,通常用砂锅煎一剂药,一般是开滚后再煎半小时,而用不锈钢压力锅煎制只需十几分钟。药元素提取率高,由于不锈钢压力锅使用时压力为5~80千帕,温度为摄氏一百几十度,有利于药材中各元素的分离、溶解。节省燃料,用不锈钢压力锅煎制中药,上气后也只需小火,由于煎制时间比砂锅短2/3左右,明显节省了燃料。无再次煎制污染。

　　用不锈钢压力锅煎制中药的注意事项和通常方法是:一般选用直径20厘米和22厘米的为宜,盛人的药材和水不超过锅身的1/2。火力不要过猛,上气后用小火。一般药材上气后再煎8~10分钟,滋补药(如人参、阿胶、熟地黄等)20~30分钟,解表药(如薄荷、荆芥等)5~8分钟。

　　4.紫砂器皿

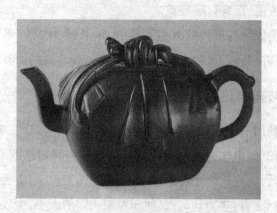

紫砂器皿

　　紫砂器皿是一种理想的煎药器皿。导热性能良好,化学性质稳定,透气性较强,表面较为光滑,且不涂釉,结构紧密,透气性强,便于清洗也不会留下药味,更具有保鲜功能。与砂锅相比,加热更快捷,而且还保留了砂锅的优点,家庭煎药可以采纳使用。同时材质本身的远红外功能能充分萃取中药中的精华,更具有保健功能,确保汤剂发挥最佳药性。

5.外热式家用煎药器

在传统器皿的煎药过程中,需要有人看守,否则容易煎干、煎焦,若煎焦,中药的药性会发生改变,不能再继续食用。而且,因其使用的是传统方法煎熬中药,所以煎煮耗时耗力,药液煎煮质量、剩余剂量也难于把控。因此,现代自动煎药设备的出现替人们免除了这些烦恼。

外热式家用自动煎药器,即分体加热。一般壶体整体都采用紫砂、瓷器制作,电热装置设计在内胆之外。由于是分体设计,便于清洗。

只是因陶瓷制品中存有大量气孔,使得陶瓷制品的导热性能差。当采用外热电源时,热量传递到壶内速度慢,所以,电源的功率一般在250瓦以下,否则电源容易因大量热量聚积而将电源本身烧坏。由于以上原因,外热式煎药器煎药速度很慢,一般要超过2小时,对很多中药会有不良的影响。特别是对于需要在几十分钟内煎完的中药,外热式自动煎药器不符合煎药要求。

6.内热式家用煎药器

内热式家用自动煎药器的壶体采用紫砂、炻器、瓷器制作,其加热器放置在壶内底部,因此,加热速度比外热式更快。由于陶瓷的隔热性能,内热式煎药器热量损失少,热效率高,可以使用较大功率加热器,煎药速度快慢也可以按需控制。只是清洗起来不太方便,而且材质较重。

以上介绍的传统的与现代的煎药器具中,除了铜、铁、锡、铝器具禁用外,其他的都可以使用。在煎药时,可以根据自己的情况选择合适的器具。

(二)选择煎药的热源

现代家庭煎药用的一般是直火加热法,常选择炭炉、煤炉、炭作热源。现在为了方便也有用液化气、电作为热源使用的。注意煎药时切忌煎干、煎焦后再加水,这样做不但无药效,而且还会增加毒性,如不慎将药煎焦,则应丢弃,不可服用。

选择热源的标准有:热力均匀,又便于控制火候的大小;尘埃少,能使煎药室做到清洁卫生;能遵照中医传统煎药经验,便于煎制。

1.直火加热法

这是传统的煎煮法,它的优点在于煎煮火候容易控制,煎出量易掌握,能做到药物的先煎后入,且保持传统特色,但存在劳动强度大,工作效率低,药液易焦化又不卫生等缺点。

2.多孔式水浴式加热法

用这种方法煎药,温度低于100℃,煎煮时间长,不如直火煎煮所得药液质量好。

3.蒸笼蒸药法

用这种方法煎药,浸出物比直火加热要少,一般只能达到直火煎药量的80%～90%。

4.砂浴煎药法

这种方法煎药,升温快,温度也均匀。但耗费的能量为直火加热的2倍左右,浪费能源。

5.硬气煎药法

这种方法煎出的药液质量相当于直火加热法,又不存在煎液焦化的缺点。这种方法适合大型中医院煎药室使用。

6.高压蒸气法

采用这种方法得到的药液质量优于直火煎药,而且煎出率高,操作简便。但对含挥发性成分的药物间串味问题不容易解决,也难以做到药物的先煎后入。

7.夹层锅蒸气法

这种方法能避免药物间的串味,便于控制药液的量,温度高度调节方便,也符合传统煎药习惯,不存在直火煎药的缺点,是不错的煎煮方法,但对药物成分的浸出率还不如高压蒸气法。

一般认为,高压蒸气法与夹层锅蒸气法的效果基本相同,优于直火加热法。其他方法都存在一定缺点,有待深入研究。

(三)制作药酒的工具

按照中医传统的习惯,煎煮中药一般选用砂锅,这是有一定科学道理的。一些金属如铁、铜、锡之类的器皿,煎煮药物时容易产生沉淀,降低溶解度,甚至器皿本身和药物及酒发生化学反应,影响药性的正常发挥。所以配制药酒也要用一些非金属的容器,诸如砂锅、瓦坛、瓷瓮、玻璃器皿等。当然,一些药酒的制作有其特殊要求,那就另当别论了。

制作药酒不宜用塑料制品,因为塑料制品中的有害物质容易溶解于酒里,对人体造成危害。最好用陶瓷或玻璃瓶子。同时,制作药酒还应尽量避免阳光照射或灼热逼烤。

泡制药酒有冷浸法、热浸法、煎煮法、酿酒法等,以冷浸法操作最为简单,只要把药材浸在酒中即可,不需要特殊设备,适宜家庭自制。冷浸法泡药酒,宜用带盖的陶器、瓷器或带塞的玻璃瓶等。总之,以非金属的、密封性能好的容器为上选。

五、各种补药的制法

制好的补药有各种类型,常见的有汤剂、丸剂、药酒、药茶、膏滋等。这不同类型的补药服用方法不相同,在制作方法上差别也非常大。下面就为大家详细介绍一下各种补药的制作方法。

(一)汤剂

汤剂是将准备好的药物放入煎药容器内,加入适量的水煎煮后,去渣取汁。汤剂的优点是吸收容易,作用比较快,便于加减使用,能够全面、灵活地照顾到每一个人的特殊性。汤剂是家庭药补中经常采用的一种形式,在家中煎煮汤剂时一般要从以下几个方面进行。

1.浸泡

在煎汤剂前,先将药材中粗大的部分掰碎,把明显的异物拣走,再在砂锅内加冷水浸泡 20~30 分钟,使药物完全被水渗透,这样便于有效成分的溶解。

煎药时用的水只要干净就行,井水、自来水都可以。但加水的量要把握好,不同药物的加水量是不大一样的。水少了,可能不够,煎煮不出药物中的有效成分;如果水多了,不但耽误时间,还会使汤液的浓度降低,同样会影响疗效。煎煮中药的水量是根据药物的性能、具体服用要求、药物的大小以及药味的多少来定的。

一般情况下,矿物、贝壳类药材多的话,应该少加水;花、叶、草药多的话,应该多加水,这样可以取得适中的煎成药量。对初煎的补药,以水没过药材 2~3 厘米为宜,二煎、三煎的补药只需要水没过药材就可以了。

2.特殊药材的煎法

汤剂的药材成分复杂,有的易溶于水,有的难溶于水,有的易挥发,有的煎久了易被破坏、分解、焦化等。为减少有效成分的分解破坏和挥发性物质的损失,提高汤剂的药效,在煎药时应根据各种药物的性质,加以区别对待。

(1)先煎:为了降低药物的毒性,让药物尽可能溶解,更好地发挥药效,下列药材需要先煎。某些植物药,如天竺黄、藏青果、火麻仁等,只有先煎才会有效。某些有毒的药物,如乌头、附子、商陆等,要先煎1~2小时,以达到减毒或去毒的目的。乌头含有乌头碱而有毒,久煎可使乌头碱分解为次乌头碱,进而分解为乌头原碱,其毒性只及原来的1/2000。附子久煎不仅能降低毒性,还能增强强心作用。贝壳类、矿石类、角甲类药物,因为质地坚硬,有效成分不容易溶解,如生石膏、紫石英、牡蛎、珍珠母、龟甲、龙骨、虎骨、水牛角等,应打碎先煎30分钟。

(2)后下:为了减少挥发油的损耗,使药材中的有效成分免于分解破坏,下列药物需要后下:气味芳香、含挥发油多的药物,如藿香、薄荷、豆蔻、檀香、沉香、玫瑰花、细辛等,一般在汤剂煎好前5~10分钟入煎剂即可。有些不宜久煎的药物,如杏仁、大黄、番泻叶等应后下,一般在煎好前10~15分钟入煎剂即可。杏仁所含的苦杏仁苷,煎时间长了会水解一部分,产生的氢氰酸随水蒸气逸散,减弱了止咳的作用。那些炮制不透的杏仁,在酶的作用下,会水解得更快。大黄用于泻下,大黄苷泻下效果比苷元强,不宜久煎。

(3)包煎:含淀粉、黏液质较多的药物,如车前子、秫米、浮小麦在煎煮过程中容易粘锅糊化、焦化,所以需要包煎。花粉类药物、细小种子类药物、药物细粉等,总表面积大,颗粒的流水性强,表面张力大,容易浮在水面,需要用纱布包好,再与其他药物一起放入砂锅中同煎,如粉花粉、蒲黄、紫苏子、菟丝子、六一散、黛蛤散等。附绒毛药物,如旋覆花等,采取包煎,可防止绒毛脱落混入汤剂中刺激咽喉,引起咳嗽。

(4)烊化冲入:一些黏性大的糖类或胶类,如阿胶、龟甲胶、鹿角胶、蜂蜜、饴糖等,如果与其他药材混煎,会导致药液的黏性增大,影响其他药物有效成分的溶出,此类胶也会受到一定损失。对这类药材,宜加适量开水溶化后,冲入汤剂中或加入汤剂中烊化服用。

(5)煎汤代水:有些体积庞大、吸水量较大的药物,如丝瓜络、灶心土、金钱草、糯稻根等,应先与水煎煮,将所得的药汁去渣后再放入其他药材煎煮。

(6)另煎后兑入:有些贵重的药物,如人参、西洋参、鹿茸等,都可以另煎,将其汁液兑入煎好的汤剂中服用。

(7)生汁兑入:有些药物,如生藕节、鲜生地黄汁、梨汁、韭菜汁、姜汁、白茅根汁等,不宜煎煮,可将其兑入煮好的汤剂中服用。

(8)合药冲服:有些贵重的药物有效成分不在水中溶解的或加热后有效成分易分解的药物,如人参粉、牛黄粉、羚羊粉、麝香粉、全蝎粉、肉桂粉等,可将药粉加入已煎好的汤剂中搅拌后服用。

（9）去渣加蜜煎：为方便患者服用，监制药物的毒性，延长药物的疗效，可在煎煮成汤后去掉药渣，加进蜂蜜煎煮。在临床中发现，有些患者服用乌头出现胃中不适的不良反应时，用去渣加蜜煎的方法，常能消除这种不良反应。

3.煎煮的火候与时间

中医把煎药温度的高低称为火候，常用文火、武火来表示。文火就是弱火，没有火焰的火，温度上升得比较慢，水分蒸发得也比较慢。武火就是强火，温度上升得比较快，水分蒸发也比较快。在煎药时，如果火候过强，水分就会蒸发过快，影响有效成分的煎出，药材也容易焦糊；如果火候过弱，汤剂效果低。古代医家对火候的选择是根据药物的性质而定的。

煎药的火候通常遵循先武火煮沸、继换文火浓缩的原则。在药物未沸之前用武火急煎，沸后可用文火慢煎，使药力尽出，尤其是滋补药，更应该文火慢煎，保持微沸状态，从而减慢水分的蒸发，有利于有效成分的溶出。药物在水中浸一段时间后用武火加热，能增加药物的溶解度，促使有效成分溶出，但沸后温度恒定，药物的溶解度与溶剂量和煎煮时间成正比，如果沸后再用武火急煎，煎煮时间缩短，药液容易煎干，药物的有效成分容易破坏。如果用文火缓煎，就可避免这些缺点。

但不同的药物，其煎煮要求有很大差异。药物煎煮时间的长短，与药物的质地有关，一般来说，凡质地硬、气味难出的药物，煎煮的时间以长为宜；质地软松、气味易出的药物煎时宜短。对滋补药物，一般头汁煮沸后，文火保持小沸再煮1小时以上，个别的需焖煮几小时以上。因为这类药物多为植物根茎、果实，动物的甲、角、壳等，质地坚硬厚实，难于溶解，煎药前常需捣碎，并适当延长煎药时间。对一般解表发汗类药物，就需要先武火煮沸后，再煎3~6分钟。因为这类药物大多是植物全草或花、叶，质地轻扬、气味辛香，富含挥发油，如果煎煮太久容易使药物有效成分挥发逸去，从而降低药效。对一般的药物，煮沸后再煎半小时即可。

4.煎煮的次数和时间

在煎煮补药时，多煎几次比一次长时间煎熬要好，一般认为煎煮两次比较好。

生药浸入水溶液后，药物本身吸收了一部分水，药物中所含的生物碱盐类、苷类、有机酸及有机酸盐类、色素、糖类、蛋白质、鞣质、酶类等多种成分几乎都溶于水中，树脂与脂肪油虽不溶于水，但与其他成分一起，也能部分溶解，从而造成了药材内外浓度差，使有效成分从组织内向外渗出，当药材内外浓度相等，即处于平衡状态时，溶出停止。溶出是一个动态平衡，如果生药内部有效成分与其中浸液的比值等于生药外部有效成分与外部浸液的比值，此时药物成分就不能全部溶出，必须滤去药液再加新的溶剂——水,使其重新建立浓度差,只有这样才有利于药材的成分继续溶出。

实验证明,中药煎煮 2 次能煎出所含成分的 80%~90%,所以,煎汤剂时需煎煮 2 次或 3 次。有人通过各类药材,几个品种不同规格以及复方的煎煮次数的煎出程度的比较观察,结果发现实验为例的药物第一煎和第二煎占煎出率的 70%~80%,而第三煎和第四煎占煎出率的 20%~30%,这说明中药汤剂一般煎煮 2 次是合理而必要的。煎煮次数过多并不是好事,因为有些药物的有效成分经过长时间加热会被分解、水解,在溶出的同时,也会破坏药效。

煎煮时间,应根据药物和疾病的性质,有效成分溶出的难易和用药情况而定。一般来说,头煎以沸腾开始计算时间需 20~25 分钟,二煎煮 15~20 分钟;解表药头煎煮 10~15 分钟,二煎煮 10 分钟;滋补药头煎煮 30~40 分钟,二煎煮 25~30 分钟。

(二)药酒

药酒是把相应的药材放入白酒、米酒或黄酒中进行浸泡,使药材中的有效成分充分溶解在酒中而制成。滋补性药酒对某些疾病有一定防治作用,其最主要的功能是温经通脉,对人体滋补保健,促进身体健康。滋补性药酒大多具有较好的色、香和独特的风味,可以作为一般饮料酒,可以佐餐或随量饮用。而且,药酒便于服用和保存,是家庭药补养生的好选择。在家中制作药酒主要包括四个方面,即选酒、选用和处理药材、制作药酒、贮藏药酒。

1.选酒

在药酒制作中,酒主要起溶解、析出、稳定、调和味道等作用。所选酒的酒精度决定了药酒的酒精度,选择什么样的酒是炮制药酒首先要解决的问题。

在我国清代以前,基本上选用米酒来配制药酒,从清朝开始逐渐用白酒来泡药酒。现在,大多数的药酒都是用白酒炮制而成的,因为白酒的酒精度比较高,容易使药物中的有效成分析出、溶解。不管选择什么样的酒,都要注意酒的质量、酒的浓度、酒的用量。

在泡制药酒时,最好使用质量优质的酒。选购酒时,要从酒的气味、色泽、口感入手来判断质量优劣。比如,优质白酒气味芳香,无色透明,口味甘醇浓烈,不混浊,没有沉淀物;优质黄酒气味浓郁淳厚,黄褐色而透明,口感柔和爽口。

根据所选药酒的性能和功效,在配制药酒时,要把握好酒的浓度。如果酒的浓度过低,药物就可能因吸收大量水分使体积膨胀,同时,一些苦味质及杂质等容易

·食疗药补·

图文珍藏版

被溶解出,从而影响了药酒的气味、口感。如果酒的浓度过高,药物中的水分就容易渗出来,从而使药质变硬,药物中的有效成分难以溶解析出来。一般来说,炮制滋补性药酒时,所需的酒的浓度可以低一些;炮制活气血、祛风湿、疏经络的药酒时,所需的原料酒的浓度可以高一些。配制药酒,一般宜用优质高度白酒,选用50°~60°的酒为上品,因为50°~60°的酒在浸泡的过程中,还能在很大的程度上杀灭药材中黏附的病菌以及有害的微生物、寄生虫及虫卵,使之能在安全的条件下饮用。对于不善饮酒的人来说或因病情需要,也可以选用低度白酒、黄酒、米酒或果酒等,但制作时浸泡时间要适当延长,或浸泡次数适当增加,以保证药物中有效成分的溶出。

2.选用和处理药材

药材的选择是非常关键的。选用中药时,一定要选择上等正宗中药材,切忌用假冒伪劣药材。对于市场上出售的中药材,要先认准其真伪后再购买,不可以轻信商贩的话。来源于民间验方中的中药,首先要弄清其品名、规格,要防止同名异物造成的错误。一切含有有毒成分的矿物药,如含汞、砷、铬、铅等的矿物药都不能用来泡酒。

此外,要按照各种药材的主治和功效,选用适当的中药,注意同名但不同种类的药材,或同一药材不同使用部位或不同加工炮制的功能差异。比如,牛膝有淮牛膝和川牛膝,两者有较大的区别,淮牛膝产于河南,含有多量钾盐和皂苷,补肝肾、强筋骨为其主要功能;川牛膝产于四川,不含皂苷类成分,活血化瘀、引血下行为其主要功能。小麦分淮小麦和浮小麦,前者安神,后者敛汗。当归用须活血,用身则补血。地黄有生地黄、熟地黄之分,生地黄以清热凉血养阴为主要功能,而熟地黄偏于养血滋阴补肾。黄芪用来固表、利水、托疮时应该生用,用来健脾补中气时应该炙用。

选好药材之后,要进行适当的加工处理,如拣去杂质、洗净泥沙、切片轧粉、包扎等。植物药应该尽可能地除去药材中的杂质、污泥,使药材变得较为干燥,方能使用,从而保证药酒的效能。动物药应该除去内脏及脏物,用清水洗净(毒蛇应去头),用火炉或烤箱烘烤,使之散发出微微的香味。烘烤不仅可以除去水分,还可以达到灭菌的效果,并保持浸泡酒的酒精浓度,使有效成分更容易溶于酒中,饮用起来口感也香醇。已经腐败变质或霉变的动物药均应弃之不用。

一般说,用来浸泡药酒的中药都应该切成薄片、碎片,或者轧成粗末、小块,坚硬的皮、根、茎等植物药材可切成3毫米厚的薄片,草质茎、根可切成3厘米长碎段,种子类药材可以用棒击碎。

有些矿石类及介壳类药还需要碾成细粉,这样做是为了增大药物与酒液的接触面,便于药物中有效成分的扩散、溶解和析出。但是,碾末不宜太细,过细会破坏药物的细胞,使细胞内一些黏液质或不溶物质进入酒液,不但影响有效成分的扩散、溶解,还会使药酒混浊。

此外,有些有毒药材,如附子、半夏等药物,使用之前应进行必要的炮制加工,以减轻毒性,再用来制作药酒。

3.制作药酒

制作药酒时,通常是将中药材浸泡在酒中,经过一段时间后,中药材中的有效成分溶解在酒中,此时即可过滤去渣饮用。我国药酒制作已经有上千年的历史,方法多种多样,各有所长。综合历代医家制作药酒的方法,按生产方法的不同,主要有浸渍法、煎煮法、酿造法等方法。

家庭制作药酒时最常用的方法就是浸渍法,这种方法又有冷浸法和热浸法之分。有效成分容易浸出的单味药、味数不多的药物、有较强挥发性成分的药物,多采用冷浸法。如果泡制药酒的药物味数众多,而酒量又有限,冷浸法不容易浸出药物中的有效成分,就应当选用热浸法;如果选用酒精度较低的酒,如黄酒、果酒等,不容易将药物中有效成分溶解出来,也常常用热浸法使药物的有效成分尽可能多地溶出。

(1)冷浸法:冷浸法最为简单,尤其适合家庭配制药酒。先将药物适当切制加工,如果所用的酒量不大,可将切片或粉碎的药物用干净纱布、绢布袋包装,扎紧袋口,放入容器中;大剂量制作就不用袋盛,直接将药物放进容器,然后加入适量的酒,密封浸泡。浸泡时间根据处方需要和酒量多少而定,一般需1个月左右,最短不少于7日。密封后的容器应该放在阴凉避光处,适当搅动或晃动,使酒与药物能充分接触。开始每日搅动或摇晃1次,7日后可改为每1周搅动或摇晃1次。当药物中的有效成分溶出后,滤出酒液,药渣压榨出酒液后丢掉。如果所制的药酒需要加糖或蜜调味时,可将白糖用等量的白酒温热溶解、过滤,再将药液和糖液混匀,过滤后即成药酒。酒液静置数日后再过滤澄清,贮存在酒瓶中,慢慢饮用。有些药酒需浸泡较长时间,如龟蛇酒、三蛇酒、虎骨酒等都需要浸渍3个月至半年,才可以饮服。还有一种冷浸方法,在浸泡到一定时间后,就开始取上层清酒液服用,服去一半药酒液时,再加入适量原料酒,这样反复几次,直到药味清淡为止。剩下的药渣,可研为细末,用第二料药酒送服。

（2）热浸法：热浸法是将中药材与酒一起煮一段时间，然后放冷贮存，是一种古老而有效的制作药酒的方法，比较适宜于家庭制作药酒。这种方法既能加快浸取速度，又能使中药材中的有效成分更容易浸出。但煮酒时一定要注意安全，既要防止酒精燃烧，又要防止酒精挥发。在具体操作过程中，有两种做法。一种是将药物轧成粗末，或者切成薄片，放进小砂锅或搪瓷罐等容器中，加入适量的酒，密封容器口，然后隔水蒸煮至沸，时间不宜过长，以免酒精挥发。当药面出现泡沫时离火，取出容器候冷，放在阴凉处，继续浸泡至规定的时间，滤出上清酒液，药渣经压榨后取液过滤，两液合并，经澄清后，装瓶慢慢饮用。另外一种做法是将药物放在陶器（如砂锅）中，加入适量的酒，用厚纸将酒器口封固，浸泡数小时后，用文火慢煮至沸，离火候凉，静置2~3日，滤出上清酒液，药渣压榨取汁，过滤澄清，两液合并，装瓶慢慢饮用。

（3）煎煮法：首先必须将中药材粉碎成粉末，全部放进砂锅中，加水到药面以上约10厘米处，浸泡6小时左右，然后上火加热煮沸1~2小时。离火过滤出药液，药渣再加水适量复煎1次，过滤取药液。把两次煎煮的药液混合，静置8小时后，再取上层清液加热浓缩成稠膏状。待稠膏离火冷却后，再加入等量的酒，搅拌混合均匀。把混合物放入容器中，密封，静置于阴凉处，约7日后取上清液，即成药酒。采用煎煮法，用酒量较少，服用时酒味不重，便于饮用，对不善于饮酒的人尤为适宜。但药物中如果有含挥发油的芳香性中药材，就不宜采用这种方法。

（4）酿造法：这种方法在古代经常使用，而近代民间还有应用，是根据处方选取适量的米（糯米或黄黏米）、酒曲和药材，通过直接发酵的方法酿制成酒。用酿造法制做出的药酒，酒精度较低，尤其适宜不会饮酒的人。酿造法在具体制作过程中，也有两种做法。一种是把药材捡洗干净，研成粗粉状，把米淘洗干净，粉碎酒曲。用水泡米使之膨胀，然后蒸煮成干粥状，待冷却至30%左右，加入药粉和酒曲，搅拌均匀，放入陶器内发酵。发酵时应该保持适当的温度，如果温度升得太高，可以适当搅拌以降温。7~14日以后，发酵完成，经过压榨、澄清，滤出酒液。把滤出的酒液装入容器，再隔水加热至75~80℃，从而杀灭酵母菌及其他杂菌，保证药酒质量并便于贮存。另一种做法是先将中药材加水煎熬，过滤去渣后，浓缩成药片，有些药物也可直接压榨取汁，取药汁与米搅拌同蒸煮成米饭，放入容器中，然后加入酒曲。将容器加盖密封，尽量减少与空气的接触，在恒温的条件下放置10日左右，发酵后滤渣即成药酒。

4.贮藏药酒

配制药酒时，在准备工作阶段，除了购买药材外，还要选择合适的制酒用的容器。选用合适的酒器对泡制药酒，保证药酒质量以及贮藏药酒都十分重要。

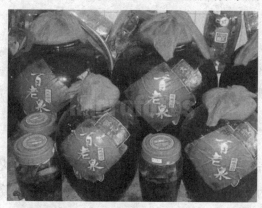

药酒

制酒容器以陶瓷制品或玻璃制品为上品，不宜使用铁器、锡合金或铝合金等金属制品，因为金属容器可能逸出有毒物质或产生毒性化学反应。陶瓷容器具有防潮、防燥、避光、保气，以及不易与药物发生化学反应等优点，而且外形古朴美观，具有文化特色。但在防渗透方面要比玻璃容器差。玻璃容器价格实惠，容易获得，是家庭自制药酒常用的容器。但玻璃有吸收热的特点，而且透明透光，容易造成药酒中有效成分的不稳定，影响贮藏。所以，如果用玻璃容器，一般应选用深色玻璃容器。另外，不管使用什么容器，使用的容器都要有盖，防止酒精挥发和灰尘等污染。

药酒制作完成后，应及时装瓶或盛坛，酒器开口要密封，不要使酒气外泄，防止空气与药酒接触，以免氧化和污染药物。封好瓶口的药酒应放置在阴凉干燥和避光的地方。服用时，随饮随倒，倒后立即将瓶口或坛口封闭。

此外，如果配制的是外用药酒，还要注意应做好标记，放置到安全合适的地方，以免被误作内服药酒饮用。

（三）膏滋

膏滋是将药物用水或植物油反复煎熬过滤取汁，慢火浓缩后加入蜂蜜或糖收膏而成。膏滋服用方便，可供较长时间服用。膏滋进补正在成为一种时尚的补养方式。

1.配料

在家中制作膏滋补药，需要根据自己的体质和所患疾病，选用经过医生全面诊断和辨证以后处定的膏方，一般应该先采用汤剂处方诊治服用一段时间，确定有效之后,将有效处方的用量增大 10~15 倍以上,即成为一次拟定的膏方剂量,一料膏方的剂量大致在 1000 克以上,可熬出膏滋 1400 克左右。

2.浸泡

将熬制膏滋所需要的药物混合均匀后,放入有盖的容器内。容器以砂锅最佳,也可用铜锅或搪瓷锅、铝锅,但不可用铁锅,以免引起化学反应。在容器内加入适量的冷水浸泡,一般水应该高出药面 15 厘米,浸泡时间为 12 小时左右。经过这样的浸泡,药物中的有效成分就容易煎出来。

3.煎药

煎药一定要煎透,所谓透,就是恰如其分的意思。先用武火将药液煮沸,再用文火慢慢煎煮,使药汤保持微沸。煎煮时应该及时搅拌,并去除浮在表面的泡沫,以免药液溢出。煎煮 2~5 小时后,通过过滤取出药液。往药渣中续加冷水再煎,第二次加水量一般以淹没药料为宜。按照同样的方法,煎煮 3 次。把 3 次所得的药液混合在一起,静置一段时间使之沉淀,再用四层纱布过滤 3 次,尽量减少药液中的杂质。如果选用人参、冬虫夏草等贵重药物,就不宜与其他药物一同煎煮,以免造成浪费,应该用小火另煎浓汁,在收膏时将药汁冲入,或者将人参、冬虫夏草研成细粉,在收膏时调入膏中即可,这样可以充分发挥其药效。

4.浓缩

将煎煮出并经过过滤的药液再放在小火上煎煮,蒸发浓缩。在煎煮时要不断地用筷子搅动药液,防止焦化。待药液逐渐形成稠膏状,趁热用筷子取浓缩的药液滴在干燥皮纸上,以滴膏周围不见水迹为标准。这样得到的药膏叫清膏。

5.收膏

在稠膏状的药液中加入阿胶、鹿角胶、龟甲胶等胶剂,以及适量的蜂蜜或冰糖、蔗糖,用小火煎熬。在煎熬时,要不断用筷子搅拌和匀收膏。至于所加糖类和胶类的配料,都应该根据需要选用,如阴血虚者,可选用阿胶、龟甲胶;阳气虚者,可选用鹿角胶;阴阳两虚者,可选用龟鹿二仙胶;便秘者可选用蜂蜜;糖尿病患者应该避免用糖类;肝病患者不能用黄酒浸胶等。阿胶等胶剂在加入膏滋前必须先打碎,加入黄酒浸泡一夜,以便于溶化。煎膏所用的糖,一般都需要先炒透,随后再加进药汁内溶化。如果不炒透,容易使煎成的膏滋在长时间放置以后,发生糖和药汁分离,或有颗粒状物质析出,习称返砂。收好的膏滋以无焦臭、异味,无糖的结晶析出为标准。

6.贮藏

膏滋的贮藏也是重要的一环，如果贮藏不妥，非常容易发霉变质，影响到药效。存放膏滋的容器一般以瓷罐为上品，不要用金属的锅、罐存放，否则会引起化学反应。通常情况下，一料膏滋可服用4~8周，而膏滋中糖分含量高，温度一高就容易变质发霉，所以应该选择阴凉干燥的环境来存放，比如避阳之处或者冰箱内。如果遇到冬季气温连日回升，可以隔水高温蒸炀，待完全冷却时再开盖，然后再将盖子盖好，防止水蒸气落在膏面上产生霉点，影响药效发挥。

六、药补之宜

补益药物对人体有好处，进补得当，在一定程度上可起到健身延年的作用。根据中医药补养生的原理，服用补益药时，有一些需要掌握的原则，宜在药补时好好把握。只有这样，才能起到药补的效果，真正使补药达到保健养生的目的。

（一）宜辨证进补

中医认为辨证进补是关键。有补益功效的中药很多，大多具有提高免疫功能、改善机能的功效。在药补时，应根据个人的性别、年龄、体质不同而谨慎选择，切忌滥用。

补药适用于各种虚弱不足的病症，比如久病体虚、劳累过度、妇女产后、外科手术后，或慢性病变、年老体衰等，都可以辨证选用补药进行调补。一般是缺什么就补什么，如气虚补气，血虚补血，阴虚滋阴，阳虚壮阳。

老人肾虚，应辨清是肾阴虚还是肾阳虚。肾阴虚的老人，常见肺热咽干、腰膝酸软、耳鸣头晕、舌体偏红而少津等症，可选服海参、枸杞子、甲鱼、银耳等；肾阳虚的老人，常见畏寒肢冷、腰酸耳鸣、舌淡胖等症，可选服羊肉、鹿肾、补骨脂、肉苁蓉等。

（二）宜固本清源

在药补时，还要把握固本清源的原则。"本"就是中医所指的身体的本质，如"脾为后天之本，肾为先天之本"等。如果是本虚，还要进一步辨明究竟是阴虚、阳虚，还是气虚、血虚，这样才能确定"固本"的方向。在获得固本的必备条件后，还要弄清楚身体是否还有"实"的一面。"实"是指风、寒、暑、湿、燥、火、痰浊或淤血，包括功能性的气滞与气郁，这些"实"都是在"固本"的同时所必须"清源"的内容。审证求因，然后找到合适的药补方法，这就是"固本清源"，这是最基本的进补原则,弄清楚这点才可以进补,才能正确掌握进补方法,使药补达到应有的效果。

（三）宜先调理肠胃

对于平时胃肠虚弱的人，在进补时应特别注意，不能一味蛮补。因为，进补的药物要靠肠胃消化吸收，只有胃肠功能正常，才能发挥补药的应有效应。

有些人平时饮食过量，或过食烟酒、鱼腥、油腻，造成食物积滞或痰湿阻隔，这样就影响了肠胃功能。在进补前，要弄清病史和自己的健康状况，根据中医的理论，辨证论治，辨证施补，先将肠胃调理好。

而且，补药静者多，动者少，不少补品本来就难消化，如果盲目进补，就会滞留胃肠，非但不能达到进补的目的，还可能引起其他病变。因此，进补前要服一些调理胃肠的药，有的医生称之为"开路药"。

芡实是调理肠胃的最佳食物，可选用芡实、大枣或花生仁加红糖炖汤服，或用芡实炖牛、羊肉等食用。另外，中医建议也可先服用党参、茯苓、白术、薏苡仁、扁豆、陈皮之类调理胃肠的药物，使胃肠功能恢复正常，再从少到多地进服补药。

（四）宜药、食并行

老年人进补应选择温热性的益气补阳的药物，以补肾为主。中医特别强调食物的补益功效，而某些食物本身就具有药物的治疗功效，不论是虚症患者还是健康人都可以进行食补，达到有病治病、无病强身的目的。食物的营养作用是任何补品都不能替代的，应该是红、黄、绿、白、黑各色五谷杂粮都吃，使多种营养全面、均衡地吸收。体质比较虚弱的老人，应该在食补的基础上适当进补一些补益中药；体质不虚的老人以食补为主，宜常服温性热粥汤防病保健，如冰糖银耳羹、大枣糯米粥、桂圆莲子汤、桃仁芝麻糊、鹿角胶粥等。

（五）宜保证气血流通

中医学认为，健康的人因为没有病，不虚不实，不寒不热，全身统一而协调，气血流畅，可一旦受到外因作用（风、寒、湿、燥、暑、热、尘）或情志影响，或久病生虚，造成身体的气血流畅不利，使身体的部分气血受阻，发生了障碍，就会表现出局部特有的病理现象，造成局部与整体的不统一性。所以，气血流畅对机体的正常运转很重要。只有气血流畅，五脏之间的元真才能够通达。正像前贤滑伯仁所说"在补药中加入活血药，进补达到效果就会加倍快"，中老年人在药补时应保持全身的气血流通。

（六）宜配合生活事项

在药补时，还要注意生活上的配合。例如不暴饮暴食、不熬夜、不纵欲等，这样才可以使药补达到事半功倍的效果。在服用滋补佳品的同时，还应坚持参加适当的体育运动，运动的方法可视每个人的兴趣爱好不同而定，如散步、打球、打太极拳、练吹字功、做医疗保健操等。这样可促进新陈代谢，加快全身的血液循环，增强胃肠道对滋补品的消化吸收，使补药中的有效成分能够被机体很好地利用，真正达到补而受益的目的。

（七）宜坚持长期进补

进补贵在坚持，尤其是对慢性病患者而言，一般坚持 2~3 年，才能看到明显效果。大约有近一半的人不能做到坚持服完配置的膏方，还有的人服用药补方"三天打鱼，两天晒网"。有的人不知道慢性病患者需连续服药 3 年，才会有明显效果；有的人知道应连续服用，但做不到；只有很少一部分人知道并能坚持做到。如果没有慢性疾病，药补方服用 1 年就可有效，能增加机体抗病能力，来春不生病或少生病；如果有慢性病，需要坚持长时间服用，一般 2~3 年后，能看出明显效果；体质虚弱的人，要视情况决定服用时间长短。但吃上 3 年，一般体质都有明显改善。

七、药补之忌

在药补时还有一些常见的误区，需要坚决戒除。"是药三分毒"，如果补用不当，不仅起不到进补的效果，还可能对身体造成损害。

（一）忌药补多多益善

可进补的中药种类很多，有补气、补血、补阴、补阳等类，切忌样样来一点。中医有"春夏养阳，秋冬养阴"的说法，秋冬季节是闭藏的季节，可以适当选择补阴的药物进补，以顺应自然界和身体的变化。

但是，补药并不是万能的，也不是多多益善，任何补药服用过量都有害，所以，进补要适量。很多补药都有一定的偏性，补阴药性味苦寒，如生地黄、麦冬等，过量服用会损伤人体阳气，致使阴寒之邪在体内凝结；补阳药药性温燥，如附子、鹿茸、肉桂等，过量进补会助火伤阴；补血药性质黏腻，如大枣、龙眼肉（桂圆肉）、熟地黄、阿胶等，过量进补会伤脾胃，引起腹胀、食欲不振等。

（二）忌补药越贵越好

中医认为，运用得当大黄是补药，运用不当人参是毒药。所以，切忌一味追求补品的珍贵难得，不对症的贵重补品吃多了也未必是好事。

有些人认为价格越高的药物越能补养身体，人参价格高，又是补药中的圣药，所以服用的人就多。其实，滥服人参会导致烦躁激动、过度兴奋、血压升高及鼻孔流血。有些人在进补上追求燕窝、鱼翅等高档补品，实际上没有必要。燕窝、鱼翅所含蛋白质虽分别达到50%和83%以上，但都是一种不完全的蛋白质，不是一种完全的补品。

总之，药补应科学合理，最好能在医生的指导下进行。根据个人的具体情况，辨证进补，适可而止。

（三）忌外感进补

如果中老年人患有感冒、发热、咳嗽等外感病症时，千万不要进补，否则，有可能后患无穷。

中医认为，患上外感病症时，应该治外，治外的目的是发散表邪。如果在这个时候进补，就会将外邪留在体内，以至于"闭门留寇"。这样一来，就可能使外感病程延长，或导致其他疾病。

（四）忌药食相冲

中老年人在药补时要忌食过于油腻的食物，以免影响脾胃的吸收功能。向时还要注意，由于中药都有四气、五味，所进补的中药、食物在性味上不能相冲，比如，服用含人参的补药时不能吃萝卜，服用滋补品时不宜吃有寒凉泻下功能的食物。否则，除了影响药补的效果外，还可能会引起不良后果。

（五）忌剂量不妥

在进补中药时，剂量很关键。如果服用的剂量过小，进补就难以奏效；如果服用的剂量过大，又可能出现不良反应。只有进补适当的剂量，才能充分发挥疗效。

按照规定，人参每日用量不超过5克，一般10~15日为一个疗程。必要时，可以间隔两周继续服用。阿胶每日用量为15~20克，鹿茸酒每日饮用量为5~8毫升，蛤蚧每日用量为10克。

（六）忌服法不当

一些中老年人在进补中药时，由于服法不合适，导致药补效果不好。

在通常情况下，补药应以温开水送服，不可以用茶水送服。因为茶叶中含有鞣酸，容易与补药中的有效成分结合而降低疗效。鹿茸应该磨成细粉吞服或泡酒食用，这样更容易被机体吸收，能够迅速见效。如果将鹿茸放在水中煎煮，会使其有效成分被破坏而导致失去药效。

（七）忌少儿滥用补药

药能治病，但一定要对症。因此，强调药补必须在医生指导下，对症下药，不能滥服，特别是对于青少年和儿童来说，切忌滥用补药。

如果家长们盲目地给孩子滥服补药，不仅收不到好的效果，而且会妨碍正常营养素的吸收，破坏生理平衡，给儿童的生长发育带来种种弊端。如果所用的药物剂量超过孩子的生理负担，还容易引起胃肠功能紊乱，导致消化不良而产生腹泻。

（八）忌虚实不分

药补是对身体健康的投资，一定要以辨证施补、整体施补、补运结合、祛邪安正为前提。

"虚则补"，是中医进补的原则。秋季进补，如果气虚者选用补气之品，才能达到调治目的。其补法可分为补气、补血、补阳、补阴或双补，必须对症施补，如果乱补，则适得其反。如果阳虚反而滋阴，会重伤其阳；阴虚反而助阳，会耗伤其阴，如同火上浇油。所以，秋季进补忌虚实不分。

（九）忌药补时吃补养食物

患者药补时忌食补养食物。慢性肾功能衰竭患者进补时忌食哈密瓜，因为哈密瓜中钾离子含量较高，而肾功能衰竭患者，由于肾小球滤过率下降及肾小管功能减低，如果食用哈密瓜过多，过多的钾在体内潴留，会引起高血钾，容易促发心血管疾病，加重病情。肝硬化患者药补时忌饮用牛奶来补养，因为肝功能不正常，牛奶中的乳糖在体内发生吸收障碍，会出现腹胀、腹痛、腹泻等症状。有外伤或皮肤破损、过敏体质、慢性哮喘的人，进补中药时忌食用鹅肉、虾蟹、竹笋等发物，以免加重病情或诱致旧病复发。

（十）忌秋季进补吃生蜂蜜

秋季进补中药时不要吃生蜂蜜。

自然界里的植物分为有毒和无毒两大类。无毒植物的花期较早，有毒植物的花期较晚。农历七月，不论在我国的农村、山区还是城市，绝大部分无毒植物的花期已过，有益于身体健康的花源大大减少。这时，有毒植物却正在开花，招蜂引蝶。在这个时期，蜜蜂往往会在饥不择食的情况下，采集有毒植物的花粉和花蜜，使蜂蜜中混进有毒物质——生物碱。如果人们吃了这种生蜂蜜，就会出现头晕、恶心、头痛、腹泻、腹痛等症状。为了预防或避免食用蜂蜜发生中毒，应忌食秋季的生蜂蜜。

八、补益药膳常识

（一）药膳的起源与发展

中国是一个有着数千年文明史的文明古国，药膳在中国同样具有悠久的历史，有着丰富的内容，并已发展成为一门独特的学科。与其他任何一门自然科学一样，药膳学也经历了一个从无到有、由简到繁的过程。

在远古时期，人类的祖先为了生存，最主要的事就是觅食。这个时期，人们还没有能力把药物与食物分开，也没有药膳食疗的概念，所以可称作蒙昧时期。

中医素有"药食同源"或"医食同源"之说，表明医药与食物的密切关系，也表明医药与饮食同属一个起源。在这方面，最有力的证明是关于伊尹制汤液的记载，所制汤液，既为食品，又是汤药，已经具有食疗药膳的雏形了。

周代，统治阶级已经建立了与饮食有关的制度与官职，食医居于疾医、疡医、兽医之首，可见当时对饮食已经相当讲究。春秋末期著名思想家孔子对于饮食的营养、卫生也有着明确的要求和提法。如"食不厌精，脍不厌细"等。在这个时期的医著中，对食物的治疗作用也多有记载。如《周礼·天官·疾医》中"以五味、五谷、五药养其病。"还有当时成书的《山海经》中，就记载药物百余种，有不少是食物。这说明，食疗药膳的早期发展史，已经进入到萌芽阶段。

奠定了中医学理论基础的《黄帝内经》对于饮食的配伍，饮食对五脏的影响及治疗等多方面均有论述。对于药膳学的发展产生了深远的影响。其中载有"药以祛之,食以随之",并强调"人以五谷为本"。书中还有药方 13 首,而药膳方剂就有 6 首,如乌鲗骨丸,由茜草、乌鲗、麻雀蛋、鲍鱼制成,这说明先秦时期药膳的制作及应用也已成熟。

"药膳"一词,最早见于《后汉书·列女传》。其中有"母亲调药膳思情笃密"的字句,说明至少在一千多年以前我国已出现药膳其名。

秦汉时期,药膳有了进一步发展。成书于东汉的《神农本草经》,是我国现存最早的药物学专著。该书收载药物 365 种,其中不少都是具有药性的食物,如莲子、蜂蜜等。东汉名医张仲景在《伤寒论》《金匮要略》两部名著中都载有许多药膳方剂。如猪肤汤、当归生姜羊肉汤等。

魏晋以后,药膳学无论在理论上还是在实践中,都积累了大量的经验,逐渐形成为一门独特的学科。代表作有东晋医家葛洪的《肘后备急方》、北魏崔洁的《食经》等,对中国药膳理论的发展起到了承前启后的作用。

南北朝时期,陶弘景所著《本草经集注》,记载了大量药用食物,包括动物、植物、有常用食物及较罕用的食物,共达一百多种。这一时期还比较深入地提出食物禁忌和食品卫生,以及食物相克的实例,如白羊与雄鸡相克、羊肝与乌梅及椒相克等。

隋唐时期,食疗药膳学真正成为一门独立的学科,以药王孙思邈的《备急千金要方》为标志。该书专立一卷"食治",标志着食疗药膳学已发展成为一门独立的学问。他在"绪论"中首先提出:"不知食宜者,不足以存生也……是故食能排邪而安脏腑,悦神爽志,以资血气,若能用食平疴,释情遣疾者,可谓良工。"将能否正确应用食疗作为衡量医者技术高低的重要标准之一。唐代还出现了我国现存最早的一部以"食疗"命名的药物学专著《食疗本草》,这些食疗药膳专著的问世,对食疗的实践进行了正确的指导,为食疗药膳的进一步全面发展起到了积极的作用。

宋朝以后,是药膳全面发展时期。在当时的两部大型方书《太平圣惠方》及《圣济总录》中,都专设"食治门",即药膳学的专篇。宋代还出现了专门防治老年病的著作,如陈直的《养老奉亲书》,为老年人防病治病、养生保健做出了贡献。

药膳学发展到元代,已具有更高的层次。其间,出现了一部重要的药膳学专著《饮膳正要》,它是由宫廷饮膳太医忽思慧所著。本书是中国现存最早的一部营养学专著,从营养的观点出发,强调正常人加强饮食卫生、营养调摄以预防疾病,可以说超越了药膳食疗的旧概念。该书开始从健康人的饮食方面立论,继承了食、养、医结合的传统,十分注意药物和食物的养生和医疗效果,《饮膳正要》可以说是使药膳学得到了真正的完善,是药膳学发展史上的一块重要里程碑。

明清时期是中医药膳学进入更加全面发展的阶段。药膳学的内容几乎遍及有关"本草"的著作中,已经到了密不可分的程度,以明代著名医药学家李时珍所著《本草纲目》为例,该书收载药物将近二千种,附药图一千余幅,其中包括大量食物,仅谷、菜、果三部就有三百余种,虫、介、禽、兽有四百余种。书中还载有相当多的药膳方,对后世产生了积极影响。对食疗药膳的制作,在这一时期也有发展,如徐春甫编的《古今医统大全》,对许多饮食烹饪方法,都有详尽的记载,大多符合营养学的要求。

明清时期的食疗药膳学著作是十分丰富的,这一时期,对诸多疾病及年老者的食疗药膳特别注意。清代曹慈山的《姥姥恒言》尤其注意老年人的药膳防病养生,对老年人的食粥论述最详。其中的许多药膳方在现代广为流传,深受老年朋友的喜欢。

中国食疗药膳学内容丰富,源远流长。尤其是新中国成立后,特别是改革开放以后,全国许多地方陆续建立了许多药膳研究机构和药膳餐馆,真正将药膳推广普及到人民中间,走入寻常百姓之家。此外,有关药膳学方面的国内国际学术活动,更是促进了中国药膳与世界各国的交流,作为一种特殊的饮食文化与艺术,走向世界,使药膳学得到更进一步的发展,为全人类造福。

(二)药膳不同流派的形成

中国药膳在漫长的历史发展过程中逐渐形成了不同的流派。流派的形成与我国的地域、气候、民族习惯、宗教信仰、经济基础、物产条件、历史文化和政治有着密切关系,这些因素是形成药膳各种流派的直接原因。

药膳按照政治及经济基础可分为:宫廷药膳、贵族药膳、平民家庭药膳。按民族可分为:蒙古族药膳、满族药膳、回族药膳、朝鲜族药膳、维吾尔族药膳等。按宗教信仰可分为:儒家药膳、佛家药膳、道家药膳等。按地区和风味又可分为:北京药膳、上海药膳、四川药膳、广东药膳等等。其中,不同流派的药膳又互有联系,如唐代宫廷药膳与汉族饮食习惯相符,元代宫廷药膳与蒙古族饮食习惯相近,而清代宫廷药膳又与满族的饮食习惯相关,儒家药膳与贵族药膳又有密切的关系。下面重点介绍几大主要流派的药膳。

1.宫廷药膳

宫廷药膳,顾名思义,是专供皇家达官贵人所享用的。所以,宫廷药膳素以原料品种齐全、选料珍奇名贵、制作工艺考究为主要特点。此外,还受王公贵族们的口味影响。宫廷药膳以清宫廷药膳为代表。清宫廷药膳的制作投料精确,配伍严格,操作严谨,讲究原汤原汁,就连烹饪用水也特别讲究,专用玉泉山的泉水。清宫廷药膳受满族习俗影响较大,不仅点心种类繁多,各种粥食也很有特色。由于统治阶级追求长生不老,因此宫廷药膳以各种养生保健膳食为主。

2.贵族药膳

贵族药膳与宫廷药膳各有千秋,孔府药膳可为贵族药膳的代表。孔府药膳之所以形成一个流派,与孔子的养生之道、饮食习惯、文化修养密切相关。孔子虽有很多养生方面的主张,但由于早年不得志,晚年凄凉,每日并无名贵药膳享用。孔府药膳流派的形成主要是他的后裔成为世袭贵族之后,豪门往来频繁,应酬较多,府内招聘名厨、名师,各个身怀绝技,代代相传,从而使孔府药膳声誉日高,名扬海内外。贵族药膳的代表孔府药膳的主要特点是以"三精四美"著称于世(即精良的原料、精美的造型、精湛的烹饪艺术;味美、色美、形美、盛器美),被誉为"既有书香门第圣人之家的风度,又有王公贵族官府之气派。"

3.平民家庭药膳

中华药膳之所以历经千年日趋昌盛而不衰,就是因为它来自人民,扎根于人民,造福于平民百姓。因此,平民家庭药膳的特点在于它是平民百姓的保健食疗膳食。平民家庭药膳既没有宫廷药膳的豪华,也没有贵族饮食文化的高雅,更不具备某一民族、某一地区、某一种风味的统一模式,而是以取材方便、操作简单、经济实惠、疗效显著为主要特点。平民家庭药膳流派的形成同样受社会地位、经济基础、地域、物产和饮食习惯等多方面的因素影响。随着人民生活水平的不断提高,平民家庭药膳也逐渐变得更加丰富,昔日王公贵族们享用的"山珍海味"也走入寻常百姓之家。然而,平民家庭药膳仍以四季应时选料为主,用平平常常的材料制作出具有独特风格的保健食品。

4.民族药膳

我国是一个多民族的国家,各民族在长期生活实践中都积累了许多适宜于本民族的饮食养生法,因而就形成了各具特色的民族药膳流派。如满族药膳以猪肉为主料,"野参七星肘子""益寿胶冻"等就是满族人创造的。蒙古族则以羊肉为主料,还有奶制品,如"羊肉奶茶""羊头烩""葡萄奶油粥""奶豆腐"等等。藏族人爱吃糌粑,青稞酒、酥油茶等。酥油茶是用核桃仁、芝麻、牦牛奶、花生米等制成,具有健脑益智、延年益寿的功效。朝鲜族人以"药饭""冷面"、吃狗肉喝米酒为传统食品。"药饭"的主要原料有糯米,红枣、栗子、蜂蜜、香油、松仁粉、桂皮粉等。由于我国民族众多,各民族药膳流派各有千秋,内容丰富,数不胜数,在此不一一列举。

5.地区性药膳

地区性药膳流派主要是以地理位置不同而逐步形成的,没有一定的规定和限制,无论是一个省或一个市,只要具备自己的风格与特点,就可以称为一个流派或流派分支。各地区性药膳流派分支的形成,同样受地区饮食习惯、物产、地理、气候等多种因素的影响而各具特色。地区性药膳流派主要在选料取材上有着明显的地区性,如靠海的地区就会有许多海鲜品,靠山的地方就会有许多山珍等。比较著名的地区性药膳流派有四川药膳,北京药膳、上海药膳、广东药膳等。

6.风味特色药膳

中国各流派药膳,在风味特色上体现得最为突出,且与中国各菜系的风味联系密切。一般来说,药膳的不同风味,以四大菜系的风味特色来划分比较适宜,即四川风味、广东风味、江苏风味、山东风味。

7.宗教药膳

中国的宗教,以儒家、佛家、道家为主,其中儒家药膳以孔府药膳为代表,前面已有介绍,不再赘述。下面主要介绍佛家和道家药膳。由于佛教受清规戒律的影响,从而使佛家药膳以"素食"为特点而独树一帜,其中粥食在佛家药膳中占有很大比例。而且佛家药膳主要是制作程序简单,食用方便。道家药膳既有别于儒家贵族药膳的精美,也不同于佛家的素食。道家药膳在原料选择上提倡顺其自然不限品种,无论荤素均可。道家不仅很注重养生之道,也注重食疗,还讲究四季饮食宜忌,主张"春宜食辛""夏宜食咸""长夏宜食酸""秋宜食苦""冬宜食甘肥",这些主张对我们都十分有益。但由于受陈旧的保守思想的影响,很多道家药膳经验配方作为秘方而失传,影响了药膳的挖掘与发展。

综上所述,不同药膳流派的形成,对我们今天研究和运用,并把它们推广普及到群众的日常生活中去起到了积极的作用。可以使人们按照自己的经济条件、不同的口味、不同的身体状况,充分选择适合自己的药膳,在一日三餐中,起到良好的预防保健治疗作用,使生活更加美好,让中国药膳不断发展,造福于全人类。

(三)药物的炮制及提取方法

1.药物的炮制

药膳中的药物或食物在制作前均需进行必要的炮制。以降低或解除药物的毒性、提高药物或食物的效能;充分利用药物或食物的有效部位,去除药物或食物的特殊的不良气味,并除去杂质和异物,达到药膳制作的要求。

炮制方法是历代逐渐发展总结出来的炮制经验,大致可分为五类。

(1)修制。修制包括纯净处理、粉碎处理、切制处理。修制是指采用挑、拣、簸、筛、刮、刷等方法去掉灰屑、杂质及非药用部分,使药物清洁纯净,粉碎是指采用捣、碾、磅、锉等方法使药物粉碎,以符合使用要求;切制是指采用切、铡等方法,把药物切制成一定的规格,使药物有效成分易于溶出。

(2)水制。用水或其他液体处理药物的方法,以达到清洁药物、软化药物、调整药性。常用的有洗、泡、漂、浸、润等。

(3)火制。火制包括炒、炙、煨,炒是指对药物均匀加热,除去药物中的水分,使药物变得酥脆,易于有效成分的煎出;炙是指用液体辅料拌炒药物,使辅料渗入药物组织内部,以改变药性,增强疗效或减少副作用的炮制方法,煨是指利用湿面粉或湿纸包裹药物,置热火灰中加热至面或纸焦黑为度,以减轻药物的烈性和副作用。

(4)水火共制。水火共制包括煮、蒸、焯。煮是用清水或液体辅料与药物共同加热的方法;蒸是用水蒸气或隔水加热的方法;焯是指将药物快速放入沸水中短暂潦过,立即取出的方法。

2.药物的提取方法

提取是将药物中的有效成分用特定的方法分离、溶解出来,精制成药液。提取方法分为:

(1)煎煮法。煎煮法多用水作溶剂,将药物(或食物)适当粉碎或切片,加水煎煮,从而提取有效成分。

(2)蒸馏法。蒸馏法是利用水蒸气加热药物,使所含挥发性有效成分随水蒸气一起蒸馏出来,再经过冷却、回收。

(四)药膳常用的烹饪方法

药膳是药物与食物按一定的原则和适当的形式巧妙搭配,结合为既能治病防疾、保健滋补,又能解饥果腹、享受美食的特殊食品,其烹调、制作方法是以通常烹饪技术为基础,融中医理论、营养学知识、中药炮制技术于一体的烹饪方法。常用药膳的烹饪方法主要有炖、蒸、煮、熬、炒、烧、煨、卤、焖、拌。

1.炖

将药物与食物同时下锅,然后注入清水,放入调料,置于武火上烧开撇去浮沫,再改用文火炖至熟烂的方法。通常炖法所用的时间约为2~3小时左右。

2.蒸

利用水蒸气加热,使食物受热或熟透的方法。蒸法分为粉蒸、包蒸、封蒸、扣蒸、清蒸和汽锅蒸。

(1)粉蒸。将药物与食物调制、拌入调料,用米粉包匀,上笼蒸制。

(2)包蒸。将拌好的药物和食物用菜叶或荷叶包牢上笼蒸制。

(3)封蒸。将拌好的药物与食物装在容器中加盖,再用湿棉纸封严上笼蒸制。

(4)扣蒸。将拌好的药物和食物排放在合适的容器内上笼蒸制。蒸熟后直接出笼、面形朝上的为明扣;蒸熟后再翻扣到其他容器内、面形朝下的为暗扣。

(5)清蒸。将药物与食物放在容器内,加入调料、清水上笼蒸制。

(6)汽锅蒸。是用一种特制的"汽锅"蒸制的方法。汽锅是在锅的底部中心有一汽柱,蒸汽由气柱冲入锅内,遇到锅盖及食物后凝结成水滴返回锅内,并达到蒸制食物和药物的目的。

3.煮

将药物和食物放入锅中,加入适量的清水或汤汁,用武火煮沸后,再移至文火煮熟。

4.焖

将食物和药物洗净、控干,用油炝炒,然后加入适量汤汁置于文火上,盖严锅盖炖熟,至汁浓时为止。

5.煨

煨法分为两种:一是将药物与食物放入容器中,加入调料和适量的水,用文火进行长时间的浸泡、煮制;另一种是将药物和食物用阔菜叶或湿草纸包裹好,埋入刚刚燃烧完的灰烬中,利用余热将其烫熟。

6.熬

将药物和食物撕或切成小块,放入锅中,注入适量清水,用武火烧沸后,撇去浮沫,改用文火煮至汁稠,令药物和食物粑烂与水融为一体为止。

7.炒

将准备好的食物用药汁调拌好,待锅烧热时加入适量的油,油烧热后放入拌好的食物连续翻炒至食物除去生味即可。

8.卤

将食物与药物放入卤汁中,用文火逐渐加热,令卤汁渗入食物至熟透。

9.炸

将适量油注入锅内,置武火烧至七八成熟,将药汁或药末调成糊状、裹匀食物,放入热油中加热至熟。

10.烧

将食物事先炸好后加入药物和汤汁或清水,再加入调料和调色剂(如酱油等),用武火烧开,改用文火焖至汁稠浓、食物熟透即可。

11.拌

将食物与药物按配制方法调配好,加工成所需形状(如丝、片、块等),再用调味品拌匀即成。

12.余

将药物和食物投入烧开的汤或水中;加入调料调配好即可。

(五)药膳禁忌

药膳虽然是一种食品,但它毕竟与普通日常食品有着明显的区别。特别是当机体患有某种疾病时,不宜服用某类或某种药物和食物,即通常所说的"忌口",既包括忌食某类或某种药物,又包括忌食某类或某种食物。如《饮膳正要》的"五味偏走"中指出:"肝病禁食辛,宜食粳米、牛肉、葵菜之类;心病禁食咸,宜食小豆、犬肉、李、韭之类;脾病禁食酸,宜食大豆、豕肉、栗、藿之类;肺病禁食苦,宜食小麦、羊肉、杏、薤之类;肾病禁食甘,宜食黄黍、鸡肉、桃、葱之类。"这些虽为古人经验之谈,有些也不具科学原理,但可以提示我们在应用中引以为鉴,慎重选料。

1.药膳服用禁忌

药膳形为食、性为药,宜根据不同需要、不同药性合理服用。因每一种药膳都是依据中医、中药学理论配制的,所以在应用时也应以中医理论为原则,以现代医学检查为指导,针对不同的体质和不同疾病选用对症有效的药膳。如素有内热的人,不宜多服、久服羊肉、狗肉、辣椒等辛温助热类药膳;如素体阳虚,则不宜多服、久服生冷类药膳。特别是当机体患有某种疾病时,由于体内出现的一系列病理变化,有些食物或药物对疾病有利,有些药物或食物服用后产生副作用,加快疾病的不良发展及病理转化,所以服用药膳也有禁忌。如肝病忌辛辣;心病忌咸;水肿忌盐;胃病忌酸甘;黄疸、腹泻忌油腻;疮疖、皮肤瘙痒忌鱼虾;头晕、失眠忌胡椒、辣椒、茶;糖尿病忌糖;胆囊炎忌脂肪;急性肠胃炎忌酒类、咖啡、肥腻。

2.药膳配伍禁忌

药膳在制作时需精选具有某种功效的药物和含有某些成分的食物合理组合、搭配。由于药物和食物内所含成分复杂、作用各异,能使一种药物或食物与另一种药物或食物合用,产生毒性反应及强烈的副作用,或者减轻甚至消除原有的功效。为了避免此情况发生,在药膳的选料、配制时要遵循历代医学和膳食理论中的配伍禁忌。其中包括药物与药物的配伍、药物与食物的配伍以及食物与食物的配伍。

(1)药物配伍禁忌。药膳中的药物配伍仍以中医、中药理论为原则,遵循古代医籍中概括总结的"十八反""十九畏"。"十八反"是指以下十八种药物间的配伍合用可产生毒性反应或副作用。分别为:"甘草反甘遂、大戟、海藻、芫花;乌头反贝母、瓜蒌、半夏、白蔹、白及;藜芦反人参、沙参、丹参、玄参、细辛、芍药"。"十九畏"是指以下十九种药物间的配伍合用可减轻或消除其中某一药物的药效(即相恶),同时也可解除其中某一药物的毒性(即相畏)。分别为:"硫磺畏朴硝(朴硝为硫酸钠粗制结晶),水银畏砒霜,狼毒畏密陀僧(狼毒为瑞香科植物或大戟科植物狼毒的根,俗称断肠草、打碗花;密陀僧即氧化铅),巴豆畏牵牛,丁香畏郁金,川乌、草乌畏犀角,牙硝畏三棱(芒硝中晶莹、长刺样结晶称为牙硝),肉桂畏赤石脂,人参畏五灵脂。"这些均为古代医家经验总结,有些已经科学验证,有的尚未找到科学依据,但在应用时宜谨慎为好。

(2)药物与食物配伍禁忌。由于某些药物与食物中所含成分之间的作用,或两者各自功效之间的作用,使得原本单独服用时无任何毒副反应,但配合使用却出现一系列的不良反应,即药食相反。常用的有:"猪肉反乌梅、桔梗、黄连、胡黄连、苍术、百合;猪血忌地黄、何首乌;猪心忌吴茱萸;羊肉反半夏、菖蒲;狗肉反商陆,畏杏仁,恶蒜;鳖肉忌芥子、薄荷,恶矾;鲫鱼反厚朴,忌麦冬;鲤鱼忌砂仁;鸡肉忌芥米;鸭肉忌李子、桑葚子;雀肉忌白术、李子"。这些禁忌不一定均具科学道理,但可以提醒我们在配制药膳时要以一定的中医学、中药学理论为指导,切不可胡乱搭配。

（3）食物搭配禁忌。食物作为机体营养物质的来源，其本身无任何毒性，亦无特殊副作用，但若不正确搭配，则会破坏食物中的营养成分，甚至产生对机体有害物质。如菠菜与豆腐均含有丰富的营养成分，但两者同煮，会使菠菜中的草酸与豆腐中的钙结合为草酸钙，不但难以吸收，而且还容易引起肾结石。古代医籍中对食物的搭配原则已有一定的认识，《饮膳正要》中叙述了"食物相反"，详细列举了一系列禁止合用的食物。并指出："盖食不欲杂，杂则或有所犯，知者分而避之。"其中："马肉不可与仓米同食，马肉不可与苍耳、姜同食。猪肉不可与牛肉同食。羊肝不可与椒同食。兔肉不可与姜同食。羊肝不可与猪肉同食。牛肉不可与栗子同食。羊肚不可与小豆、梅子同食。麋鹿肉不可与虾同食。鹌鹑肉不可与猪肉、菌子同食。鸡肉不可与兔肉同食。鸭肉不可与鳖肉同食。鲤鱼不可与犬肉同食。黄鱼不可与荞面同食。杨梅不可与生葱同食。柿、梨不可与蟹同食。生葱不可与蜜同食。芥末不可与兔肉同食"，等等。这其中不一定都正确，有些仍需进一步科学验证，但对药膳制作时选料配方仍有指导意义。

（4）常用食物的温热与寒凉。食物，无论是水果蔬菜，还是粮食肉禽，按中医理论都有温凉寒热之分，也有某些禁忌。为避免盲目进食，合理配餐，现将常用食物按温热寒凉分类如下，供四季配餐中参考与应用。

温热性食物：狗肉、羊肉、牛肉、鸡肝、猪肝、猪肚、牛肾、鲤鱼、鲢鱼、鳝鱼、虾、海参、糯米、面粉、油菜、胡萝卜、韭菜、芥菜、南瓜、刀豆、胡豆、樱桃、乌梅、橘子、桃、杏、荔枝、桂圆、石榴、板栗、甘蔗、红糖、酒、醋、辣椒、胡椒、葱、姜、蒜等。凡有温热症体质者应慎用或禁食。反之，寒凉症者则可适当食用。

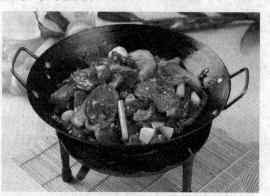
干锅狗肉

寒凉性食物：兔肉、鸭蛋、猪肠、猪脑、羊肝、鳖、田螺、小米、绿豆、豆腐、菠菜、白菜、苋菜、冬苋菜、芹菜、藕、紫菜、笋、白萝卜、番茄、茄子、莴笋、丝瓜、苦瓜、冬瓜、黄瓜、蘑菇、梨、香蕉、广柑、柿子、桑葚、柚子、西瓜、荸荠、盐、酱、饴糖、猪油、菜油、麻油等。因此,凡寒凉症体质者皆应慎食或禁忌,温热症者则可适当食用。

3.药膳制作对食物某些成分的影响

食物是维持人体生命活动的物质基础,为机体提供必需的营养成分;药物能解除机体病痛、治疗疾病。药膳中的食物不乏具有一定的治疗作用,而药膳中的药物多数可以食用。这充分体现了"药食同源"的传统医学的特点。药膳的原料为药物与食物,以食物为主以药物为辅,运用精湛的烹饪技术制成色、香、味、形独特的美味佳肴。但是,有些烹饪方法和制作方式对食物中的某些营养成分和药物中的某些有效成分带来不良影响,造成破坏或丢失,这一点,在制作和烹调过程中必须加以注意,以求得尽可能减少这些不良影响。

(1)减少营养成分的破坏和丢失

①维生素 A:维生素 A 为脂溶性维生素,在不接触空气和阳光的情况下,维生素 A 和胡萝卜素即使受高温加热也不会破坏。通常的烹调过程对维生素 A 的破坏也不大,但像油炸之类的长时间剧烈加热或在空气中长时间脱水、干燥,则食物中的维生素 A 会遭到氧化破坏。而且,胡萝卜与无油膳食一起食用,几乎不被吸收。但若与一定量脂肪一起食用,则胡萝卜素的吸收较好。

②维生素 B_1:维生素 B_1 在酸性溶液中较稳定,在碱性溶液中则易被破坏,所以,制作时不宜加碱。维生素 B_1 为水溶性维生素,制作后部分维生素将溶入汤汁中,若经高温长时间加热,维生素 B_1 将被破坏。

③维生素 B_2:维生素 B_2 为水溶性维生素,对热、酸、氧化作用均较耐受,但日光照射和碱能使维生素 B_2 受到破坏,因此制作时不宜加碱。

④维生素 C:维生素 C 为水溶性维生素,受热、氧化、干燥、碱等均易使维生素 C 受到破坏,所以富含维生素 C 的食物在制作时宜尽量减少烹调时间,保留汤汁,并尽量减少在空气中放置时间。

(2)改进制作过程和方法

①为了减少水溶性营养成分的丢失,在冲洗时尽量减少浸泡、搓揉、冲洗次数。

②蔬菜宜先整洗、后切开,同时不宜切得太碎(做馅时除外)。

③不要使用铜制炊具和器皿。

④勿在制作时加碱(做馒头类用发酵面粉时除外)。

⑤尽可能避免挤出菜汁只用菜渣的制法。

⑥尽量减少制作好的菜肴在空气中放置的时间。

第五章　食材的功效与用法

一、谷物类食材

（一）稻米

稻米就是大米,在我国,稻子已有 6900 多年的种植历史。据《管子》记载:"神农种五谷",即黍、稷、稻、麦、菽。在古代,人们称野生稻为秜;称粘性稻为粳;称不粘稻为籼;称糯稻为秫稻。"稻米流脂粟米白,公私仓廪俱丰实",杜甫的这两句诗告诉我们,唐代的时候,稻米就已经是人们的主要粮食了。

我国的云南是世界上少有的高原稻作区,是稻米的起源地之一,稻种资源之丰富为世人瞩目。在思茅、西双版纳、临沧、红河等地州的许多地方,至今还保存着稻的祖先——野生稻。

用稻米制成的粽子,是中国饮食文化的特产之一,而且本身有着丰厚的历史沉淀和文化底蕴。粽子的雏形,是原始人在地上挖坑盛水,把用叶子包裹起来的植物种子放在水中,再把烧得滚烫的石头投入其中,使植物种子成熟。春秋时,人们用菰叶把黍米包成牛角状,称为"角黍",也有用竹筒的,称之为筒粽。到了晋代,粽子已成为民间的家常食品。粽子之所以同端午节联系起来,在我国也有着不同说法。普遍流传的是说爱国诗人屈原在农历的五月初五投汨罗江自尽,楚国的百姓就在这一天用"竹筒储米,投而祭之",后演变为端午节吃粽子的习俗。也有说法认为这一习俗是用来纪念介子推或者伍子胥的。

稻子分为粳稻和糯稻,碾出的米则分别称为粳米和糯米,后者可以制作年糕、糍粑等特色食品,还可以酿造香甜可口的糯米酒。

【营养成分】

稻米的主要成分是碳水化合物、蛋白质、脂肪、纤维素,并富含人体所需的其他微量元素。不过,由于普通稻米缺乏维生素 A、维生素 C 和碘等人体必需成分,所以需要通过搭配蔬菜及其他食物来均衡营养。

【药用功效】

稻米性温,有补中益气的功效,可以止消渴、健脾胃。

【医典文摘】

《本草纲目》:味甘,性温,无毒。温中,使人气血充足、通畅。

【偏方】

把香蕉去皮后和糯米一起煮粥,长期服用,对糖尿病有良好疗效。

【药膳】

将香菇泡发后切成丝,加上瘦肉末,与粳米同煮,做成香菇饭,对治疗慢性胃炎有较好的辅助作用。

【食用宜忌】

稻米性温,多吃容易生痰,所以凡是有发热、咳嗽、痰黄稠现象的人,或者有黄疸、泌尿系统感染以及胸闷、腹胀症状的人不宜多食。

【选择窍门】

一查:根据食品标签通用标准规定,米袋上必须标注生产日期、产品名称、生产企业名称和地址、净含量、保质期、质量等级、产品标准号以及其他特殊标注的内容,其中生产日期是识别新大米最关键之处。另外要查看包装上是否有国家强制性规定的"QS"认证标志。

二看:看大米的色泽和外观。新大米米粒大小均匀、丰满,色泽鲜亮,有光泽,罕见碎米和黄粒米。

三抓:抓一把大米在手中,放开后观察手里是否粘有白兮兮的米糠粉,这种米糠粉情况在合格的新大米中很少发现。

四闻:闻大米的气味。手中取少量米粒,用手搓其发热,然后立即嗅其气味,正宗的新大米有股扑鼻的清香味。

五尝:尝大米味道。取几粒大米放入口中细细咀嚼,合格的新大米味微甜,无霉味和酸味。

(二)陈仓米

陈年粳米即中药书上说的"陈仓米",有一定的药用功效。但是,变质的陈化粮、以旧充新的毒大米，都会对人体造成伤害。

【药用功效】

治胃中热，消渴，利小便，止痢。古人多以陈仓米煮汁煎药，用于脾胃虚弱、糖尿病。

【医典文摘】

《本草经》：陈仓米味甘咸，性微凉，无毒。主养肾气，去脾胃中热，益气。

《食性本草》：陈仓米平胃、暖脾、止泻。

【药膳】

猪肝绿豆粥

原料：鲜猪肝、绿豆、陈仓米。

制法：将绿豆洗净，用温水浸泡1小时。陈仓米淘净，与绿豆一起放入锅内，加入清水，用武火煮沸后用文火煎熬30分钟，至绿豆熟烂。将猪肝切碎，在粥将盛时加入同煮，待猪肝熟透后停火。不加盐。

功效：补肝明目，益气养血。适用于中老年人气血亏虚所致的面色少华、头晕烘热、脚气足肿等症。

【食用宜忌】

对于储备粮陈年大米，我国有着严格的规定，每年都会淘汰1/3以上，即使这样的储备粮在出库之前，也要经过质量检验部门严格的检验，只有那些符合标准的，没有变霉的粮食才能用于食用。

【选择窍门】

一般人买陈米，主要是为了利用它的药效做一些膳食，起到养生的作用。现在一些不法商贩在发霉的陈仓米中加入雕白块、矿物油，抛光后当作新米来卖，严重危害了人们的健康。

为了避免将发霉、加入了化工原料的大米买回家去，在挑选的时候一定要小心，做到"一看二摸三嗅"：从外观上看大米成色如何；用手摸大米是否有油腻的感觉；闻一下有没有大米的自然香味。还有一种最简便的方法，把少许米放进水里，漂油花的就是搀有工业用油的"有毒大米"。

（三）黑米

黑米是特种稻米的一种，又称黑粳米，外皮墨黑，质地细密，比普通大米略扁，是我国稻米中的珍品,古代是专供内廷的"贡米"。黑米的颜色之所以与其他米不同,主要是因为它外部的皮层中含有花青素类色素,这种色素本身具有很强的抗衰老作用。

【营养成分】

黑米富含淀粉、蛋白质、维生素 A、维生素 B、维生素 E、乙酸、苹果酸、柠檬酸、琥珀酸等,富含黄酮类活性物质,此外还含有多种维生素和锌、铁、钼、硒等必需微量元素。

【药用功效】

由于黑米中含膳食纤维较多,淀粉消化速度比较慢,因此不会造成血糖的剧烈波动。此外,黑米中的钾、镁等矿物质还有利于控制血压、减少患心脑血管疾病的风险。所以,糖尿病人和心血管疾病患者可以把食用黑米作为膳食调养的一部分。此外,黑米还可以治疗贫血、头昏、视物不清、头发早白等多种病症。

【医典文摘】

《本草纲目》:黑米味甘,性平,滋阴补肾,健脾暖肝,明目活血。

【偏方】

用黑米和红豆、莲子、花生、桂花一起煲粥,有很强的补肝益肾、丰肌润发的功效。

【药膳】

山药黑米炖猪肚

原料:猪肚、山药、黑米。

制法:山药去皮切成小丁,将黑米淘洗干净,然后将洗干净的猪肚放入开水中焯好,捞出来备用。将黑米和山药放入猪肚内,再用小竹棍将口封好放入锅内,再放入料酒、葱、姜,用文火煲两个小时左右,最后放入盐、胡椒粉、糖、鸡精等,晾凉后切成薄片即成。

功效:补肾。

【食用宜忌】

黑米不容易煮烂,因为它的外部有一层较坚韧的种皮。没有煮烂的黑米不容易被胃酸和消化酶分解消化,会引起急性肠胃炎及消化不良。

【选择窍门】

首先看光泽,不好的黑米,外表没有光泽。

其次可以用手指头抠一点儿,会有片状的东西掉下来,这就是它的一个表皮。如果是不好的黑米,则会有粉状的东西掉下来。

也可以把米掰开,糯黑米的米芯是白色的,一般大米是透明的。染色的米,水的颜色会渗到米芯里去。

除此以外还可以看泡米水以及稀释过的泡米水颜色。正常的黑米水是紫红色,稀释以后也是紫红色或偏近红色。如果泡出的黑米水像黑墨汁一样,稀释以后还是黑色,那这个黑米就是染过色的假冒产品。

(四)紫米

特种稻米的一种,别名"紫糯米""接骨糯",因碾出的米粒细长且呈紫色,故得名。紫米有皮紫内白非糯性和表里皆紫糯性两种。《红楼梦》中所说的"御田胭脂米"就是指紫黑色的血糯米。

紫米饭清香、油亮、软糯可口,营养价值和药用价值都比较高,有补血、健脾、理中及治疗神经衰弱等多种作用。

由于有种种优点而且仅产于云南思茅和西双版纳地区,产量不高,所以紫米显得十分珍贵。民间喜在年节喜庆时做成八宝饭食用,味香,微甜,粘而不腻。

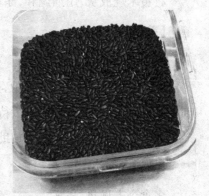

紫米

【药用功效】

补血益气,暖脾胃,适应于胃寒痛、消渴、夜多小便等症。

(五)黄米

黄米别名黍米。比小米稍大,颜色淡黄,煮熟后很粘。传统小吃"驴打滚"就是用黄米制成的,绵软适口,甜而不腻。"驴打滚"也叫豆面糕。按北京旧俗,每到农历二月都要吃。"驴打滚"有两种,一种是将蒸熟的黄米面团沾上炒熟的黄豆面擀成片,卷上豆馅切成块,再撒上些芝麻、桂花白糖。另一种是将红糖和熟豆面搅匀,用蒸熟的黄米面包成团子,浇上桂花红糖水。至于"驴打滚"这一名称的得来,就是一种形象的比喻,制得后放在黄豆粉面中滚一下,如驴在郊野中打滚,扬起灰尘一般,故称此名。

【营养成分】

富含蛋白质、粗脂肪和赖氨酸。

【药用功效】

黄米味甘,性温,有和胃、健脾、乌发的功效。

【医典文摘】

《本草纲目》:益气,补中。

【偏方】

将黄米烧成灰,用油调和,涂抹在棒伤处,可以止痛。

【药膳】

小黄米油

制法:用优质小黄米煮稀饭,煮好后沉淀片刻,撇出上面一层"油"汤,在早餐前约半小时喝下,剩下的小米饭待吃饭时吃掉。每天早上喝1次,连喝3个月。

功效:对糖尿病有很好的辅助治疗作用。

【食用宜忌】

多食令人燥热、瞌睡。

(六)高粱

高粱别名蜀黍,《尔雅》中的"稷"一说即为今天的高粱,被列为五谷之一,自古就有"五谷之精""百谷之长"的盛誉。

高粱是酿酒的好原料,我国特产的茅台、泸州特曲、竹叶青等名酒,都是以高粱籽粒为主要原料酿造的。非洲乌干达的"国饮"是以香蕉和高粱面混合发酵而成,香甜醇厚,开宴时,将酒坛摆在桌上,坛顶插着1米长的草管,宾主啜管对吸,十分有趣。

【营养成分】

高粱含有蛋白质、脂肪、碳水化合物、钙、磷、铁等,赖氨酸含量高,单宁含量较低。

【药用功效】

高粱性温,有和胃、健脾、凉血、解毒、止泻的功效,可用来防治积食、消化不良、湿热下痢和小便不利等多种疾病。

【医典文摘】

《本草纲目》:暖中焦,涩肠胃,止霍乱。

【偏方】

取高粱适量,入锅炒香,去壳磨粉,每次取 2~3 克调服,治疗小儿消化不良。

【药膳】

高粱米加葱、盐、羊肉汤,煮成粥食用,能治疗阳虚盗汗。

【食用宜忌】

患有慢性腹泻的病人常食高粱米粥有明显疗效,但高粱性温,大便燥结者应少食或不食。

【选择窍门】

一看:优质高粱米呈乳白色,有光泽,颗粒饱满、完整、均匀一致;劣质高粱米色泽暗淡,颗粒皱缩,有虫蚀、生芽的现象。

二闻:取少量高粱米嘴哈热气,然后立即嗅其气味,劣质高粱米微有霉味或其他异味。

三尝:取少许高粱米用嘴咀嚼,优质高粱米味微甜;劣质高粱米乏而无味或有苦涩味、酸味及其他不良滋味。

(七)薏米

薏米是薏苡这种植物果实的果仁,别名沟子米、六谷子、薏仁米、苡米、五谷米、回回米等,关西地区也叫糜子米。古代人把薏米看作自然之珍品,用来祭祀;现代人把薏米视为营养丰富的盛夏消暑佳品。

【营养成分】

富含亮氨酸、精氨酸、赖氨酸、酪氨酸等氨基酸类成分和脂肪油、糖类等。

【药用功效】

薏米性微寒,有健脾、去湿、利尿的功效。主治湿热、脾虚腹泻、肌肉酸重、关节疼痛等,还可抑制艾氏腹水癌细胞增殖,增强肾上腺皮质功能,提升白细胞和血小板,是一种理想的抗癌保健食品。薏米中含有的薏苡素对横纹肌有抑制作用,可减少皱纹,常食有美容效果。

【医典文摘】

《本草纲目》:长时间食用,使人舒爽益气,能消除筋骨中的邪气,有利于肠胃,消水肿,使人开胃。

《本草经》:薏米主筋急拘挛,不可曲伸,风湿痹。

【偏方】

用薏米 10 两,杵成粉,加水 3 升,煎至 1 升,以少许酒送服,可治疗肺脓肿、咳脓血。

【药膳】

薏米白果汤

原料:薏米、去壳白果。

制法:将薏米与白果同煮,加入适量冰糖。

功效:健脾除湿,清热排脓。适用于脾虚泄泻、痰喘咳嗽、小便涩痛、糖尿病、水肿等症。

(八)小米

小米别名粟,是谷子去皮后的颗粒状粮食。米粒小、卵圆形,色泽呈乳白或淡黄,分为粳性小米、糯性小米和混合小米。

在我国原始农业中,小米的种植居首要地位,历来就有"五谷杂粮,谷子为首"的说法。据内蒙古华夏第一村的出土文物考证,谷子在我国已有 7000 多年的栽培历史,由于它的适应能力强,自古以来就是我国北方干旱和半干旱地区种植的主要粮食作物之一。

我国民间多有饮食禁忌,只有小米与人相伴甚宜。小米饿时可充饥,病可医疾;冬

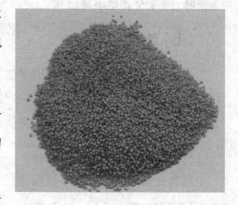

小米

天能暖身,夏日能祛暑;进宫则为皇家膳食,入狱可做囚徒茶饭,从不因附高而兀傲,也不因渺小而自卑。

小米不仅是北方人喜爱的粮食,是体弱病人和产妇的上好滋补佳品,还可以用来酿醋、酿酒,山西陈醋的主要原料就是小米,五粮液、汾酒以及南方人喜欢喝的小米黄酒、日本人爱喝的清酒,主要原料也是小米。

【营养成分】

含有丰富的淀粉、色氨酸、蛋白质、脂肪、粗纤维、维生素等,其中维生素 Bl 的含量居所有粮食之首。

【药用功效】

小米性微寒,可以除湿、健胃、和脾、安眠。

【医典文摘】

《本草纲目》粟米养肾气,脾胃中热,益气;陈粟米味苦,性寒利小便,止痢。

【偏方】

眼睛里进了异物,取小米 7 粒,嚼烂后取汁,用汁液洗眼睛,异物即出。

【药膳】

将小米与龙眼肉同煮成粥,加入红糖,空腹食用,可以补血养心,安神益智。适用于心脾虚损、气血不足、失眠健忘、惊悸等症。

【选择窍门】

近年来,有不法商贩将陈年小米、霉变小米用柠檬黄、胭脂红等色素加工装扮,冒充优质小米。染色的小米中含有大量合成色素,其代谢物摄入过多会对人体造成过敏反应,而且霉小米中含有黄曲霉,会产生致癌物质——黄曲霉毒素。

在购买小米的时候,可从色泽和气味方面辨别。从色泽上看,新鲜小米色泽均匀,呈金黄色,富有光泽;染色后的小米色泽不均匀,呈深黄色,缺乏光泽。从气味上辨别,新鲜小米有一般小米特有的香气,染色后的小米闻起来没有香气,严重的还略带色素的刺鼻气味。

(九)玉米

玉米别名玉蜀黍、苞谷、珍珠米等,是全世界公认的“黄金作物”。玉米原产于南美洲,中国大约在 16 世纪中期开始引进种植。

在墨西哥人的饮食中,玉米占据着不可替代的位置,当地的许多名菜也都是以玉米为原料的。国菜"托尔蒂亚"是将玉米面放在平底锅上烤制出来的薄饼,有点像中国的春饼,香脆可口。尤以绿色玉米制成的"托尔蒂亚"最佳。"达科"是包着鸡丝、沙拉、洋葱、辣椒,用油炸过的玉米卷,最高档的"达科"是以蝗虫做馅的。"达玛雷斯"是用玉米叶包裹的玉米粽子,里面有馅拌鸡、猪肉和干果、青菜,吃后齿颊留香。"蓬索"则是用玉米粒加鱼、肉熬成的鲜汤。墨西哥的玉米国宴,包括面包、饼干、冰激凌、糖、酒,一律以玉米为主料制成。

【营养成分】

玉米所含的脂肪中,50%以上是亚油酸,并含有卵磷脂、谷物醇、维生素 E 及丰富的维生素 B_1、维生素 B_2、维生素 B_6 等。

【药用功效】

玉米性平,具有健脾利湿、开胃益智、宁心活血的作用。长期食用可增强人的体力和耐力,刺激胃肠蠕动,防治便秘、肠炎、肠癌等。美国科学家发现,吃玉米能刺激脑细胞,增强记忆力。玉米中所含的黄体素和玉米黄质可预防老年人眼睛黄斑性病变的发生。

【医典文摘】

《本草纲目》:玉蜀黍,味甘,调中开胃。

【偏方】

用玉米须 100 克煎汤,每天代替茶饮用,可利尿消蛋白,月于各种肾脏病、蛋白尿。

【药膳】

玉米粉粥

原料:玉米粉、粳米。

制法:将玉米粉加适量冷水调和,将粳米粥煮沸后入玉米籽同煮为粥。早、晚餐温热服用。

功效:降脂、降压。对动脉硬化、冠心病、心肌梗塞及血沼循环障碍有一定的治疗作用;高脂血症病人常服也有效。

【食用宜忌】

尽管烹调使玉米损失了部分维生素 C,却获得了更有营养价值的抗氧化剂。

同时,烹饪过的玉米还释放一种酚类化合物赖氢酸,对癌症等疾病具有一定疗效。

肝、脑综合征,皮肤病者忌食玉米。

【选择窍门】

玉米很容易受潮发霉产生毒素。因此,在购买超市里的玉米前,一定要看好保质期,检查真空包装是否有漏气现象。

玉米油:

玉米油是从玉米胚中提炼出来的一种优质油,近年来在市场上得到推广。它不仅味道纯正、消化率高、稳定性好,经常食用还有预防和治疗心血管病的效果。玉米油中含有极为丰富的不饱和脂肪酸,进入人体后可促进粪便中类固醇和胆酸的排泄,阻止胆固醇的合成和吸收,使胆固醇不在血管壁沉积,从而防止动脉粥样硬化的形成。此外,玉米油还含有极丰富的维生素 E,它是一种脂溶性抗氧化维生素,能达到软化血管,减轻动脉硬化的目的,使血管保持良好的状态。

(十) 小麦

小麦秋季播种,冬季生长,春天开花,夏天结实,吸取四时之气,是五谷中价值最高的。我国民间流传,农历正月廿一是小麦的生日,称为小麦节。这一天如果天气晴朗,阳光普照,人们便会群情欢畅,皆大欢喜,摆酒设宴,同庆丰年;如果天气阴晦,人们的心情便沉郁起来,因为糟糕的天气预示着收成不好。给小麦过生日是人们的一种愿望,因为人们希望有一个丰收的年景。

小麦加工后的产品是面粉,并且有精面粉与全麦面粉之分。精面粉颜色洁白,是利用小麦的胚乳精加工而成的,其他部分被除去了,相应的营养物质也就没有了。长期食用精面粉会引起某些营养素,特别是维生素 B_1 缺乏,导致脚气病。全麦面粉是用全麦磨制而成的,颜色呈浅棕色,营养成分保持较好,因此推荐大家吃全麦食品。

【营养成分】

含淀粉、蛋白质、氨基酸、和 B 族维生素。

【药用功效】

小麦性微寒,有养心、益肾、除热、止渴的功效。

【医典文摘】

《本草纲目》:新麦性热,陈麦性平,可以除热,止烦渴,利小便,补养肝气。

【偏方】

把小麦摊在石头上,将铁器烧热,把小麦压出油,搽在患处可治疗白癜风。

【药膳】

小麦粥

制法:小麦洗净,加水煮熟,捞取麦粒取汁,再加入粳米、大枣同煮即成。

功效:止虚汗,止燥渴,利小便,健脾养胃。

馒头和面包:

馒头和面包都是面粉的发酵食品,差别就在于加热温度的不同,前者是蒸熟,温度100℃,后者是烘熟,温度230℃~280℃。

【食用宜忌】

刚出炉的面包发酵过程还没完成,马上吃对身体有害无益,容易得胃病,至少得放上两个小时。刚出炉的面包闻起来香,其实那是奶油的香味,面包本身的风味是完全冷却后才能品尝出来的。任何经过发酵的东西都不能立刻吃。肠胃不好的人不宜吃过多的面包,因为其中有酵母,容易产生胃酸。

馒头最好烤着吃,因为烤后形成的焦黄部分是由大量的糊精构成的,可以帮助消化。烤馒头中还夹杂着不少黑点,这是淀粉受热过度形成的炭,这些细小炭粒中充满了空隙,人吃了以后,它们能在胃肠里吸附大量水分、气体、胃酸、细菌和毒素,最后随同粪便一道排出体外。如此一来,胃酸过多的人吃了烤馒头,会因过多的胃酸被吸附掉而感到舒服;腹胀的人会因肠中过多的气体被部分吸附掉而感到轻松;消化不良而致腹泻的人,会因有害细菌和毒素被吸附掉而减轻症状或痊愈。

(十一)大麦

大麦是人类栽培的最古老的作物之一,但起源却有两种不同的说法,一说是从小亚细亚到中东、埃及、北非、俄罗斯;另一说认为中国青海、西藏、四川西部是野生大麦的起源地。据考证,在我国的青海诺木洪遗址、新疆哈密古墓及甘肃省民乐县东灰山遗址,都发现了新石器时代的裸大麦炭化籽粒。《吕氏春秋·任地篇》也有"孟夏之昔,杀三叶而获大麦"的记载。说明距今5000年前,我国先民已在黄河上游和西北干旱地区栽培大麦了。

大麦的主要用途是生产啤酒。籽粒也可以用于做汤、做粥、做面包等。

【营养成分】

主要含淀粉、蛋白质、脂肪和矿物质,还富含维生素 E 和多种微量元素。

【药用功效】

大麦性凉,有消食、回乳、消水肿等功效,可以治疗胃炎及十二指肠球部溃疡等病。

【医典文摘】

《本草纲目》:大麦消渴除热毒,益气调中,滋补虚劳,能使血脉强壮。

【偏方】

将大麦米浸泡轧碎,加适量红糖一同煮粥,每天服用 2 次,可以消积进食,适用于小儿疳症、脾胃虚弱。

【药膳】

大麦汤

原料:苹果、羊肉、大麦仁。

制法:将大麦仁用开水淘洗干净,放入铝锅内,加水适量,先用武火烧沸,再用文火煮熟。将羊肉洗净,与苹果一同放入锅内,加水适量熬煮,然后将羊肉、苹果捞起,将汤与大麦粥合并,再用文火炖至熟烂。将羊肉切成小块,放入大麦汤内,加盐少许,调匀即可食用。

功效:温中下气,暖脾胃,破冷气,去腹胀。适用于脾胃虚寒之腹胀、腹痛等症。

(十二)燕麦

燕麦别名雀麦、野麦、牛星草,原是田间的杂草,大约在 2000 多年前才被驯化为农作物。中国燕麦的栽培始于战国时期,距今至少已有 2100 年之久。

【营养成分】

主要成分有淀粉、蛋白质、脂肪、氨基酸、脂肪酸,还有维生素 B_1、维生素 B_2 和少量的维生素 E、钙、磷、铁、核黄素以及谷类作物中独有的皂甙。

【药用功效】

燕麦性平,有补益脾胃、滑肠催产、止虚汗和止血的功效。常食燕麦能够明显降低心血管和肝脏中的胆固醇、甘油三酯、β-脂蛋白,达到降血脂、降血压的作用,是理想的老年人食品。

【医典文摘】

《本草纲目》:味甘,可充饥滑肠。

【偏方】

将 1/4 杯燕麦用一些温水混合好,调成糊状。用手直接涂抹在发红、发痒的皮炎患处,或者干燥的手肘、足跟、腿部,然后用温水冲净或者用温热毛巾擦干净即可,每天涂抹 1~2 次,可以治疗皮肤干痒。需要注意的是,虽然食用的燕麦片能用来洗澡,但选择时一定要看清成分说明,尽量不要选择速食型或添加了调味料的。

【药膳】

玉竹燕麦粥

原料:燕麦片、玉竹。

制法:玉竹用冷水泡发,沸煮 20 分钟后沥出药汁,再加清水沸煮 20 分钟,合并两次药汁。将药汁与燕麦片倒入锅中,用文火熬煮成粥,加适量蜂糖调味即成。

功效:滋阴清热,益脾养心,适用于动脉粥样硬化、高血压、冠心病、风湿性心脏病等。

(十三)荞麦

荞麦别名乌麦、花荞,已知最早的荞麦实物出土于陕西咸阳杨家湾四号前汉墓中,距今已有 2000 多年,一般认为荞麦是在唐代开始普及的。荞麦的生长期很短,所以很多地方之所以种植荞麦,是因为早春天旱或其他原因不能及时播种,就在地里撒上一些荞麦种子,以弥补收成。

荞麦有甜荞麦和苦荞麦之分:甜荞麦食品色泽发白,口感淡,无特殊味道;苦荞麦食品呈黄绿色,口感发苦,让初次食用的人较难接受,不过吃过之后自有独特香味。

【营养成分】

含有纤维素、钙、镁、铁、维生素 B_2 和芦丁等成分。

【药用功效】

荞麦性平,能下气利肠、清热解毒,有着很好的降血压、降血脂、降血糖的功效。苦荞麦还可以利耳目、降气、健胃,能治疗痢疾、咳嗽、水肿、喘息、烧伤等疾病。

【医典文摘】

《本草纲目》:荞麦降气宽肠,磨积滞,消热肿风痛,除白浊白带、脾积泄泻。

【偏方】

用荞麦粉反复敷涂,可治疗痘疮溃烂。

【药膳】

橘饼

原料:橘子、荞麦粉、白糖、芝麻。

制法:橘子去掉皮、核,加入白糖腌渍1日,待橘肉浸透糖后放入锅中,用小火煨熬至汁液耗干,冷却后捣成泥,再加入白糖、炒芝麻粉适量,混匀做成馅。荞麦粉加水揉成面团,分别包入馅料,烙熟即成。

功效:适用于情绪不宁、忧郁、胸胁胀痛、不思饮食、月经紊乱等症。

【食用宜忌】

荞麦食品一次不可吃得过多,否则会造成消化不良。

肿瘤患者要忌食,否则会加重病情。

荞麦不宜与猪肉同食。

(十四)芝麻

芝麻别名胡麻,是张骞出使西域时带回的品种,有黑白两种,可食用,也可榨油。芝麻的药用价值很早就被人们发现并利用,一代文豪苏东坡就曾极力推荐以"九蒸之胡芝"作为治疗痔疾,以及去除百毒、强身、长生的食品。

【营养成分】

含有丰富的不饱和脂肪酸、蛋白质、钙、磷、铁质等,还有多种维生素和芝麻素、芝麻酚、甾醇及卵磷脂等物质,可提供人体所需的维生素 Bl、维生素 E 和钙质,特别的是它的亚麻仁油酸成分,可去除附在血管壁上的胆固醇。

【药用功效】

芝麻性平,能开胃健脾,利小便、和五脏、助消化、消饱胀、化积滞、降血压,治疗神经衰弱。黑芝麻有着非常好的益肝、补肾、养血、润燥、乌发、美容功用,是上佳的保健美容食品。

【医典文摘】

《神农本草经》:芝麻补五脏,益气力,长肌肉,填脑髓,久服轻身不老。

【偏方】

生的黑芝麻,每次用半汤匙倒入口里,细嚼后吞下,每日 3~5 次,连用 1 个星期,治疗血小板减少症引起的鼻出血。

【药膳】

黑芝麻黄面

原料:白面、黑芝麻。

制法:将黑芝麻炒熟,白面炒至焦黄,每天早上用滚开水调冲 30 克食用,也可加入盐或糖少许。

功效:固肠,美容,乌发。适用于肠胃不固、面黄肌瘦者。

二、豆类食材

(一)黑大豆

黑大豆别名乌豆、冬豆子、大菽等。黑大豆有很强的补肾、养肾作用,古人认为这种药效源于豆子的形状像肾,足肾之谷;还有人说,每天吃 10 枚黑豆,肾功能会到老不衰。

【营养成分】

含较丰富的蛋白质、脂肪、碳水化合物、胡萝卜素、维生素 B_1、维生素 B_2、维生素 B_{12}、异黄酮甙及多种皂甙、胆碱、有机酸等。

【药用功效】

黑大豆性平,有补肾益精、活血润肤之功效。

【医典文摘】

《名医别录》:生大豆逐水胀,除胃中热痹、伤中、淋漏,下瘀血,散五脏结积、内寒;炒为屑,味甘,主胃中热,去肿,除痹,消谷,止腹胀。

《本草纲目》:黑豆入肾功多,故能治水、消胀、下气,制风热而活血解毒。

【偏方】

黑豆加盐水煮熟，当作零食吃，能很好地补肾、护发。

【药膳】

黑豆大蒜粥

原料：黑豆、紫皮大蒜、粳米。

制法：共煮为粥。

功效：补肾。

【选择窍门】

选黑大豆首先要看它的皮面是否洁净、有光泽，颗粒是否饱满整齐。其次要看脐色，大豆的脐色一般分为黄白色、淡褐色、褐色、深褐色及黑色5种，其中以黄白色或淡褐色的质量较好，褐色或深褐色的质量较次。

（二）豆豉

豆豉是大豆的酿造制品，常用黑豆发酵制成，作为调味使用。豆豉有着解毒、除烦、宣郁的功效。可治四种热病、头痛寒热、胸中烦闷、虚烦不眠、食欲不振、消化不良等。常吃豆豉，可以防治老年性痴呆症。豆豉中含有大量的能溶解血栓的尿激酶，还含有一些能够产生大量 B 族维生素和抗菌素的细菌；而导致老年性痴呆症的最主要原因是脑血管血栓的形成。豆豉不仅对治疗骨质疏松症、高血压、糖尿病等老年人多发病有效，而且它还有抗菌性。

（三）黄大豆

黄大豆俗称菽，简称黄豆。

【营养成分】

含有丰富的蛋白质，大豆蛋白也是唯一能替代动物蛋白的植物性食品；大豆脂肪中含有 50% 以上人体必需的脂肪酸，可提供优质食用油。大豆含有较多的维生素、钙、雌激素、异黄酮等。

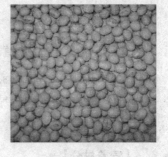

黄大豆

【药用功效】

黄大豆性平，有降低胆固醇、分解脂肪、防止动脉硬化、促进骨质健康、促进肾功能的作用,而且对抑制乳癌、子宫内膜癌、卵巢癌及前列腺癌的生长有良好的功效。

【医典文摘】

《本草纲目》:宽中下气,消水胀肿毒,利于大肠。

【偏方】

将黄豆放入水中煮15分钟,然后加入香菜再煎15分钟,去渣喝汤,可缓解流行性感冒的症状。

【药膳】

黄豆和排骨煨制浓汤,可以作为老、弱、病人的调理和滋补食品,不仅美味可口,而且营养丰富。黄豆蛋白质中的赖氨酸含量较高,蛋氨酸含量较低;而排骨中的蛋氨酸含量较高,两者同煮,氨基酸即可互相补充,以提高蛋白质的营养价值。另外,黄豆和排骨中的铁含量较多,两者同食对补铁有益,可治疗气血不足、体质虚弱、贫血或四肢乏力等病症。

【食用宜忌】

干炒黄豆又脆又香,很受人喜爱,但它对健康有害。因为将黄豆炒熟后吃,不仅妨碍人体对蛋白质的吸收,而且黄豆中的胰蛋白酶抑制物和尿酶、血球凝集素等有害因子不能在干热条件下被分解。如果将黄豆炒得外焦内生,吃后还会引起恶心、呕吐、腹泻等中毒现象。正确的吃法是:要将黄豆浸泡后再炒食。

严重消化性溃疡病人、急性胃炎、肾炎、尿路结石者和糖尿病患者应少吃黄豆及豆制品。

患疮痘期间不宜吃黄豆及其制品。

(四)绿豆

绿豆又名青小豆,味道甘美,是很好的消夏食品。有古诗说"绿珠汩汩沁心脾,宛如青城响雪施。喜煞醉翁开倦眼,烦渴立去抚征骑。"将绿豆比成绿珠,饮其汤便觉得像盛夏置身于四川青城山望瀑布一样,病苦顿忘,而想重上征骑,可以说是对绿豆推崇备至了。

【营养成分】

含蛋白质、粗脂肪、多种氨基酸、维生素,以及铁、钙、磷等矿物质,是典型的高蛋白、低脂肪类食品。

【药用功效】

绿豆性寒,有清热解毒、解暑止渴、消肿、降脂的功效,还可以预防动脉硬化。绿豆粉可以治疗疮肿烫伤绿豆皮可以明目;绿豆芽可以解酒。夏季常喝绿豆汤,不仅能增加营养,还对肾炎、糖尿病、高血压、动脉硬化、肠胃炎、咽喉炎及视力减退等病症有一定的疗效。

【医典文摘】

《本草纲目》:消肿通气,清热解毒。

【偏方】

在铁勺内倒入油,加热至起烟,放入绿豆 10 粒,用筷子不停搅动,至绿豆呈黄色即可。等绿豆不烫后,先嚼碎绿豆,再同烧过的油一同服下,可以止咳嗽。一般一次即能见效,稍重可再来一次。

【药膳】

甘草绿豆炖白鸭

原料:生甘草、绿豆、白鸭肉。

制法:生甘草润透,洗净,切片;绿豆洗净,去杂质;白鸭肉洗净,切成块。把鸭肉、甘草、绿豆放入锅内,加入清水,用武火烧沸,再用文火炖煮 50 分钟,加入盐即成。

功效:清热解毒,平肝利水,适合中毒性肝炎患者食用。

【食用宜忌】

脾胃虚寒、腹泻者不宜食用绿豆。

绿豆不宜冬季食用。

绿豆不宜煮得过烂,以免使有机酸和维生素遭到破坏,降低清热解毒的功效。

绿豆不宜与鲤鱼同食。

【选择窍门】

鉴别绿豆的优劣首先要看其外观和色泽。优质绿豆外皮呈蜡质,籽粒饱满、均匀,很少有破碎。劣质绿豆色泽暗淡,籽粒大小不匀,饱满度差,多有破碎。其次可以闻气味。向绿豆哈一口热气,然后立即嗅气味。优质绿豆具有清香味,微有异味或有霉变味等不正常气味的为劣质绿豆。有虫蚀粒和虫尸的也说明是陈绿豆。

（五）芸豆

鲜芸豆又名四季豆、刀豆，是一种蔬菜，这里指它的种子。

【营养成分】

主要含蛋白质、氨基酸、维生素、粗纤维。

【药用功效】

芸豆性平，有温中下气、利肠胃、益肾补元的功效。

【医典文摘】

《本草纲目》：温中通气，止咳逆。

【药膳】

将芸豆、大米择去沙子，洗净。芸豆用清水浸泡约 1 小时后，放入锅中煮开，然后改小火焖约 1 小时，待芸豆开花后倒入大米，同煮约 20 分钟即成。此粥适合糖尿病患者服用。

【食用宜忌】

鲜芸豆中含皂甙和血球凝集素，前者存于豆荚表皮，后者存于豆粒中。食生或半生不熟者都易中毒，导致头昏、呕吐，严重者甚至致人死亡。由于芸豆所含的毒素在高温下可被破坏，因此，预防芸豆中毒的方法非常简单，把全部芸豆煮熟焖透即可。

（六）蚕豆

蚕豆别名胡豆，是张骞出使西域时带回的豆种。民间常把蚕豆叫倭豆，这里面还有个典故。相传宁波慈溪盛产蚕豆，但慈溪一带临海，常受倭寇骚扰。明嘉靖三十四年（1555 年），戚继光到慈溪一带抗击倭寇。初夏正是蚕豆成熟季节，戚继光在山上望见大批倭寇扬帆向慈溪一带袭来，便立即策马来到沿海阵地，当众宣布："杀倭寇以蚕豆计数，杀死一名，蚕豆一粒，待打败倭寇，以蚕豆多少，论功行赏。"待到战斗结束，军民上缴蚕豆，戚继光不仅给予重赏，还将那些蚕豆赏给杀倭寇的军民。那些以杀死倭寇得到重赏为荣的军民，就把这些蚕豆用线串起，挂在胸前以示光荣。不知底细的人问他们挂蚕豆干什么，他们便自豪地回答："这一颗颗都是倭寇的头啊！"因"头"与"豆"字音相似，渐渐的，人们就把蚕豆叫作"倭豆"了。

【营养成分】

蛋白质含量高,并含有钙、铁、磷等多种微量元素和维生素。

【药用功效】

蚕豆性平,有祛湿、利脏腑、养胃、补中益气的功效,可用于治疗水肿及慢性肾炎等症状。

【医典文摘】

《本草纲目》:利肠胃,有调和五脏六腑之功。

【偏方】

蚕豆与豆腐同食,对慢性肝炎有辅助疗效。

【药膳】

蚕豆炒韭菜

原料:蚕豆、韭菜。

制法:蚕豆剥去外壳、韭菜洗净沥干后切段备用。起油锅加油,放入生姜末爆炒至金黄色。将蚕豆放入锅中并加水炒至熟软。最后加入韭菜、调味料,拌炒片刻即成。

功效:消除腹胀,促进消化。

【食用宜忌】

蚕豆与田螺同食容易引发绞肠癌。

红细胞内先天性缺乏“6—磷酸葡萄糖脱氢酶”物质的人,一旦吃了蚕豆及其制品,或者同蚕豆花粉接触后,会产生一种急性溶血性贫血,出现“蚕豆病”,其症状是发热、头痛、恶心、四肢酸痛、黄疸、血尿、抽筋和昏迷等,约有 1/10 的病例会在急性期死亡,一般的在几天内可恢复正常。这种病一般有家族遗传性,因此父母或祖父母有过这种病的人,不宜进食蚕豆及其制品,不宜沾染蚕豆花粉;一旦发生这种病时,应赶快就医,以防意外。

(七)豆角

豆角又称扁豆、羊眼豆、茶豆,嫩荚和种子都可以吃,原产于印度尼西亚,15 世纪初(明宣德年间)引进我国。

在篱边种下一株扁豆秧,稚嫩的叶挂在一根纤细的藤上,执着地向上。一场春雨过后，便蓬勃地缠绕、升起、张开。"一庭春雨瓢儿菜；满架秋风扁豆花。"郑板桥的这副对联把农家风情表现得淋漓尽致。篱边扁豆花开的清香，桌上扁豆粥漾开的甘甜，常是萦绕游子心头动人的画面。

【营养成分】

含蛋白质、脂肪、碳水化合物、热量、粗纤维、灰分、钙、磷、铁、硫胺素、核黄素、尼克酸、维生素 B、维生素 C 及烟酸等。

【药用功效】

豆角性温，可以健脾和中，化湿消肿。适用于脾弱、体倦乏力、水肿、白带等症，还具有增强免疫力和防癌的功效。

【医典文摘】

《本草纲目》：补养五脏，止呕吐，长久服食，可使头发不白。

《会约医镜》：扁豆生用清暑养胃，炒用健脾止泻。

【偏方】

将豆角、绿豆和黄豆一起加水煮烂，放入少许白糖后饮用，可清热解毒，预防中暑。

【药膳】

扁豆荷叶粥

原料：扁豆、冰糖、鲜荷叶 1 张、粳米。

制法：将扁豆入锅内煮，水沸后倒入粳米，待扁豆粘软，放入冰糖及洗净的荷叶，再煮 20 分钟即成。

功效：主治中暑。

【食用宜忌】

扁豆荚中含有一种叫皂素和生物碱的有毒物质，人吃了轻者感到头晕、头痛，重者引起恶心、呕吐和腹痛。防止吃扁豆中毒的办法是：做菜前先对扁豆进行加热。办法有三：一是水焯法，即将扁豆投入开水锅中，热水焯透，放入冷水中浸泡后再烹调；二是干煸法，把扁豆放入烧热的锅内煸炒，炒至豆荚变色；三是过油法，把扁豆放入油锅中炸一下，捞出滤干油再烹制。如果不采用上述三法而直接煸炒，最好长时间地焖烧，这样较安全。

尿路结石者忌食扁豆。

（八）豌豆

豌豆别名荷兰豆、青斑豆、麻豆。我国早在汉朝就开始种植，并在中原各地流传立夏吃糯米豌豆饭的习俗，据说这与当年诸葛亮七擒孟获的故事有关。

诸葛亮七擒七纵，制服了桀骜不驯的孟获。后来，诸葛亮病重，临终前特地召来孟获，当面嘱咐他说："我虽死了，幼主阿斗仍在，你每年今日要至少去看望他一次。"孟获点头应允。这天正是立夏时节，从此每年立夏日孟获都到成都拜见蜀主刘禅。

数年后，晋武帝司马炎灭了蜀国，把阿斗掳到洛阳，孟获不忘诸葛亮的嘱托，每年立夏日仍然带了亲兵护卫前往洛阳看望阿斗。他唯恐阿斗被亏待，每次都亲自用大秤称量阿斗体重，并一再告诉晋武帝，如有丝毫差池，自己决不答应。

晋武帝见他如此认真，便想出一个主意，他知道阿斗喜食粘甜，每届立夏，便命人煮豌豆糯米饭给他吃。此时新豌豆上市，又甜又香，做成饭糯香可口，阿斗每次至少要吃两大碗，等孟获到来称人，都比上年重了几斤。

从此，阿斗便"此间乐不思蜀"了，而立夏煮食豌豆糯米饭和称人便在民间流传开来。

【营养成分】

含赤霉素 A、植物凝集素、蛋白质、脂肪、糖类、粗纤维、胡萝卜素、维生素 B_1、维生素 B_2、尼克酸、维生素 C、钙、磷、铁等。

【药用功效】

豌豆性平，有和中益气、利小便、解疮毒、通乳及消肿的作用。现代医学研究指出，豌豆中含有赤霉素 A20 和植物凝集素等物质，这些物质有抗菌消炎的作用，还可以增强人体的新陈代谢功能。豌豆中维生素 A 原的含量丰富，可在人体内转化为维生素 A，起到润泽皮肤的作用。

【医典文摘】

《本草纲目》：去黑黯，令面光泽。

【偏方】

将豌豆用清水煮熟，吃豌豆可以止消渴、下乳，喝汤能够解除乳毒。

【药膳】

豌豆苗蜜汁

原料:新鲜豌豆苗、蜂蜜。

制法:将豌豆苗洗净,放入冷开水中浸泡片刻,切碎,连同浸泡的冷开水一起放入家用果汁机中快速搅打,过滤取汁,放入杯中,调入蜂蜜,拌匀即成。

功效:和中利尿,滋阴降压,主治各型高血压病。

【食用宜忌】

一次不宜多食,多食易致腹胀。

尿路结石,皮肤病,肝、脑综合征者忌食。

(九)毛豆

毛豆是菜用大豆的别称,因其鲜豆荚上长满茸毛而得名。鲜毛豆肉质脆嫩,味道清香,口感极佳。

【营养成分】

人体所需的蛋白质、脂肪、碳水化合物、维他命、矿物质等元素,毛豆几乎都有。毛豆所含的植物性蛋白质由18种氨基酸组成,品质优良,有降低胆固醇的功能。毛豆所含丰富的油脂多为不饱和脂肪酸,不含胆固醇。毛豆所含的天然卵磷脂,是细胞膜的主要成分,能保持细胞年轻。毛豆所含的皂素,可抑制脂肪合成、阻止脂肪吸收、促进脂肪分解。

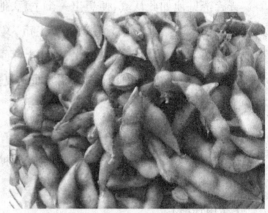

毛豆

【药用功效】

毛豆性平,可加速胃肠蠕动,防止脂肪和矿物质在动脉血管中的堆积,减少血液中过高的甘油三酯含量,抗癌,缓解骨质疏松病的症状,延缓人体内细胞的衰老,使皮肤保持弹性、光洁红润。

【医典文摘】

《本草纲目》:除胃热,通淤血,解药毒。

【药膳】

毛豆火腿竹荪汤

原料:毛豆、火腿、竹荪。

制法:将毛豆、竹荪洗净,火腿切成小丁待用。砂锅内放适量鸡汤,下入全部原料一起煮 10 分钟,用盐调味后即成。

功效:美容养颜。

(十)豇豆

豇豆别名长豇豆、带豆、饭豆,是世界最古老的作物之一,新石器时代就开始栽培了。豇豆广泛分布于热带、亚热带和温带地区,以非洲最多,主产国为尼日利亚。阿拉伯人常把豇豆当作爱情的象征,小伙子向姑娘求婚,总要带上一把豇豆,新娘子到男家,嫁妆里也少不了豇豆。

【营养成分】

含蛋白质、脂肪、碳水化合物、钙、铁、锌、磷、维生素 C、胡萝卜素、膳食纤维等。

【药用功效】

健脾补肾,帮助消化,利水消肿。

【医典文摘】

《本草纲目》:此豆可菜、可果、可谷,备用最好,乃豆中之品,和五脏,生精髓。

【偏方】

将豇豆的子煮熟,加适量调味品后食用,主治消化不良。

【药膳】

红白饭豆粥

原料:红白豇豆、粳米、砂糖。

制法:将豇豆洗净与粳米共煮成粥,粥熟后加入砂糖,调匀后空腹服食。

功效:健脾益肾,适用于脾胃虚弱、久泄、久痢或肾气不足、遗精、白带异常、小便数频等。

【食用宜忌】

长豇豆不宜烹调时间过长,以免造成营养损失。短豇豆作为粮食,与粳米一起煮粥最适宜；一次不要吃太多，以免产气胀肚。

豇豆多食则性滞，故气滞便结者应慎食豇豆。

水肿病人不宜吃豇豆。